▶ 国家卫生和计划生育委员会"十二五"规划教材
▶ 全国高等医药教材建设研究会规划教材
▶ 全国高等学校医药学成人学历教育（专科）规划教材
▶ 供临床、预防、口腔、护理、检验、影像等专业用

诊 断 学

主　　编　刘成玉　魏　武
副 主 编　李　强　林发全
编　　者　（以姓氏笔画为序）
　　　　　王元松　（青岛大学）　　　　吴晓蔓　（广州医科大学）
　　　　　田景惠　（泰山医学院）　　　　张纪云　（山东医学高等专科学校）
　　　　　朱琳琳　（新乡医学院）　　　　林发全　（广西医科大学）
　　　　　刘成玉　（青岛大学）　　　　姜中兴　（郑州大学）
　　　　　苌新明　（西安交通大学）　　　尉杰忠　（山西大同大学）
　　　　　李　强　（哈尔滨医科大学）　　粟　军　（四川大学）
　　　　　李伟扬　（牡丹江医学院）　　　薛宏伟　（大庆医学高等专科学校）
　　　　　吴泰华　（大连医科大学）　　　魏　武　（长治医学院）
秘　　书　王元松　（青岛大学）（兼）

人民卫生出版社

图书在版编目（CIP）数据

诊断学/刘成玉等主编.—3版.—北京：人民卫生出版社，
2013.7

ISBN 978-7-117-17569-2

Ⅰ.①诊…　Ⅱ.①刘…　Ⅲ.①诊断学-成人高等教育-教材

Ⅳ.①R44

中国版本图书馆 CIP 数据核字（2013）第 122790 号

人卫社官网　**www.pmph.com**		出版物查询，在线购书
人卫医学网　**www.ipmph.com**		医学考试辅导，医学数据库服务，医学教育资源，大众健康资讯

诊　断　学
第 3 版

主　　编：刘成玉　魏　武
出版发行：人民卫生出版社（中继线 010-59780011）
地　　址：北京市朝阳区潘家园南里 19 号
邮　　编：100021
E - mail：pmph @ pmph.com
购书热线：010-59787592　010-59787584　010-65264830
印　　刷：三河市宏达印刷有限公司
经　　销：新华书店
开　　本：787×1092　1/16　印张：35
字　　数：874 千字
版　　次：2000 年 7 月第 1 版　　2013 年 7 月第 3 版
　　　　　2014 年 10 月第 3 版第 3 次印刷（总第 23 次印刷）
标准书号：ISBN 978-7-117-17569-2/R·17570
定　　价：69.00 元
打击盗版举报电话：**010-59787491**　**E-mail：WQ @ pmph.com**
（凡属印装质量问题请与本社市场营销中心联系退换）

全国高等学校医药学成人学历教育规划教材第三轮
修订说明

随着我国医疗卫生体制改革和医学教育改革的深入推进，我国高等学校医药学成人学历教育迎来了前所未有的发展和机遇，为了顺应新形势、应对新挑战和满足人才培养新要求，医药学成人学历教育的教学管理、教学内容、教学方法和考核方式等方面都展开了全方位的改革，形成了具有中国特色的教学模式。为了适应高等学校医药学成人学历教育的发展，推进高等学校医药学成人学历教育的专业课程体系及教材体系的改革和创新，探索医药学成人学历教育教材建设新模式，全国高等医药教材建设研究会、人民卫生出版社决定启动全国高等学校医药学成人学历教育规划教材第三轮的修订工作，在长达2年多的全国调研、全面总结前两轮教材建设的经验和不足的基础上，于2012年5月25～26日在北京召开了全国高等学校医药学成人学历教育教学研讨会暨第三届全国高等学校医药学成人学历教育规划教材评审委员会成立大会，就我国医药学成人学历教育的现状、特点、发展趋势以及教材修订的原则要求等重要问题进行了探讨并达成共识。2012年8月22～23日全国高等医药教材建设研究会在北京召开了第三轮全国高等学校医药学成人学历教育规划教材主编人会议，正式启动教材的修订工作。

本次修订和编写的特点如下：

1. 坚持国家级规划教材顶层设计、全程规划、全程质控和"三基、五性、三特点"的编写原则。

2. 教材体现了成人学历教育的专业培养目标和专业特点。坚持了医药学成人学历教育的非零起点性、学历需求性、职业需求性、模式多样性的特点，教材的编写贴近了成人学历教育的教学实际，适应了成人学历教育的社会需要，满足了成人学历教育的岗位胜任力需求，达到了教师好教、学生好学、实践好用的"三好"教材目标。

3. 本轮教材的修订从内容和形式上创新了教材的编写，加入"学习目标"、"学习小结"、"复习题"三个模块，提倡各教材根据其内容特点加入"问题与思考"、"理论与实践"、"相关链接"三类文本框，精心编排，突出基础知识、新知识、实用性知识的有效组合，加入案例突出临床技能的培养等。

本次修订医药学成人学历教育规划教材临床医学专业专科教材26种，将于2013年9月陆续出版。

全国高等学校医药学成人学历教育规划教材临床医学专业
（专科）教材目录

教材名称	主编	教材名称	主编
1. 人体解剖学	孙 俊 冯克俭	14. 医用化学	陈莲惠
2. 生理学	杜友爱	15. 医学遗传学	傅松滨
3. 生物化学	徐跃飞	16. 预防医学	肖 荣
4. 病理学	阮永华 赵卫星	17. 医学文献检索	赵玉虹
5. 药理学	吴海鸥 姚继红	18. 全科医学概论	王家骥
6. 病原生物学与免疫学	夏克栋 陈 廷	19. 卫生法学概论	樊立华
7. 诊断学	刘成玉 魏 武	20. 医学计算机应用	胡志敏
8. 医学影像学	王振常 耿左军	21. 皮肤性病学	邓丹琪
9. 内科学	王庸晋 曲 鹏	22. 急诊医学	黄子通
10. 外科学	田晓峰 刘 洪	23. 循证医学	杨克虎
11. 妇产科学	王晨虹	24. 组织学与胚胎学	郝立宏
12. 儿科学	徐立新 曾其毅	25. 临床医学概要	闻德亮
13. 传染病学	李 群	26. 医学伦理学	戴万津

注：1~13 为临床医学专业专科主干课程教材，14~26 为临床医学、护理学、药学、预防医学、口腔医学和检验医学专业专科、专科起点升本科共用教材或选用教材。

第三届全国高等学校医药学成人学历教育规划教材
评审委员会名单

第 3 版前言

全国高等学校医药学成人学历教育教材《诊断学》第 2 版已付梓五载有余,与广大师生和临床医务工作者共同见证了近 5 年来临床医学教育的发展,目睹了临床诊疗水平的提高。经过五年多风雨的洗礼,临床医学取得了长足的进步和丰硕的成果,《诊断学》也在教学和临床实践中不断吸收各种新观念、新理论和新技术,不断自我完善。

为了进一步适应我国高等医药学成人学历教育的改革与发展,培养更多适应社会、经济和医学发展的医学人才,进一步推动我国高等医药学成人学历教育改革进程、提高教学质量,在全国高等医药教材建设研究会的组织和领导下,我们对《诊断学》第 2 版进行了修订,以更好地满足临床医学专业(成人专科)的教学。

根据 2012 年 8 月全国高等学校医药学成人学历教育第 3 轮教材主编人会议精神,《诊断学》(第 3 版)修订指导思想和原则是:

1. 坚持"复习、巩固、提高和突破"的原则,坚持"德育为先、能力为重"的医学教育理念,构建教材内容体系,强化对临床基本能力的培养。

2. 注重针对"非零起点"教学对象的原则,适应以"非零起点"为重点的临床医学人才培养模式改革,遵循成人学历教育规律,着力于紧密结合教材内容与医药卫生事业发展,着力于突破教材编写风格,着力于使职业道德和临床实践能力得到显著提升,着力于做到"教师好教、学生好学、临床好用",着力于提高师资队伍教学水平,着力于使教学方法、教学手段和评价方法得到显著改善。

3. 紧扣教学实际、着重临床应用。教材内容要紧密结合教学实际和满足临床需要,既要涵盖国家执业医师考试内容,又要丰富于考试内容,使教材具有更强的指导性。

4. 借鉴国际通行模式和发达国家同类教材的特点,采用简明形象的图表描述、总结重点和难点,使复杂的知识形象化和直观化。

5. 体现"三基"、"四新"、"五性"、"四特定",以及"全"、"实"、"准"、"精"、"新"等特点,以"三基五性"为重点,以"复习、巩固、提高和突破"为核心。复习和巩固诊断疾病的基本知识和基本理论,提高临床基本能力,在职业价值、态度、行为、伦理、批判性思维和研究等方面有所突破。

《诊断学》第 3 版共分 27 章,内容包括常见症状、病史采集、体格检查、诊断性检查、诊断方法与病历书写、临床常用诊断技术等。为了保持教材内容的完整性和系统性,第 3 版增加了体重减轻等症状、全身体格检查、诊断性检查选用原则与注意事项、支气管肺泡灌洗液检查等内容。教材内容以"临床思维"为核心,以"临床基本技能"为主线,以"规范化的操作"为重点,并融入新观念、新理论和新技术。在编写过程中，我们以培养学生创新意识、创新能力和批判性思维方式为导向，以临床医学专业成人学历教育的培养目标为依据，以21世纪临床医学的发展方向为前提，重点加强临床基本能力培养。同时，《诊断学》第3版还加强对图表的运用，既方便学生对难点、重点的把握，又提高了学生的信息处理分析能力。

《诊断学》第3版全体编者衷心感谢前两版编者的辛勤劳动成果，也感谢被引用的各类参考文献的作者，是他们的孜孜不倦为本版教材的编写提供了基石。同时，也要感谢各位编者，是他们的大力支持与真诚合作，使得《诊断学》第3版得以保质保量地如期问世。青岛大学的马璐娟和孙婷婷同学等在文字处理和校对方面做了大量卓有成效的工作，在此一并致谢！

《诊断学》第3版的编者来自全国15所高等学校，是我国临床医学专业的中青年骨干，有着丰富的临床和教学工作经验，他们活跃的学术思想、辛勤敬业的工作作风和严谨的治学态度为编好教材打下了良好基础。但是，由于编者水平有限，《诊断学》第3版在内容与文字方面的纰误疏漏在所难免，敬请广大师生和临床医师不吝赐教，使之得以不断完善，并致谢意。

刘成玉 魏 武

2013年5月

目 录

绪　论

　　诊断学（diagnostics）是研究疾病诊断的基础理论、基本知识、基本技能和基本思维的学科，是临床医学专业的必修课和主干课，是临床各学科的基础。其主要内容包括临床常见症状的发生机制及其临床表现，病史采集和体格检查的基本内容和方法技巧，各种诊断性检查的选择、结果判断，以及正确的临床思维等。通过学习该课程，医学生应学会如何接触患者，作好医患沟通，处理好医患关系，掌握诊断疾病的基本原理和方法，能够正确地采集、综合分析临床资料，提出符合疾病本质的临床诊断，正确评价疾病的防治和预后，正确治疗和预防各种疾病。

一、诊断学的发展史

　　诊断学的发展史可以分为诊断方法和诊断手段两条脉络。

　　在诊断方法方面，早在公元前 5 世纪的战国时期，医生就已采用"望、闻、问、切"，即望形色、闻声息、问病情、切脉等基本方法来诊断疾病和判断预后。西汉时期的医学著作《素问》明确提出问诊在诊断疾病中的重要意义，如"诊病不问其始，忧患饮食之失节，起居之过度，或伤于毒，不先言此，卒持寸口，何病能中？"。《素问》对体格检查亦十分重视，如"切脉动静而视精明，察五色，观五脏，有余不足；六腑强弱，形之盛衰，以此参伍，决生死之分"。

　　公元前 460—公元前 377 年，杰出的医学家 Hippocrates 提出诊断要依靠病史和观察的观点，其所描述的恶病质面容被医学界奉为经典，又称"希氏面容"。Hippocrates 在诊断方法方面有深入的研究，除了叩诊外，视诊、触诊、直接听诊等体格检查手段都被他采用和记述过，此外他还采用直接听诊法发现了胸膜摩擦音和肺部啰音。

　　公元 2 世纪时，罗马医生 Galen 区分了人体的动脉和静脉，观测到脉搏的频率和呼吸运动的关系，建立了系统的脉搏学说。他还首创了直肠与阴道内镜，对当时诊断理念和方法起到了巨大的推动作用。18 世纪初，物理、化学、生物学等的发展，使诊断方法产生了更大的飞跃。1761 年，奥地利医生 Auenbrugger 根据幼年在酒店叩打酒坛的启示，发明了叩诊法。1816 年，法国医生 Laennec 首先研制出了木制单筒听诊器。1828 年，法国医生 Piorry 创建了间接叩诊法，一直为临床医生沿用至今。此后，视诊、触诊、叩诊和听诊基本检查方法也在反复临床和教学实践中不断完善。

　　在诊断手段方面，17 世纪末，Leeuwenhoek 首先发明了显微镜，为病因诊断和病理诊断作出了巨大贡献。1714 年,德国 Fahrenheit 发明水银温度计,19 世纪德国医生 Wunderlich 倡导在临床实践中测量体温。1847 年,德国生理学家 Ludwig 发明了血压计,但这方法对人体有害,不能应用于人体。1896 年,意大利医生 Riva-Rocci 发明了腕式血压计,代表着人道的血压测量方法首次问世,1905 年,俄国医生 Korotkoff 发明了测量人体动脉血压的间接测量法。19 世纪末,临床上开始使用细菌学和血清学检查法。20 世纪发明了 X 线和心电图等。此后,由于诊断手段的日益精确和新方法的不断涌现,如彩色超声、CT、MRI、血液分析仪、生化分析仪等,使诊断更趋定量化和精细化,推动了临床医学的快速发展。

二、诊断学的重要性

诊断是整个医疗过程的第一步,准确的诊断可使患者得到及时合理的处置,否则误诊或漏诊不仅会贻误病情,甚至还会危及患者的生命。在诊断学的基本内容中,病史采集和体格检查是最为重要、医生运用最多、使用最方便的临床基本技能。美国著名医学家 Havey 对心脏病诊断的“五指诊断法”(five-finger approach to cardiac disease),就充分说明了诊断学的重要性,即以 5 个手指代表 5 种诊断方法:拇指代表病史,示指代表体格检查,其余 3 指分别代表心电图、X 线检查、实验室检查等诊断性检查。Havey 用 5 个手指中具有最重要功能的拇指和示指来比喻病史和体格检查的重要性,以说明其在诊断疾病中的作用。

正确的诊断必须依靠:①翔实的病史资料,因为诊断通常来自于病史;②全面、系统、娴熟、有序、重点的体格检查;③有价值的诊断性检查项目。有适应证的检查才是有效的检查,一名合格的医生应该具有明智而审慎地选用诊断性检查的能力,其选择的诊断性检查项目应力图有效、简便、尽量减少患者的痛苦、降低经济费用并缩短患者的候诊时间。诊断的最理想状态是能够利用可以确诊的特异性体征或症状来直接作出诊断,其次是有唯一、灵敏的、特异的和完全可靠的检查项目来帮助诊断。

但是,目前不少医生过分依赖诊断性检查,而忽视了临床基本技能。虽然,有些诊断性检查可以大大提高临床诊断的水平,甚至可以达到早期诊断的目的,但广泛地在临床诊断中运用种类烦琐的诊断性检查,会导致临床基本技能的丢失。不充分、不准确的体格检查,无论反复多少次对诊断都是无益的,全面的体格检查不仅会带给患者对医生的信任感,而且诊疗行为本身也有治疗的作用。因此,诊断性检查的结果永远无法取代通过视诊、触诊、叩诊、听诊等基本方法检查所获得的特有的疾病信息,尤其是医生与患者及家属之间的良好的医患关系。诊断性检查更不能取代临床医生的诊断思维。因此,如果医生放弃了病史、全面系统的体格检查和规范的思维程序去思考和分析问题,不进行成本 - 效益分析,盲目追求过多的诊断性检查,不仅会扰乱诊断思维,还可能使诊断陷入误区,同时,也浪费了医疗资源。

我们要牢记美国医生 Trudeau 墓志铭上的那段道出医学和医生角色本质的箴言:“To cure sometimes, to relieve often, to comfort always(有时是治愈,常常是帮助,总是去安慰)”。因此,在临床诊疗过程中,不要只留意病情,更要留意患者本身,这些工作是诊断性检查所不能完成的。解决临床诊断问题主要还得依靠医生扎实的临床基本能力和清晰敏捷的思维。因此,扎实的临床基本能力是医学生成长为合格医生的必要条件。

三、诊断学的内容

1. 病史采集　通过问诊患者或家属，了解疾病的发生与发展过程。对于许多疾病来说，经过详细的病史采集，再配合系统的体格检查，即可作出初步诊断。

2. 症状和体征　症状是患者患病后对机体生理功能异常的自身体验和感觉。如瘙痒、疼痛、心悸、气短、胸闷、恶心和眩晕等，是病史的重要组成部分。体征（sign）则是患者的体表或内部结构发生可察觉的改变，如皮肤黄染、肝脾大、心脏杂音和肺部啰音等。症状和体征可单独出现或同时存在。体征对临床诊断的建立发挥着主导作用。

3. 体格检查　体格检查是医生用自己的感官或传统的检查器具（听诊器、叩诊锤、血压计、体温计等）对患者进行系统的观察和检查，以揭示机体正常和异常征象。

4. 诊断性检查　诊断性检查包括实验室检查、心电图（ECG）、脑电图（EEG）、肌电图（EMG）、肺功能、影像学、超声成像（USG）、内镜、放射性核素检查和临床常用诊断技术等。如果选用恰当，诊断性检查的结果会对医生提供很大的帮助，尤其为诊断和鉴别诊断提供重要的依据。诊断性检查的结果还可判断组织脏器的功能。

5. 诊断思维方法　通过病史采集、体格检查或必要的诊断性检查等，可以收集到患者所患疾病的各种资料和信息。但是，医生还需要运用正确的诊断思维方法，分析患者的临床资料，才能做出准确的诊断。因此，正确的诊断思维方法对于准确诊断疾病具有重要意义。

6. 医疗文书书写　病历是重要的医疗文书之一，是将病史采集、体格查体或必要的诊断性检查所获得的资料，经过诊断思维加工而形成的书面记录，它既是医疗活动的重要文件，也是记录患者病情的法律文件。各种医疗文书的格式、内容均有严格而具体的要求，医疗文书的书写质量直接反映了医学生的学习态度、敬业精神和业务水平，同时也可反映出医院的医疗质量、管理水平和医生的工作作风。

四、诊断学的学习方法和要求

医学生对临床的第一认识源自对诊断学的学习，此时，刚刚接触临床课程，或尚未接触临床课程，对疾病缺乏系统了解，不可能对疾病做出正确诊断。因此，医学生应当将学习的重点放在如何与患者沟通交流，如何采集病史，如何运用基本检查方法进行规范、系统的体格检查，如何选择恰当的诊断性检查及评价其结果，如何综合分析所采集的临床资料并提出初步诊断等问题上。

诊断学是一门实践性极强的课程，其教学方式与基础医学课程有所不同。除了课堂教学外，大量的教学活动是在临床进行，正如现代临床医学之父 Osler（1849—1913）所说的那样："Medicine is learned by the bedside and not in the classroom"。因此，除了必须掌握好诊断学的基础理论、基本知识、检查方法和思维程序外，学生还必须做到"早临床、多临床和反复临床"，学会与患者交流，取得患者的信任与合作，做到关心、体贴、爱护患者，一切从患者利益出发，切勿因为学习而增加患者痛苦。

Paracelsus（1493—1541）说过，医学不仅是一门科学，而且也是一门艺术。由于诊断学的检查方法，尤其是体格检查的基本检查方法具有很强的艺术性，因此，医学生必须刻苦训练，熟练掌握基本检查方法。在学习诊断学过程中,医学生须借助各种模型教具、标准化患者反复进行练习,或同学之间互相练习与切磋,并在临床实践中在老师的指导下反复训练,只有正规、系统的训练,才会熟能生巧,学有所成;只有通过正常与异常、生理变异与病理改变的比较,才能深刻理解疾病状态,也才能在以后临床工作中应用自如、得心应手。

学习诊断学的基本要求:

1. "行医是一种艺术而非交易,是一种使命而非行业。在这个使命当中用心如同用脑"。因此,医学生必须具有良好的医德医风和行为准则,用心与患者沟通、用心实践、用心思考,掌握诊断学的基本原理和学习技巧,不断地提高临床基本能力。

2. 在深入了解常见症状的病因和发生机制的基础上,能独立进行全面系统的采集病史,深入理解患者的主诉、病史、期望与要求。

3. 能规范、熟练地进行系统的体格检查,掌握常见异常体征及其临床意义。

4. 熟悉选择各种诊断性检查的原则、适应证、标本采集方法和注意事项等,掌握各种诊断性检查的结果与临床应用。

5. 能对病史采集、体格检查的结果进行归纳、整理,写出格式正确、用词规范、文笔流畅、表达清晰的高质量病历。

6. 能按照诊断程序,综合分析病史、体格检查及必要的诊断性检查资料,并作出初步诊断。

（刘成玉　魏　武）

第 一 章

常 见 症 状

　　症状(symptom)是患者主观感受到的不适、痛苦的异常感觉或某些客观病态改变,如疼痛、乏力、食欲减退等。经体格检查发现到的异常表现称为体征(sign),如肝脾大、淋巴结大、杂音等。症状是病史采集的主要内容,是诊断、鉴别诊断的重要线索和主要依据,也是反映病情的重要指标之一。疾病的症状很多,同一疾病可有不同的症状,不同的疾病又可有相同或相似的症状。因此,在诊断疾病时必须结合临床所有资料,综合分析,切忌单凭某一个或几个症状而作出诊断。

第一节 发 热

　　正常人体温一般为 36~37℃,不同个体之间的体温略有差异,并因昼夜、年龄、性别、活动程度、药物、情绪和环境等内外因素的影响而稍有波动。在 24 小时内,下午的体温较早晨略高,剧烈运动、劳动或进餐后也可稍升高,但一般波动范围不超过 1℃。

　　在某种情况下,体温中枢兴奋、功能紊乱,使产热增多,散热减少,致使体温高出正常范围,即为发热(fever)。

【病因与发生机制】

1. 病因

(1) 感染性发热(infective fever):各种病原体(如病毒、细菌、肺炎支原体、立克次体、螺旋体、原虫、寄生虫、真菌)所致的急性、慢性感染均可出现发热。

(2) 非感染性发热(non-infective fever):非感染性发热的主要病因见表 1-1,功能性低热的

5

种类及特点见表 1-2。

表 1-1 非感染性发热的主要病因

病因	评价
无菌性坏死物质的吸收	机械性、物理性或化学性的损害;血管栓塞或血栓形成引起的心、肺、脾等梗死或肢体坏死;各种肿瘤及造血系统疾病所引起的组织坏死及细胞破坏等
变态反应	抗原 - 抗体反应的结果,可见于风湿热、血清病、药物热、结缔组织病等
内分泌与代谢障碍	如甲状腺功能亢进症(产热增多)、大量脱水(散热减少)
体温调节中枢功能紊乱	由于物理性(如中暑)、化学性(如重度安眠药中毒)或机械性等因素直接损害体温调节中枢,使体温调定点上移后发出调节冲动,造成产热大于散热,体温升高,称为中枢性发热。其特点为高热无汗
皮肤散热减少	如广泛性皮炎、鱼鳞癣、慢性心力衰竭
自主神经功能紊乱	由于自主神经系统功能紊乱而影响正常体温调节过程,使产热大于散热,体温升高,常表现为低热,常伴有自主神经功能紊乱的表现

表 1-2 功能性低热的种类及特点

分类	特点
原发性低热	可持续数月甚至数年,热型较规则,体温波动范围小(多在 0.5℃以内)
感染后低热	感染后低热不退,而原有感染已愈,多因体温调节功能未恢复所致
夏季低热	低热仅发生在夏季,秋凉后自行消退,每年如此反复出现,连续数年后多可自愈,多见于幼儿,由体温调节中枢功能不健全所致
生理性低热	精神紧张、剧烈运动或月经前、妊娠期出现的低热

2. 发生机制

(1) 致热源性发热:是导致发热的最主要因素。致热源可分外源性致热源(exogenous pyrogen)和内源性致热源(endogenous pyrogen)两大类。

1) 外源性致热源:各种病原体及其产物、炎性渗出物及无菌性坏死组织、抗原 - 抗体复合物、某些类固醇致热源等通过激活中性粒细胞、嗜酸性粒细胞和单核 - 吞噬细胞系统,使之产生内源性致热源而使体温升高。

2) 内源性致热源:又称为白细胞致热源(leukocytic pyrogen),如白细胞介素、肿瘤坏死因子(TNF)和干扰素等,通过血 - 脑脊液屏障直接作用于体温调节中枢的体温调定点(setpoint)。体温调节中枢对体温加以重新调节,一方面通过垂体分泌激素使代谢增加,或通过运动神经使骨骼肌阵缩(临床表现为寒战),产热增多;另一方面可通过交感神经使皮肤血管及竖毛肌收缩,停止排汗,散热减少。最终导致产热大于散热,使体温升高。

(2) 非致热源性发热:①体温调节中枢直接受损:如颅脑外伤、出血、炎症等。②引起产热增多的疾病:如癫痫持续状态、甲状腺功能亢进症(甲亢)等。③引起散热减少的疾病:如广泛性皮肤病、心力衰竭等。

【临床表现】

1. 临床分度 按发热的程度可分为:①低热:37.3~38℃;②中等度热:38.1~39℃;③高热:39.1~41℃;④超高热:41℃以上。

2. 临床过程及特点 发热的临床过程一般分为 3 个阶段,其特点及临床表现见表 1-3。

表1-3　发热的特点及临床表现

阶段	特点	临床表现
体温上升期(发热期)	产热大于散热	疲乏无力、皮肤苍白、肌肉酸痛、无汗、畏寒或寒战,继而表现为体温骤升或缓升
高热期(极期)	产热和散热在较高水平保持相对平衡	皮肤潮红、灼热、呼吸深快、开始出汗并逐渐增多
体温下降期(退热期)	散热大于产热	多汗、皮肤潮湿

3. 热型　将患者在不同时间测得体温数值分别记录在体温单上,再把各体温数值点连接起来称为体温曲线,该曲线的不同形态(形状)称为热型(fever type)。不同的病因所致发热的热型也常不同。临床上常见热型的特点及临床意义见表1-4,图1-1~图1-6。

表1-4　临床上常见热型的特点及临床意义

热型	特点	临床意义
稽留热	体温持续在39~40℃,达数天或数周,24小时内体温波动不超过1℃	伤寒高热期、大叶性肺炎
弛张热	又称败血症热型。指体温在39℃以上,24小时内体温波动超过2℃,但都在正常水平以上	败血症、风湿热、化脓性炎症、重症肺结核等
间歇热	体温骤升达高峰后持续数小时,又迅速降至正常水平,无热期可持续1天至数天,如此高热期与无热期反复交替出现	疟疾、急性肾盂肾炎
波状热	体温逐渐上升达39℃或以上,数天后又下降至正常水平,持续数天后又逐渐升高,如此反复多次	布鲁菌病
回归热	体温急骤上升至39℃或以上,持续数天后又骤然下降至正常水平,数天后体温又骤升,如此规律性交替出现	回归热、霍奇金病
不规则热	发热的体温曲线无一定规律	结核病、癌性发热、风湿热等

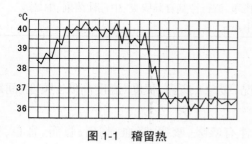

图1-1　稽留热

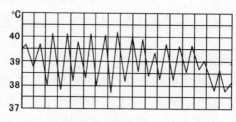

图1-2　弛张热

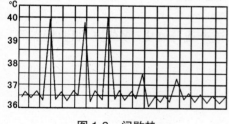

图1-3　间歇热

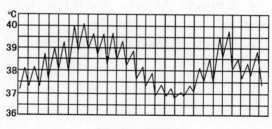

图1-4　波状热

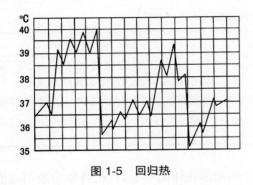

图 1-5　回归热

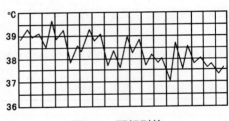

图 1-6　不规则热

【伴随症状】　发热的伴随症状与临床意义见表 1-5。

表 1-5　发热的伴随症状与临床意义

伴随症状	临 床 意 义
寒战	大叶性肺炎、败血症、急性胆囊炎、急性肾盂肾炎、流行性脑脊髓膜炎、疟疾、钩端螺旋体病、药物热、急性溶血或输血反应等
结膜充血	麻疹、流行性出血热、斑疹伤寒、钩端螺旋体病等
口唇单纯疱疹	急性发热性疾病,常见于大叶性肺炎、流行性脑脊髓膜炎、间日疟、流行性感冒等
淋巴结大	传染性单核细胞增多症、风疹、淋巴结结核、局灶性化脓性感染、丝虫病、白血病、淋巴瘤、转移癌等
肝脾大	传染性单核细胞增多症、病毒性肝炎、肝及胆道感染、布鲁菌病、疟疾、结缔组织病、白血病、淋巴瘤及黑热病、急性血吸虫病等
皮肤黏膜出血	① 重症感染及某些急性传染病,如流行性出血热、病毒性肝炎、斑疹伤寒、败血症等
	② 某些造血系统疾病,如急性白血病、重症再生障碍性贫血、恶性组织细胞病等
关节肿痛	败血症、猩红热、布鲁菌病、风湿热、结缔组织病、痛风等
皮疹	麻疹、猩红热、风疹、水痘、斑疹伤寒、风湿热、结缔组织病、药物热等
昏迷	① 先发热后昏迷:流行性乙型脑炎、斑疹伤寒、流行性脑脊髓膜炎、中毒性菌痢、中暑等
	② 先昏迷后发热:脑出血、巴比妥类药物中毒

【问诊要点】

1. 起病情况与特点　起病时间、季节、起病情况(缓急)、病程、程度(温度高低)、频度(间歇性或持续性)、诱因。有无畏寒、寒战、大汗或盗汗。

2. 伴随症状　应包括多系统症状询问,是否伴有咳嗽、咳痰、咯血、胸痛;腹痛、恶心、呕吐、腹泻;尿频、尿急、尿痛;皮疹、出血、头痛、肌肉关节痛等。

3. 患病以来一般情况　如精神状态、食欲、体重改变、睡眠及大小便情况。诊治经过(药物、剂量、疗效)。

4. 既往史　传染病接触史、疫水接触史、手术史、流产或分娩史、服药史、职业特点等。

第二节 皮肤黏膜出血

皮肤黏膜出血是指由于止血和(或)凝血功能障碍所致的机体自发性或轻微损伤后出血,血液由毛细血管进入皮下或黏膜下组织。根据出血范围直径大小可分为:出血点[瘀点(petechia)]、紫癜(purpura)、瘀斑(ecchymosis)、血肿(hematoma)。瘀点和紫癜与皮肤充血性改变的鉴别要点是压之不褪色。

【病因与发生机制】 皮肤黏膜出血常见于出血性疾病、重症感染、某些血管损害性疾病、毒物或药物中毒及外伤等(表1-6)。瘀点最常见于血小板疾病(数量减少或功能异常),也可见于局部血管压力升高或毛细血管炎;瘀斑常见于凝血功能障碍。血管系统异常和结缔组织病也可导致皮肤黏膜出血。

表1-6 皮肤黏膜出血的病因

分类	病 因
血小板性	血小板减少或功能不全、骨髓衰竭、肿瘤浸润、特发性血小板减少性紫癜(ITP)、血栓性血小板减少性紫癜(TTP)、弥散性血管内凝血(DIC)、脾功能亢进、药物或饮酒等
血管性	① 先天性:遗传性出血性毛细血管扩张症
	② 获得性:老年性紫癜、脉管炎、糖尿病、糖皮质激素治疗、维生素C缺乏症、结缔组织病
凝血性	① 先天性:血管性血友病、血小板功能不全、血友病甲和血友病乙
	② 获得性:DIC、维生素K缺乏
血黏度过高	骨髓瘤、巨球蛋白血症、白血病(白细胞明显增高)

【临床表现】 皮肤黏膜出血的临床表现主要为瘀点、紫癜、瘀斑、血肿,同时,也可表现为鼻出血、牙龈出血、轻微外伤后出血不止、手术后伤口出血或渗血、月经过多、穿刺或注射部位出血,以及关节出血和内脏出血(如血尿、便血、咯血、眼底出血、颅内出血等)。不同类型皮肤黏膜出血的特点与评价见表1-7,不同病因所致的出血性疾病的鉴别见表1-8。

表1-7 不同类型皮肤黏膜出血的特点与评价

类型	特点与评价
血小板与血管异常	①以皮肤黏膜出血为主,广泛分布,而肌肉、关节、内脏出血少见。②损伤后立即出血,持续时间一般不长。③压迫止血有效,止血后不易复发。④获得性原因中最常见于ITP,遗传性原因中最常见于血管性血友病
凝血与抗凝异常	①以肌肉、关节和内脏出血为主,也可伴有皮肤黏膜瘀斑、血肿等。②损伤后立即出血不明显,但延迟出血严重。③出血持续时间长,局部压迫和药物止血效果差,输血或血制品效果好。④获得性原因中最常见于肝病、维生素K缺乏、DIC、抗凝治疗等,遗传性原因中最常见于血友病
纤溶增强	①以皮肤瘀斑为主,并可融合呈大片地图样。②注射部位或损伤面渗血不止。③多为获得性或继发性原因所致

表 1-8 出血性疾病鉴别

项目	血小板数量或功能异常	血浆凝血因子异常	血管功能或结构异常
病因	血管性血友病(常染色体显性遗传),血小板减少症,尿毒症	血友病、维生素 K 缺乏、DIC	维生素 C 缺乏、脉管炎、遗传性结缔组织病、落基山斑疹热
病史	月经过多,拔牙 12 小时后出血,服用阿司匹林或非甾体抗炎药,家族史	肝硬化,吸收障碍,关节积血或软组织出血,家族史	饮食不足(维生素 C 缺乏)、关节痛、单神经炎、高血压(脉管炎)、发热、家族史、蜱接触史
表现	腭部或下垂部位(踝部)瘀斑、瘀点	肝硬化特征,瘀斑,关节炎(急性关节积血)	卷发、毛囊出血(维生素 C 缺乏症)、高血压、紫癜、发热、发疹(脉管炎)、关节松弛

【伴随症状】

1. 四肢对称性紫癜伴有关节痛及腹痛、血尿者见于过敏性紫癜。

2. 紫癜伴有广泛性出血,如鼻出血、牙龈出血、血尿、黑便等,多见于血小板减少性紫癜、DIC。

3. 紫癜伴有黄疸见于肝脏疾病。

4. 自幼有轻伤后出血不止、关节肿痛和畸形者见于血友病。

5. 伴牙龈肿胀、皮肤毛囊过度角化应排除维生素 C 缺乏症。

6. 伴颅内压升高及中枢神经压迫症状应考虑合并颅内出血。

7. 关节炎或多系统损伤多提示弥漫性结缔组织病。

【问诊要点】

1. 发生年龄 自幼出血提示先天性出血性疾病,而成年后发病多为获得性因素所致。

2. 性别 在遗传性出血性疾病中,血友病几乎均见于男性,血管性血友病男女均可发病。年轻女性反复出现下肢瘀斑常见于单纯性紫癜。

3. 诱因、部位、分布及特点 应注意询问皮肤、黏膜出血的部位、大小、分布、持续天数、消退情况及出血的频度。

4. 伴随症状 如有无蛋白尿、血尿、关节炎、皮疹及多系统损伤的表现。

5. 既往史 注意询问既往病史及诊断治疗经过,对获得性出血的诊断有重要意义;是否有感染史、蛇咬伤、恶性肿瘤、休克等病史,是否接受抗凝治疗或其他服药史,女性患者有无月经过多或产时、产后大出血。

6. 个人史与家族史 饮食习惯、营养状况、居住环境、职业,是否接触放射性物质及毒物等。家族中是否有类似出血患者。

第三节 水 肿

水肿(edema)是指人体组织间隙有过多的液体积聚使组织肿胀。水肿可分为全身性与局部性。当液体在组织间隙呈弥漫性分布时呈全身性水肿(常为凹陷性);液体积聚在局部组织间隙时为局部性水肿。

【病因与发生机制】 水肿发生的主要因素为:①钠和水的潴留。②毛细血管滤过压升高。

③毛细血管渗透性增高。④血浆胶体渗透压降低。⑤淋巴回流受阻。水肿的病因与发生机制见表1-9。

表 1-9　水肿的病因与发生机制

分类	部位	病因	发生机制
全身性	心源性	右心衰竭	有效循环血量减少导致的肾血流量减少。继发性醛固酮增多引起的钠水潴留以及静脉淤血,毛细血管滤过压增高,组织液回吸收减少所致
	肾源性	肾炎、肾病	多种因素引起肾排水、排钠减少,导致钠、水潴留,细胞外液增多,毛细血管静水压升高
	肝源性	肝功能失代偿期	门静脉高压、肝淋巴液生成过多以及回流障碍和继发性醛固酮增多症等
	营养不良性		长期热量摄入不足、肠道吸收障碍、慢性消耗性疾病等所致低蛋白血症引起血管内胶体渗透压降低
	其他	黏液性	甲状腺功能减退,体内黏蛋白分解代谢障碍,积聚在组织间隙中,组织液蛋白含量增高
		经前期紧张综合征	与性激素失调有关
		特发性	由内分泌功能失调及直立体位的反应异常所致
		药物性	应用糖皮质激素、雄激素、雌激素、胰岛素等,与水钠潴留有关
局部性		静脉受阻	局部静脉或淋巴液回流受阻、毛细血管壁渗透性增加所致

【临床表现】　发生水肿时,患者的皮肤(全身或局部)紧张、发亮,原有的皮肤皱纹变浅、变少或消失,甚至有液体渗出,或以手指按压后局部发生凹陷,但有些疾病引起的水肿为非凹陷性。必要时可监测体重的变化,并与发病前进行比较或动态观察。

1. 全身性水肿

(1) 心源性水肿:主要是右心衰竭的表现。水肿特点是首先出现于身体下垂部位,伴有体循环淤血,如颈静脉怒张、肝大、静脉压升高,严重时可出现胸水、腹水等。

(2) 肾源性水肿:水肿的特点是初为晨起眼睑和颜面水肿,逐渐发展为全身水肿。肾病综合征时常出现中度或重度凹陷性水肿,可伴有胸、腹水,常有尿液异常、高血压和肾功能损害等。心源性水肿与肾源性水肿的鉴别见表1-10。

表 1-10　心源性水肿与肾源性水肿的鉴别

鉴别点	心源性水肿	肾源性水肿
开始部位	从足部开始,向上延及全身和眼睑	从眼睑、颜面开始延及全身
发展快慢	发展较缓慢	发展常迅速
水肿性质	比较坚实,移动性较小	较软而移动性大
伴随症状	伴有心功能不全表现,如心脏增大、心脏杂音、肝大、静脉压升高等	伴有其他肾脏病表现,如高血压、蛋白尿、血尿、管型尿、眼底改变等

(3) 其他原因的全身性水肿:其他原因的全身性水肿的临床表现见表1-11。

表 1-11 全身性水肿的临床表现

病因	临床表现
肝源性	发生缓慢,常以腹水为主要表现,也可首先出现踝部水肿,逐渐向上蔓延,而头、面部及上肢常无水肿
营养不良性	水肿分布从组织疏松处开始,然后扩展至全身,以低垂部位显著,立位时下肢明显。水肿发生前常有体重减轻
特发性	水肿与体位有明显关系,主要在身体下垂部位,于直立时或劳累后出现,休息后减轻或消失
黏液性	非凹陷性水肿,以口唇、眼睑及下肢胫前较明显

2. 局部性水肿 由局部静脉、淋巴回流受阻或毛细血管通透性增加所致。如局部炎症和过敏、肢体静脉血栓形成、血栓性静脉炎、上下腔静脉阻塞综合征及丝虫病等。双下肢末端水肿的病因及临床表现见表 1-12。

表 1-12 双下肢末端水肿的病因及临床表现

病因	病史	体征
充血性心力衰竭	呼吸困难、疲乏无力、端坐呼吸、心脏病史和严重慢性阻塞性肺疾病(chronic obstructive pulmonary disease, COPD)(如果仅有左心衰竭)	颈静脉压升高,心尖冲动最强点移位,S_3,在肺底部可闻及啰音,音调较低
肾病综合征	糖尿病、服用某种药物、吸毒	无颈静脉怒张,除末端水肿外,体格检查正常,可有弥散性水肿(全身水肿)
肝硬化	肝病史、长期酗酒、前期有黄疸,接触过肝毒性物质	肝掌、蜘蛛痣、瘀斑、腹水、脾大
静脉或淋巴管阻塞	体重减轻或发热(恶性肿瘤)	淋巴结大,流向头部的静脉扩张(与门脉高压的方向相反)
静脉关闭不全	静脉曲张病史、下肢疼痛,水肿在晚上缓解,起床后加剧	静脉曲张、皮肤色素沉着(淤积性皮肤炎),无其他异常

【伴随症状】 水肿的伴随症状与临床意义见表 1-13。

表 1-13 水肿的伴随症状与临床意义

伴随症状	临床意义
肝大	心源性、肝源性与营养不良性水肿,而同时有颈静脉怒张者则为心源性
蛋白尿或血尿	常为肾源性(由肾炎或肾病综合征引起);由糖尿病性肾病引起的可有糖尿病的表现;由自身免疫性疾病引起的水肿常合并有关节炎、皮肤改变等原发病的表现,而轻度蛋白尿也可为心源性
呼吸困难与发绀	常提示心脏病、上腔静脉阻塞综合征等
表情淡漠、怕冷、声音嘶哑和食欲缺乏	黏液性水肿(甲状腺功能减退)
水肿与月经周期关系明显	特发性水肿
失眠、烦躁和思想不集中	经前期紧张综合征

【问诊要点】

1. 起病情况与特点 水肿发生的时间,有无诱因和前驱症状。首发部位及发展顺序,是否受体位的影响,颜面、下肢和腰骶部等部位是否有水肿表现。水肿发展的速度,水肿的性质,凹陷性是否明显,有无胸腹水。

2. 伴随症状 有无局部皮肤颜色、温度、压痛、皮疹和厚度变化。有无心慌、憋气、咳嗽和咳痰等心肺疾病的表现。是否有高血压,尿液和肾功能检查是否异常;有无胃肠道表现,有无肝脏疾病,皮肤黄染和出血倾向;有无食欲、体重变化,以及怕冷、反应迟钝和便秘等。

3. 既往史 是否有感染和过敏的表现,营养状况如何。是否接受过肾上腺皮质激素、睾酮、雌激素以及其他药物等的治疗。

4. 月经史 女性患者还应询问水肿与月经、体位和天气等的关系以及昼夜的变化。

(李 强)

第四节 咳嗽与咳痰

咳嗽(cough)是人体的一种防御性反射动作,通过咳嗽可以清除呼吸道分泌物和气道异物。但咳嗽可使呼吸道感染扩散,剧烈的咳嗽还可导致呼吸道出血,甚至诱发自发性气胸等。长期、频繁、剧烈咳嗽也可影响工作、休息,甚至引起喉痛、声音嘶哑和呼吸肌疼痛等。痰液(sputum)是气管、支气管的分泌物或肺泡内的渗出液,借助咳嗽将其排出称为咳痰(expectoration)。

【病因与发生机制】

1. 病因 引起咳嗽和咳痰的病因较多(表1-14),其中呼吸道感染最常见,而哮喘、胃食管反流性疾病(gastroesophageal reflux disease,GERD)、慢性阻塞性肺疾病(COPD)引起咳嗽的发生率在逐渐增加,上气道咳嗽综合征(upper airway cough syndrome,UACS)、哮喘和GERD几乎占胸部影像学检查阴性的慢性咳嗽病因的90%。

表 1-14 咳嗽和咳痰的病因

分类	病因
呼吸道疾病	呼吸道(如咽喉、气管、支气管和肺)异物、炎症、肿瘤、出血以及刺激性气体吸入等
胸膜疾病	各种病因所致的胸膜炎、胸膜间皮瘤、自发性气胸或胸腔穿刺等
心血管疾病	二尖瓣狭窄或其他原因所致左心衰竭引起的肺淤血与肺水肿,右心或体循环静脉栓子脱落引起的肺栓塞。肺泡及支气管内有浆液性漏出液,刺激肺泡壁及支气管黏膜等
消化系统疾病	如GERD:由于反流物的刺激和损伤,少数患者以咳嗽与哮喘为首发或主要症状。个别患者因反流物吸入气道,可引起吸入性肺炎,甚至肺间质纤维化
中枢神经系统疾病	中枢神经病变,如脑炎、脑膜炎,可影响大脑皮层或延髓咳嗽中枢引起咳嗽
神经、精神因素	①神经反射性:膈神经反射刺激,如膈下脓肿、肝脓肿、肝或脾周围炎等;迷走神经耳支反射刺激,如外耳道异物或炎症等。②神经症:如习惯性咳嗽、癔症
其他	如UACS:鼻炎、鼻窦炎等患者鼻腔炎性分泌物倒流,经后鼻孔流入鼻咽部、口咽部、下咽部,甚至反流入声门或气管,引起以咳嗽为主要表现的综合征

相关链接

咳嗽通常按时间可分为 3 类:急性、亚急性和慢性咳嗽。①急性咳嗽:咳嗽时间 <3 周。②亚急性咳嗽:咳嗽为 3~8 周。③慢性咳嗽:咳嗽 > 8 周。

慢性咳嗽病因较多,可根据胸部 X 线检查有无异常分为两类:一类为 X 线胸片有明确病变者,如肺炎、肺结核、支气管扩张、支气管肺癌等;另一类为 X 线胸片无明显异常,以咳嗽为主或唯一症状者,即通常所说的不明原因的慢性咳嗽(简称慢性咳嗽)。慢性咳嗽病因主要有:①咳嗽变异性哮喘(cough variant asthma,CVA):是一种特殊类型的哮喘,咳嗽常伴有明显的夜间刺激性咳嗽;支气管激发试验阳性,或呼气峰流速日间变异率 >20%,或支气管舒张试验阳性;支气管舒张剂治疗有效。②上气道咳嗽综合征(UACS):鼻部疾病引起分泌物倒流鼻后和咽喉等部位,直接或间接刺激咳嗽感受器,导致以咳嗽为主要表现的综合征被称为鼻后滴流综合征(postnasal drip syndrome,PNDs)。由于目前无法明确是上呼吸道咳嗽感受器所致,现已用 UACS 替代 PNDS。③嗜酸性粒细胞性支气管炎(eosinophilic bronchitis,EB):一种以气道嗜酸性粒细胞浸润为特征的非哮喘性支气管炎,气道高反应性阴性,咳嗽多为刺激性干咳或伴少量黏痰;X 线胸片、肺通气功能无异常,气道高反应性检查阴性,呼气峰流速日间变异率无异常;痰液嗜酸性粒细胞比例 ≥2.5%;排除其他嗜酸性粒细胞增多性疾病;口服或吸入糖皮质激素有效。④胃食管反流性咳嗽(gastroesophageal reflux cough,GERC):因胃酸和其他胃内容物反流进入食管,导致以咳嗽为突出表现的临床综合征,属于胃食管反流病的一种特殊类型,以白天咳嗽为主;24 小时食管 pH 值监测 Demeester 积分 ≥12.70,和(或)症状相关概率(symptom association probability,SAP)≥75%;抗反流治疗后咳嗽明显减轻或消失。但是,少部分合并或以非酸反流(如胆汁反流)为主的患者,其食管 pH 值监测结果未必异常,可通过检查食管阻抗或监测胆汁反流以协助诊断。这些病因占门诊慢性咳嗽病因的 70%~95%。多数慢性咳嗽与感染无关,无需使用抗菌药物治疗。咳嗽原因不明或不能除外感染时,慎用糖皮质激素。⑤其他:包括变应性咳嗽,气管、支气管结核,ACEI 诱发的咳嗽及心理性咳嗽等。

2. 发生机制

(1) 咳嗽:咳嗽是延髓咳嗽中枢受刺激所致。各种刺激经过迷走神经、舌咽神经、三叉神经与皮肤的感觉神经纤维传入,经喉下神经、膈神经与脊神经分别传到咽肌、声门、膈和其他呼吸肌,引起咳嗽动作。咳嗽首先是快速、短促吸气,膈肌下降,声门迅速关闭,随即呼气肌与腹肌快速收缩,使肺内压迅速升高。然后声门突然开放,肺内高压气流喷射而出,冲击声门裂而发生动作与声响。

(2) 咳痰:当呼吸道发生炎症时,黏膜充血、水肿,黏液分泌增多,毛细血管通透性增加,浆液渗出。含有红细胞、白细胞、巨噬细胞、纤维蛋白等的渗出物与黏液、吸入的尘埃和某些组织破坏物等混合而成痰,随咳嗽动作而排出。

【临床表现】 因咳嗽的病因不同,其临床表现也各不相同。①长期剧烈、频繁咳嗽可致呼吸肌疼痛,使患者不能有效地咳嗽和咳痰,并可导致失眠、头痛、食欲减退等。②剧烈咳嗽可因脏胸膜破裂而发生自发性气胸,或因呼吸道黏膜受损产生咯血,也可导致胸、腹部手术后的切口裂开。③不能有效咳痰者,痰液潴留可诱发或加重肺部感染,并使肺通气、换气功能受损。

咳嗽的性质与音色变化及病因见表 1-15。痰液的性状变化及病因见表 1-16。咳嗽出现的时间及病因见表 1-17。

表 1-15 咳嗽的性质与音色变化及病因

性质与音色	病因
干咳	病毒感染、肺间质疾病、肿瘤、过敏、焦虑
慢性咳嗽、有痰	支气管扩张、慢性支气管炎、肺脓肿、细菌性肺炎、肺结核
哮鸣	支气管痉挛、哮喘、过敏、充血性心力衰竭
犬吠样	会厌疾病
喘鸣(高调)	气管阻塞
晨咳	吸烟
夜间咳嗽	UACS、充血性心力衰竭
与进食或饮水有关	食管上部的神经肌肉疾病
咳嗽不完全(咳嗽无力)	虚弱、无力
声音嘶哑	多因声带炎症或肿瘤压迫喉返神经
鸡鸣样	百日咳,会厌、喉部疾病或气管受压
金属音	纵隔肿瘤、主动脉瘤或支气管肺癌直接压迫气管
低微或无力	严重肺气肿、声带麻痹及极度衰弱

表 1-16 痰液的性状变化及病因

痰液性状	病因
黏液样、黏液脓性	哮喘、肿瘤、肺结核、肺气肿、肺炎
黄绿色、脓性	支气管扩张、慢性支气管炎
铁锈色、脓性	肺炎球菌性肺炎
砖红色、胶冻样	肺炎克雷伯菌肺炎
恶臭	肺脓肿
粉红、带血色	链球菌或葡萄球菌感染的肺炎
大量无色(支气管黏液溢出)	肺泡细胞癌
沙砾样	支气管结石症
粉色、泡沫状	肺水肿
血性	肺栓塞、支气管扩张、肺脓肿、肺结核、肿瘤,心源性、出血性疾病
白色黏痰、牵拉成丝	白假丝酵母菌感染
稀薄浆液性痰内含粉皮样物	棘球蚴病(包虫病)
淡红色或乳白色有弹性质韧树枝状物	纤维素性支气管炎

表 1-17 咳嗽出现的时间及病因

咳嗽出现时间	病因
骤然发生咳嗽	急性呼吸道炎症及气管炎或大支气管内异物等
发作性咳嗽	百日咳、支气管内膜结核或肿瘤压迫气管等
长期慢性咳嗽	慢性呼吸系统疾病,如慢性支气管炎、支气管扩张症、肺脓肿和肺结核等

续表

咳嗽出现时间	病　因
周期性咳嗽	慢性支气管炎或支气管扩张,且往往于清晨起床或晚上卧位时(即体位改变时)咳嗽加剧
夜间卧位咳嗽	慢性左心衰竭;肺结核患者常有夜间咳嗽,可能与夜间迷走神经兴奋性增高有关
餐后咳嗽	胃食管反流性疾病

【伴随症状】　伴随症状对鉴别诊断有重要价值,也可提示某些并发症。

1. 发热　多见于呼吸系统感染、胸膜炎、肺结核等。

2. 胸痛　多见于各种肺炎、胸膜炎、支气管肺癌、肺栓塞和自发性气胸等。

3. 呼吸困难　多见于喉炎、喉水肿、喉肿瘤、支气管哮喘、重度 COPD、重症肺炎、肺结核、大量胸腔积液、气胸及肺淤血、肺水肿、气管与支气管异物等。

4. 大量脓痰　多见于支气管扩张症、肺脓肿、肺囊肿合并感染和支气管胸膜瘘等。

5. 咯血　多见于肺结核、支气管扩张症、肺脓肿、支气管肺癌、二尖瓣狭窄、支气管结石、肺含铁血黄素沉着症和肺出血肾炎综合征等。

6. 杵状指(趾)　多见于支气管扩张症、肺脓肿、支气管肺癌和脓胸等。

7. 哮鸣音　多见于支气管哮喘、慢性支气管炎(喘息型)、弥漫性泛细支气管炎、心源性哮喘、气管与支气管异物;支气管肺癌引起气管与大支气管不完全阻塞(喘鸣音多为局限性分布,呈吸气性)。

8. 反酸、饭后咳嗽明显　多见于胃食管反流性咳嗽。

9. 鼻塞、夜间咳嗽　多见于 UACS 等。

【问诊要点】

1. 起病情况　急性还是慢性,咳嗽性质、痰液的性状等。

2. 伴随症状　如呼吸困难、喘鸣、心脏增大、肝脾大、发热等。

3. 既往史　有无特殊职业史、吸烟史,有无服药史等。

第五节　咯　　血

咯血(hemoptysis)是指气管、支气管或肺组织出血,血液随咳嗽从口腔排出或痰中带血。咯血量的多少与疾病的严重程度不完全一致,少量咯血有时仅表现为痰中带血,大咯血时血液可从口鼻涌出,阻塞呼吸道,甚至造成窒息。

经口腔排出的血液,需要仔细鉴别血液的来源,是来自口腔、鼻腔、上消化道,还是呼吸道。首先检查口腔与鼻咽部,观察局部有无出血灶。鼻出血多自前鼻孔流出,常在鼻中隔前下方发现出血灶;鼻腔后部出血,尤其是出血量较多,易与咯血混淆。此时由于血液经后鼻孔沿软腭与咽后壁流下,使患者咽部有异物感,用鼻咽镜检查即可确诊。呕血(hematemesis)是指上消化道出血经口腔呕出。咯血与呕血的鉴别见表 1-18。

【病因与发生机制】　咯血常见的病因有支气管疾病、肺部疾病、心血管疾病、造血系统疾病或急性传染病等(表 1-19),但仍有 30% 的咯血原因不明,在我国咯血的首要病因为肺结核。

表 1-18 咯血与呕血的鉴别

鉴别点	咯 血	呕 血
病因	肺结核、支气管扩张症、肺癌、肺炎、肺脓肿和心脏病等	消化性溃疡、肝硬化、急性胃黏膜病变、胃癌、胆道病变
出血前症状	喉部痒感、胸闷、咳嗽等	上腹部不适、恶心、呕吐等
出血方式	咯出	呕出
出血的颜色	鲜红	暗红、棕色,有时为鲜红色
血中混有物	痰液、泡沫	食物残渣
酸碱反应	碱性	酸性
黑便	无(吞咽较多血液时可有)	有,可为柏油样,呕血停止后仍可持续数天
出血后痰的性状	血痰持续数天	一般无痰

表 1-19 咯血的病因与发生机制

分类	病 因	发 生 机 制
支气管疾病	常见于支气管扩张症、支气管肺癌、支气管结核和 COPD 等;较少见于支气管结石、良性支气管瘤、支气管黏膜非特异性溃疡等	炎症、肿瘤或结石损伤支气管黏膜,或病灶处毛细血管通透性增高或黏膜下血管破裂
肺部疾病	如肺结核、肺炎、肺脓肿、肺淤血、肺栓塞、肺真菌病、肺吸虫病、肺阿米巴病、肺囊肿、肺泡炎、肺含铁血黄素沉着症、恶性肿瘤肺转移等	毛细血管通透性增高,血液渗出或病变侵蚀小血管使其破裂出血
心血管疾病	如急性左心衰竭、原发性肺动脉高压、某些先天性心脏病(如房间隔缺损、动脉导管未闭等引起肺动脉高压时)、肺血管炎、肺动静脉瘘等	肺淤血致肺泡壁或支气管内膜毛细血管破裂,或支气管黏膜下层支气管静脉曲张破裂
其他	造血系统疾病(如 ITP、白血病、再生障碍性贫血、血友病等),急性传染病(如流行性出血热、肺出血型钩端螺旋体病等),风湿性疾病(如 Wegener 肉芽肿、白塞病、SLE 等),支气管子宫内膜异位症等	凝血功能障碍,气管、支气管子宫内膜异位症的内膜周期性剥落等可导致出血

【临床表现】

1. 发生年龄　青壮年咯血常见于肺结核、支气管扩张症、二尖瓣狭窄等,40 岁以上、有长期大量吸烟史者应考虑支气管肺癌;中老年、有慢性潜在疾病时,若出现砖红色胶冻样血痰时多考虑肺炎克雷伯菌肺炎等。

2. 症状和体征　小量咯血(小于 100ml/d)多无症状;中等量以上咯血(100~500ml/d),咯血前患者可有胸闷、喉痒、咳嗽等先兆症状;大咯血(大于 500ml/d 或一次咯血 100~500ml)时常表现为咯出满口血液或短时间内咯血不止,常伴呛咳、脉搏加快、出冷汗、呼吸急促、面色苍白、紧张不安或恐惧感。

3. 咯血的颜色和性状

(1) 鲜红色见于肺结核、支气管扩张症、肺脓肿、出血性疾病、支气管内膜结核等。

(2) 铁锈色可见于肺炎球菌性肺炎。

(3) 砖红色胶冻样见于肺炎克雷伯菌肺炎。

（4）二尖瓣狭窄肺淤血所致咯血多为暗红色。

（5）左心衰竭肺水肿所致咯血多为浆液性粉红色泡沫样。

（6）肺梗死引起的咯血为黏稠的暗红色。

【伴随症状】 伴随症状对鉴别诊断有重要价值，也可提示某些并发症。

1. 发热　见于肺结核、肺炎、肺脓肿、流行性出血热等。

2. 胸痛　见于大叶性肺炎、肺结核、肺栓塞、支气管肺癌等。

3. 脓痰　见于支气管扩张症、肺脓肿、肺结核空洞及肺囊肿并发感染、化脓性肺炎等。支气管扩张症表现为反复咯血而无脓痰者，称为干性支气管扩张症。

4. 皮肤黏膜出血　见于造血系统疾病、流行性出血热、肺出血型钩端螺旋体病、风湿性疾病等。

5. 杵状指（趾）　见于支气管扩张症、肺脓肿、支气管肺癌。

6. 黄疸　见于钩端螺旋体病、大叶性肺炎、肺梗死等。

【问诊要点】

1. 确定出血部位　出血是来自呼吸道、消化道，还是鼻、口咽部，有无明显病因及前驱症状，出血的颜色及血中有无混合物等。

2. 发生年龄　是青壮年，还是中老年，是否有潜在疾病等。

3. 伴随症状　如伴有发热、胸痛、咳嗽、咳痰首先须考虑肺炎、肺结核、肺脓肿等；伴有呛咳、杵状指（趾）应考虑支气管肺癌；伴有皮肤黏膜出血、黄疸应注意造血系统疾病、风湿病及肺出血型钩端螺旋体病和流行性出血热等；发热、盗汗见于肺结核；长期咳嗽、呼吸困难、咳痰提示慢性支气管炎、支气管扩张。

4. 颜色和性状　鲜红色见于出血量较大、出血速度较快的出血或支气管动脉出血，暗红色多为支气管静脉出血，浆液样粉红色泡沫痰是肺水肿的特点，铁锈色痰主要见于大叶性肺炎。

5. 个人生活史　有无结核病接触史、吸烟史、职业性粉尘接触史、生食海鲜史，注意月经史，肺寄生虫病所致咯血、子宫内膜异位症所致咯血等。

6. 用药史　是否应用了引起出血的药物，尤其是抗凝剂等。

第六节　胸　痛

胸痛（chest pain）是临床上常见的症状，主要由胸部疾病所致，少数由其他疾病引起。胸痛的程度因个体痛阈的差异而不同，与病情严重程度也不完全一致。典型的胸痛是指具备典型心绞痛的胸痛（胸骨后疼痛，可向左颈部和左臂放射，呈压榨性或紧缩感），不典型胸痛（atypical chest pain）是指不具备典型心绞痛特征的一种疼痛（可源自任何一种胸腔器官疾病，也可源自胸腔以外的器官）。

【病因与发生机制】 胸痛的病因较多（表1-20），主要为胸部疾病，10%~20% 的胸痛是由心脏以外的原因所致。各种化学、物理因素均可刺激胸部的感觉神经纤维产生痛觉冲动，并传至大脑皮层的痛觉中枢引起胸痛。

表 1-20 胸痛的原因

分类	病 因
心脏	冠状动脉性疾病、主动脉瓣病变、肺动脉高压、心包炎、特发性肥厚性主动脉下狭窄、二尖瓣脱垂、心肌炎、主动脉夹层、心肌病等
肺部	肺栓塞、肺炎、胸膜炎、胸腔积液、气胸、肿瘤等
纵隔	纵隔炎、纵隔气肿、纵隔肿瘤、反流性食管炎、食管裂孔疝、食管癌等
肌肉与骨骼	肋软骨炎、肌肉痉挛、肋骨或椎骨骨折、骨癌、肋间肌炎、胸肌劳损、骨关节炎、胸腔出口综合征等
神经性	带状疱疹、颈神经根炎、神经纤维瘤、脊髓背侧受损等
胃肠性	食管破裂、食管痉挛、食管炎、异物存留、胃扩张、肝大、膈下脓肿、Mallory-Weiss 综合征、Plummer-Vinson 综合征(缺铁性吞咽困难)、消化性溃疡、胰腺炎、胆囊炎、脾梗死。
血管	主动脉破裂
其他	①乳腺:如脓肿、恶性肿瘤、纤维腺病、乳腺炎等。②甲状腺:如甲状腺炎。③情感性:如焦虑、通气过度、抑郁等

【临床表现】 胸痛的表现因病因不同而异,注意从发生年龄、胸痛部位、胸痛性质和持续时间以及诱发因素等方面进行分析。

1. 发生年龄 青壮年的胸痛应注意结核性胸膜炎、自发性气胸、心肌炎、心肌病、风湿性心瓣膜病等,40 岁以上者应考虑心绞痛、急性冠脉综合征(ACS)和肺癌等。

2. 胸痛部位 大部分疾病引起的胸痛常有一定部位及特点(表 1-21)。

表 1-21 引起胸痛的疾病及疼痛的部位及特点

疾病	部位与特点
胸壁疾病	疼痛常固定在病变部位,且局部有压痛。胸壁皮肤的炎症性病变,局部可有红、肿、热、痛。咳嗽、深呼吸可使疼痛加重
带状疱疹	可见成簇的水泡沿着一侧肋间神经分布伴剧痛,且疱疹不超过体表中线
肋软骨炎	疼痛常在第 1、2 肋软骨处,可见单个或多个隆起,局部有压痛,但无红肿表现
心绞痛及心肌梗死	疼痛多在胸骨后方、心前区或剑突下,可向左肩和左臂内侧放射,甚至达环指与小指,也可放射于左颈或面颊部,常误认为牙痛
呼吸系统疾病	常因深呼吸和咳嗽而加重,多有咳嗽、咳痰,胸壁局部无压痛,详细体格检查或 X 线检查可发现病变
夹层动脉瘤	疼痛多位于胸背部,向下放射至下腹、腰部与两侧腹股沟和下肢
胸膜炎	疼痛多在胸侧部
食管及纵隔病变	疼痛多位于胸骨后。食管病变所致的胸痛于吞咽时发生或加重,常伴有吞咽困难
肝胆疾病及膈下脓肿	疼痛多在右下胸,侵犯膈中心部时疼痛放射至右肩
肺尖部肺癌	疼痛多以肩部、腋下为主,向上肢内侧放射

3. 胸痛程度与性质 胸痛的程度可呈剧烈、轻微和隐痛,胸痛的性质可多种多样。例如带状疱疹呈刀割样或灼热样剧痛;食管炎多呈烧灼痛;肋间神经痛为阵发性灼痛或刺痛;心绞痛呈绞窄样、压榨样痛并有窒息感,心肌梗死的疼痛更为剧烈并有恐惧、濒死感;气胸在发病初期有撕裂样疼痛;胸膜炎常呈隐痛、钝痛和刺痛。夹层动脉瘤常呈突然发生的胸背部撕裂样剧痛;肺梗死亦可有突发的胸部剧痛或绞痛,常伴呼吸困难与发绀。

4. 疼痛持续时间　平滑肌痉挛或血管狭窄缺血所致的疼痛为阵发性，炎症、肿瘤、栓塞或梗死所致疼痛呈持续性。如心绞痛发作时间短暂（持续 1~5 分钟），而心肌梗死的疼痛持续时间较长（数小时或更长），且不易缓解。

5. 影响疼痛的因素　主要为疼痛发生的诱因、加重与缓解的因素。劳累或精神紧张可诱发心绞痛，休息后、含服硝酸甘油或硝酸异山梨醇后于 1~2 分钟内缓解，而对心肌梗死所致疼痛则无效。食管疾病所致的胸痛多在进食时发作或加剧，服用抗酸剂和促动力药物可使胸痛减轻或消失。胸膜炎及心包炎的胸痛可因咳嗽或用力呼吸而加剧。

【伴随症状】

1. 咳嗽、咳痰和（或）发热　见于气管、支气管和肺部疾病。

2. 呼吸困难　病变累及范围较大，如大叶性肺炎、自发性气胸、渗出性胸膜炎和肺栓塞等。

3. 咯血　见于肺栓塞、支气管肺癌。

4. 面色苍白、大汗、血压下降或休克　见于心肌梗死、夹层动脉瘤、主动脉窦瘤破裂和肺栓塞等。

5. 吞咽困难　见于食管疾病，如反流性食管炎等。

【问诊要点】　重点采集疼痛的发作时间、性质、部位、频率、持续时间、诱发因素及伴随症状等，也要重视冠状动脉疾病的危险因素（如高血压、高胆固醇血症、糖尿病、吸烟、肥胖和家族史等）、畏食、焦虑、咳嗽与喘息、胸部损伤、肿块或皮疹史、恶性肿瘤史、妊娠和产后期、口服避孕药和创伤史、疼痛与进食的关系、晕厥发作史等，以确定最可能的病因和必要的检查途径。

1. 发生年龄　青壮年胸痛多考虑结核性胸膜炎、自发性气胸、心肌炎、心肌病、风湿性心瓣膜病，40 岁以上则注意心绞痛、心肌梗死和支气管肺癌等。

2. 胸痛的特点　如胸痛的部位、性质、持续时间以及放射部位等。

3. 伴随症状　不同的伴随症状提示不同的病变。

4. 影响因素　劳累或精神紧张、休息后或服用药物对胸痛的影响，咳嗽或用力呼吸对胸痛的影响等。

第七节　发　　绀

发绀（cyanosis）是指血液中还原性血红蛋白（deoxyhemoglobin）增多（>50g/L），使皮肤、黏膜呈现青紫色的现象。发绀也可因血液中硫化血红蛋白（sulfhemoglobin，SHb）、高铁血红蛋白（methemoglobin，MetHb）、碳化血红蛋白（carboxyhemoglobin，HbCO）浓度增高所致。发绀多表现在皮肤较薄、色素较少和毛细血管丰富的部位，如舌、口唇、鼻尖、耳垂、颊部及指（趾）甲床等处较为明显。

【病因与发生机制】

1. 真性发绀

（1）血液还原血红蛋白增多（真性发绀）：其分类、病因和发生机制见表 1-22。

表 1-22 真性发绀的分类、病因和发生机制

分类	病 因	发 生 机 制
中心性发绀	严重的呼吸道阻塞、肺部疾病、胸膜病变	肺性发绀:由于肺通气、换气功能障碍而致肺氧合作用不全,使体循环毛细血管中还原血红蛋白量增多
	法洛四联症、艾森门格综合征等发绀型先天性心脏病	心性发绀:由于体循环静脉与动脉血相混合,部分静脉血未经肺脏氧合,而经异常通路流入体循环
周围性发绀	急性心肌梗死、右心衰竭、缩窄性心包炎等	心排血量下降、周围组织耗氧量增加
	严重休克、闭塞性脉管炎、雷诺病等	动脉缺血
混合性发绀	心力衰竭	中心性与周围性发绀并存,因血液在肺内氧合不足及周围血流缓慢、毛细血管内耗氧过多所致

(2) 血液存在异常血红蛋白衍化物

1) 高铁血红蛋白血症(methemoglobinemia):药物或化学物质中毒所致高铁血红蛋白症,如伯氨喹、亚硝酸盐、氯酸盐、磺胺类、非那西丁、苯丙砜、硝基苯、苯胺等中毒,当血液中高铁血红蛋白含量达 30g/L 时,即可出现发绀。由于大量进食含有亚硝酸盐的变质蔬菜,而引起的中毒性高铁血红蛋白血症,也可出现发绀,称"肠源性青紫症"。

2) 硫化血红蛋白血症(sulfhemoglobinemia):患者便秘或服用硫化物后,在肠内形成硫化氢,作用于血红蛋白形成硫化血红蛋白。当血液硫化血红蛋白含量达 5g/L 时,即可出现发绀。

2. 假性发绀 外源性物质(如银、金、砷等)在体内沉积,可使皮肤黏膜颜色发生变化,称为假性发绀。

【临床表现】 发绀主要表现为皮肤黏膜青紫,但也可有其他临床表现。

1. 中心性发绀 除四肢与面颊外,亦可见于舌及口腔黏膜与躯干皮肤,且发绀的皮肤温暖。

2. 周围性发绀 发绀常出现于肢体下垂部分及周围部位(如肢端、耳垂及颜面),皮肤冰冷,经按摩或加温发绀可消失。

3. 高铁血红蛋白血症 急骤、暂时性发绀,病情严重,若静脉注射亚甲蓝溶液或大量维生素 C,发绀可消退。

4. 硫化血红蛋白血症 持续时间长,可达数月以上,血液呈蓝褐色。

5. 特发性高铁血红蛋白血症 见于女性,发绀与月经周期有关,为阵发性,发生机制未明。

【伴随症状】

1. 呼吸困难 重症心、肺疾病,急性呼吸道阻塞、气胸等;先天性高铁血红蛋白血症和硫化血红蛋白血症虽有明显发绀,但一般无呼吸困难或不明显。

2. 杵状指(趾) 病程较长,主要见于发绀型先天性心脏病及某些慢性肺部疾病。

3. 意识障碍和衰弱 某些药物或化学物质急性中毒、休克、急性肺部感染等。

【问诊要点】

1. 发生年龄 喘鸣性喉痉挛、喉气管炎及急性声门下喉炎所致发绀多见于儿童;幼年有蹲踞史,出生后即出现发绀者提示先天性心脏病;自幼发绀、无心肺病史及异常血红蛋白则见于先天性高铁血红蛋白血症。

2. 症状特点 急性还是慢性发病、发绀的部位、有无相关病史等。

3. 伴随症状 有无伴发的呼吸困难、有无心脏杂音或心脏增大等。

第八节 呼吸困难

呼吸困难(dyspnea)是患者主观感觉空气不足或呼吸费力,客观上表现为呼吸运动用力,严重时可出现张口呼吸、鼻翼扇动、端坐呼吸及发绀、辅助呼吸肌参与呼吸运动,并伴有呼吸频率、深度和节律的异常。

【病因与发生机制】 引起呼吸困难的病因较多,主要为呼吸系统和循环系统疾病。其中哮喘、COPD、充血性心力衰竭、肺水肿是主要原因,而肥胖、肺间质性疾病、缺血性心脏病也可导致呼吸困难。呼吸困难的发生机制见表1-23。

表1-23 呼吸困难的类型与发生机制

类型	发 生 机 制
肺源性	通气、换气功能障碍导致缺氧和(或)二氧化碳潴留
心源性	左心衰竭所致的肺淤血、肺泡弹性减低和肺循环压力增高等。右心衰竭所致的右心房与上腔静脉压升高、血氧含量减少,及乳酸、丙酮酸等增多,淤血性肝大、腹水和胸水限制了呼吸运动所致
中毒性	血液中代谢产物增高刺激颈动脉窦、主动脉体化学感受器或直接兴奋呼吸中枢;中枢抑制剂和有机磷杀虫剂直接抑制呼吸中枢
神经精神性	呼吸中枢受增高的颅内压和供血减少的刺激。精神性呼吸困难多为过度通气而发生呼吸性碱中毒所致
血液性	红细胞携氧量减少,血氧含量减低

1. 肺源性 肺源性呼吸困难的病因见表1-24。

表1-24 肺源性呼吸困难的病因

分类	病 因
气道阻塞	喉、气管、支气管的炎症、痉挛、水肿、肿瘤或异物所致的狭窄或阻塞,支气管哮喘、COPD等
肺疾病	肺炎、肺脓肿、肺结核、肺淤血、肺水肿、肺不张、弥漫性肺间质疾病、细支气管肺泡癌等
胸壁、胸廓、胸膜腔疾病	胸壁炎症、严重胸廓畸形、胸腔积液、自发性气胸、广泛胸膜粘连、结核、外伤等
神经肌肉疾病	脊髓灰质炎病变累及颈髓、急性多发性神经根炎和重症肌无力累及呼吸肌、药物所致呼吸肌麻痹等
膈运动障碍	膈麻痹、大量腹腔积液、腹腔巨大肿瘤、胃扩张和妊娠晚期

2. 心源性 各种病因所致的左心衰竭和(或)右心衰竭、心脏压塞、肺栓塞和原发性肺动脉高压等。

3. 中毒性 如糖尿病酮症酸中毒、吗啡类药物中毒、有机磷杀虫药中毒、氰化物中毒、亚硝酸盐中毒和急性一氧化碳中毒等,急性感染与传染病等。

4. 血液性　常见于重度贫血、高铁血红蛋白血症、硫化血红蛋白血症等。

5. 神经精神性　颅脑外伤、脑出血、脑肿瘤、脑及脑膜炎症致呼吸中枢功能障碍;精神因素所致癔症性呼吸困难等。

【临床表现】

1. 肺源性呼吸困难　肺源性呼吸困难的病因与临床表现见表 1-25。

表 1-25　肺源性呼吸困难的病因与临床表现

类型	病　因	临床表现
吸气性	喉部、气管、大支气管的狭窄与阻塞	吸气显著费力、严重者可出现"三凹征",伴有干咳及高调吸气性喉鸣
呼气性	慢性支气管炎(喘息型)、慢性阻塞性肺气肿、支气管哮喘等	呼气缓慢、费力,呼吸时间明显延长,伴有呼气期哮鸣音
混合性	重症肺炎、重症肺结核、弥漫性肺间质疾病,大量胸腔积液、气胸和广泛胸膜肥厚	吸气期和呼气期均感呼吸费力,呼吸频率增快、深度变浅,可伴有呼吸音异常或病理性呼吸音

2. 心源性呼吸困难　左心衰竭呼吸困难常表现为:①活动时出现或加重呼吸困难,休息时减轻或缓解。②仰卧位时加重,坐位减轻。病情较重者常被迫采取半坐位或端坐呼吸(orthopnea)。主要是因活动时心脏负荷加重,机体耗氧增加;坐位时回心血量减少,肺淤血程度减轻;同时坐位时膈下降,活动度增大,可增加肺活量。

急性左心衰竭时常出现阵发性呼吸困难,多在夜间熟睡中发生,称夜间阵发性呼吸困难。患者常于熟睡中突感胸闷憋气而惊醒,被迫坐起,惊恐不安,伴有咳嗽,轻者数分钟至数十分钟后症状逐渐减轻、缓解;重者呼吸困难加重,颜面青紫、大汗,呼吸有哮鸣声,甚至咳出大量浆液性血性痰,或粉红色泡沫样痰,听诊两肺底有较多湿性啰音,心率增快,有奔马律。此种呼吸困难,又称心源性哮喘(cardiac asthma)。多见于老年人高血压性心脏病、冠心病、风湿性心脏病、心肌炎、心肌病、先天性心脏病等。

右心衰竭患者亦常取半坐位以缓解呼吸困难,与慢性肺心病及其原发疾病亦有关;心包疾病患者喜取前倾坐位,以减轻增大心脏对左肺的压迫。

3. 中毒性呼吸困难　表现为呼吸缓慢、变浅伴有呼吸节律异常,如潮式呼吸或 Biots 呼吸。

4. 神经精神性呼吸困难　神经性呼吸困难表现为双吸气(抽泣样呼吸)、呼吸遏制(吸气突然停止)等;精神性呼吸困难主要表现为呼吸表浅而频率快,伴有叹息样呼吸或手足搐搦。

5. 血源性呼吸困难　表现为呼吸表浅、急促,心率增快。

【伴随症状】

1. 肺弥漫性哮鸣音　见于支气管哮喘、心源性哮喘。

2. 骤然发生的严重呼吸困难　见于急性喉水肿、气管异物、大面积肺栓塞、自发性气胸、急性呼吸窘迫综合征(伴有明显的发绀)等。

3. 缓慢渐进性呼吸困难　见于慢性阻塞性肺气肿、弥漫性肺间质纤维化、卡氏肺囊虫肺炎等。

4. 一侧胸痛　见于大叶性肺炎、急性渗出性胸膜炎、肺栓塞、自发性气胸、急性心肌梗死、支气管肺癌等。

5. 发热　见于肺炎、肺脓肿、干酪样肺炎、胸膜炎、急性心包炎等。

6. 咳嗽、脓痰 见于慢性支气管炎、阻塞性肺气肿并发感染、化脓性肺炎、肺脓肿、支气管扩张症并发感染等。

7. 大量浆液性泡沫样痰 见于急性左心衰竭和有机磷杀虫剂中毒。

8. 意识障碍 见于脑出血、脑膜炎、尿毒症、糖尿病酮症酸中毒、肺性脑病、急性中毒等。

【问诊要点】

1. 发病情况 急性还是慢性、突发性还是渐进性，以及呼吸困难的表现，如吸气性、呼气性，还是混合性，与活动、体位的关系，昼夜是否一样等。

2. 有无啰音及性质 湿啰音多提示充血性心力衰竭或肺炎。干啰音提示支气管哮喘或肺气肿。

3. 伴随症状 是否有肺栓塞症状，是否有肝大等。

第九节 心 悸

心悸（palpitation）是患者对心脏跳动的一种感觉，包括不规则心跳、快速或缓慢心跳及心脏的过度感知，患者对心跳的感知通常发生在休息时（尤其是看电视或躺在床上）。心悸时心率可快、可慢，可阵发、可持续，心律可以是规律的，也可以不规律，心率和心律正常者亦可有心悸。

【病因与发生机制】 心悸常见的诱因有焦虑、咖啡因和乙醇刺激、某些药物刺激、某些心脏病（心脏瓣膜病、心肌缺血、心肌病）等，其他原因包括传导异常、低血糖、甲亢、缺氧、过度通气等。其发生机制尚未完全清楚，一般认为心脏活动过度是心悸发生的基础，常与心动过速、心搏出量改变和心律失常有关，也与个人敏感性、精神因素、注意力是否集中、心律失常的时间长短有关。心悸可发生在无心脏病时，也可由危及生命的心脏病所致。心悸常见的病因见表1-26。

表1-26 心悸常见的病因

分类	性质	病 因
心脏搏动增强	生理性	健康人在剧烈体力活动或精神激动之后；大量饮酒及喝浓茶、咖啡后；应用某些药物，如肾上腺素、麻黄碱、咖啡因、阿托品、甲状腺素片等
	病理性	如风湿性心脏病、高血压性心脏病、冠状动脉硬化性心脏病等。其他引起心室搏出量增加的疾病：甲亢、贫血、高热、低血糖症等
心律失常	心动过速	如窦性心动过速、阵发性室上性心动过速（室上速）或室性心动过速等
	心动过缓	如高度房室传导阻滞、窦性心动过缓、病态窦房结综合征等
	心律失常	如期前收缩（尤其是房性、室性期前收缩）、心房颤动等
心脏神经官能症		由于自主神经功能失调，致心脏血管功能紊乱引起的一种临床综合征。发生常与焦虑、精神紧张、情绪激动等精神因素有关

【临床表现】 患者自觉心跳或心慌，可有撞击感、跳动感、转动感、扑动感或漏跳及停跳。当心率加快时感到心脏跳动不适，心率缓慢时则感到搏动有力。常伴有头晕、晕厥、呼吸困难、胸痛、出冷汗、手足冰冷、麻木、恐惧等。部分患者可无阳性体征，部分患者有原发病的体征，或

有心率异常或心律失常。

当出现头重脚轻或晕厥、胸痛、新出现的不规律性心脏节律不整、休息时心率低于45次/分钟或大于120次/分钟、有基础性心脏病、有猝死家族史者,是病情危险的信号,应特别注意。

【伴随症状】

1. 发热 多见于急性传染病、风湿热、心肌炎、心包炎、感染性心内膜炎等。

2. 心前区疼痛 多见于冠心病、心肌炎、心包炎等,亦可见于心脏神经官能症。

3. 呼吸困难 多见于急性心肌梗死、心肌炎、心包炎、心力衰竭、重症贫血等。

4. 疲劳、意识模糊和晕厥 多见于病态窦房结综合征、高度房室传导阻滞、心室颤动和阵发性室性心动过速等。

5. 反复发生于下午或傍晚的心律失常,伴有出汗、震颤和一些低血糖的症状 多见于低血糖。

6. 焦虑、呼吸困难、眩晕和手面部麻刺感 多见于通气过度。

7. 呼吸急促、神经过敏、胃肠不适、肌肉痛、紧张或失眠 多见于焦虑症和恐惧等。

8. 消瘦及出汗 多见于甲亢,持续性心悸是甲亢的一个典型症状。

【问诊要点】

1. 病史及相关因素 有无与心悸发作相关的疾病史或吸烟、饮酒和咖啡、精神受刺激等诱发因素或加重因素。

2. 心悸的特点 心悸发作频率、持续时间与间隔时间。

(1) 持续性心悸可能为心动过速,见于甲亢或过量摄入咖啡因及其他药物。

(2) 间断性心悸则与心律失常,特别是期前收缩有关,也可见于不明原因的发热。

(3) 让患者敲打出心悸的速率和节律,可有助于诊断,不规则的漏跳提示有室性期前收缩;而发作性快速节律、可突然停止,提示阵发性室上性心动过速。

3. 主观感受及伴随症状 如果心悸伴体重下降、食欲增加及多尿提示甲亢,心悸伴气短及凹陷性水肿提示充血性心力衰竭。

(1) 胸部"啪啪音":室上速、期前收缩。

(2) 暂停后"强力"收缩:室性期前收缩。

(3) 快速"扑动":室上速、室性心动过速、窦性心动过速、心房颤动。

(4) 颈部"撞击":房室分离。

(5) 心跳"不齐":心房颤动、房室传导阻滞、室性期前收缩。

(刘成玉)

第十节 恶心与呕吐

恶心(nausea)、呕吐(vomiting)是临床常见的症状。恶心为上腹部不适、紧迫欲吐的感觉,可伴有皮肤苍白、出汗、流涎、血压降低及心动过缓等迷走神经兴奋的症状。恶心后随之呕吐,但也可仅有恶心而无呕吐,或仅有呕吐而无恶心。呕吐是通过胃的强烈收缩迫使胃或部分小肠的内容物经食管、口腔排出体外的现象。

【病因与发生机制】

1. 病因 引起恶心与呕吐的病因很多,按发生机制可分为反射性呕吐和中枢性呕吐,其常见病因见表 1-27 和表 1-28。

表 1-27 反射性呕吐的常见病因

分类	常 见 病 因
咽部受刺激	吸烟、剧咳、鼻咽部炎症或溢脓
胃、十二指肠疾病	急慢性胃肠炎、消化性溃疡、急性胃扩张或幽门梗阻、十二指肠雍滞
肠道疾病	急性阑尾炎、各型肠梗阻、急性出血坏死性肠炎、腹型过敏性紫癜
肝胆胰疾病	急性肝炎、肝硬化、肝淤血、胆囊炎或胰腺炎
腹膜及肠系膜病	急性腹膜炎
其他	肾及输尿管结石、急性肾盂肾炎、急性盆腔炎、异位妊娠破裂、心肌梗死、心力衰竭、内耳迷路病变、青光眼、屈光不正

表 1-28 中枢性呕吐的常见病因

分类	常 见 疾 病
神经性	
颅内感染	各种脑炎、脑膜炎
脑血管疾病	脑出血、脑栓塞、脑血栓形成、高血压脑病及偏头痛
颅脑损伤	脑挫裂伤或颅内血肿
癫痫	特别是癫痫持续状态
全身性	尿毒症、肝性脑病、糖尿病酮症酸中毒、甲亢、肾上腺皮质功能不全、低血糖、低钠血症、早孕
药物性	抗生素、抗癌药、洋地黄、吗啡
中毒性	乙醇、重金属、一氧化碳、有机磷农药、鼠药等中毒
精神性	胃肠神经症、癔症、神经性厌食

2. 发生机制 延髓呕吐中枢(vomiting center)接受来自消化道、大脑皮质、内耳前庭、冠状动脉以及化学感受器触发带的传入冲动,直接支配呕吐的动作;化学感受触发带接受各种外来的化学物质、药物或内生代谢产物的刺激,并由此发出神经冲动,传至呕吐中枢而引发呕吐。

【临床表现】

1. 呕吐的时间 晨起呕吐见于早期妊娠,也可见于尿毒症、慢性乙醇中毒或功能性消化不良;鼻窦炎患者因起床后脓液经鼻后孔刺激咽部,亦可致晨起恶心、干呕;晚上或夜间呕吐见于幽门梗阻。

2. 呕吐与进食的关系 进食过程中或餐后即刻呕吐,可能为幽门管溃疡或精神性呕吐;餐后 1 小时以上呕吐称为延迟性呕吐,提示胃张力下降或胃排空延迟;餐后较久或数餐后呕吐,见于幽门梗阻;餐后呕吐,特别是集体发病者,多由食物中毒所致。

3. 呕吐的特点 精神性或颅内高压性呕吐,恶心很轻或缺如,后者以喷射状呕吐为其特点。

4. 呕吐物的性质 呕吐物带发酵、腐败气味提示胃潴留;带粪臭味提示低位小肠梗阻;不含胆汁提示梗阻部位多在十二指肠乳头以上,含有多量胆汁则提示在十二指肠乳头以下;含有大量酸性液体者多为促胃液素瘤或十二指肠溃疡,无酸味者可能为贲门狭窄或贲门失弛缓症所致;上消化道出血常呈咖啡渣样呕吐物。

【伴随症状】

1. 伴腹痛、腹泻者多见于急性胃肠炎或细菌性食物中毒、霍乱、副霍乱及各种原因的急性中毒。

2. 伴右上腹痛及发热、寒战或有黄疸者可为胆囊炎或胆石症。

3. 伴头痛及喷射性呕吐者常见于颅内高压症或青光眼。

4. 伴眩晕、眼球震颤者见于前庭器官疾病。

5. 应用某些药物如抗生素与抗癌药物等,则呕吐可能与药物不良反应有关。

6. 已婚育龄妇女早晨呕吐者应注意早孕。

【问诊要点】

1. 起病情况及诱因　起病的急缓,发作的时间,与进食的关系,有无进食可疑食物或毒物等。有无精神刺激及进食、体位、咽部刺激等。

2. 症状的特点与变化　如呕吐的方式、发作频率、持续时间、严重程度等。

3. 伴随症状　如伴头痛及喷射性呕吐者常见于颅内高压症或青光眼。

4. 诊治情况　如是否作 X 线钡餐、胃镜、腹部 B 型超声、血糖、尿素氮等检查。

5. 既往史　既往吸烟、饮酒情况,腹部手术史,女性月经、妊娠史,颅脑外伤史。

第十一节　吞 咽 困 难

吞咽困难(dysphagia)是指食物从口腔至胃、贲门运送过程中受阻而产生咽部、胸骨后或剑突部位的梗阻停滞感觉,可伴有胸骨后疼痛。吞咽困难可由中枢神经系统疾病、食管、口咽部疾病引起,亦可由吞咽肌的运动障碍所致。假性吞咽困难并无食管梗阻的基础,而仅为一种咽喉部阻塞感、不适感,但不影响进食。

【病因与发生机制】

1. 病因　吞咽困难可分为机械性吞咽困难和动力性吞咽困难,其常见的病因见表 1-29 和表 1-30。

表 1-29　机械性吞咽困难的常见病因

分类	常 见 病 因
腔内因素	食团过大或食管异物
管腔狭窄	
口咽部炎症	咽炎、扁桃体炎、口咽损伤(机械性、化学性)、咽白喉、咽喉结核、咽肿瘤、咽后壁脓肿
食管良性狭窄	良性肿瘤如平滑肌瘤、脂肪瘤、血管瘤、息肉;食管炎症如反流性食管炎、放射性食管炎、腐蚀性食管炎、食管结核及真菌性感染
恶性肿瘤	舌癌、咽部肿瘤、食管癌
食管蹼	缺铁性吞咽困难(Plummer-Vinson 综合征)
黏膜环	食管下端黏膜环(Schatzki ring)
外压性狭窄	咽后壁肿块或脓肿;甲状腺极度肿大;纵隔占位病变,如纵隔肿瘤及脓肿、左心房肥大、主动脉瘤

表 1-30　动力性吞咽困难的常见原因

分类	常 见 病 因
吞咽启动困难	口咽肌麻痹;口腔咽部炎症、脓肿;唾液缺乏(如干燥综合征)
咽、食管横纹肌功能障碍	延髓麻痹、运动神经元疾病、重症肌无力、肉毒杆菌食物中毒、有机磷农药中毒、多发性肌炎、皮肌炎、甲亢性肌病
食管平滑肌功能障碍	系统性硬化症、糖尿病、乙醇中毒性肌病、食管痉挛、贲门失弛缓症
其他	狂犬病、破伤风、癔症、抑郁症、焦虑症

2. 发生机制

(1) 机械性吞咽困难:是指吞咽食物的管腔发生狭窄引起的吞咽困难。正常食管壁具有弹性,管腔直径可扩张至 4cm 以上。各种原因使管腔扩张受限,如小于 1.3cm 时,必然存在吞咽困难。临床常见原因有食管壁病变引起整个管腔狭窄及外压性病变导致的偏心性狭窄。

(2) 动力性吞咽困难:是指随意的吞咽动作发生困难,伴随一系列吞咽反射性运动障碍,使食物从口腔不能顺利运送至胃。最常见的原因是各种延髓麻痹,也可由肌痉挛(如狂犬病)、肠肌丛内神经节细胞减弱(如贲门失弛缓症)引起。

机械性和运动性吞咽困难有时可存在于同一疾病,如食管癌,主要是管腔狭窄所致机械性吞咽困难,但可因肿瘤浸润管壁致该处食管蠕动减弱或消失。反流性食管炎主要是动力性吞咽困难,但长期的食管下段炎症可致弥漫性食管痉挛和狭窄,加重吞咽困难症状。

【临床表现】　不同解剖部位病变引起的吞咽困难各有其特点(表 1-31)。动力性吞咽困难无液体、固体之分;吞咽反射性动力障碍者吞咽液体比固体食物更加困难。

表 1-31　不同病变所致吞咽困难的临床表现

病变类型	临 床 表 现
口咽性	食物由口腔进入食道过程受阻,食物阻滞于口腔及咽喉部
食管性	吞咽时食物阻滞于食管某一段,进食过程受阻
食管癌	病程较短,呈进行性,一般在半年内从普通饮食咽下困难,到半流质、流质亦咽下困难
食管良性肿瘤	症状较轻,或仅为一种阻挡感
反流性食管炎	症状不重,多伴有反食、胃灼热、胸痛等反流症状
贲门失弛缓症	病程偏长,反复发作,发病多与精神因素有关,进食时需大量饮水以助干食下咽,后期有反食症状
延髓麻痹者	饮水由鼻孔反流伴以呛咳、呼吸困难等症状
癔球症	自觉咽部有阻塞感,不进食时也感到在咽部或胸骨上窝有上下移动的物体堵塞,多见于年轻女性

【伴随症状】　吞咽困难可有不同的伴随症状,吞咽困难的随症状见表 1-32。

【问诊要点】

1. 起病情况　有无病因、诱因,如误服腐蚀剂、化学药物及咽下异物类;口咽部、食管、胃手术史;与情绪、不良刺激的关系等。

2. 病程及过程　病程长但无进行性加重多为良性病变,病程短且进行性加重多为恶性病变。

表 1-32 吞咽困难的伴随症状

伴随症状	常见疾病
声嘶	食管癌纵隔浸润、主动脉瘤、肿大淋巴结及肿瘤压迫喉返神经
呛咳	脑神经疾病;食管憩室、贲门失弛缓症、食管癌致食管支气管瘘;重症肌无力致咀嚼肌、咽喉肌和舌肌无力
呃逆	病变多位于食管下端,见于贲门失弛缓症、膈疝
吞咽疼痛	口咽炎或溃疡,如急性扁桃体炎、咽后壁脓肿、急性咽炎、白喉及口腔溃疡
胸骨后疼痛	食管炎、食管溃疡、食管异物、晚期食管癌、纵隔炎、弥漫性食管痉挛
哮喘和呼吸困难	纵隔肿物、大量心包积液压迫食管及大气管
反酸、胃灼热	胃食管反流病

3. 与饮食种类的关系 进食固体还是液体食物困难。

4. 吞咽梗阻的部位 机械性吞咽困难者,患者所指梗阻的部位一般与病变部位相吻合。

5. 其他情况 如胸痛、流涎、发音异常、声嘶、贫血、消瘦等。

第十二节 呕 血

呕血(hematemesis)是由上消化道疾病(指屈氏韧带以上的消化器官,包括食管、胃、十二指肠、肝、胆、胰疾病)或全身性疾病所致的急性上消化道出血,血液经口腔呕出。呕血应与鼻腔、口腔、咽喉等部位出血或呼吸道疾病引起的咯血相鉴别。

【病因与发生机制】 呕血的原因很多,但以消化性溃疡最常见,其次为食管或胃底静脉曲张破裂,再次为急性胃黏膜病变和胃癌。呕血的常见病因见表 1-33。

表 1-33 呕血的常见病因

分类	常见病因
食管疾病	食管静脉曲张破裂、食管炎、食管憩室炎、食管癌、食管异物、食管贲门黏膜撕裂(Mallory-Weiss 综合征)、食管裂孔疝、食管异物戳穿主动脉
胃及十二指肠疾病	消化性溃疡、慢性胃炎、急性糜烂性出血性胃炎、胃癌、胃黏膜脱垂、吻合口炎、息肉、平滑肌瘤、淋巴瘤、十二指肠炎、憩室炎、Dieulafoy 病
肝、胆疾病	肝硬化门脉高压、肝脏恶性肿瘤、肝脓肿或肝动脉瘤破裂出血、胆结石、胆道寄生虫(常见蛔虫)、胆囊癌、胆管癌及壶腹癌
胰腺疾病	急、慢性胰腺炎合并脓肿或囊肿,胰腺癌破裂出血
造血系统疾病	血小板减少性紫癜、过敏性紫癜、白血病、血友病、霍奇金病、遗传性出血性毛细血管扩张症、DIC 及其他凝血机制障碍(如应用抗凝药过量)
急性传染病	流行性出血热、钩端螺旋体病、登革热、暴发型肝炎
其他	尿毒症、呼吸衰竭、肝衰竭

【临床表现】

1. 呕血 呕血前常有上腹不适及恶心,随后呕吐血性胃内容物。其颜色因出血量的多少、在胃内停留时间的长短以及出血的部位而不同。出血量多、在胃内停留时间短、出血位于食管

29

则血色鲜红或混有凝血块,或为暗红色;当出血量较少或在胃内停留时间长,则因血红蛋白与胃酸作用形成酸化血红素,呕吐物可呈咖啡渣样棕褐色。

2. 便血或黑便　呕血的同时因部分血液经肠道排出体外,可有便血或形成黑便(melena)。

3. 出血量的判定　上消化道出血患者除呕血及黑便外,结合其他临床表现可估计其出血量的多少(表 1-34)。

表 1-34　出血量的判定

出血量	临床表现
占血容量的 10%~15%	除头晕、畏寒外,无血压、脉搏的变化
占血容量的 20% 以上	冷汗、四肢厥冷、心慌、脉搏增快等急性失血症状
占血容量的 30% 以上	急性周围循环衰竭的表现,如脉搏快而微弱、血压下降、呼吸急促及休克

4. 血液学改变　呕血的早期可不明显,随后由于组织液的渗出及输液等情况,血液被稀释,血红蛋白及血细胞比容逐渐降低。

5. 其他　消化道大出血后,多数患者在 24 小时内出现低热,可持续 3~5 天,可能与血容量减少、贫血、休克、血红蛋白的分解吸收等因素导致体温调节中枢功能障碍有关。

【伴随症状】　伴随症状对判断呕血的病因及估计失血量有帮助。常见的伴随症状及临床意义见表 1-35。

表 1-35　呕血的伴随症状及临床意义

伴随症状	临床意义
中青年慢性反复发作,有一定周期性与节律性	消化性溃疡
中老年人慢性上腹痛,疼痛无明显规律性并伴有贫血、畏食及消瘦者	多为胃癌
肝大、肝区疼痛、质地坚硬、表面凹凸不平或有结节,甲胎蛋白(AFP)增高者	多为肝癌
脾大、蜘蛛痣、肝掌、腹壁静脉曲张、腹水、肝功能障碍	肝硬化门脉高压
黄疸、寒战、发热、右上腹绞痛	肝胆疾病
黄疸、发热及全身皮肤黏膜出血	某些感染性疾病,如败血症及钩端螺旋体病
皮肤黏膜出血	造血系统疾病、凝血功能障碍
近期有服用非甾体类抗炎药物史、大面积烧伤、颅脑手术、严重外伤者	急性胃黏膜病变
剧烈呕吐后继而呕血	食管贲门黏膜撕裂症

【问诊要点】

1. 相关病史　有无上腹痛、反酸、嗳气、消化不良史,有无肝病、长期服药史等。注意排除可能引起口腔、鼻咽部出血和咯血的疾病。

2. 呕血的诱因　有无饮食不节、大量饮酒、毒物或特殊药物摄入史。

3. 呕血的颜色　可帮助推测出血的部位和速度。

4. 呕血的量　可作为估计失血量的参考。

5. 患者的一般情况　有无口渴、头晕、黑矇、心悸、出汗等症状,卧位变坐位、立位时有无心悸、晕厥或昏倒等,可帮助判断有效血容量丧失情况。

第十三节　便　　血

消化道出血后,血液由肛门排出,粪便带血或全为血液,色鲜红、暗红或黑色,称为便血(hematochezia)。少量出血不会引起粪便颜色改变,需经粪便隐血试验才能确定者,称为隐血(occult blood)。

【病因与发生机制】　便血的原因可分为上消化道疾病和下消化道疾病所致的出血。上消化道出血一般是呕血,伴有黑便,出血量大、速度快、出血部位较低时,可有暗红或红色血便。便血的发生机制有:①黏膜的炎症或溃疡;②肿瘤的破溃与浸润;③血管的损伤与畸形;④凝血功能障碍;⑤血液灌注下降激发的一系列黏膜病变和凝血功能障碍等。

下消化道疾病所致便血的常见病因见表1-36。根据年龄分类下消化道出血的病因见表1-37。

表 1-36　下消化道疾病所致便血的常见病因

分类	常 见 病 因
小肠疾病	肠结核、肠伤寒、急性出血性坏死性肠炎、钩虫病、Crohn 病、小肠肿瘤、小肠血管瘤、空肠憩室炎或溃疡、Meckel 憩室炎或溃疡、肠套叠
结肠疾病	急性细菌性痢疾、阿米巴痢疾、血吸虫病、溃疡性结肠炎、结肠憩室炎、结肠癌、结肠息肉、缺血性结肠炎
直肠肛管疾病	直肠肛管损伤、非特异性直肠炎、直肠息肉、直肠癌、痔、肛裂、肛瘘
其他	白血病、血小板减少性紫癜、血友病、遗传性出血性毛细血管扩张症、维生素 C 及维生素 K 缺乏症、肝脏疾病、尿毒症、流行性出血热、败血症

表 1-37　根据年龄分类下消化道出血的病因

年龄	常 见 病 因
青少年	炎症性肠病、感染性腹泻、消化性溃疡、息肉
青年	Meckel 憩室、肠道炎症性病变、息肉
<60 岁	肠憩室(憩室病)、炎症性肠病、息肉、恶性肿瘤
>60 岁	肠憩室、血管发育异常、缺血性大肠炎、息肉、恶性肿瘤

【临床表现】

1. 便血　下消化道出血量多时呈鲜红色,若在肠道内停留时间长,则可为暗红色。鲜血附于粪便表面,或便后有鲜血滴出,提示肛门或肛管疾病,如痔、肛裂或直肠肿瘤。上消化道或小肠出血,在肠道内停留时间较长,粪便可呈黑色或柏油样。急性出血性坏死性肠炎可排出洗肉水样血性便,且有特殊腥臭味。急性细菌性痢疾则为黏液血便或脓血便。成人下消化道出血的病因及临床特点见表1-38。

表 1-38　成人下消化道出血的病因及临床特点

病因	临床特点
痔疮	一般不会引起大量出血,可有直肠疼痛或肛门搔痒史,痔疮可能是外痔或内痔,血液多与粪便混合在一起或粘在卫生纸上
憩室病	多发生于中年或老年人,有间歇性下腹部绞痛史。出血与炎症无关,患者多在出血时感到疼痛减轻
血管发育异常	常见于老年人,可能与主动脉瓣狭窄有关
瘤(癌或息肉)	排便习惯改变、体重减轻、粪便隐血试验阳性
炎症性肠病	体重减轻、腹痛、腹泻,可有全身性表现,年轻人多见
缺血性大肠炎	多引起下消化道出血,腹部杂音,外周血管病变,"腹部绞痛"多为肠系膜血管病引起的餐后脐周疼痛
感染	入侵的病原生物可引起出血性腹泻(如大肠埃希菌、阿米巴、志贺菌、弯曲菌),其他感染性腹泻的特征

2. 全身表现　短时间大量出血可有急性失血性贫血及周围循环衰竭的表现,但临床少见。出血速度缓慢,出血量较少时,表现为持续性或间断性肉眼可见的少量便血,而无明显全身症状。长期慢性失血,可出现乏力、头晕等贫血症状,患者常因此而就诊。

【伴随症状】　便血的伴随症状及临床意义见表 1-39。

表 1-39　便血的伴随症状及临床意义

伴随症状	临床意义
慢性反复上腹痛,呈周期性、节律性,出血后疼痛减轻	消化性溃疡
上腹绞痛或有黄疸伴便血	肝脏、胆道出血
腹痛时排血便或脓血便,便后腹痛减轻	细菌性痢疾、阿米巴痢疾、溃疡性结肠炎
腹痛、发热	急性出血性坏死性肠炎、肠套叠、肠系膜血栓形成或栓塞
里急后重(tenesmus)(肛门坠胀,排便频繁,每次排便量甚少,且排便后未见轻松)	肛门、直肠疾病,如痢疾、直肠炎及直肠癌
发热	传染性疾病,如败血症、流行性出血热、钩端螺旋体病;部分恶性肿瘤,如淋巴瘤、白血病等
全身出血倾向	急性传染性疾病及造血系统疾病,如重症肝炎、流行性出血热、白血病、过敏性紫癜、血友病等
腹水、蜘蛛痣及肝掌	肝硬化门脉高压
腹部肿块	肠道淋巴瘤、结肠癌、肠结核、肠套叠、Crohn 病

【问诊要点】

1. 相关病史　有无腹泻、腹痛、痔、肛裂病史,有无应用抗凝药物史,有无胃肠手术史等。

2. 便血的诱因　有无饮食不节、进食生冷、辛辣、刺激等食物史、药物摄入史、集体发病史。

3. 便血的颜色　可帮助推测出血的部位和速度。

4. 便血的量　可作为估计失血量的参考。

5. 患者的一般情况　有无口渴、头晕、黑矇、心悸、出汗等症状,卧位变为坐位、立位时有无心悸、晕厥等,可帮助判断有效血容量丧失情况。

第十四节 腹 痛

腹痛（abdominal pain）是临床很常见的症状，也是促使患者就诊的重要原因。

【病因与发生机制】

1. 病因 腹痛病因多数是腹部脏器疾病，但也可能是腹腔外疾病及全身性疾病。由于发病原因复杂，其发生机制也各异。临床上一般将腹痛按起病缓急、病程长短分为急性腹痛与慢性腹痛。其常见的病因见表 1-40 和表 1-41。

表 1-40 急性腹痛的常见病因

分类	常 见 病 因
腹腔脏器急性炎症	急性胃炎、急性肠炎、急性胰腺炎、急性出血坏死性肠炎、急性胆囊炎
空腔脏器阻塞或扩张	肠梗阻、胆道结石、胆道蛔虫症、泌尿系统结石梗阻
脏器扭转或破裂	肠扭转、肠绞窄、肠系膜或大网膜扭转、卵巢扭转、肝破裂、脾破裂、异位妊娠破裂
腹膜炎症	胃、肠穿孔，少部分为自发性腹膜炎
腹腔内血管阻塞	缺血性肠病、夹层腹主动脉瘤、门静脉血栓形成
腹壁疾病	腹壁挫伤、脓肿、腹壁皮肤带状疱疹
胸腔疾病所致的腹部牵涉性痛	肺炎、肺梗死、心绞痛、心肌梗死、急性心包炎、胸膜炎、食管裂孔疝、胸椎结核
全身性疾病所致的腹痛	腹型过敏性紫癜、尿毒症、铅中毒、血卟啉病、糖尿病酸中毒

表 1-41 慢性腹痛的常见病因

分类	常 见 病 因
腹腔脏器慢性炎症	反流性食管炎、慢性胃炎、慢性胆囊炎及胆道感染、慢性胰腺炎、结核性腹膜炎、溃疡性结肠炎、克罗恩（Crohn）病
空腔脏器的张力变化	胃肠痉挛、胃肠及胆道运动障碍
消化性溃疡	胃溃疡、十二指肠溃疡
腹腔脏器扭转或梗阻	慢性胃扭转、肠扭转、慢性假性肠梗阻
脏器包膜的牵张	肝淤血、肝炎、肝脓肿、肝癌
中毒与代谢障碍	铅中毒、尿毒症
肿瘤压迫与浸润	以恶性肿瘤居多，与肿瘤不断增长、压迫与浸润感觉神经有关
胃肠神经功能紊乱	如胃肠神经症等

2. 发生机制 腹痛发生有三种基本机制，即内脏性腹痛、躯体性腹痛和牵涉痛。但是，某些疾病的腹痛可涉及多种发生机制，如急性阑尾炎早期疼痛在脐周或上腹部，常伴有恶心、呕吐，为内脏性疼痛。随后持续而强烈的炎症刺激影响相应脊髓节段的躯体传入纤维，出现牵涉痛，疼痛转移至右下腹麦氏点（McBurney point）。当炎症进一步发展波及壁腹膜时，则出现躯体性疼痛，程度剧烈，伴压痛、肌紧张及反跳痛。

（1）内脏性腹痛：是腹腔内某一器官的痛觉信号由交感神经传入脊髓，其疼痛特点为：①疼痛部位不确切，接近腹中线。②疼痛感觉模糊，多为痉挛、不适、钝痛、灼痛。③常伴恶心、呕吐、出汗等其他自主神经兴奋症状。

(2) 躯体性腹痛：是来自壁腹膜及腹壁的痛觉信号，经体神经传至脊神经根，反映到相应脊髓节段所支配的皮肤。其特点是：①定位准确，可在腹部一侧。②程度剧烈而持续。③可有局部腹肌强直。④腹痛可因咳嗽、体位变化而加重。

(3) 牵涉痛：是指内脏性疼痛牵涉到身体体表部位，即内脏痛觉信号传至相应脊髓节段，引起该节段支配的体表部位疼痛。特点是定位明确，疼痛剧烈，有压痛、肌紧张及感觉过敏等。

另外，精神性因素也可引起腹痛，其特点为：①常无明显诱因（但可有精神、心理因素），突发突止，剧痛，部位不固定。②常伴有焦虑、恐惧、失眠或癔症性表现。③无器质性病变的证据。

【临床表现】 不同原因所致腹痛的临床表现各不相同。

1. 腹痛部位 一般腹痛部位多为病变所在部位。

(1) 胃、十二指肠疾病和急性胰腺炎的疼痛多在中上腹部。

(2) 胆囊炎、胆石症、肝胀肿等疼痛多在右上腹。

(3) 急性阑尾炎疼痛在右下腹麦氏点。

(4) 小肠疾病疼痛多在脐部或脐周。

(5) 结肠疾病疼痛多在左下腹部或两侧腹部。

(6) 膀胱炎、盆腔炎及异位妊娠破裂的疼痛在下腹部。

(7) 弥漫性或部位不定的疼痛见于急性弥漫性腹膜炎（原发性或继发性）、机械性肠梗阻、急性出血坏死性肠炎、血卟啉病、铅中毒及腹型过敏性紫癜等。

2. 腹痛性质和程度 腹痛的程度和性质变化的临床意义见表 1-42。

表 1-42 腹痛的程度和性质变化的临床意义

疼痛程度与性质	临床意义
中上腹部突发的剧烈刀割样、烧灼样疼痛	胃、十二指肠溃疡穿孔
中上腹部持续剧痛或阵发性加剧	急性胃炎、急性胰腺炎
阵发性剧烈绞痛，患者辗转不安	胆石症、泌尿系统结石
阵发性剑突下钻顶样疼痛	胆道蛔虫
持续性、广泛性剧痛伴腹肌紧张、板状强直	急性弥漫性腹膜炎
隐痛或钝痛	内脏性疼痛，由胃肠张力变化或轻度炎症引起
胀痛	实质性脏器的包膜牵张所致

3. 诱发因素 胆囊炎或胆石症发作前多有进油腻食物史，急性胰腺炎发作前常有酗酒、暴饮暴食史。部分机械性肠梗阻与腹部手术有关。腹部受暴力作用引起的剧痛并有休克者，可能是肝、脾破裂所致。

4. 发作时间及体位 腹痛发作时间及体位与疾病的关系见表 1-43。

表 1-43 腹痛发作时间及体位与疾病的关系

发作时间及体位	常见疾病
餐后痛	胆胰疾病、胃部肿瘤、消化不良
餐后痛、饥饿痛伴周期性、节律性	胃、十二指肠溃疡
与月经周期相关	子宫内膜异位症

续表

发作时间及体位	常见疾病
月经间期发生	卵泡破裂
左侧卧位腹痛减轻	胃黏膜脱垂
胸膝位或俯卧位腹痛缓解	十二指肠壅积症
前倾位或俯卧位腹痛减轻	胰体癌
躯体前屈时腹痛明显	反流性食管炎

【伴随症状】 腹痛的伴随症状及临床意义见表1-44。

表1-44 腹痛的伴随症状及临床意义

伴随症状	临床意义
发热、寒战	有感染,见于急性胆道感染、胆囊炎、肝脓肿、腹腔脓肿,也可见于腹腔外疾病
黄疸	与肝胆胰疾病有关,急性溶血性贫血也可出现腹痛与黄疸
休克	有贫血者可能是腹腔脏器破裂(如肝、脾或异位妊娠破裂);无贫血者则见于胃肠穿孔、绞窄性肠梗阻、肠扭转、急性出血坏死性胰腺炎。腹腔外疾病如心肌梗死、肺炎也可有腹痛与休克
呕吐	食管、胃肠病变,呕吐量大提示胃肠道梗阻
反酸、嗳气	胃十二指肠溃疡或胃炎
腹泻	消化吸收功能障碍或肠道炎症、溃疡或肿瘤
血尿	可能为泌尿系统疾病(如泌尿系统结石)所致
饱胀不思食	可能为器质性疾病

【问诊要点】

1. 起病情况 有无饮食、外科手术等诱因,急性起病者要特别注意各种急腹症的鉴别;缓慢起病者注意功能性与器质性、良性与恶性疾病的区别。

2. 疼痛特点 腹痛的部位、腹痛的性质和程度、腹痛的时间等,腹痛与年龄、性别、职业的关系。

3. 伴随症状 如腹痛伴黄疸,可能与肝胆胰疾病有关;腹痛伴血尿,可能为泌尿系统疾病所致。

4. 既往病史 急性腹痛者如有消化性溃疡病史要考虑溃疡穿孔;育龄妇女有停经史要考虑宫外孕;有酗酒史者要考虑胰腺炎及急性胃炎;有心血管病史者要考虑血管栓塞。

第十五节 腹 泻

腹泻(diarrhea)是指排便次数增多,粪质稀薄,或带有黏液、脓血或未消化的食物。如每天3次以上,或每天粪便总量大于200g的稀便,其中粪便含水量大于80%,则可认为是腹泻。腹泻可分为急性与慢性两种,腹泻超过2个月者属慢性腹泻。

【病因与发生机制】 正常排便次数因人而异,每天2~3次或每2~3天1次。每天自粪便排出的水分约为100~200ml。当某些病因引起胃肠分泌增加、吸收障碍或肠蠕动亢进时,均可致腹泻。腹泻的常见病因见表 1-45、表 1-46。腹泻的发生机制比较复杂,涉及多种机制(表 1-47)。

表 1-45 急性腹泻的常见病因

分类	常 见 病 因
肠道疾病	急性肠炎、急性出血性坏死性肠炎、Crohn 病、溃疡性结肠炎急性发作、急性肠道缺血、急性院内感染、抗生素相关性肠炎
急性中毒	植物性:毒蕈、桐油;动物性:河豚、鱼胆;化学毒物:有机磷、砷等
全身性感染	败血症、伤寒或副伤寒、钩端螺旋体病
变态反应性疾病	过敏性紫癜、变态反应性肠病
内分泌性疾病	甲亢、肾上腺皮质功能减退

表 1-46 慢性腹泻的常见病因

分类	常 见 病 因
消化系统疾病	
胃部疾病	慢性萎缩性胃炎、胃大部切除术后胃酸缺乏
肠道感染	肠结核、慢性细菌性痢疾、慢性阿米巴痢疾、血吸虫病、梨形鞭毛虫病、钩虫病、绦虫病
肠道非感染性病变(非特异感染)	Crohn 病、溃疡性结肠炎、结肠多发性息肉、吸收不良综合征
肠道肿瘤	结肠绒毛状腺瘤、小肠及结肠恶性肿瘤,如癌、恶性淋巴瘤
胰腺疾病	慢性胰腺炎、胰腺癌、囊性纤维化、胰腺广泛切除术后
肝胆疾病	肝硬化、胆汁淤积性黄疸、慢性胆囊炎、胆石症
内分泌及代谢性疾病	甲亢、肾上腺皮质功能减退症、胃泌素瘤、血管活性肠肽(VIP)瘤、类癌综合征、糖尿病性肠病
其他疾病	系统性红斑狼疮、硬皮病、尿毒症、放射性肠炎、肠易激综合征、神经功能性腹泻

表 1-47 腹泻的发生机制

类型	发 生 机 制
分泌性	胃肠黏膜分泌过多的液体
渗透性	肠内容物渗透压增高,阻碍肠内水分与电解质的吸收
渗出性	胃肠黏膜炎症、溃疡、浸润性病变导致血浆、黏液、脓血渗出
动力性	肠蠕动亢进致肠内食糜停留时间过短
吸收不良性	肠黏膜的吸收面积减少或吸收障碍

【临床表现】

1. 急性腹泻　起病骤然,每天排便次数可多达 10 次以上,粪便量多而稀薄,常含有病理成分,如致病性微生物、食入的毒性物质、红细胞、脓细胞、大量脱落的肠上皮细胞、黏液等。排便时常伴有肠鸣、肠绞痛或里急后重,尤以感染性腹泻较为明显。由于肠液为弱碱性,大量腹泻时可引起脱水、电解质紊乱与代谢性酸中毒。

2. 慢性腹泻　起病缓慢,或起病急而转为慢性。慢性腹泻患者大多每天排便数次,伴有或不伴有肠绞痛,或腹泻与便秘交替,粪便常含有病理成分。长期腹泻可导致营养障碍、维生素缺乏、体重减轻,甚至发生营养不良性水肿。慢性腹泻急性发作时的临床表现与急性腹泻相同。

【伴随症状】 腹泻的伴随症状与临床意义见表1-48。

表1-48 腹泻的伴随症状与临床意义

伴随症状	临床意义
发热	急性细菌性痢疾、伤寒或副伤寒、肠结核、肠道淋巴瘤
里急后重	结肠、直肠病变:急性痢疾、直肠炎症或肿瘤
明显消瘦	小肠病变:胃肠道恶性肿瘤、肠结核、吸收不良综合征
腹部包块	胃肠恶性肿瘤、肠结核、Crohn病、血吸虫性肉芽肿
关节痛或肿胀	Crohn病、溃疡性结肠炎、SLE、肠结核、Whipple病

【问诊要点】

1. 性别、年龄与病史 如青壮年还是中老年人;男性或女性;血吸虫病多见于流行区农民和渔民;同桌进餐者的发病情况有助于诊断食物中毒;并注意询问有无不洁食物、旅行、聚餐病史,腹泻是否与脂餐摄入有关,或与紧张、焦虑有关等病史。

2. 腹泻特点 急性腹泻起病骤然,病程较短;慢性腹泻起病缓慢,病程较长。腹泻次数及粪便性质。腹泻与腹痛的关系。腹泻加重、缓解的因素等。

3. 一般情况变化 功能性腹泻、下段结肠病变对患者一般情况影响较小;器质性疾病(如炎症、肿瘤、肝胆胰疾患)、小肠病变影响则较大。

第十六节 便 秘

便秘(constipation)是指排便次数减少和(或)粪便干结难解。一般每周少于3次,提示存在便秘,但有无便秘必须根据个人平时排便习惯和排便有无困难来判断。便秘是临床上常见的症状,多长期持续存在,可影响生活质量。便秘的病因较多,以肠道疾病最为常见。

【病因与发生机制】

1. 病因 凡是因人体内器质性病变引起的便秘称为器质性便秘;无器质性病变,只是因为胃肠功能改变引起的便秘称为功能性便秘。引起便秘的常见病因见表1-49。

表1-49 便秘的常见病因

分类	常见病因
功能性便秘	①进食量少或食物缺乏纤维素,对结肠运动的刺激减少
	②工作紧张、生活节奏过快、工作性质和时间变化、精神因素等忽视或抑制便意
	③老年体弱,活动过少,肠痉挛致排便困难
	④肠易激综合征:为肠道动力性疾病,其中便秘型以便秘、腹痛为主要表现
	⑤腹肌及盆腔肌张力不足,缺乏排便推动力,难以将粪便排出体外
	⑥结肠冗长,食糜残渣经过结肠时水分被过多吸收
	⑦应用吗啡类药、抗胆碱能药、钙通道阻滞剂、神经阻滞药、镇静剂、抗抑郁药,以及含钙、铝的制酸剂等使肠肌松弛

分类	常见病因
器质性便秘	① 直肠及肛门病变引起肛门括约肌痉挛、排便疼痛造成惧怕排便，如痔疮、肛裂、肛周脓肿和溃疡、直肠炎等
	② 局部病变导致排便无力，如大量腹水、膈麻痹、系统性硬化症、肌营养不良等
	③ 结肠良恶性肿瘤、各种原因的肠梗阻、肠粘连、Crohn 病、先天性巨结肠等
	④ 腹腔或盆腔内肿瘤的压迫，如子宫肌瘤
	⑤ 全身性疾病使肠肌松弛，排便无力，如尿毒症、糖尿病、甲状腺功能低下
	⑥ 血卟啉病及铅中毒引起肠肌痉挛，导致便秘

2. 发生机制　食物在消化道经消化吸收后，剩余的食糜残渣从小肠输送至结肠，在结肠内再将大部分的水分与电解质吸收形成粪团，最后输送至乙状结肠及直肠，通过一系列的排便活动将粪便排出体外。从形成粪团到产生便意及排便动作的各个环节，均可因神经系统活动异常、肠平滑肌病变及肛门括约肌功能异常或病变而发生便秘。

(1) 摄入食物过少或纤维素及水分不足，致肠内食糜和粪团的量减少不足以刺激肠道的正常蠕动。

(2) 各种原因引起的肠道内肌肉张力减低和蠕动减弱。

(3) 肠蠕动受阻致肠内容物滞留而不能下排，如肠梗阻。

(4) 排便过程的神经及肌肉活动障碍，如排便反射减弱或消失、肛门括约肌痉挛、腹肌及膈肌收缩力减弱等。

【临床表现】　不同病因的便秘常有原发病的表现，各种病因的肠梗阻多有呕吐、腹胀、肠绞痛等；结肠肿瘤、肠结核及 Crohn 病患者可有腹部包块；肠结核、溃疡性结肠炎、肠易激综合征常有便秘与腹泻交替出现。

(1) 急性便秘：可有原发性疾病的临床表现，患者多有腹痛、腹胀，甚至恶心、呕吐，多见于各种原因的肠梗阻。

(2) 慢性便秘：多无特殊表现，患者常有口苦、食欲减退、腹胀、下腹不适或有头晕、头痛、疲乏等症状。严重者排出粪便坚硬如羊粪，排便时可有左侧腹部或下腹痉挛性疼痛及下坠感，常在左下腹触及痉挛的乙状结肠。排便困难严重者可因痔加重及肛裂而有大便带血或便血。慢性习惯性便秘多发生于中老年人，尤其是经产妇女，可能与肠肌、腹肌及盆底肌张力降低有关。

【伴随症状】

1. 伴呕吐、腹胀、肠绞痛等可能为各种原因引起的肠梗阻。

2. 伴腹部包块应注意结肠肿瘤(注意勿将左下腹痉挛的乙状结肠或其内的粪便块误为肿瘤)、肠结核及 Crohn 病。

3. 便秘与腹泻交替应注意肠结核、溃疡性结肠炎、肠易激综合征。

4. 伴生活环境改变、精神紧张多为功能性便秘。

【问诊要点】

1. 确定是否是便秘　询问患者所指便秘的确切含义，大便的频度、排便量及是否费力，以确定是否便秘。

2. 发生特点　询问便秘的起病与病程，如是否于腹泻之后发生，持续或间歇发作，是否因精神紧张、工作压力诱发。

3. 患者的职业与生活习惯　应了解年龄、职业、生活习惯、进餐及食物是否含足量纤维素,有无偏食等。

4. 既往史　是否长期服用泻药,药物种类及疗程。有无服用引起便秘的药物史(如吗啡、鸦片制剂、可待因、肠道吸收剂等)。是否有腹部、盆腔手术史。询问其他疾病情况,如代谢性疾病、内分泌性病、慢性铅中毒等。

第十七节　黄　疸

黄疸是由于血液胆红素浓度增高,致使皮肤、黏膜及巩膜发黄的表现。正常人胆红素主要来源于衰老的红细胞,占总胆红素的 80%~85%。另外的胆红素来源于骨髓的幼稚红细胞和肝内含有亚铁血红素的蛋白质,称为旁路胆红素。这些胆红素不溶于水,称非结合胆红素(unconjugated bilirubin, UCB)。UCB 被运送至肝脏,在葡萄糖醛酸转移酶的作用下与葡萄糖醛酸结合,形成结合胆红素(conjugated bilirubin, CB),它溶于水,从肝细胞经胆道排入肠道。在肠道内细菌酶的作用下形成尿胆原。尿胆原大部分从粪便排出。小部分重吸收入血,其中大部分在肝内转变为 CB,小部分经肾脏排入尿液。正常血清总胆红素浓度为 1.7~17.1μmol/L。当胆红素浓度为 17.1~34.2μmol/L 时,临床不易发现黄疸,为隐性黄疸;超过 34.2μmol/L 时为显性黄疸。

【病因与发生机制】

1. 病因　引起黄疸的疾病较多,根据病因黄疸可分为溶血性黄疸、肝细胞性黄疸、胆汁淤积性黄疸和先天性非溶血性黄疸,先天性非溶血性黄疸疾病有 Gilbert 综合征、Crigler-Najjiar 综合征、Rotor 综合征和 Dubin-Johnson 综合征。不同类型黄疸的病因见表 1-50、表 1-51、表 1-52。

表 1-50　溶血性黄疸的病因

分类	病因
新生儿溶血性黄疸	生理性黄疸,血型不合型溶血
血红蛋白异常症	镰状细胞性贫血、珠蛋白生成障碍性贫血
红细胞膜异常	遗传性球形红细胞增多症、遗传性椭圆形红细胞增多症、阵发性睡眠性血红蛋白尿(PNH)
先天性红细胞酶异常	葡萄糖 -6- 磷酸脱氢酶缺乏症
免疫性溶血性贫血	自身免疫性溶血性贫血、慢性淋巴细胞白血病、淋巴瘤、SLE 等

表 1-51　肝细胞性黄疸的病因

分类	病因
急性肝炎	①病毒性肝炎及输血传播病毒肝炎,巨细胞病毒肝炎,腺病毒肝炎,传染性单核细胞增多症等。②细菌性肝炎。③先天性梅毒。④弓形虫病(弓形体病)
慢性肝炎和肝硬化	慢性乙型病毒性肝炎、慢性丙型病毒性肝炎、肝炎后肝硬化
其他	心源性黄疸、钩端螺旋体病、药物性肝炎、乙醇性肝炎、自身免疫性肝炎

表 1-52　胆汁淤积性黄疸的病因

分类	病因
肝内性	
阻塞性胆汁淤积	肝内泥沙样结石、癌栓、寄生虫病
肝内胆汁淤积	毛细胆管型病毒性肝炎、药物性胆汁淤积、原发性胆汁性肝硬化、妊娠期复发性黄疸
肝外性	
炎症性	急性胆囊炎、胰腺炎、胆结石
肿瘤性	胆囊癌、胆管癌、胰腺癌、肝癌、胆管周围淋巴结肿大(淋巴瘤、白血病、淋巴肉芽肿)
先天性	先天性胆管闭锁症、先天性胆道扩张症
其他	肠蛔虫症、十二指肠憩室、良性胆管狭窄

2. 发生机制　不同类型疾病引起的黄疸各有不同的发生机制。

(1) 溶血性黄疸:各种原因引起的红细胞大量破坏,形成大量的 UCB,超过了肝细胞的摄取、结合和排泌能力。另外,红细胞大量破坏造成贫血、缺氧也会减弱肝细胞的功能,使 UCB 滞留血液中,超过了正常水平而出现黄疸。

(2) 肝细胞性黄疸:①肝细胞损伤导致其对 UCB 的摄取、结合及排泌功能降低,使血液 UCB 增加。②由于肝细胞膜损伤,使 CB 漏出进入血液,导致血液 CB 增加。③由于炎症等损害使肝细胞肿胀、汇管区渗出性病变与水肿以及小胆管内的胆栓形成,使胆汁排泄受阻而返流入血,导致血液 CB 增加。肝细胞性黄疸时血液 CB 与 UCB 均增高。

(3) 胆汁淤积性黄疸:由于胆道阻塞,导致阻塞上方的压力增高,小胆管与毛细胆管破裂,胆汁中的 CB 返流入血,使血液 CB 增高。有些肝内胆汁淤积,由于胆汁分泌功能障碍、毛细胆管的通透性增加,胆汁浓缩而流量减少,导致胆道内胆盐沉淀与胆栓形成。

【临床表现】　不同原因所致黄疸的临床表现各不相同,黄疸的临床表现见表 1-53。

表 1-53　各种黄疸的临床表现

疾病	临床表现
溶血性黄疸	一般为轻度黄疸,呈柠檬色,伴有不同程度的贫血。急性溶血可有寒战、发热、腰痛及酱油色尿
肝细胞性溶血	呈浅黄至深黄色不等的黄疸,伴有皮肤瘙痒。有恶心呕吐、食欲缺乏、厌油,疲乏无力,严重者出现腹水、出血倾向等
胆汁淤积性黄疸	黄疸呈暗黄色,甚至呈黄绿色,皮肤瘙痒明显。可有心悸,有上腹绞痛,尿色深,尿液泡沫也呈黄色,粪便可呈白陶土色
先天性非溶血性黄疸	自幼发病,有些有家族性,症状多较轻,可伴有乏力、消化不良、肝区不适。劳累、情绪、饮酒等加重。少数有肝大,无贫血

【伴随症状】　黄疸的伴随症状及临床意义见表 1-54。

【问诊要点】

1. 起病情况　起病急缓、黄疸性质与程度以及波动情况,发病年龄与性别等。

2. 诱发因素

(1) 胆囊炎或胆石症发作前常有进食油腻食物史。

表 1-54　黄疸的伴随症状及临床意义

伴随症状	临床意义
发热、寒战	有感染,见于急性胆道感染、胆囊炎、胆结石、肝脓肿、病毒性肝炎、败血症,也可见于急性溶血
腹痛	伴上腹部剧痛者见于胆道结石、肝脓肿、胆道蛔虫症,持续性右上腹钝痛或胀痛见于病毒性肝炎、肝脓肿、肝癌,右上腹剧痛、寒战、高热提示急性化脓性胆管炎
肝大	轻度肝大见于急性胆道感染、病毒性肝炎、败血症,明显肝大且表面大结节见于肝癌
恶心、呕吐	胆囊炎、胆结石、胆道蛔虫症、病毒性肝炎、肝硬化
胆囊增大	胆总管结石、胆总管癌、胰头癌
脾大	轻度脾大见于病毒性肝炎、败血症、溶血性贫血,明显脾大见于肝硬化、淋巴瘤等
腹水	重症肝炎、肝硬化、肝癌
贫血	溶血性贫血

(2) 蚕豆、某些药物(伯氨喹、磺胺类药、止痛药)可引起葡萄糖 -6- 磷酸脱氢酶缺乏症发作。

(3) 劳累、情绪波动可加重先天性黄疸。

3. 既往史　了解既往是否有寄生虫感染史、腹部手术史、慢性贫血史、胆囊炎、胆结石、慢性肝病史,长期饮酒史、药物应用史等。

（袁新明）

第十八节　腰 背 痛

全身及腰背局部病变都可以引起腰背痛(lumbodorsal pain),其中局部病变占多数,可能与腰背部长期负重、易于损伤有关;邻近器官病变及放射性腰背痛也较为常见。

【病因与发生机制】

1. 病因　腰背痛的病因复杂多样,按常见病因可分为 9 类(表 1-55),按解剖部位可分为 4 类(表 1-56)。

表 1-55　腰背痛的病因分类及常见疾病

病因	常见疾病
外伤性	腰椎骨折、脱位或软组织损伤,慢性累积性损伤
感染性	腰椎骨髓炎、椎旁脓肿
风湿性	强直性脊柱炎、类风湿性关节炎
退行性	腰椎滑脱和移位、椎间盘突出
代谢性	甲状旁腺功能亢进症、骨质疏松症、骨质软化症
先天性	隐性脊柱裂、腰椎骶化或骶椎腰化、椎管狭窄和椎体畸形
肿瘤性	原发性或转移性骨肿瘤
内脏性	男性前列腺炎、女性盆腔炎或宫颈炎,肾炎、胰腺炎、胆囊炎、心绞痛
其他	精神性或姿势性

表 1-56 腰背痛的解剖部位分类及常见疾病

部位	常见疾病
脊椎	脊椎骨折、椎间盘突出、增生性脊柱炎、感染性脊柱炎、脊椎肿瘤
脊柱旁软组织	腰肌劳损、腰肌纤维组织炎、风湿性多肌炎
脊神经根	脊髓压迫症、急性脊髓炎、腰骶神经炎、颈椎炎
内脏	以肾脏、胰腺及盆腔疾病多见

2. 发生机制

(1) 解剖结构异常:腰背部的解剖结构受损并压迫椎管内脊髓引起疼痛,如椎体或肋骨骨折、腰肌劳损和椎间盘突出等。

(2) 炎症性反应:自身免疫性疾病不仅引起骨质破坏,同时伴有多种炎性因子异常,如白细胞介素、肿瘤坏死因子等,引起病变部位的炎性反应出现疼痛;腰背部感染性疾病也会引起疼痛。

(3) 局部病变疼痛:由于感觉神经末梢受到刺激所引起,常见于骨膜、韧带、肌腱、肌肉、关节的病变及劳损,常表现为深部疼痛。

(4) 神经根痛:由于脊神经根受刺激所致,常表现为放射性痛,疼痛沿着脊神经后根分布区域放射。

(5) 牵涉性疼痛:见于内脏疾病引起的腰背痛。一般认为内脏与分布于体表的传入神经进入脊髓同一节段并在后角发生联系,来自内脏的痛觉冲动直接激发脊髓体表感觉神经元,引起相应体表区域的痛感。如心绞痛引起左肩背部疼痛,胆囊炎引起右肩背部疼痛,胰腺炎引起左腰背部疼痛等。

【临床表现】

1. 起病时间 急性外伤或感染所致腰背痛多能确定开始疼痛时间,但慢性腰背部疼痛很难确定发病时间。

2. 疼痛部位 一般为脊椎及软组织病变所在部位。但有些内脏疾病可引起牵涉痛,如胸膜、肺部疾病(颈胸背部疼痛)、急性胰腺炎(腰背部束带状痛)、前列腺炎、子宫、附件等病变(腰骶痛)。

3. 发病缓急 腰背部外伤、脏器急性病变,如泌尿系统结石、胆道、胰腺疾病常急骤起病,而腰肌劳损、脊椎结核等慢性病变所致的疼痛常缓慢发生。

4. 疼痛性质 腰痛的性质可为锐痛、跳痛、胀痛、绞痛等。腰椎骨折和急性腰肌扭伤多表现为锐痛,化脓性炎症呈跳痛,慢性腰肌劳损多为胀痛,泌尿系统结石常呈绞痛并向会阴部放射,腰椎间盘突出则出现受压侧下肢的麻木、放射性疼痛。

5. 疼痛程度 急性外伤、炎症、泌尿系统结石、脊椎肿瘤压迫神经根等病变时疼痛剧烈;慢性腰肌劳损、肌纤维组织炎和盆腔脏器炎症等病变时疼痛一般轻微,常能够忍受。

6. 疼痛的诱因及缓解因素 腰肌劳损多因劳累或过度活动而加重,休息后可缓解;风湿性腰背痛常因天气变冷或潮湿阴冷的工作环境诱发;盆腔妇科疾病常在月经期因充血而出现腰部疼痛加重;腰椎间盘突出在咳嗽、喷嚏及用力排便时加重;脊柱炎常在活动后减轻。

7. 疼痛演变过程 慢性腰肌劳损、腰肌纤维组织炎的疼痛常反复发生,但不留畸形;腰椎间盘突出、脊椎结核和肿瘤引起的疼痛表现为进行性加重。

8. 职业特点 重体力劳动者,如翻砂工、搬运工、矿工等,因为长期负重,弯腰工作或环境潮湿,易患腰背部疼痛;从事某些体育项目,如球类、体操、柔道、摔跤、举重等容易造成腰背部损伤而引起腰背痛。

【伴随症状】 腰背痛的伴随症状与临床意义见表 1-57。

表 1-57　腰背痛的伴随症状与临床意义

伴随症状	临床意义
活动受限	脊柱外伤、强直性脊柱炎、急性腰背部软组织扭挫伤
脊柱畸形	脊柱骨折或错位、脊柱结核、强直性脊柱炎、先天性脊柱疾病
尿频、尿急	尿路感染、前列腺炎、前列腺肥大
上腹胀痛	胰腺炎、胰腺癌、胃溃疡、十二指肠溃疡
发热	脊柱结核、类风湿性关节炎、化脓性脊柱炎、椎旁脓肿
月经异常、痛经、白带增多	宫颈炎、盆腔炎、卵巢及附件炎症或肿瘤

【问诊要点】

1. 起病情况　起病急缓、有无诱因、起病时间和状态、病程长短。
2. 疼痛的特点　疼痛部位、性质、程度、持续时间及其有无放射痛,加重与缓解的因素。
3. 伴随症状　是否伴有发热、月经异常、尿频、尿急、尿痛、脊柱畸形等。
4. 一般情况与既往史　年龄、职业特点、既往史,是否治疗,治疗经过及效果。

第十九节　关　节　痛

关节痛(arthralgia)是临床上常见的症状,轻者不影响活动,重者生活不能自理。根据不同病因及病程可分急性和慢性关节痛。急性关节痛以关节及其周围组织的炎性反应为主,慢性关节痛则以关节囊肥厚及骨质增生为主。

【病因与发生机制】

1. 病因　关节痛的病因复杂,不仅关节、骨骼及软组织局部病变可引起关节痛,全身性疾病也可引起关节痛。部分正常人也常出现关节痛,尤其是女性。关节痛的常见病因见表 1-58。

表 1-58　关节痛的常见病因

分类	病因
弥漫性结缔组织病	类风湿性关节炎、SLE
脊柱炎	强直性脊柱炎、赖特综合征
感染	化脓性关节炎、结核性关节炎、中毒性关节炎
代谢和内分泌疾病	痛风、甲亢
肿瘤	骨软骨瘤、骨巨细胞瘤、骨肉瘤、转移性骨瘤
神经病变	神经根痛、椎管狭窄等
骨和关节疾病	骨质疏松、骨软化等
非关节风湿病	肌筋膜疼痛综合征、椎间盘病变等
其他疾病	外伤、血友病、药物诱发的风湿性综合征,假性关节痛等

2. 发生机制 不同疾病所致的关节痛的发生机制不同,主要机制为关节的解剖结构受到损伤(表 1-59)。

表 1-59 关节痛的发生机制与评价

机制	评价
关节结构破坏	关节结构受损可刺激受损部位的神经,同时引发炎性反应,如骨折、关节内软骨和韧带损伤等
炎症介质	任何损伤可刺激机体产生炎症介质,如组胺、5-羟色胺、前列腺素等,使关节及其周围组织发生变性、渗出及增生等改变,使关节局部出现红、肿、热、痛和功能障碍
感染	葡萄球菌、肺炎球菌、结核杆菌等直接造成关节损伤而引起疼痛
免疫反应	多种感染和一些不明原因的自身免疫性疾病,在体内产生多种自身抗体和细胞因子,通过免疫反应,引起关节滑膜、软骨、韧带和肌肉附着点等部位的炎症

【临床表现】

1. 发病时间 外伤性、化脓性关节炎常有明显的发病时间;而 SLE、代谢性骨病等引起的关节疼痛常反复发作,但疼痛并不剧烈,常以其他器官受累症状为主,难以确定准确的发病时间。

2. 疼痛部位 化脓性关节炎好发于大关节和单关节;结核性关节炎多发于髋关节和脊椎关节;类风湿性关节炎多发于指(趾)关节;痛风多表现为拇指和第一跖趾关节红肿热痛。

3. 疼痛的诱因 风湿性关节炎常因气候变冷、潮湿而发病;痛风常在饮酒或高嘌呤饮食后诱发。

4. 疼痛出现的急缓程度及性质 急性外伤、化脓性关节炎及痛风常急剧发病,疼痛剧烈,呈烧灼样、切割样疼痛或跳痛;韧带拉伤则呈锐痛;骨关节肿瘤常为钝痛;SLE、类风湿性关节炎、增生性骨关节病等发病缓慢,疼痛比较轻,常表现为酸痛或胀痛。

5. 加重及缓解因素 化脓性关节炎局部冷敷疼痛可缓解;痛风应用解热镇痛药疗效较差,而用秋水仙碱效果显著;休息时关节肌肉劳损的疼痛可减轻,活动后常加重;增生性关节炎夜间卧床休息时疼痛加重,起床活动后疼痛缓解,但过度活动疼痛又会加重。

6. 职业及居住环境 长期的重体力劳动者,如翻砂工、搬运工等,以及从事某些体育项目,如球类、体操、柔道、摔跤、举重运动员容易患关节痛;工作和居住在潮湿寒冷环境中的相关人员,关节痛患病率明显升高。

【伴随症状】 关节痛可出现局部伴随症状,如红肿灼热、功能障碍和肌肉萎缩等,亦可出现全身症状等,其临床意义见表 1-60。

表 1-60 关节痛的常见伴随症状及临床意义

伴随症状	临床意义
高热畏寒、局部红肿灼热	化脓性关节炎
低热、盗汗、消瘦、乏力	结核性关节炎
晨僵、关节畸形	类风湿性关节炎
尿酸升高、局部红肿灼热	痛风
皮肤红斑、光过敏、低热和多器官损害	SLE

【问诊要点】

1. 起病情况　起病急缓,有无诱因。

2. 疼痛的部位　大关节、小关节,还是大小关节均受累。累及关节的数量,是单关节、多关节,还是对称性多关节。

3. 疼痛的特点与伴随症状　关节痛的程度,有无规律性。有无关节红肿热表现,有无晨僵及关节变形,活动对其影响。

4. 家族史与既往史　是否伴有全身症状,如发热、盗汗、乏力、消瘦、皮疹等。有无家族史、相关的疾病史及用药史,既往治疗情况。

第二十节　血　尿

血尿(hematuria)包括镜下血尿和肉眼血尿。前者是指尿液颜色正常,经显微镜检查方能确定;后者是指尿液呈洗肉水色或血色。

【病因与发生机制】　血尿是泌尿系统疾病最常见的症状之一。98%的血尿是由泌尿系统疾病引起,2%的血尿由全身性疾病或泌尿系统邻近器官病变所致。血尿的常见病因见表1-61。

表1-61　血尿的常见病因

分类	病因
泌尿系统疾病	泌尿系统结石、尿路感染、肾小球肾炎、肿瘤、多囊肾、结核、外伤、血管异常和畸形等
全身性疾病	① 造血系统疾病:血小板减少性紫癜、过敏性紫癜、再生障碍性贫血、白血病和血友病等
	② 感染性疾病:感染性心内膜炎、败血症、流行性出血热和钩端螺旋体病等
	③ 风湿病:SLE和结节性多动脉炎等
	④ 心血管疾病:亚急性细菌性心内膜炎、急进性原发性高血压和慢性心力衰竭等
尿路邻近器官疾病	前列腺炎、急性阑尾炎、急性盆腔炎、直肠癌、结肠癌和宫颈癌等
药物与化学因素	磺胺类、吲哚美辛、汞剂、甘露醇、抗凝剂和环磷酰胺等
功能性	健康人于运动后出现

【临床表现】

1. 尿液颜色改变　血尿的颜色因尿液中含血量的多少和尿液酸碱度的不同而异,尿液颜色的变化及影响因素见表1-62。但红色尿液不一定是血尿,如卟啉尿呈棕红色或葡萄酒色,不

表1-62　尿液颜色变化与影响因素

影响因素	尿液颜色
酸性尿液	颜色深,呈棕色或暗黑色
碱性尿液	红色
每升尿液含血量超过1ml	尿液呈淡红色洗肉水样,出血严重时尿液可呈血液状
肾脏疾病	尿液与血液混合均匀,尿液呈暗红色
膀胱或前列腺疾病	颜色深红,甚至有血凝块

浑浊,显微镜检查无红细胞;服用某些药物,如大黄、利福平或进食某些红色蔬菜也出现红色尿液,显微镜检查无红细胞。如尿液呈均匀暗红色或酱油色,无沉淀,显微镜检查无或有少量红细胞,见于血红蛋白尿。阴道或直肠出血污染尿液可呈假性血尿。

2. 尿三杯试验异常 尿三杯试验可粗略了解血尿产生的部位。取 3 个清洁玻璃杯,嘱患者一次性排尿,将尿液的前、中、后三段分别排入 3 个玻璃杯中,如第一杯(即前段)为红色,提示病变位于尿道;如第 3 杯(即后段)为红色,提示病变部位在膀胱颈部和三角区或后尿道等部位。如三杯尿中均有血液提示病变在膀胱或膀胱以上。

【伴随症状】 血尿的伴随症状与临床意义见表 1-63。

表 1-63 血尿的伴随症状与临床意义

伴随症状	临床意义
肾绞痛	肾或输尿管结石
尿流中断或排尿困难	膀胱和(或)尿道结石
尿频、尿急、尿痛	膀胱炎、尿道炎;如同时伴有高热、畏寒、腰痛,提示急性肾盂肾炎
水肿、高血压、蛋白尿	肾小球肾炎
肾肿块	肾肿瘤、肾积水、肾囊肿、先天性多囊肾、肾下垂、游走肾
皮肤黏膜等出血	造血系统疾病和某些感染性疾病

【问诊要点】

1. 血尿的特点 血尿出现在尿程的哪一段,是否全程血尿,有无血凝块。

2. 伴随症状 是否伴有全身或泌尿系统症状。

3. 既往史 是否近期有剧烈运动史,是否有肾脏、泌尿道及前列腺病史,包括高血压、水肿、蛋白尿及肾功能障碍等;是否有尿路刺激征、肾绞痛和尿量异常;是否有腹部外伤等。是否长期或大量应用磺胺药、抗生素(如氨基糖苷类药物)、解热镇痛药、抗癌药、抗凝药等。

4. 家族史 是否有肾脏病、血尿、耳聋及多囊肾等家族史。

第二十一节 尿频、尿急与尿痛

正常成人白天排尿 4~6 次,夜间 0~2 次,每次尿量约 200~400ml。尿频(frequent micturition)是指在尿量不增加的情况下急迫排尿次数增加。尿急(urgent micturition)是由于膀胱疼痛而出现的突然要排尿的冲动,不能控制,甚至出现尿失禁,但每次尿量均较正常减少,甚至仅有尿意而无尿液排出。尿痛(odynuria)指排尿时由于病变部位受到刺激而产生的尿道、耻骨上区及会阴部不适感,主要是刺痛或灼痛。尿频、尿急与尿痛常同时出现,又称为尿路刺激征。

【病因与发生机制】 尿频、尿急和尿痛的病因较多,但最常见的是尿路感染(urinary tract infection,UTI),其常见的病因与发生机制见表 1-64。

【临床表现】 患者除了表现尿频、尿急和尿痛以外,还可有一般表现,如发热、周身乏力等,以及一些相关临床表现等(表 1-65)。

表 1-64 尿频、尿急与尿痛的病因与发生机制

分类	病 因	发生机制
感染性	尿路感染、膀胱炎及尿道炎、膀胱或尿道邻近部位的感染等	红肿减少了膀胱的容量、膀胱的功能降低等
肿瘤性	膀胱、尿道及其邻近器官的肿瘤等	压迫膀胱致膀胱容量减少,或刺激膀胱、尿道,或继发感染
结石性	膀胱或尿路结石	直接刺激或减少膀胱容量
化学性	脱水、某些药物(如环磷酰胺)	高度浓缩的高酸性尿刺激膀胱和尿路,药物可刺激膀胱引起出血性膀胱炎
神经性	神经源性膀胱、脑皮层或基底节部位的病变、帕金森病、多发性硬化等	膀胱排空或贮存功能紊乱,尿路感染、膀胱的高反应性等
多尿性	糖尿病、尿崩症、精神性多尿、急性肾衰竭多尿期	多尿
精神性	精神紧张、焦虑和恐惧	
其他	① 女性妊娠晚期	膀胱受压
	② 放射等慢性损伤	膀胱或尿道慢性纤维化、瘢痕收缩、间质性膀胱炎
	③ 尿道肉阜、膀胱憩室、尿道内异物	压迫阻塞或刺激尿道

表 1-65 尿频、尿急与尿痛的原因与其他临床表现

病因	临 床 表 现
尿路感染	里急后重、夜尿增多、尿液浑浊、尿道分泌物(男性),也可有排尿费力或困难
膀胱结石	终末血尿、膀胱痉挛性疼痛(耻骨弓上方)或排尿中断
尿路狭窄	排尿困难、里急后重、尿流变细
良性前列腺增生	夜尿增多、尿流变细、强迫排尿、排尿费力、里急后重,有尿不尽或尿液不能排空感

【伴随症状】 尿频、尿急与尿痛的伴随症状与临床意义见表 1-66。

表 1-66 尿频、尿急与尿痛的伴随症状与临床意义

伴 随 症 状	临 床 意 义
尿频伴尿急、尿痛	膀胱炎和尿道炎;有膀胱刺激征但不剧烈,伴双侧腰痛见于肾盂肾炎;伴会阴、腹股沟和睾丸胀痛见于急性前列腺炎
尿频、尿急伴血尿、午后低热、乏力、盗汗	膀胱结核
尿频伴多饮、多尿、口渴,不伴尿急和尿痛	精神性多尿、糖尿病和尿崩症
尿频、尿急,伴无痛性血尿	膀胱癌
老年男性尿频伴有尿线细,进行性排尿困难	前列腺增生
尿频、尿急伴有尿流突然中断	膀胱结石或后尿道结石

【问诊要点】

1. 症状特点 尿频、尿急和尿痛发生的时间,排尿的频率,夜尿次数,每次尿量。尿痛的部位、性质、时间和放射部位。

2. 伴随症状 有无伴随症状,如发热、腰痛、血尿、排尿困难、尿道口分泌物等。

3. 既往史 既往有无相关病史,如结核病、泌尿系统感染、结石、盆腔疾病、盆腔手术、中

枢神经系统受损和精神病史。有无尿路感染的反复发作史或不洁性交史(包括配偶),及诊疗过程。

第二十二节 多 尿

尿量是指 24 小时内排出体外的尿液总量,其多少主要取决于肾脏生成尿液的能力和肾脏的稀释与浓缩功能。正常成人 24 小时尿量为 1000~2000ml,平均约为 1500ml。24 小时尿量超过 2500ml,称为多尿(polyuria)。

【病因与发生机制】

1. 生理性多尿 当肾脏功能正常时,因外源性或生理性因素影响所致的多尿,可见于食用水果等含水分高的食物过多或饮水过多、静脉输注液体过多、精神紧张或癔症、服用咖啡因、脱水剂、噻嗪类和咖啡等有利尿作用药物等。

2. 病理性多尿 多由于肾脏本身病变或内分泌代谢紊乱等所致,其病因与发生机制见表 1-67。

表 1-67 病理性多尿的原因与发生机制

分类	原因	发生机制
内分泌疾病	加压素敏感性尿崩症	ADH 缺乏或分泌减少
	原发性甲状旁腺功能亢进症	高血钙影响肾小管浓缩功能
	原发性醛固酮增多症	大量失钾,肾小管浓缩功能减退
肾脏疾病	肾源性尿崩症	肾小管上皮细胞对 ADH 灵敏度降低
	慢性肾盂肾炎	肾间质受损,影响肾小管重吸收
	慢性肾炎后期	肾小管浓缩功能障碍
	急性肾衰竭	肾小管重吸收及浓缩功能障碍
	高血压性肾损害	肾小管缺血导致其功能障碍
	失钾性肾病	肾小管空泡形成,浓缩功能减退
代谢性疾病	糖尿病	尿液葡萄糖增多导致渗透性利尿
精神性多尿	精神性烦渴、癔症	
药物性多尿	氨基糖苷类抗生素	直接肾毒性,使肾小管功能障碍
	青霉素、汞利尿剂、甲氰咪胍	肾脏免疫性损害
	两性霉素 B	改变肾血流量,损害肾小管的浓缩稀释功能
	排钾利尿剂	形成失钾性肾病
	糖皮质激素、噻嗪类利尿剂	血糖增高和糖尿,形成渗透性利尿

【临床表现】 多尿的表现除了其本身的表现外,还可有原发病的症状,病理性多尿的其他临床表现见表 1-68。

【伴随症状】

1. 伴有烦渴、多饮见于尿崩症。

2. 伴多饮、多食及消瘦见于糖尿病。

表 1-68　病理性多尿的其他临床表现

原因	临床表现
内分泌疾病	① 中枢性尿崩症：多饮和脱水症状
	② 原发性甲状旁腺功能亢进症：高血钙低血磷表现、骨痛、压痛、行走困难等，有时有口渴多饮
	③ 原发性醛固酮增多症：血压升高(舒张压升高明显)、肌无力和麻痹、阵发性手足搐搦和肌痉挛，烦渴、多饮，心律失常等
肾脏疾病	多尿逐渐变为少尿，尿比重为 1.010，可有夜尿增多、血尿及蛋白尿
代谢性疾病	糖尿病：多饮、多食、多尿
精神性多尿	神经性烦渴、癔症性多尿：液体渗入量增多，可有抑郁、头痛或视物不清等

3. 伴有高血压、周期性瘫痪见于原发性醛固酮增多症。

4. 伴有肾脏疾病表现见于慢性肾炎、慢性肾盂肾炎及肾小管性酸中毒等。

5. 出现在肾功能不全少尿之后可见于急性肾小管坏死。

【问诊要点】

1. 起病情况与特点　开始出现多尿的时间、具体尿量、是否有夜尿增多。

2. 伴随症状　是否伴有烦渴多饮、食量增加但体重明显减轻；是否伴有骨痛、周期性瘫痪和高血压等症状。

3. 既往史　有无明显的少尿或无尿病史。治疗经过，疗效情况。是否正在使用利尿剂或有利尿作用的药物。

4. 家族史　是否有慢性肾脏疾病的家族史。

第二十三节　少尿与无尿

24 小时尿量少于 400ml 或每小时尿量少于 17ml，称为少尿(oliguria)；24 小时尿量少于 100ml 或 12 小时内完全无尿称为无尿或尿闭(anuria)。

【病因与发生机制】　少尿与无尿常见的原因与发生机制见表 1-69。

表 1-69　少尿与无尿常见的原因与发生机制

分类	原因	发生机制
肾前性	休克、严重脱水、电解质紊乱、失血过多、大面积烧伤、高热、心力衰竭、肝硬化腹水、严重创伤、感染、肾动脉栓塞及肿瘤压迫	肾缺血、血液浓缩、血容量减低、ADH 分泌增多，导致远端肾小管重吸收钠、水增加
肾性	急性肾小球肾炎、慢性肾炎急性发作、急性肾衰竭少尿期及各种慢性疾病所致的肾衰竭、急性间质性肾炎、急性肾小管坏死、肾移植术后排斥反应	GFR 减低，肾小管功能障碍
肾后性	输尿管结石、损伤、肿瘤、前列腺肥大、膀胱功能障碍	尿路梗阻

【临床表现】　少尿与无尿的表现除了其本身的表现外，还可有原发病的症状，少尿、无尿的其他临床表现见表 1-70。

表 1-70 少尿与无尿的其他临床表现

原因	临 床 表 现
肾前性	① 心力衰竭:端坐呼吸、发绀、杵状指、室性奔马律、舒张压增高、心脏扩大及咯血等
	② 低血容量:体位性低血压、疲乏无力、极度口渴、眼球凹陷、皮肤弹性减低及黏膜干燥等
肾性	① 急性肾小球肾炎:低热、疲乏、肉眼血尿、蛋白尿、全身水肿及血压升高等
	② 急性肾衰竭:尿毒症进行性加重的反应
	③ 急性肾小管坏死:高钾血症、尿毒症及心力衰竭的表现
	④ 急性肾盂肾炎:高热、寒战、疲乏、肾区叩击痛、虚弱、夜尿增多、血尿、尿频、尿急和里急后重等
肾后性	① 结石:尿频、尿急、尿痛、排尿困难、血尿、脓尿及肾绞痛等
	② 尿路狭窄:慢性尿道滴尿、尿频、尿急、排尿困难、脓尿、尿流变细等

【伴随症状】

1. 伴有出血、休克见于各种原因的失血。

2. 伴有大量蛋白尿、低蛋白血症、高血压、水肿、脂质异常血症(dyslipidemia)见于肾病综合征。

3. 伴有皮肤黄染、蜘蛛痣、腹水、乏力、食欲缺乏等见于功能性肾衰竭(肝肾综合征)。

4. 伴有血尿、蛋白尿、高血压、水肿见于各种急性肾炎、急进性肾炎。

5. 伴有腰痛、血尿、腰痛向下腰部或会阴部放射见于膀胱或尿道结石。

6. 伴有尿频、排尿困难见于前列腺肥大。

7. 伴有心慌、气短、夜间不能平卧见于心力衰竭。

【问诊要点】

1. 起病情况与特点 开始出现少尿与无尿的时间、具体尿量。

2. 伴随症状 排尿时是否伴有尿频、尿急、尿痛、尿中断或排尿困难等症状。

3. 既往史 有无引起少尿与无尿的病因,如休克、大出血、脱水或心功能不全;发病前是否用过肾毒性药物、化学药品或食用过生鱼胆等。是否去过流行性出血热或钩端螺旋体病疫区。发病前是否有呼吸道感染或咽峡炎病史,有无泌尿系统疾病,如慢性肾炎、尿路结石、前列腺肥大等病史。

第二十四节 尿 失 禁

尿失禁(urinary incontinence)是指膀胱内的尿液不受控制而自行流出,见于各年龄组患者,但以女性和老年人更为常见。尿失禁可以是暂时性的,也可是持续性的,尿液可以大量流出也可点滴溢出。

尿失禁可分为 4 种类型:①压力性尿失禁(stress urinary incontinence,SUI):在喷嚏、咳嗽或运动等腹压增高时,出现不自主的尿液自尿道外口漏出。②充盈性(溢出性)尿失禁(overflow urinary incontinence,OUI):是指由于各种原因所致的慢性尿潴留后,膀胱在极度充盈的情况下,膀胱内压力超过正常尿道括约肌的阻力,尿液从尿道溢出。③急迫性(冲动性)尿失禁(urge urinary incontinence,UUI):是指因膀胱内病变引起膀胱收缩并产生强烈尿意的情况下,患者不能控制而使尿液流出。④功能性尿失禁:由于身体残疾、尿道阻力完全丧失、膀胱内不能储存尿液等,导致患者不能及时如厕。

【病因与发生机制】 尿失禁的病因是多方面的,主要是由于膀胱功能失调、膀胱出口梗阻、神经系统功能紊乱和骨盆肌力改变等引起。尿失禁的主要病因与发生机制见表1-71。

表1-71 尿失禁的主要病因与发生机制

类型	病因	发生机制
压力性	盆底肌损伤或薄弱,括约肌无力,如中年经产妇及有盆腔或尿路手术史者	尿道括约肌张力减低或骨盆底部尿道周围肌肉和韧带松弛,导致尿道阻力下降
充盈性	梗阻(前列腺肥大、膀胱膨出、膀胱颈梗阻、尿道狭窄等),神经病变(神经损伤、脊髓肿瘤、脊髓痨及糖尿病等)	膀胱排尿出口梗阻或膀胱逼尿肌失去正常张力
急迫性	特发性(多为老年人)泌尿生殖系统疾病(膀胱炎、结石等)	逼尿肌功能活跃
功能性	痴呆、谵妄,身体限制(丧失活动能力),心理或行为因素	躯体或认知障碍
混合性	① 压力性与急迫性:老年女性患者	括约肌功能不良与逼尿肌功能活跃
	② 充盈性与急迫性:男性或家庭护理不佳的患者	排尿出口梗阻、神经功能丧失与逼尿肌功能活跃

【临床表现】 尿失禁是最常见而又最容易漏诊的症状之一,是导致社交回避、丧失独立生活能力的一个主要原因。

1. 压力性尿失禁 表现为咳嗽、喷嚏、大笑运动或姿势改变(如坐位改为站立)等腹压增加时不自主漏尿。在增加腹压时,能观察到尿液不自主地从尿道漏出。

2. 急迫性尿失禁 膀胱逼尿肌不自主收缩或反射亢进,使膀胱收缩不受控制,或由于膀胱局部炎症、出口梗阻的刺激,使患者反复的低容量不自主遗尿。急欲排尿的遗尿、跑步如厕、夜尿和耻骨上不适等,伴有尿频、尿急。

3. 功能性尿失禁 患者能感觉到膀胱充盈,但由于精神、运动障碍或药物作用,不能及时排尿,在他人帮助下可正常排尿。

4. 充盈性尿失禁 表现为小量尿失禁,几乎持续性尿滴沥,查体可发现膀胱充盈,排尿后残余尿量增加。

【伴随症状】
1. 尿失禁伴进行性排尿困难、尿流变细、排不尽等,多见于前列腺增生、前列腺癌等。
2. 尿失禁常伴有神经系统疾病的症状和体征,见于神经源性膀胱。
3. 尿失禁伴有尿频、尿急、尿痛、血尿及脓尿等表现,多见于急性膀胱炎。
4. 伴有尿频、尿急、尿痛、排尿踌躇、里急后重、膀胱肿胀、尿道分泌物、会阴部疼痛等,多见于慢性前列腺炎。

【问诊要点】
1. 起病情况与特点 尿失禁发作的时间,是间断发作还是持续发作。每次发作的诱因。尿失禁的严重程度,如尿失禁的发作频率、每次溢出的尿量等。
2. 伴随症状 排尿踌躇、尿频、尿急、尿痛、夜尿增多,排尿困难等。排尿力量减弱,神经系统症状等。

3. 既往史　如外伤史、盆腔及会阴部手术史、反复泌尿系统感染史,糖尿病、前列腺增生、神经系统疾病等。排尿习惯或环境的变化、导致尿失禁的药物的使用情况等。

(薛宏伟)

第二十五节　体重减轻

不能解释的、非故意性的在3~6个月时间内体重降低超过5%,称为体重减轻(weight lose)。体重减轻提示体内有潜在的病理改变。

【病因与发生机制】　体重减轻反映了食物摄入减少、吸收减低、代谢需求增加等,其原因有内分泌失调、肿瘤性疾病、胃肠失调、精神性疾病、营养不良、感染、神经损伤性麻痹和吞咽困难等。体重减轻也可能有阻碍食物吸收的因素,如疼痛性口腔损伤、不合适的义齿、牙齿缺失等,也可能是贫穷、新潮节食计划、过度锻炼或某些药物的代谢结果。

当然,体重减轻也可能是心力衰竭、肾病等慢性疾病的晚期症状(多由食欲减退所致)。老年人体重减轻最常见的原因是精神疾病、肿瘤、药物和良性上消化道疾病。体重减轻的病因与评价见表1-72,体重减轻的发生机制、原因及临床意义见表1-73。

表 1-72　体重减轻的病因与评价

病因	评价
恶性肿瘤	恶性肿瘤是患者和医生最畏惧的体重减轻的原因,16%~36% 的体重减轻是由恶性肿瘤所致,其中以胃肠道肿瘤、白血病或淋巴瘤、卵巢癌和前列腺癌最明显
良性疾病	许多良性疾病可导致食欲缺乏、恶心、呕吐、腹泻或餐后综合征
胃肠道疾病	消化性溃疡、胃食管反流、炎性肠病、肝炎、胆汁淤积、胰腺炎、萎缩性胃炎、便秘
心脏疾病	最为明显的是充血性心力衰竭
呼吸系统疾病	慢性阻塞性肺病
肾脏疾病	肾病综合征
神经肌肉疾病	硬皮病、多发性肌炎、SLE
内分泌疾病	甲亢、糖尿病、嗜铬细胞瘤、全垂体功能减退、肾上腺功能不全
感染性疾病	结核病、真菌感染、亚急性细菌性心内膜炎、长期发热性疾病、HIV 感染等
神经系统疾病	痴呆、帕金森病、脑卒中(表现为淡漠、食欲下降和吞咽困难)
药物性	甲状腺素制剂和苯丙胺(促进机体代谢明显增加)、长期服用泻药(影响肠道吸收)、口服氨茶碱、氯化铵、对氨基水杨酸和雌激素(导致食欲减退、上腹部不适、消化吸收障碍)
精神疾病	10%~20% 体重减轻可由精神疾病引起,最常见于抑郁症、滥用药物(尤其是乙醇)、亲人的死亡等
社会和年龄因素	经济拮据、味觉和嗅觉减退、不能购物或烹饪食物、牙齿疾病

表 1-73　体重减轻的发生机制、原因及临床意义

发生机制	原因	临床意义
摄入减少	食欲缺乏(畏食)或饱腹感、味觉改变、口干或口舌溃疡、咀嚼或吞咽困难、恶心或呕吐、进食不能自理、主动性节食	社会隔离、抑郁、缺乏能动性、牙龈炎、牙齿状况差、胃轻瘫、消化道梗阻及肿瘤(食管、胃、肠)、神经性厌食症

续表

发生机制	原　因	临床意义
营养不良/吸收障碍	腹泻、脂肪便和恶臭、排便习惯改变、粪便中可见食物残渣	胰腺功能不全、放射性小肠炎、Crohn病、短肠综合征、乳糖不耐受症
代谢受损/需求增加	发热、食欲增加或减退	AIDS、肺炎、败血症、大手术或创伤、甲亢、慢性肝脏及肾脏疾病、妊娠或发育
丢失/排泄过多	引流、瘘管或开放性损伤、腹泻、排尿增加、呕吐	烧伤、隐匿性胃肠出血、血液透析、糖尿病

【临床表现】 除了体重减轻之外,不同原因所致的体重减轻,还可有原发病的表现或其他表现。体重减轻的临床表现见表 1-74。

表 1-74　体重减轻的临床表现

病因	临　床　表　现
肿瘤	① 胃或食道:饱腹感、吞咽困难、上腹疼痛,粪便隐血试验阳性、锁骨上淋巴结肿大 ② 胰腺:上腹或背部疼痛,食物摄取量少,吸烟、乙醇中毒、精神抑郁,无痛性黄疸 ③ 肺:吸烟、石棉或放射线接触史、咳嗽、咯血,杵状指 ④ 淋巴瘤:发热、出汗、瘙痒、乙醇介导的淋巴结疼痛,淋巴结大、脾大、肝大
精神不振	无快感、心情不好、睡眠较差、畏食、悲伤面容、流泪、语言反应迟钝
吸收功能障碍	水样腹泻、大便恶臭,脂溶性维生素缺乏
代谢性	① 糖尿病:多饮、多尿(由于脱水或消耗、体重减轻) ② 甲亢:出汗、怕热、心悸、排便次数增加,甲状腺肿大、心动过速、体温上升、出汗、皮肤潮湿、反射亢进、震颤、眼球突出、眼睑下垂
感染	发热、结核或 HIV 感染的高危性,表现多依赖于感染位置
社会压力	收入低、食物获得困难、社会隔离
口腔疾病	难于咀嚼,无牙、感染

【问诊要点】

1. 起病情况与特点　体重减轻是故意的还是非故意的,是突发的还是缓慢的,食欲情况、生活方式、体力活动以及排便情况与体重减轻的关系。

2. 伴随症状　有无腹泻、腹胀、便秘,以及恶心呕吐等,有无干渴、多尿和怕热等。

3. 既往史　有无消化道疾病史,有无口腔疾病,有无社会问题、应激因素和恶性疾病家族史等。

第二十六节　体　重　增　加

体重增加(weight gain)是常见的主诉。体重指数(body mass index,BMI)是衡量标准体重的常用的指标,BMI= 体重(kg)/ 身高 ^{2}(m²),BMI 判断体重变化的标准见表 1-75。但是,年龄和性别对体重有一定影响,年长者骨骼、肌肉的重量有所下降。男性骨骼和肌肉的重量往往超过女性,男性脂肪多集中于躯干,特别是腹部,易形成腹型肥胖,而女性脂肪多集中于臀部和大腿。

表 1-75　BMI 判断体重变化的标准

体重变化	WHO 亚洲人标准	国际通用标准	体重变化	WHO 亚洲人标准	国际通用标准
低体重	<18.5		肥胖前状态	23.0~24.9	
正常	18.5~22.9	20~24.9	一级肥胖	25.0~29.9	
超重	≥23	25~29.9	二级肥胖	≥30.0	
肥胖		>30			

国际生命科学学会中国办事处的"中国肥胖问题工作组",对我国 21 个省市、地区人群的 BMI、腰围、血压、血糖和血脂等相关指标进行分析,提出了中国人 BMI 标准,BMI=24 为中国成人超重的界限,BMI=28 为肥胖的界限;男性腰围≥85cm,女性腰围≥80cm 为腹部脂肪蓄积的界限。中华医学会糖尿病学分会建议代谢综合征中肥胖的定义为 BMI≥25。

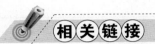

相关链接

亚洲人体内的脂肪含量比相同体重的西方人高出许多,且亚洲人与体重相同的西方人相比更容易患上高血压、糖尿病、心血管病等与肥胖有关的疾病。因此,用一个标准不合适,亚洲人的体重指数健康标准应该比欧洲人更严格。

女性皮下脂肪较男性多,其增加的脂肪组织分布松散;中年男性发胖者增加的脂肪多见于内部脏器与网膜。腰臀比已被用于判断脂肪分布的类型。女性腰臀比大于 0.9(男性大于 1.0)为不正常,腰臀比异常与不良健康事件的危险性相关,其预测价值大于 BMI。

【病因与发生机制】 摄取的能量超出机体自身的需要时脂肪组织储备增加,导致体重增加,情绪变化(焦虑、自责和沮丧)和社会因素所导致的进食过度时,体重也会增加。体重增加也是许多内分泌疾病的主要体征,另外,各种原因所致的液体潴留也是体重增加的原因。体重增加的病因见表 1-76。

表 1-76　体重增加的病因

分类	病　　因
生理性	妊娠
药物不良反应	口服避孕药、糖皮质激素、肾上腺素、抗抑郁药、降糖药、抗惊厥药
热量摄入与消耗失衡	过度饮食和久坐不动,继发于尼古丁戒断、抑郁或神经性贪食症暴饮暴食期的过度饮食,甲减(代谢率减低)、甲亢(食欲增加)、2 型糖尿病、多囊卵巢综合征、库欣综合征(Cushing 综合征)
液体潴留性	月经前期综合征、肾病综合征、急性或慢性肝病、充血性心力衰竭等
少见病因	①下丘脑病变:肿瘤、感染、头部创伤、浸润性或炎症性病变、神经外科手术后或放疗后
	②肢端肥大症(生长激素过多)、生长激素缺乏、胰岛素瘤
	③导致儿童肥胖的遗传综合征:性幼稚 - 肌张力减低综合征(Prader-Willi syndrome)和性幼稚 - 多指综合征(Laurence-Moon-Biedl syndrome)、阿尔斯特伦综合征(Alstrom syndrome)、脑 - 肥胖 - 眼 - 骨骼综合征、Cohen 综合征、Down 综合征、卡朋特综合征(Carpenter syndrome)、格雷勃综合征(Grebe syndrome)、巨大舌 - 脐膨出综合征
	④肥胖性生殖无能综合征、先天性瘦素缺乏、瘦素抵抗

【临床表现】 体重增加的主要原因是脂肪组织增加和液体潴留,体格检查将有助于鉴别脂肪组织增加与液体潴留。

儿童肥胖多表现为加速至少正常线性生长,也可能过早进入青春期。肥胖的患者除了体重增加外,无其他具有鉴别意义的特征。液体潴留患者的体重增加常伴有原发病的病情加重的表现。经前期液体潴留相关体重增加的患者,常感觉虚胖,并常伴有乳房触痛、肿胀或手指肿胀。

1. 单纯性肥胖 无明显诱因而发生的肥胖,临床常见。脂肪分布均匀,无神经、内分泌代谢等系统的功能或器质性异常。可分为具有遗传倾向的体质性肥胖和饮食过多、体力活动减少所致的获得性肥胖(表 1-77)。

表 1-77 单纯性肥胖的分类与特点

分类	特 点
体质性肥胖	部分有家族史,自幼开始即发胖,食欲好、食量大、喜食甜食,呈普遍性、匀称性肥胖。因脂肪主要分布于肢体,又称为周围性肥胖
获得性肥胖	发生于 25 岁左右,食量大、喜食油腻食物,且体力活动少。因脂肪主要分布于躯干,又称为中央型或向心性肥胖

2. 继发性肥胖 主要为神经-内分泌功能紊乱、代谢疾病和某些药物等所致。如肥胖性生殖无能综合征(Frohlich 综合征)、肾上腺皮质功能亢进(Cushing 综合征)、甲状腺功能减退症(甲减)等可引起具有一定特征的肥胖和性功能障碍。继发性肥胖的分类与常见原因见表 1-78。

表 1-78 继发性肥胖的分类与常见原因

分类	常 见 原 因
间脑性肥胖	
下丘脑性肥胖	Kallman 综合征、Frohlich 综合征、Laurence-Moon-Biedl 综合征、Prader-Willi 综合征
垂体性肥胖	腺垂体功能减退、垂体肿瘤
内分泌性肥胖	甲状腺性肥胖、皮质醇增多症性肥胖、Stein-Leventhal 综合征、胰岛细胞瘤、胰腺性肥胖、性腺性肥胖
药物性肥胖	
其他原因	Dercum 综合征、Morgagni-Stewart-Morel 综合征、Pickwickian 综合征

【伴随症状】 持续性、突发性、显著性的体重增加多与液体潴留有关,可能是经前期水肿、保钠药物所致的轻度水肿或循环性水肿引起的重度体重增加。进展性体重增加、且有肥胖而无水肿,多见于进食过度。过多肥胖常伴有疲乏或阻塞性睡眠呼吸暂停。

【问诊要点】

1. 起病情况与特点 体重增加是突发的还是缓慢的,食欲、生活方式、体力活动与体重增加的关系。

2. 伴随症状 有无视觉混乱、声音嘶哑、皮肤感觉异常、排尿增加或易口渴等,有无乏力,月经是否规律,以及体重增加与月经周期的关系。

3. 家族史 有无肥胖家族史,有无糖尿病、甲状腺疾病史、遗传病史等。

4. 既往史　有无心血管、肝肾疾病史,有无精神异常(抑郁或焦虑)史等。

(刘成玉　李 强)

第二十七节　头　痛

　　头痛(headache)是临床上最常见的症状之一,一般泛指头颅上半部,即眉弓、耳郭上部和枕外隆突连线以上范围的疼痛。头痛大多无特异性,并非完全由神经系统疾病引起,过度疲劳、精神紧张可伴有头痛,全身性疾病如发热、贫血、缺氧、高血压等导致血管扩张与脑血流量增加往往也伴有头痛。

【病因与发生机制】

　　1. 病因　头痛的病因有颅脑病变、颅外病变、全身性疾病和神经症等(表1-79)。

表 1-79　头痛的病因分类和临床意义

分类	病因	临床意义
颅脑病变	感染	脑膜炎、脑膜脑炎、脑炎、脑脓肿等
	血管病变	蛛网膜下腔出血、脑出血、脑血栓形成、脑栓塞、高血压脑病、脑供血不足、脑血管畸形等
	占位性病变	脑肿瘤、颅内转移瘤、颅内囊虫病或包虫病等
	颅脑外伤	脑震荡、脑挫裂伤、硬膜下血肿、颅内血肿、脑外伤后遗症
	其他	偏头痛、丛集性头痛、头痛型癫痫、腰椎穿刺后及腰椎麻醉后头痛
颅外病变	颅骨疾病	颅底凹入症、颅骨肿瘤
	颈部疾病	颈椎病及其他颈部疾病
	神经痛	三叉神经、舌咽神经及枕神经痛
	其他	眼、耳、鼻和齿疾病所致的头痛
全身性疾病	急性感染	流感、伤寒、肺炎等发热性疾病
	心血管疾病	高血压病、心力衰竭
	中毒	铅、乙醇、一氧化碳、有机磷、药物(如颠茄、水杨酸类)等中毒
	其他	尿毒症、低血糖、贫血、肺性脑病、SLE、月经及绝经期头痛、中暑等
神经症		神经衰弱及癔症性头痛

　　2. 发生机制

　　(1) 各种病因引起的颅内外血管的收缩、扩张以及血管受牵拉或伸展。

　　(2) 脑膜受刺激或牵拉。

　　(3) 具有痛觉的脑神经和颈神经被刺激、挤压或牵拉。

　　(4) 头、颈部肌肉的收缩。

　　(5) 面部器官和颈椎病变引起。

　　(6) 内分泌功能紊乱。

　　(7) 神经功能紊乱。

【临床表现】　由于病因不同,头痛的表现各有特点。

　　1. 发病情况

（1）急性起病并有发热者常为感染性疾病所致。

（2）突发剧烈的持续性头痛，并伴有不同程度的意识障碍而无发热者，提示颅内血管性疾病（如蛛网膜下腔出血）。

（3）长期的反复发作性头痛或搏动性头痛，多为血管性头痛（如偏头痛）或神经症。

（4）慢性进行性头痛并伴有颅内压增高的症状（如呕吐、眩晕、视神经盘水肿）应注意颅内占位性病变。

（5）青壮年慢性或反复发作性头痛，伴有焦虑、情绪紧张但无颅内压增高者多见于紧张型头痛、丛集性头痛。

2. 头痛部位　头痛按头部的神经和血管分布有一定规律，故了解头痛部位是单侧、双侧、前额或枕部、局部或弥散、颅内或颅外对病因的诊断有重要意义。不同原因所致头痛的部位特点见表 1-80。

表 1-80　不同原因所致头痛的部位特点

原因	头痛的部位
颅外病变	与病变侧一致或位于病灶附近，如眼源性头痛为浅在性且局限于眼眶、前额或颞部
颅内病变	常为深在性且较弥散，颅内深部病变的头痛部位不一定与病变部位相一致，但疼痛多向病灶同侧放射
全身性或颅内、外感染性疾病	多为全头痛
偏头痛及丛集性头痛	多为偏侧发作性头痛
蛛网膜下腔出血或脑脊髓膜炎	除头痛外尚有颈痛
高血压性	多在额部或整个头部

3. 头痛的程度与性质　头痛的程度一般分轻、中、重三种，但与病情的轻重并无平行关系。①三叉神经痛、偏头痛及脑膜刺激的疼痛最为剧烈。②脑肿瘤的疼痛多为中度或轻度。③高血压性、血管性及发热性疾病的头痛，往往伴有搏动性。④神经性头痛多呈电击样痛或尖锐的针刺痛，有时也较为剧烈。⑤肌肉收缩性头痛多为重压感、紧箍感或钳夹样痛。

4. 头痛发生与持续时间　某些头痛可发生在特定时间。颅内占位性病变引起的头痛往往在清晨加剧；鼻窦炎的头痛也常发生于清晨或上午；丛集性头痛常在晚间发生；女性偏头痛在月经期发生频繁；脑肿瘤的头痛多为持续性。

5. 加重和缓解头痛的因素　①咳嗽、打喷嚏、摇头、俯身可使颅内高压性头痛、血管性头痛、颅内感染性头痛及脑肿瘤性头痛加剧。②应激可使紧张型头痛加重。③急性颈肌炎症所致的头痛可因颈部运动而加剧。④丛集性头痛在直立时可缓解。⑤紧张型头痛经休息、入睡前沐浴和按摩能逐渐缓解。⑥偏头痛在应用麦角胺后可获缓解。

【伴随症状】　头痛的伴随症状及临床意义见表 1-81。

【问诊要点】

1. 起病情况　急性、慢性、睡眠中发病。

2. 头痛部位　弥漫、顶部、颈部、颞部、单侧、面部等。

3. 头痛特点与强度　钝痛、压迫痛、针刺痛、烧灼痛、波动痛、电击痛等。轻度、中度、高度、无法忍受等。

4. 头痛持续时间与发作周期　发作性痛、间歇性痛、持续性痛。反复发作、间歇发作等。

表 1-81　头痛的伴随症状及临床意义

伴随症状	临 床 意 义
剧烈呕吐	颅内压增高,头痛在呕吐后减轻者见于偏头痛
眩晕	小脑、脑干肿瘤
发热	常见于感染性疾病,包括颅内或全身性感染
慢性头痛,伴精神症状	应注意颅内肿瘤
突然加剧并有意识障碍	提示可能发生脑疝
视力障碍	可见于青光眼或脑肿瘤
脑膜刺激征	提示有脑膜炎或蛛网膜下腔出血
癫痫发作	可见于脑血管畸形、脑内寄生虫病或脑肿瘤
神经功能紊乱症状	可能是神经功能性头痛

5. 伴随症状　恶心、呕吐;对光和噪音敏感;头晕、复视等。

6. 既往病史　有无感染、发热、高血压、脑动脉硬化、颅脑外伤、肿瘤、精神病、癫痫、神经症及眼、耳、鼻、齿等部位疾病史。是否有毒物接触史。诊疗经过及治疗效果。

第二十八节　眩　　晕

眩晕(vertigo)是患者感到自身或周围环境物体呈旋转、摇动、直线运动、倾斜等的一种主观感觉障碍,常伴有客观的平衡障碍,一般无意识障碍。主要由迷路、前庭神经、脑干和小脑病变引起,亦可由其他系统或全身性疾病引起。

【病因与发生机制】

1. 病因　眩晕的分类与病因见表 1-82。

表 1-82　眩晕的分类与病因

分类	病　　因
周围性	又称为耳源性,主要由内耳前庭至前庭神经颅外段之间的病变所致,常见于梅尼埃病、迷路炎、前庭供血障碍、前庭神经元炎、良性位置性眩晕、内耳药物中毒等
中枢性	又称为脑性眩晕,是由前庭神经颅内段,前庭神经核及其纤维联系、小脑、大脑等的病变所致。常见于颅内血管性疾病、颅内占位性病变、颅内感染性疾病、颅内脱髓鞘疾病及变性疾病、癫痫等
其他	重度贫血、低血糖、心血管病、神经官能症、眼肌麻痹和屈光不正

2. 发生机制　眩晕的发生机制可因病因不同而异。

(1) 梅尼埃(Meniere)病:可能是内耳的淋巴代谢失调,淋巴分泌过多或吸收障碍,引起内耳膜迷路积水,内淋巴系统压力升高,致使内耳末梢缺氧和变性所致。

(2) 迷路炎:常由中耳病变(胆脂瘤、炎症性肉芽组织等)直接破坏迷路的骨壁引起,少数是炎症经血行或淋巴扩散所致。

（3）药物中毒：由于对药物敏感、内耳前庭或耳蜗受损所致。

（4）晕动病：由于乘坐车船或飞机时，内耳迷路受到机械性刺激，引起前庭功能紊乱所致。

（5）椎-基底动脉供血不足：由于动脉管腔变窄、内膜炎症、椎动脉受压或动脉舒缩功能障碍等因素所致。

【临床表现】 周围性眩晕症状较明显，其常见的临床表现见表1-83。其他病因所致的眩晕常无真正的旋转感，一般不伴有听力减退、眼球震颤，少有耳鸣，但有原发病的表现。

表 1-83 周围性眩晕常见的临床表现

病变	临 床 表 现
梅尼埃病	以发作性眩晕伴耳鸣、听力减退及眼球震颤为主要特点，严重时可伴有恶心、呕吐、面色苍白和出汗，发作多短暂，很少超过2周，具有复发性的特点
迷路炎	与梅尼埃病相同，检查可发现鼓膜穿孔，有助于诊断
内耳药物中毒	多为渐进性眩晕伴耳鸣、听力减退，常先有口周及四肢发麻等
前庭神经元炎	多在发热或上呼吸道感染后突然出现眩晕，伴恶心、呕吐，一般无耳鸣及听力减退，持续时间较长，数周或数月内可自行缓解，痊愈后很少复发
位置性眩晕	患者于某种头位时出现眩晕和眼球震颤，症状持续数十秒，重复该头位时眩晕可再度出现，一般无听力和其他神经系统障碍

【伴随症状】

1. 耳鸣、听力下降 见于前庭器官疾病、第Ⅷ脑神经病变。
2. 恶心、呕吐 见于梅尼埃病、晕动病。
3. 共济失调 见于脑干病变。
4. 眼震 见于脑干病变、梅尼埃病。

【问诊要点】

1. 起病与特点 发作时间、诱因、病程，有无复发性特点。
2. 伴随症状 是否伴耳鸣、听力，恶心、呕吐、共济失调、眼球震颤等。
3. 既往史 有无急性感染、中耳炎、颅脑疾病及外伤、心血管病、严重肝肾疾病、糖尿病等病史。有无晕车、晕船及服药史。

第二十九节 晕 厥

晕厥（syncope）是由于一时性脑供血不足所致的短暂意识丧失，发作时患者因肌张力消失不能保持正常姿势而倒地。一般为突然发作，迅速恢复，很少有后遗症。

【病因与发生机制】

1. 病因

（1）血管舒缩障碍：见于单纯性晕厥、体位性低血压、颈动脉窦综合征、排尿性晕厥、咳嗽性晕厥及疼痛性晕厥等。

（2）心源性晕厥：见于严重心律失常、心脏排血受阻及心肌缺血性疾病等，如阵发性心动过速、阵发性心房颤动、病态窦房结综合征、高度房室传导阻滞、主动脉瓣狭窄、某些先天性心脏病、心绞痛与急性心肌梗死、原发性肥厚型心肌病、心包填塞、肺动脉高压、心脏植入器（ICD起搏器）功能异常等，最严重的是 Adams-Stokes 综合征。

（3）脑源性晕厥：见于脑动脉粥样硬化、短暂性脑缺血发作、偏头痛、无脉症、慢性铅中毒性脑病等。

（4）血液成分异常：见于低血糖、通气过度综合征、重度贫血及高原晕厥等。

（5）其他：见于精神因素所致的癔症等。

2. 发生机制　晕厥的病因不同，其发生机制也不同（表1-84）。

表 1-84　晕厥的发生机制

病因	发生机制
血管舒缩障碍	① 单纯性：由于各种刺激通过迷走神经反射，引起短暂的血管扩张，回心血量减少、心排出量减少、血压下降导致脑供血不足
	② 体位性：由于下肢静脉张力低，血液蓄积于下肢、周围血管扩张淤血或血液循环反射性调节障碍等，使回心血量减少、心输出量减少、血压下降继而导致脑供血不足
	③ 颈动脉窦综合征：由于颈动脉窦附近病变或颈动脉窦受刺激，导致迷走神经兴奋、心率减慢、心排出量减少、血压下降等
	④ 排尿性：自主神经不稳定，体位骤变（夜间起床），排尿时屏气动作或迷走神经反射致心排出量减少、血压下降、脑缺血等
	⑤ 咳嗽性：剧烈咳嗽时胸腔内压力增加，静脉血回流受阻，心输出量减少、血压下降、脑缺血
	⑥ 锁骨下动脉窃血综合征：动脉狭窄可引起同侧椎动脉压力降低，对侧椎动脉的血液可逆流入狭窄侧的椎动脉和锁骨下动脉。当患侧上肢活动时，加重局部缺血，而发生一过性晕厥
	⑦ 其他因素：血管舒缩功能障碍或迷走神经兴奋
心源性晕厥	因心脏疾病致心排出量突然减少或心脏停搏，导致脑组织缺氧
脑源性晕厥	由于脑部血管或供应脑部血液的主要血管发生循环障碍，导致一过性广泛的脑供血不足
血液成分异常	① 低血糖综合征：是由于血糖减低影响大脑的能量供应所致
	② 通气过度综合征：是由于情绪紧张或癔症发作时，呼吸急促、通气过度，二氧化碳排出增加，导致呼吸性碱中毒使脑部毛细血管收缩致脑缺氧
	③ 重度贫血：由于血氧低下，在运动或应激时发生晕厥
	④ 高原晕厥：由于短暂缺氧引起

【临床表现】　晕厥的主要表现为突然发生的一过性意识丧失，持续数秒或数分钟，常先表现为眩晕。患者通常无表情地躺着，骨骼肌松弛，但括约肌仍受控制。意识不清的程度因人而异，有些患者可以听到声音或看到模糊的轮廓，有些患者则对环境一无所知。

晕厥在很多方面类似于死亡，如面色苍白、脉搏细弱、低血压、呼吸微弱，如果低血压持续大于 20 秒，可出现强直-阵挛性癫痫。

不同病因的晕厥其临床表现略有不同，且多有诱因。不同病因晕厥的临床表现见表 1-85。

【伴随症状】　晕厥常见的伴随症状及临床意义见表 1-86。

表 1-85　不同晕厥的临床表现

项目	血管神经性晕厥	癫痫发作	心源性晕厥
发病	晕厥前常有恶心、肢体无力和出汗	短暂前兆或无前兆,突然发病	突然发病,发病前有胸痛、心悸,或其他心脏症状或心脏病病史
诱因	毒性物质、疼痛或感情因素	有时可由发光或单调音乐引起	瓣膜性心排血量减少可导致疲劳,而动力性心排血量减少可由疲劳引起
发病体位	站立位	任何体位	任何体位
体征	面色苍白、出汗、心动过缓	重复痉挛、严重僵硬、抽搐、咬舌、不能自控	面色苍白,如果有心律不齐,则脉率和节律异常;瓣膜性疾病可发现心脏异常
发作后的表现	较快恢复,站立时可再发生晕厥	发作后意识不清,有神经性异常(不对称性反射或 Todd 麻痹症)	恢复时间取决于血流灌注不足的持续时间

表 1-86　晕厥常见的伴随症状及临床意义

伴随症状	临床意义
面色苍白、出冷汗、恶心、乏力	血管神经性晕厥、低血糖性晕厥
面色苍白、发绀、呼吸困难	急性左心衰竭
抽搐	中枢神经系统疾病、心源性晕厥
心率和心律明显改变	心源性晕厥
头痛、呕吐、视力障碍	中枢神经系统疾病
发热、水肿、杵状指	心肺疾病
呼吸深而快、手足发麻、抽搐	换气过度综合征、癔症

【问诊要点】

1. 发生年龄与诱发因素　晕厥发生的年龄、性别、诱因、与体位的关系、与咳嗽及排尿的关系、与用药的关系。

2. 晕厥的特点　晕厥发生的速度、持续时间以及发作时面色、血压及脉搏情况。有无伴随的症状。

3. 既往史　有无发作史及家族史,有无心、脑、肺、血管等疾病病史。

第三十节　抽搐与惊厥

抽搐(tic)与惊厥(convulsion)均属于不随意运动。抽搐是指全身或局部骨骼肌群非自主的抽动或强烈收缩,常可引起关节运动和强直。当肌群收缩表现为强直性和阵挛性时,称为惊厥。惊厥表现的抽搐一般为全身性、对称性,伴有或不伴有意识丧失。惊厥的概念与癫痫有相同点也有不相同点。癫痫大发作与惊厥的概念相同,而癫痫小发作则不应称为惊厥。

【病因与发生机制】

1. 病因　抽搐与惊厥的病因可分为特发性与症状性。特发性常由于先天性脑部不稳定状态所致。症状性抽搐与惊厥的病因见表 1-87。此外,尚有一重要类型,即小儿惊厥(部分为特发性,部分为脑损害所致)、高热惊厥,多见于小儿。不同年龄发生惊厥的常见病因见表 1-88。

表 1-87　症状性抽搐与惊厥的病因

分类	病变	病因
脑部疾病	感染	脑炎、脑膜炎、脑脓肿、脑结核瘤等
	外伤	产伤、颅脑外伤等
	肿瘤	原发性脑肿瘤、脑转移瘤等
	血管疾病	脑出血、蛛网膜下腔出血、高血压脑病、脑栓塞、脑血栓形成、脑缺氧等
	寄生虫病	脑型疟疾、脑囊虫病、脑血吸虫病等
	其他	先天性脑发育障碍、核黄疸等
全身性疾病	感染	急性胃肠炎、中毒型菌痢、链球菌性败血症、破伤风、狂犬病等,小儿高热惊厥主要由急性感染所致
	心血管疾病	Adams-Stokes 综合征、高血压脑病等
	中毒	①内源性:如尿毒症、肝性脑病。②外源性:如乙醇、苯、铅、砷、汞、阿托品、樟脑、有机磷杀虫药等中毒
	代谢障碍	如低血糖状态、低钙血症、低镁血症、子痫等
	风湿性疾病	SLE、脑血管炎等
	其他	如突然停用安眠药、抗癫痫药以及热射病、溺水、触电、窒息等
神经症		如癔症性抽搐与惊厥

表 1-88　不同年龄发生惊厥的常见病因

年龄	常见病因
婴幼儿(6 个月)	感染、电解质紊乱、产伤、吡哆醇依赖症、先天性
婴幼儿(6 个月~3 岁)	产伤、高热惊厥、中毒性脑病、代谢(低钙、低镁、低血糖)、婴儿痉挛
儿童(3~12 岁)	感染、外伤、原发性癫痫、产伤、中毒性脑病
少年(13~20 岁)	原发性癫痫、外伤
青年(21~45 岁)	外伤、脑肿瘤、原发性癫痫
中年(45~60 岁)	脑肿瘤、外伤、动脉硬化
老年(> 60 岁)	动脉硬化、脑肿瘤

2. 发生机制　抽搐与惊厥发生机制尚未完全明了,可能是由于运动神经元的异常放电所致。这种病理性放电主要是由神经元膜电位的不稳定引起,并与多种因素相关,可由代谢、营养、脑皮质占位病灶或瘢痕等激发,与遗传、免疫、内分泌、微量元素、精神因素等有关。

根据引起肌肉异常收缩的不同兴奋信号,抽搐与惊厥基本上可分为两种情况:①大脑功能障碍,如癫痫大发作等。②非大脑功能障碍,如破伤风、低钙血症性抽搐等。

【临床表现】　由于病因不同,抽搐和惊厥的临床表现形式也不一样,通常可分为全身性和局限性两种。

1. 全身性抽搐　以全身骨骼肌痉挛为主要表现,典型者为癫痫大发作(惊厥),表现为患者突然意识模糊或丧失,全身强直、呼吸暂停,继而四肢发生阵挛性抽搐,呼吸不规则,大小便失禁、发绀、意识丧失伴角弓反张体位,发作约30秒自行停止,也可反复发作或呈持续状态。发作时可有瞳孔散大、对光反射消失或迟钝、病理征阳性等,发作停止后不久意识恢复。

2. 局限性抽搐 以身体某一局部肌群连续性收缩为主要表现,大多见于口角、眼睑、手足等。而手足搐搦症则表现间歇性双侧强直性肌痉挛,以上肢手部最典型,呈"助产士手"(图1-7)表现。

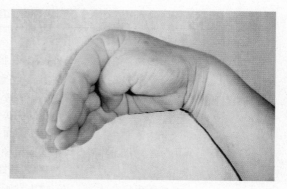

图 1-7 助产士手

【伴随症状】 抽搐与惊厥的伴随症状与临床意义见表1-89。

表 1-89 抽搐与惊厥的伴随症状与临床意义

伴随症状	临床意义
发热	小儿的急性感染,也可见于胃肠功能紊乱、重度脱水等。但惊厥也可引起发热
血压增高	高血压病、肾炎、子痫、铅中毒等
脑膜刺激征	脑膜炎、脑膜脑炎、蛛网膜下腔出血等
瞳孔扩大与舌咬伤	癫痫大发作
剧烈头痛	高血压、急性感染、蛛网膜下腔出血、颅脑外伤、颅内占位性病变等
意识丧失	癫痫大发作、重症颅脑疾病等

【问诊要点】

1. 一般情况 抽搐与惊厥发生年龄、病程、发作的诱因、有无先兆、与体力活动有无关系、发作持续时间。

2. 抽搐的特点 发作的部位是全身性还是局限性,持续强直性还是间歇阵挛性。

3. 伴随症状 发作时意识状态,有无大小便失禁、舌咬伤、肌痛等。

4. 既往史 有无脑部疾病、全身性疾病、癔症、毒物接触、外伤等病史及相关症状,是否为孕妇。小儿应询问分娩史、生长发育有无异常史。

第三十一节 意识障碍

意识障碍(disturbance of consciousness)是指人对周围环境及自身状态的识别和觉察能力发生障碍。多由高级神经中枢功能活动(意识、感觉和运动)受损所引起,可表现为嗜睡、意识模糊、昏睡、昏迷(严重的意识障碍)。

【病因与发生机制】

1. 病因 意识障碍的病因见表1-90。

表 1-90 意识障碍的病因

分类	病变	病 因
感染性因素	颅内感染	各种脑炎、脑膜炎、脑型疟疾等
	全身严重感染	败血症、伤寒、中毒性肺炎、中毒型菌痢
非感染性因素	颅脑疾病	①脑血管疾病:如脑出血、脑栓塞、脑血栓形成、蛛网膜下腔出血、高血压脑病等。②脑肿瘤。③颅脑外伤:脑挫裂伤、脑震荡、颅骨骨折等。④癫痫
	内分泌与代谢障碍	甲状腺危象、甲状腺功能减退、糖尿病酮症酸中毒、低血糖昏迷、肝性脑病、肺性脑病、尿毒症、妊娠中毒症等
	心血管疾病	心律失常所致 Adams-Stokes 综合征、严重休克等
	中毒	安眠药、有机磷杀虫药、乙醇、一氧化碳、氰化物、吗啡等中毒
	物理性及缺氧性损害	触电、溺水、高温中暑、热射病等
	水、电解质紊乱	稀释性低钠血症、低氯性碱中毒等

2. 发生机制　意识活动包括意识内容和觉醒两方面。当脑干上行网状激活系统和大脑皮质广泛损害时,可导致以觉醒水平改变为主的意识障碍;当大脑皮质病变时,可导致以意识内容改变为主的意识障碍。

意识障碍是由于脑缺血、缺氧、葡萄糖供给不足、酶代谢异常等因素引起脑细胞代谢紊乱,从而导致脑干网状激活系统损害和脑活动功能减退。

【临床表现】　意识障碍可有下列不同程度的表现:

1. 嗜睡　嗜睡(somnolence)是程度最轻的意识障碍,是一种病理性嗜睡,患者陷入持续的睡眠状态,可被唤醒,并能正确回答问题和作出各种反应,但当刺激去除后很快又再入睡。

2. 意识模糊　意识模糊(confusion)是意识水平轻度下降,较嗜睡为深的一种意识障碍。患者能保持简单的精神活动,但对时间、地点、人物的定向力发生障碍。

3. 昏睡　昏睡(stupor)是接近于人事不省的意识状态。患者处于熟睡状态,不易唤醒。虽在强烈刺激下(如压迫眶上神经,摇动患者身体等)可被唤醒,但很快又再入睡。醒时答话含糊或答非所问。

4. 昏迷　昏迷(coma)是严重的意识障碍,表现为意识持续的中断或完全丧失。按其程度可分为三阶段,其临床特点见表 1-91。

表 1-91 昏迷的程度与临床特点

程度	临 床 特 点
轻度	意识大部分丧失,无自主运动,对声、光刺激无反应,对疼痛刺激尚可出现疼痛的表情或肢体退缩等防御反应。角膜反射、瞳孔对光反射、眼球运动、吞咽反射等可存在
中度	对周围事物及各种刺激均无反应,对剧烈刺激可出现防御反射,角膜反射减弱、瞳孔对光反射迟钝,眼球无运动
深度	全身肌肉松弛、对各种刺激全无反应,深、浅反射均消失

5. 谵妄　谵妄(delirium)是一种以兴奋性增高为主的高级神经中枢急性功能失调状态。表现为意识模糊、定向力丧失、幻觉、错觉、躁动不安、言语杂乱等。见于急性感染高热期、某些

药物中毒(如颠茄类药物中毒、急性乙醇中毒等)、代谢障碍(如肝性脑病)或循环障碍及中枢神经系统疾病等。部分患者可康复,部分可发展为昏迷。

【伴随症状】 意识障碍的伴随症状与临床意义见表1-92。

表 1-92 意识障碍的伴随症状与临床意义

伴随症状	临 床 意 义
发热	先发热后有意识障碍见于重症感染性疾病;先有意识障碍后有发热,见于脑出血、蛛网膜下腔出血、巴比妥类药物中毒等
呼吸缓慢	吗啡、巴比妥类药物、有机磷杀虫药等中毒,是呼吸中枢受抑制的表现
瞳孔散大	颠茄类、乙醇、氰化物等中毒以及癫痫、低血糖状态等
瞳孔缩小	吗啡类、巴比妥类、有机磷杀虫药等中毒
心动过缓	颅内高压症、房室传导阻滞以及吗啡类、毒蕈等中毒
高血压	高血压脑病、脑血管意外、肾炎尿毒症等
低血压	各种原因的休克
皮肤黏膜改变	出血点、瘀斑和紫癜等可见于严重感染和出血性疾病;口唇呈樱桃红色提示一氧化碳中毒
脑膜刺激征	脑膜炎、蛛网膜下腔出血等

【问诊要点】

1. 起病情况 起病时间、发病前后情况、诱因、病程、程度。

2. 伴随症状 有无发热、头痛、呕吐、腹泻、皮肤黏膜出血及感觉与运动障碍等相关伴随症状。

3. 既往史 有无急性感染性休克、高血压、动脉硬化、糖尿病、肝肾疾病、肺源性心脏病、癫痫、颅脑外伤、肿瘤等病史,有无服毒及毒物接触史。

第三十二节 情 感 障 碍

情感(affection)指人对客观事物的态度和因此而产生与之相关的内心体验。情感障碍(affective disorder)主要表现为情感的异常高涨(躁狂)或异常低落(抑郁)等。

【病因与发生机制】

1. 遗传因素 情感障碍患者常有家族聚集性,与患者的亲缘关系越近,患病风险越高。这可能是共同基因所致,也可能与共同的环境因素如感染、饮食、应激和家庭教育等有关。

2. 神经递质因素 情感障碍可能存在多种神经递质异常。抑郁的发生可能与脑内5-羟色胺(5-HT)和去甲肾上腺素(NE)缺乏有关,躁狂的发生可能是脑内NE增多所致。

3. 社会心理因素 社会心理因素可导致情感障碍。生活中的一些不愉快事件,特别是非常严重或持续很久的不良生活事件,在缺乏社会支持的情况下更容易引起抑郁或躁狂发作。

【临床表现】

1. 情感高涨 患者情感活动持续增强,表现为一种不同程度的病态喜悦,终日喜气洋洋、自我感觉良好、谈笑风生、思维敏捷和言语动作增多等。

2. 情感低落　患者情感活动明显减少,表现为表情忧愁、缺乏兴趣和愉快感、思维迟钝、自我评价过低、缺乏自信、言语动作减少,悲观失望,甚至出现自杀观念和企图等。

3. 焦虑　焦虑是指在缺乏相应的客观因素情况下,患者表现为紧张恐惧、顾虑重重、坐立不安等,伴有心悸、出汗、手抖、尿频等自主神经功能紊乱症状。

4. 恐惧　患者在危险处境时出现的一种情绪反应。表现为害怕、紧张、出汗、心跳加快、呼吸困难,甚至逃跑躲避。

5. 情感不稳　患者情感极易变化,表现为喜怒无常,变化莫测,可以从一个情感极端波动至另一个相反的极端。

6. 情感淡漠　患者对外界刺激缺乏相应的情绪反应。表现为对自身周围的一切事物漠不关心、表情呆滞。

7. 情感倒错　患者的情感表现与所处的环境不协调,表现为听到高兴事时反而悲伤,遭遇不幸时反而愉悦。

8. 感情幼稚　指成年人的感情反应如同幼儿一样,表现为遇事缺乏理性控制,思维幼稚。

【伴随症状】　情感障碍的伴随症状与临床意义见表1-93。

表1-93　情感障碍的伴随症状与临床意义

伴随症状	临床意义
相应的思维和行为明显增多	躁狂症、精神分裂症等
相应的思维和行为明显减少	抑郁症
认知障碍	痴呆、假性痴呆等
头痛、呕吐、视神经盘水肿	颅内肿瘤等
抽搐发作	癔症、癫痫等
发热、咳嗽、头痛	流行性感冒、病毒性脑炎、脑脓肿、结核性脑膜脑炎、神经梅毒等
怕热、出汗多、食欲亢进、体重下降	甲亢
黏液性水肿、睡眠障碍	甲状腺功能减低症等

【问诊要点】

1. 诱因与家族史　情感障碍有无发生的诱因及家族史。

2. 类型与特点　情感障碍以何种情感反应(情感高涨、情感低落、焦虑等)为主,其发生的强度、持续性等。

3. 影响因素　情感障碍的发生有无起伏变化,是否与环境有明显不适应性。

4. 伴随症状　有无自杀倾向等严重不良情绪等(注意采取紧急风险干预)。

5. 既往史　有无急性感染、脑血管病、动脉硬化、糖尿病、肝肾疾病、癫痫、颅脑外伤、肿瘤等病史。

(尉杰忠)

本章小结

　　症状是病史采集的主要内容,是诊断、鉴别诊断的重要线索和主要依据,也是反映病情的重要指标之一。本章主要介绍了临床常见的32个症状等。通过学习常见症状,使同学们初步掌握常见症状的病因与发生机制,从而进一步了解常见症状的伴随症状,为诊断和鉴别诊断疾病提供翔实的病史资料。

复习题

1. 发热的临床表现及热型特点。
2. 引起皮肤黏膜出血的主要病因有哪些?
3. 咳嗽、咳痰伴有咯血的疾病有哪些?
4. 简述心绞痛的主要临床特点。
5. 如何鉴别咯血与呕血?
6. 左心衰竭发生呼吸困难的发生机制是什么?
7. 简述发绀的临床表现。
8. 简述心悸的病因。
9. 简述不同类型水肿的临床特点。
10. 简述恶心呕吐的临床表现。
11. 简述腹痛的性质和程度变化的临床意义。
12. 简述体重增加和体重减低的原因。
13. 最常见的呕血的原因是什么?
14. 便血伴里急后重的疾病有哪些?
15. 腹泻的发生机制有哪些?
16. 简述便秘的伴随症状与临床意义。
17. 简述三种黄疸的鉴别。
18. 简述眩晕的伴随症状与临床意义。
19. 简述头痛的部位特点。
20. 简述常见晕厥的临床表现。
21. 简述昏迷的分度与表现。
22. 简述不同年龄、性别血尿的原因。
23. 简述尿频、尿急和尿痛的伴随症状与临床意义。
24. 简述少尿的原因。
25. 简述多尿的原因。
26. 简述哪些内脏疾病可引起腰背痛?
27. 简述不同原因的关节痛的临床特点。
28. 简述全身性抽搐的临床表现。
29. 简述焦虑和情感低落的临床表现。

第 二 章

病 史 采 集

学习目标 ▮▮▮

1. 知识与技能
(1) 掌握病史采集的方法与技巧;
(2) 掌握问诊的主要内容。
2. 过程与方法　通过临床见习,提高对病史采集方法理解和认识,及其在诊断疾病中的作用。
3. 职业价值、态度、行为和伦理　敬业精神和伦理道德行为是医疗实践的核心。通过学习病史采集,医学生应充分认识学习医学职业基本要素的重要性,并树立正确的职业价值观。

病史是在患者生活中对其心理和躯体健康产生影响的相关事件,病史是初步诊断的基础之一,也是诊断过程的第一步。病史的基本要素包括:①无法被医生观察到的感觉;②过去被患者观察到的、而无法被医生确认的一些异常改变;③不容易核实的以往事件(如过去的诊断或治疗等);④患者的家族史和患者的社会经济地位状况。

病史采集(history taking)的主要方法是问诊(inquiry),即医生通过对患者或相关人员的系统询问获取病史资料,经过综合分析而作出临床判断的一种诊断方法。病史采集的目的有:①发现症状;②获得对病史资料的准确定量描述;③确保健康事件发生的准确时间;④确定疾病是否对患者的生活产生影响。

第一节　问诊的重要性

问诊是病史采集的主要手段,病史的完整性和准确性对疾病的诊断和治疗有很大的影响。因此,问诊是每个医生必须掌握的临床基本技能。

1. 问诊是建立良好医患关系的桥梁　问诊是医生诊治患者的第一步,也是加强医患沟通、建立良好医患关系的最佳时机。正确的问诊方法和良好的问诊技巧,使患者感到医生的亲切和可信,有信心与医生合作。问诊的过程除了收集患者的疾病资料用于诊断和治疗外,还有教育患者、向患者提供信息的作用。有时,问诊的本身也具有治疗作用。

2. 问诊是获得诊断依据的重要手段　问诊所获取的病史资料对了解疾病的发生发展、诊治经过、既往史，以及诊断具有极其重要的意义。

一个具有深厚医学知识和丰富临床经验的医生，常常通过问诊就可以对某些患者作出准确的诊断。特别在某些疾病，或是在疾病的早期，机体只是处于功能变化或病理生理改变的阶段，还缺乏器质性或组织、器官形态学方面的改变，而患者却可以更早地陈述某些特殊的感受，如头晕、乏力、食欲改变、疼痛、失眠、焦虑等症状。而此时，体格检查、诊断性检查均无阳性发现，问诊所得的资料却能成为诊断的依据。实际上，有些疾病的诊断仅通过问诊即可基本确定，如感冒、支气管炎、心绞痛、癫痫等。相反，忽视问诊，必然使病史资料残缺不全，病情分析不够详细准确，可造成漏诊或误诊。对病情复杂而又缺乏典型症状和体征的患者，深入、细致的问诊尤为重要。

3. 问诊是了解病情的主要方法　通过问诊可以全面了解患者所患疾病的发生、发展、病因、诊治经过及既往健康状况等全过程，了解患者的社会心理状况及其对疾病的影响，从而有利于全面了解患者的健康状况，消除或减轻其不必要的顾虑及不良影响，从而提高临床诊疗水平。

4. 问诊可为进一步的体格检查或诊断性检查提供线索　问诊所获得的病史资料对患者的体格检查和各种诊断性检查提供了最重要的线索。如患者以咳嗽、咯血为主要症状时，若同时伴有午后低热、盗汗等病史，则提示可能为肺结核。根据这一线索，进行详细的肺部检查和（或）影像学检查，一般即可明确诊断。

第二节　问诊的内容

（一）一般资料

一般资料（general data）包括：患者的姓名、性别、年龄、民族、婚姻、出生地、文化程度、宗教信仰、工作单位、职业、家庭地址、电话号码、入院日期及记录日期等。性别、年龄、婚姻状况、职业等可为某些疾病的诊断提供有用的信息，文化程度、宗教信仰等有助于了解患者对健康的态度及价值观。同时要注明资料来源（若资料来源并非患者本人，应注明其与患者的关系）及其可靠程度。

（二）主诉

主诉（chief complaint）是患者感受最主要的痛苦或最明显的症状或（和）体征，也就是本次就诊最主要的原因及其持续时间。确切的主诉可初步反映病情轻重与缓急，并为某些疾病的诊断提供线索。

主诉要简明扼要，应用一两句话加以概括，尽可能地采用患者自己的语言来描述，并同时注明主诉自发生到就诊的时间，如"咽痛、高热 2 天"，"畏寒、发热、咳嗽 3 天，加重伴右侧胸痛2 天"，"活动后心慌气短 2 年，加重伴双下肢水肿 2 周"。

主诉要准确反映患者的主要矛盾，一般不使用诊断名词，特殊情况如"胃癌术后化疗"可作为主诉。体征一般不作为主诉，但能为患者所感知的体征而无明显症状者可作为主诉，如发现腹部包块、下肢水肿、超声检查发现胆囊结石等均可作为主诉。

（三）现病史

现病史（history of present illness）是病史的主体部分，它记录患者患病后的全过程，即发生、发展、演变和诊治经过。现病史应该用清晰、简要的语言,按时间顺序来记录。为使现病史层次清楚、简明扼要,可按 3 个层次记录现病史:①病史过程;②有鉴别意义的阴性症状;③患病后一般情况的改变。

1. 起病情况与患病时间　每种疾病的起病或发作都有各自的特点。

(1) 脑栓塞、心绞痛、动脉瘤破裂和急性胃肠穿孔等起病急骤。

(2) 肺结核、肿瘤、风湿性心脏瓣膜病等起病缓慢。

(3) 脑血栓形成常发生于睡眠时;脑出血、高血压危象常发生于激动或紧张状态时。

(4) 患病时间是指从起病到就诊或入院的时间。如先后出现几个症状则需追溯到首发症状的时间,并按时间顺序询问整个病史后分别记录,如心悸 3 个月,反复夜间呼吸困难 2 周,双下肢水肿 4 天。从症状及其发生的时间顺序可以看出是心脏病患者逐渐出现心力衰竭的过程。时间长短可按数年、数月、数天计算,发病急骤者可按小时、分钟为计时单位。

2. 主要症状的特点　包括主要症状出现的部位、性质、持续时间和程度,缓解或加剧的因素。

(1) 上腹部疼痛多为胃、十二指肠或胰腺的疾病;右下腹急性疼痛则多为阑尾炎症,若为女性还应考虑到卵巢或输卵管疾病。

(2) 全腹疼痛则提示病变广泛或腹膜受累。

(3) 症状的性质也有鉴别意义,如灼痛、绞痛、胀痛、隐痛以及症状为持续性或阵发性,发作及缓解的时间等。以消化性溃疡为例,其主要症状的特点为上腹部疼痛,可持续数天或数周,在几年之中可以表现为时而发作时而缓解,呈周期性发作或有一定季节性发病等特点。

3. 病因与诱因　要了解与本次发病有关的病因(如外伤、中毒、感染等)和诱因(如气候变化、环境改变、情绪、起居饮食失调等),有助于明确诊断与拟定治疗措施。

4. 病情的发展与演变　包括患病过程中主要症状的变化或出现的新症状。

(1) 肺结核合并肺气肿的患者在衰弱、乏力、轻度呼吸困难的基础上,突然出现剧烈的胸痛和严重的呼吸困难,应考虑自发性气胸。

(2) 有心绞痛史的患者本次发作疼痛加重,而且持续时间较长时,则应考虑到急性心肌梗死。

(3) 肝硬化患者出现表情、情绪和行为异常等新症状,可能是早期肝性脑病的表现。

5. 伴随症状　在主要症状的基础上又同时出现一系列的其他症状。这些伴随症状常常具有鉴别诊断价值,或提示出现了并发症。对于具有鉴别诊断价值的阴性症状也应记录于现病史中,因为这对明确诊断具有重要的作用。

(1) 腹泻可能是多种病因的共同症状,单凭腹泻尚不能做出诊断,如有明确的伴随症状则可提示诊断。如腹泻伴呕吐,可能为饮食不洁或误食毒物引起的急性胃肠炎;腹泻伴里急后重,结合季节和进餐情况更容易考虑到痢疾。

(2) 急性上腹痛的病因很多,若患者同时伴有恶心、呕吐、发热,特别是又出现了黄疸和休克,可考虑到急性胰腺炎或急性胆道感染。

6. 诊治经过　患者于本次就诊前已经接受过其他医疗单位诊治时,则应详细询问已经接受的诊断措施及其结果;若已进行治疗则应询问使用过的药物、剂量、时间和疗效,可为本次诊治疾病提供参考。但不可以用既往的诊断代替自己的诊断。

7. 病程中的一般情况　在现病史的最后应记录患者患病后的精神、体力状态,食欲及食量改变,睡眠与大小便情况等。这些内容对全面评估患者病情变化和预后,以及指导治疗有重要价值,有时对鉴别诊断也能够提供重要的信息。

(四) 既往史

既往史(past history)包括患者既往的健康状况和曾经患过的疾病(包括各种传染病),外伤、手术史,预防接种史,以及对药物、食物和其他接触物的过敏史等,特别是与现病史有密切关系的疾病。记录顺序一般按时间的先后排列。诊断肯定者可用病名并加引号;诊断不肯定者可简述其症状、时间和转归。

既往史的主要内容有:①一般健康状况,有无慢性病如高血压、肝病、糖尿病、溃疡病史等,是患者对自己既往健康状况的评价;②急性、慢性传染病史;③预防接种史(包括预防接种时间及类型);④外伤、手术史;⑤过敏史,包括食物、药物、环境因素中已知的过敏物质,以及机体特殊反应、脱敏方法等。

(五) 系统回顾

系统回顾(review of systems)是通过询问各系统的相关典型症状,以详细回顾病史的方法,系统回顾的目的是避免在问诊过程中,患者或医生忽略或遗漏的内容。它可以帮助医生在短时间内,了解患者除现在所患疾病以外的其他系统是否发生目前尚存在或已痊愈的疾病,以及这些疾病与本次疾病之间是否存在着因果关系。主要情况应分别记录在现病史或既往史中。

1. 呼吸系统　咳嗽的性质、程度、频率,与气候变化及体位改变的关系。痰液的颜色、黏稠度和气味等。咯血的性状、颜色和量。呼吸困难的性质、程度和出现的时间。胸痛的部位、性质以及与呼吸、咳嗽、体位的关系,有无寒战、发热、盗汗、食欲缺乏等。

2. 循环系统　心悸发生的时间与诱因,心前区疼痛的性质、程度以及出现和持续的时间,有无放射以及放射的部位,引起疼痛的诱因和缓解方法。呼吸困难的诱因和程度,发作时与体力活动和体位的关系。有无咳嗽、咯血等。水肿的部位和出现时间;尿量的改变;有无腹水、肝区疼痛、头痛、头晕、晕厥等。有无风湿热、心脏疾病、高血压病、动脉硬化等病史。女性患者应询问妊娠、分娩时有无高血压和心功能不全的情况。

3. 消化系统　食欲、体重变化、吞咽困难、恶心、嗳气、腹胀、呕吐、呕血、黄疸(疼痛、发热、程度、持续时间、尿液和粪便颜色),粪便(颜色、次数、有无大便失禁、排便的连贯性、是否排气、是否使用泻药、是否排便疼痛或困难、便意),痔疮、排便习惯改变。

4. 泌尿生殖系统　尿液变化(有无尿痛、尿急、尿频和排尿困难;尿量和夜尿量多少,尿的颜色、浑浊度,有无尿潴留及尿失禁等),有无腹痛,疼痛的部位,有无放射痛、尿路结石。女性月经史、妊娠史、妊娠并发症、避孕措施,男性有无勃起障碍、早泄、避孕方法、性病史和性生活史,尿道分泌物、性病治疗情况等。

5. 造血系统　皮肤黏膜有无苍白、黄染、出血点、淤斑、血肿,有无淋巴结、肝、脾大,骨骼痛等。有无乏力、头晕、眼花、耳鸣、烦躁、记忆力减退、心悸、舌痛、吞咽困难、恶心。营养、消化和吸收情况。

6. 内分泌及代谢系统　有无怕热、多汗、乏力、畏寒、头痛、视力障碍、心悸、食欲异常、烦渴、多尿、水肿等;有无肌肉震颤及痉挛。性格、智力、体格、性器官的发育,骨骼、甲状腺、体重、皮肤、毛发的改变。有无产后大出血。

7. 神经精神系统　有无头痛、失眠、嗜睡、记忆力减退、意识障碍、晕厥、痉挛、瘫痪、视力障碍、感觉及运动异常、性格改变、感觉与定向障碍。如疑有精神状态改变,还应了解情绪状态、思维过程、智力、能力、自知力等。

8. 肌肉骨骼系统　有无肢体肌肉麻木、疼痛、痉挛、萎缩、瘫痪等。有无关节肿痛、运动障碍、外伤、骨折、关节脱位、先天畸形等。

（六）个人史

1. 社会经历　包括出生地、居住地区和居留时间（尤其是疫源地和地方病流行区）、受教育程度、经济生活和业余爱好等。不同传染病有不同潜伏期，应根据考虑的疾病，询问过去某段时间是否去过疫源地。

2. 职业及工作条件　包括工种、劳动环境、对工业毒物的接触情况及时间。

3. 习惯与嗜好　起居与卫生习惯、饮食的规律与质量。烟酒嗜好的时间与摄入量，以及其他异嗜物和麻醉药品、毒品等。

4. 冶游史　是否患过淋病性尿道炎、尖锐湿疣、下疳等。

（七）婚姻史

婚姻史（marital history）包括未婚或已婚，结婚年龄，配偶健康状况、性生活情况、夫妻关系等。

（八）月经史

月经初潮的年龄、月经周期和经期天数，经血的量和颜色，经期症状，有无痛经与白带，末次月经日期、闭经日期、绝经年龄。记录格式如下：

$$初潮年龄 \frac{行经期（天）}{月经周期（天）} 末次月经时间（LMP）或绝经年龄$$

妊娠与生育次数，人工或自然流产的次数，有无死产、手术产、围生期感染、计划生育、避孕措施（安全期、避孕药、避孕环、子宫帽、阴茎套等）等。对男性患者应询问是否患过影响生育的疾病。

（九）家族史

询问双亲与兄弟、姐妹及子女的健康与疾病情况，特别应询问是否有与患者同样的疾病，有无与遗传有关的疾病，如血友病、白化病、糖尿病、精神病等。对已死亡的直系亲属要询问死因与年龄。某些遗传性疾病还应了解父母双方亲属。若在几个家庭成员或几代人中皆有同样疾病发生，可绘出家系图显示详细情况。

第三节　问诊的方法与技巧

问诊的方法与获取病史资料的数量和质量有密切关系，病史采集的过程涉及交流技能、医患关系、医学知识、仪表礼节，以及提供咨询和教育患者等多个方面。为了完成病史采集，医生必须采用有效的方法与技巧。问诊过程中应注意：①积极地倾听；②不要随意打断患者说话；③询问开放式的问题；④耐心，给患者足够的时间去思考和表达。

1. 营造轻松舒适的环境　由于对医疗环境的生疏和对疾病的恐惧等，患者就诊前常有紧张情绪。医生一定要为病史采集营造一种宽松和谐的环境，并注意保护患者隐私。一般从礼节性的交谈开始，可先作自我介绍（佩戴胸牌是很好的自我介绍），并使用恰当的言语或体态语表示愿意尽力帮助患者解除病痛。

2. 从主诉开始并围绕主诉进行问诊 尽可能让患者充分地陈述和强调其最主要的痛苦或感受,并逐渐深入进行有目的的、有层次的、有深度的、有顺序的询问。只有在患者的陈述远离病情时,才需要把话题转回到主诉上来,切不可生硬地打断患者的叙述,甚至用医生自己主观的推测去取代患者的亲身感受。

3. 先易后难、先简后繁 病史采集时先由简单的、容易回答的问题开始询问,待患者适应和熟悉环境和心情稳定后,再询问一些复杂和烦琐、且需要思考或回忆才能回答的问题。切不可一开始就询问一些复杂、烦琐的问题,以免增加患者的思想负担。

对危重患者应在简单问诊之后,立即进行必要的重点检查,并着手抢救,待病情稳定后再进行详细问诊。

4. 选用恰当的询问方法 根据具体情况采用不同类型的询问方法。为了获得准确、有效的病史资料,病史采集应遵循从一般询问到直接询问的原则。

(1) 一般性询问(开放式询问):常用于问诊的开始,可获得某一方面的大量资料,让患者像讲故事一样叙述自己的病情。这种询问方法在现病史、过去史、个人史等的开始时使用。如:"您哪里不舒服?",待获得一些信息后,再着重询问某些重点问题。

(2) 直接询问:用于收集一些特定的细节问题。如"扁桃体切除时你多少岁?""您何时开始腹痛的?"直接询问所获得的信息更有针对性。另一种直接询问方法是要求患者回答"是"或"不是",或者对提供的选择做出回答,如"你曾有过严重的头痛吗?""你的疼痛是锐痛还是钝痛?"

(3) 责难性提问:这种方法常使患者产生防御心理,如:"你为什么吃那么脏的食物呢?",如果医生确实要求患者回答为什么,则应先说明提出该问题的原因,否则在患者看来很可能是一种责难。

(4) 连续性提问:即连续提出一系列问题,这可能造成患者对所要回答的问题混淆不清,如:"饭后痛还是饭前痛? 饭后饭前有什么不同吗? 是锐痛、还是钝痛?"

5. 避免诱导性、暗示性询问或逼问 不正确的询问可能获到错误的信息或遗漏有关的资料。如诱导性或暗示性询问,已暗示了期望的答案,使患者易于默认或附和医生的询问,如:"你的胸痛放射至左手吗?""你上腹部疼痛向右肩放射吗?""你的大便发黑吗?"

6. 避免重复询问 询问要注意系统性、目的性和必要性。医生要全神贯注地倾听患者的回答,不应该问了又问,杂乱无章的重复提问会降低患者对医生的信任和期望。有时为了核实资料,同样的问题需多问几次,但应及时说明,例如:"你已告诉我,你大便有血,这是很重要的资料,请再给我详细讲一下你大便的情况。"有时采用反问及解释等技巧,可以避免不必要的重复提问。

7. 避免使用有特定意义的医学术语 在选择询问的用语时应注意患者的文化背景以及对医学术语的理解。必须采用常人易懂的词语代替难懂的医学术语,如"鼻衄、隐血、谵妄、里急后重、间歇性跛行"等要避免使用,以免导致病史资料不确切、不完整。

8. 及时归纳小结 询问病史的每一部分都要及时归纳小结,其目的在于:①唤起医生自己的记忆和理顺思路,以免忘记要询问的问题;②让患者知道医生了解他的病史;③提供核实患者病情的机会,尤其是对现病史的小结更为重要。

9. 及时核实患者所提供的信息 询问病史过程中,要及时核实患者所提供的不确切或有疑问的信息,以免减低病史的真实性。对患者所持有的外单位就诊记录,要详细核实并只作参考,决不可代替接诊医生的亲自问诊。

10. 举止要高雅、态度要和蔼 医生高雅的举止、和蔼的态度有助于与患者建立和谐的医患关系,使患者感到温暖亲切,甚至能使患者讲出原想隐瞒的敏感事情。适当的微笑或赞许地点头示意可以消除患者的紧张情绪。不要只埋头记录,不与患者视线接触。交谈时采取前倾姿势以表示正注意倾听。

11. 恰当地运用赞扬与鼓励语言 恰当的赞扬与鼓励语言可促使患者与医生的合作,使患者受到鼓舞而积极提供信息。但对有精神异常的患者,不可随便用赞扬或鼓励的语言。

12. 感谢患者的合作 询问病史结束时,应感谢患者的合作,告知患者医患合作的重要性,并说明下一步对患者的要求、接下来要做什么、下次就诊时间或随访计划等。

(李 强 刘成玉)

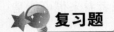 **本章小结**

　　问诊是每个医生必须掌握的临床基本能力之一。本章主要介绍了病史采集的方法——问诊,包括问诊的重要性、问诊的内容、问诊的方法与技巧等。通过学习病史采集,使同学们初步掌握病史采集的方法及技巧,从而了解问诊的重要性,为诊断和鉴别诊断疾病提供翔实的病史资料。

复习题

1. 什么是病史? 病史的基本要素是什么?
2. 简述问诊的重要性。
3. 现病史的内容有哪些?
4. 问诊过程中应注意哪些方法与技巧。

第 三 章

体格检查的基本方法与注意事项

学习目标

1. 知识与技能
(1) 掌握体格检查的基本方法;
(2) 掌握体格检查的注意事项。
2. 过程与方法　通过实验室练习、临床见习,提高对体格检查基本方法的认识,及其在诊断疾病中的作用。
3. 职业价值、态度、行为和伦理　敬业精神和伦理道德行为是医疗实践的核心。通过学习体格检查的基本方法与注意事项,医学生应充分认识学习医学职业基本要素的重要性,并树立正确的职业价值观。

体格检查(physical examination)是指医生运用自己的感官和借助于简便的检查工具,客观了解和评估患者身体状况的一系列最基本的检查方法。许多疾病通过体格检查再结合病史就可以作出临床诊断。在全面体格检查后,医生对患者健康状况和疾病状态提出的临床判断称为检体诊断(physical diagnosis)。

第一节　体格检查的基本方法

体格检查的基本方法有视诊、触诊、叩诊、听诊和嗅诊 5 种。要想娴熟地进行全面、有序、重点、规范和正确的体格检查,既需要扎实的医学知识,又需要反复的临床实践和丰富的临床经验。每次体格检查都是对视诊、触诊、叩诊和听诊、嗅诊 5 种检查方法的锻炼,这既是临床基本技能的训练过程,也是临床经验的积累过程,同样是与患者交流、沟通、建立良好医患关系的过程。

在临床工作中,不同的检查方法可获得不同的疾病信息。只有触诊和叩诊需要手法技巧,检查时一定要娴熟、轻柔,一般不需要用力触诊和叩诊,以免使患者紧张而拒绝检查。

体格检查所需要的检查工具至少要有必需的、可选择的和医疗单位必备的检查工具(表 3-1)。检查肛门、直肠和生殖器、感染的皮肤,或检查时可能接触患者的体液时,必须佩戴手套。

表 3-1　体格检查常用的工具

种类	常 用 工 具
必需的	听诊器、眼-耳底镜、笔形手电筒、叩诊锤、音叉（128Hz）、别针或大头针*、皮尺、便携式可视卡、洗手液（消毒液）
可选择的	鼻腔集光镜、鼻腔镜、音叉（512Hz）
大部分医疗机构均具备的	血压计、压舌板、敷药棒、纱布垫、手套、润滑剂、防意外出血用的愈创木脂卡、阴道镜

* 为了预防 AIDS 和肝炎病毒的传播，应该用一次性的大头针。

一、视　诊

视诊（inspection）是以视觉来观察患者全身或局部状态的检查方法。通过视诊可以观察到许多全身及局部的体征，但对特殊部位（如眼底、呼吸道、消化道等）则需借用某些器械（如检眼镜、内镜等）帮助检查。

视诊方法简单，适用范围广，可提供重要的诊断资料和线索，有时仅用视诊就可明确一些疾病的诊断。但是，视诊又是一种常被忽略的诊断和检查方法，极易发生视而不见的现象。学习视诊需要反复练习，并记住："视觉是一种能力，而眼力则是一种技巧"。因此，临床医生必须具备扎实的医学知识和丰富的临床经验，必须反复地临床实践，进行细致、敏锐地观察，并将视诊与其他检查方法结合起来，才能为临床诊断提供翔实的资料和有价值的线索。

视诊最好在自然光线下进行，夜间在普通灯光下常不易辨别黄疸和发绀，苍白和皮疹也不易观察清楚。侧面来的光线对观察搏动或肿物的轮廓有一定的帮助。

1. 常规视诊　体格检查的第一步就是从整体观察患者，从患者走进诊室开始就观察：患者的步态、有无目光接触、说话的方式、体位、表情、营养状况、身体的比例、有无畸形、有无异常举动等。

2. 近距离视诊　近距离视诊就是把注意力集中在某一部位进行细致的观察，如皮肤科医生主要是通过近距离视诊皮损来诊断疾病。然而，很多依靠视觉获得的重要医学信息，都是借助于各种仪器来完成的，如显微镜、检眼镜、结肠镜、胃镜、支气管镜和喉镜等。医学影像科医生则是通过观察各种影像学图像来获取医学信息。

二、触　诊

触诊（palpation）是医生通过手与患者体表局部接触后的感觉或患者的反应，发现身体有无异常的检查方法。手的不同部位对触觉的灵敏度不同，其中以指腹和掌指关节的掌面最为灵敏，触诊时多用这两个部位。临床上使用触诊的范围很广，尤以腹部检查最常采用触诊。其他如体温、湿度、震颤、波动、摩擦感、压痛，以及包块移动度、位置、大小、轮廓、表面性质、硬度等。

（一）触诊方法

触诊目的不同，触诊时施加的压力亦轻重不一，临床上可将触诊分为浅部触诊法与深部触诊法。

1. 浅部触诊法 医生将一手轻轻放在被检查的部位,利用掌指关节和腕关节的协同动作,轻柔地进行滑动触诊(图3-1)。浅部触诊法(light palpation)适用于检查体表浅在病变、关节、软组织,浅部的动脉、静脉、神经,阴囊和精索等。浅部触诊法一般不引起患者痛苦及肌肉紧张,更有利于检查腹部有无压痛、抵抗感、搏动、包块和某些肿大脏器等。

2. 深部触诊法 医生将一手或两手重叠放置于被检查部位,由浅入深,逐渐加压以达深部。深部触诊法(deep palpation)适用于检

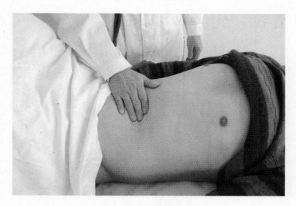

图3-1 浅部触诊法

查腹腔病变和脏器情况,根据检查目的和手法的不同又可分为4种。

(1) 深部滑行触诊法(deep slipping palpation):检查时嘱患者张口平静呼吸,或与患者谈话以转移其注意力,尽量使腹肌放松;医生同时以并拢的示、中、环指末端逐渐触向腹腔的脏器或包块,在被触及的脏器或包块上作上、下、左、右的滑行触诊(图3-2)。如为肠管或索条状包块,则需作与长轴相垂直方向的滑行触诊;这种触诊法常用于腹腔深部包块和胃肠病变的检查。

(2) 双手触诊法(bimanual palpation):医生将左手置于被检查脏器或包块的后部,并将被检查部位推向右手方向,这样除可起固定作用外,同时又可使被检查脏器或包块更接近体表以利于右手触诊(图3-3)。双手触诊法多用于肝、脾、肾和腹腔肿物的检查。

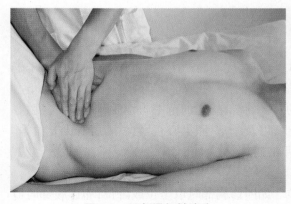

图3-2 深部滑行触诊法

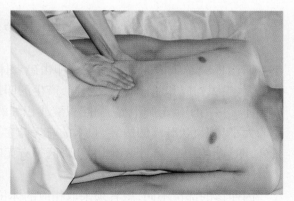

图3-3 双手触诊法

(3) 深压触诊法(deep press palpation):医生以一或两个手指在被检查部位逐渐深压(图3-4),以用于检查腹腔深在病变的部位或确定腹部压痛点,如阑尾压痛点、胆囊压痛点等。

(4) 冲击触诊法(ballottement):医生将三或四个手指并拢,以70°~90°角放置于腹壁相应的部位,作数次急速而较有力的冲击动作(图3-5),在冲击时可出现腹腔内脏器在指端浮沉的感觉,这种方法一般只适用于大量腹水时肝、脾难以触及者。因急速冲击可使腹水在脏器表面暂时移去,脏器随之浮起,故指端易于触及肝、脾或腹腔包块。但冲击触诊可使患者感到不适,检查时应避免用力过猛。

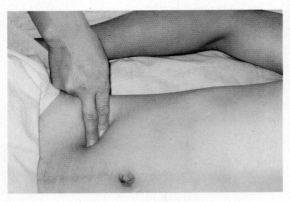

图 3-4　深压触诊法

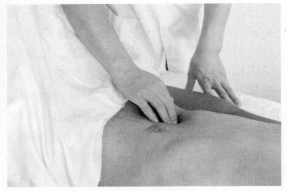

图 3-5　冲击触诊法

（二）注意事项

1. 触诊前应向患者解释触诊检查的目的和怎样配合,检查时手要温暖轻柔,避免引起患者的精神和肌肉紧张,而影响检查效果。

2. 医生与患者都应采取适宜的位置,一般医生应站在患者的右侧,面向患者,以便随时观察患者的面部表情;患者取仰卧位,双手自然置于体侧,双下肢屈曲,尽可能放松腹肌。

3. 进行下腹部触诊时,可根据需要嘱患者排除大小便,以免影响检查,或将充盈的膀胱误认为腹腔包块。

4. 触诊时要手脑并用,结合病变的解剖部位和毗邻关系,边触诊边思考,反复斟酌,以判断病变的性质和来源。

三、叩　　诊

叩诊(percussion)是医生用手指叩击患者体表,使之震动而产生音响的检查方法。由于器官密度、组织构成和叩诊的力度不同,产生的叩诊音也不同。

叩诊多用于确定肺下界、胸腔积液或积气的多少、肺部病变的范围与性质、纵隔的宽度、心界的大小与形状、肝脾的边界、腹水的有无与多少,以及子宫、卵巢有否增大、膀胱有无充盈等。另外,叩诊也用于了解肝区、脾区及肾区等有无叩击痛。

（一）叩诊方法

因叩诊的部位不同,患者须采取相应的体位。如叩诊胸部时取坐位或卧位;叩诊腹部时取仰卧位。由于检查手法与目的不同,叩诊又分间接叩诊法(indirect percussion)与直接叩诊法(direct percussion)。

1. 间接叩诊法　临床上广泛采用的方法,医生左手中指第二指节紧贴于叩诊部位,勿施重压,以免影响被叩组织的震动,其他手指稍微抬起(勿与体表接触);右手手指自然弯曲,以中指指端叩击左手中指第二指骨的前端,叩击方向应与叩诊部位的体表垂直;叩诊时以腕关节与指掌关节的活动为主,避免肘关节及肩关节参与运动(图 3-6,图 3-7)。

2. 直接叩诊法　医生用右示、中、环三指的掌面直接拍击被检查的部位,借拍击的反响和指下的震动感来判断病变情况的方法(图 3-8)。直接叩诊法主要适用于检查胸部或腹部面积较广泛的病变,如大量胸水或腹水等。

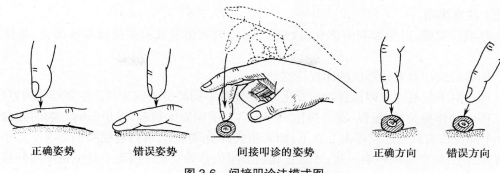

正确姿势　　　错误姿势　　　间接叩诊的姿势　　　正确方向　　　错误方向

图 3-6　间接叩诊法模式图

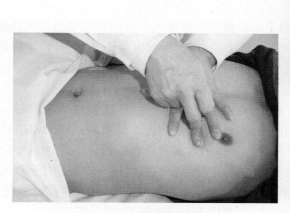

图 3-7　间接叩诊法

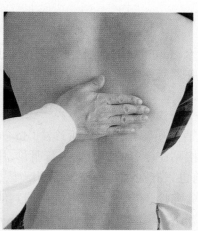

图 3-8　直接叩诊法

（二）叩诊音

叩诊音（percussion sound）即被叩击部位产生的音响。因被叩击部位组织器官的密度、弹性、含气量以及与体表的距离不同，可产生不同的音响。根据音响的强弱、频率等的不同将叩诊音分为 5 级，即实音（flatness）、浊音（dullness）、清音（resonance）、过清音（hyperresonance）和鼓音（tympany）。叩诊音的时限与组织密度呈负相关，实音持续时间最短，随着组织密度减小，叩诊音的时限逐渐延长。各种叩诊音的特点和临床意义见表 3-2。

表 3-2　各种叩诊音的特点及临床意义

叩诊音	音响强度	音调	持续时间	正常存在部位	临床意义
实音	最弱	最高	最短	心、肝	大量胸腔积液、肺实变
浊音	弱	高	短	心、肝被肺覆盖部分	肺炎、肺不张、胸膜增厚
清音	强	低	长	正常肺部	无
过清音	更强	更低	更长	无	阻塞性肺气肿
鼓音	最强	低	最长	胃泡区	气胸、肺空洞

（三）注意事项

1. 环境应安静,以免影响叩诊音的判断。叩诊时嘱患者充分暴露被检查部位,并使肌肉放松。

2. 叩诊时应注意对称部位的比较与鉴别。

3. 叩诊时不仅要注意叩诊音响的变化,还要注意不同部位或病变所产生震动感的差异。

4. 叩击动作要灵活、短促、富有弹性。叩击后右手应立即抬起,以免影响音响的振幅与频率。一个部位每次只需连续叩击 2~3 下,如未能获得明确印象,可再连续叩击 2~3 下。叩击力量要均匀适中,使产生的声响一致,才能正确判断叩诊音的变化。叩击力量应视不同的检查部位、病变组织的性质、范围大小或位置深浅等具体情况而定。

四、听　　诊

听诊(auscultation)是医生用耳或借助于听诊器听取身体内有运动舒缩能力及气体或血液流动的脏器所发出的声音,以识别正常与病理状态的方法,听诊常用于心血管、肺及胃肠道等的检查。

（一）听诊方法

1. 直接听诊法　直接听诊法(direct auscultation)是听诊器问世以前的古老听诊法。即用耳郭直接贴在患者的体表上进行听诊,用此法所听得的体内声音很微弱,而且既不卫生也不方便,目前也只有在某些特殊紧急情况下才采用。广义的直接听诊包括听诊语音、咳嗽、呼吸、嗳气、肠鸣、呻吟、啼哭以及患者发出的其他任何声音,这些声音均可提供有价值的诊断线索。

2. 间接听诊法　间接听诊法(indirect auscultation)是指采用听诊器进行的听诊。此法方便,使用范围广,对脏器运动的声音可起放大作用,主要用于心、肺、腹部、血管等听诊。

通常采用的听诊器(stethoscope)由耳件、胸件及软管三部分组成(图 3-9)。胸件有两种类型:①钟型:适用于听诊低调声音,如二尖瓣狭窄的舒张期隆隆样杂音(图 3-10)。使用钟型胸件时,胸件应轻轻接触体表被检查部位,但必须完全密合。否则会牵拉钟型胸件周围的皮肤,使之发挥与膜型胸件相似的功能,过滤低调的声音。②膜型:适用于听诊高调的声音,如主动脉瓣关闭不全的杂音等。使用膜型胸件时,胸件要紧贴体表被检查部位(图 3-11)。

（二）注意事项

1. 听诊时环境要安静、温暖、避风。寒冷可引起患者肌束颤动,出现附加音,影响听诊效果。

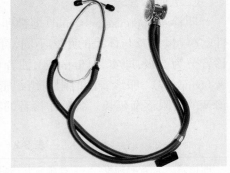

图 3-9　听诊器

2. 听诊时应根据病情嘱患者采取适当的体位,对衰弱不能起床的患者,为减少患者翻身的痛苦,以使用膜型听诊器为佳。

3. 听诊前应注意耳件方向是否正确,管腔是否通畅;胸件要紧贴于被检查的部位,避免与皮肤摩擦而产生附加音。

4. 听诊时注意力要集中,听诊心脏时要排除呼吸音的干扰,听诊肺部时也要排除心音的干扰。

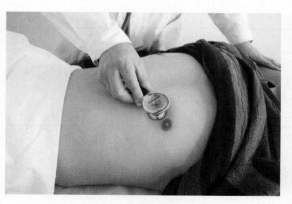

图 3-10　采用钟型胸件听诊

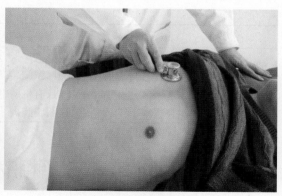

图 3-11　采用膜型胸件听诊

五、嗅　诊

　　嗅诊(smelling)是通过嗅觉判断发自患者的异常气味的一种检查方法。这些异常气味多来自皮肤、黏膜、呼吸道、胃肠道、呕吐物、排泄物、分泌物、脓液与血液等。嗅诊时用手将患者散发的气味扇向自己的鼻部,然后仔细判断气味的性质和特点。

　　临床工作中,医生应该有能力基于气味建立诊断,因为嗅诊可迅速为临床诊断提供具有重要意义的线索。有经验的医生在第一次与患者接触时,根据气味变化就能做出诊断或把握诊断方向。气味常出现在代谢性疾病或中毒以后。但气味很难精确描述,个体对气味的感觉差异极大。临床常见的气味及其临床意义见表 3-3。

表 3-3　临床常见的气味及其临床意义

分类	气味	临床意义
呼吸气味	口臭	口腔局部(牙龈和牙周病)、胃肠道、其他全身性疾病或吸烟、食用含挥发性成分的食物
	腐败、粪臭气味	肠梗阻、食管憩室、支气管扩张
	丙酮味、水果味	糖尿病酮症、饥饿性酮症、氯仿及水杨酸中毒
	恶臭、甜、腐败	肺脓肿、脓胸、鼻腔内异物
	尿味	尿毒症
	烟草味	尼古丁
	蒜味	有机磷和砷中毒
尿液气味	鼠味	苯丙酮尿症
	氨味	膀胱炎及尿潴留
	苹果样气味	糖尿病酮症酸中毒
	大蒜臭味	有机磷中毒
	腐臭味	膀胱癌晚期
皮肤/汗液气味	鼠味、马味	苯丙酮尿症
	粪臭味	肠梗阻
	甜味、烂苹果味	气性坏疽

续表

分类	气味	临床意义
	狐臭味	腋臭
痰液气味	腐败、臭味	肺脓肿、脓胸、支气管扩张、化脓性支气管炎
呕吐物	蒜味	砷中毒、有机磷中毒
	粪池味	肠梗阻、腹膜炎

第二节 体格检查的注意事项

　　体格检查一般于病史采集结束后开始,但一般检查是从患者进入诊室或在床边询问病史时开始的。体格检查的目的是为了进一步支持和验证问诊中所获得的有临床意义的症状或体征,发现患者所存在的体征及对治疗的反应,为进一步确认临床诊断寻找客观依据。体格检查的注意事项见表3-4。

表3-4 体格检查的注意事项

体格检查时的注意事项
1. 以患者为中心,要关心、体贴患者,要有高度的责任感和良好的医德修养
2. 仪表端庄,举止大方,态度诚恳和蔼,过分不拘礼节可引发许多问题
3. 环境安静、舒适和具有私密性,最好以自然光线作为照明
4. 检查前先洗手,注意避免交叉感染
5. 医生应站在患者右侧。检查前有礼貌地对患者作自我介绍,并说明体格检查的原因、目的和要求,以更好地取得患者密切配合。检查结束应对患者的配合与协作表示感谢
6. 充分暴露被检查部位,检查其他部位时应该适当遮挡患者的乳房(女性)和腹股沟部;但过分遮挡可能会漏掉部分重要体征
7. 男医生和实习生给女患者进行体格检查(尤其是阴部、直肠的检查)时,应该有第三人(医生、护士或家属)在场陪伴
8. 患者的体位随检查的部位不同而不同,如腹部检查时采取仰卧位(头部一个枕头)
9. 全身体格检查时应全面、有序、重点、规范和正确,检查手法应规范轻柔
10. 要按一定顺序进行,避免重复和遗漏,避免反复翻动患者,力求建立规范的检查顺序
① 先观察一般状况,然后依次头、颈、胸、腹、脊柱、四肢及神经系统,以避免不必要的重复或遗漏
② 必要时进行生殖器、肛门和直肠的检查
③ 根据病情轻重,可调整检查顺序,有利于及时抢救和处理患者
④ 在体格检查过程中,应注意左、右及相邻部位等的对照检查
⑤ 根据病情变化及时进行复查,以便有助于病情观察和补充、修正诊断

(李 强　刘成玉)

本章小结

　　体格检查是诊断疾病的基本方法之一,每次体格检查都是对视诊、触诊、叩诊、听诊和嗅诊5种检查方法的锻炼,也是与患者交流、沟通、建立良好医患关系的过程。本章主要介绍了体格检查的基本方法与注意事项等。通过对体格检查基本方法学习,使同学们初步掌握基本检查方法的内容与技巧,为诊断和鉴别诊断疾病提供翔实的临床资料。

复习题

1. 简述视诊在诊断中的价值。
2. 简述触诊的类型与临床应用范围。
3. 简述叩诊音的特点与临床意义。
4. 体格检查的注意事项有哪些?

第 四 章

一 般 检 查

一般检查是对患者全身状态的概括性观察,对评价病情的严重程度以及正确诊断疾病具有重要意义。一般检查以视诊为主,配合触诊、叩诊、听诊和嗅诊进行检查。一般检查的内容包括:性别、年龄、生命体征(体温、呼吸、脉搏、血压)、发育与体型、营养、意识状态、面容表情、语调与语态、体位、姿势、步态、皮肤和淋巴结等。

第一节 全身状态检查

一、性 别

性别(sex)不难判断,因为正常人的性征很明显。女性性征的正常发育与雌激素和雄激素有关,受雄激素的影响女性出现大阴唇与阴蒂的发育,腋毛与阴毛生长,可出现痤疮;受雌激素的影响出现乳房、女阴、子宫及卵巢的发育。男性性征的正常发育仅与雄激素有关,受雄激素的影响男性出现睾丸、阴茎的发育,腋毛多,阴毛呈菱形分布,声音低而洪亮,皮脂腺分泌多,可有痤疮。

疾病的发生与性别有一定的关系,某些疾病或性染色体异常可引起性征改变或难以分辨(表 4-1)。

表 4-1 疾病发生与性别的关系

项目	关系
性别与某些疾病的发生	甲状腺疾病和 SLE 以女性为多见,而甲型血友病多见于男性
某些疾病对性征影响	① 肾上腺皮质肿瘤或长期使用糖皮质激素,可导致女性患者发生男性化
	② 肝硬化可引起睾丸功能受损
	③ 肾上腺皮质肿瘤及某些支气管肺癌可使男性患者乳房发育以及其他第二性征改变,如皮肤、毛发、脂肪分布、声音改变等
解剖关系与疾病	由于特殊的解剖关系,女性易患反复发作的尿路感染、肾盂肾炎和由于月经过多造成的缺铁性贫血
性染色体的影响	性染色体的数目和结构异常均可影响性发育和性征,导致两性畸形

二、年 龄

年龄(age)与疾病的发生及预后有密切的关系,如佝偻病、麻疹、白喉等多见于幼儿及儿童;结核病、风湿热多见于少年与青年;动脉硬化性疾病、各种实体癌多见于老年人。药物的用量以及某些诊疗方法的选择,也需要考虑年龄的因素。随着年龄的增长,机体出现生长发育、成熟、衰老等一系列改变,医生在诊疗疾病时必须考虑这些变化,在病历中应记录患者的实际年龄。

年龄一般可通过问诊得知,但在某些情况下,如昏迷、死亡或隐瞒真实年龄时则需通过观察和检查进行估计。判断年龄一般是以皮肤的弹性与光泽、肌肉的状态、毛发的颜色和分布、面与颈部皮肤的皱纹、牙齿的状态等为依据。但有时年龄也较难准确判断,这与环境因素(影响发育速度和衰老程度)、精神状态、保健条件和水平、疾病对机体状态的影响等有关。

三、生 命 体 征

生命体征(vital sign)是评价生命活动存在与否及其质量的重要指标,包括体温、脉搏、呼吸和血压,是及时了解患者病情变化的重要指标之一,也是体格检查的必查项目。

(一)体温

体温是指人体内部的温度,通过测量体表的温度来反映体温的变化,体温的异常变化是很多疾病的重要表现之一。

1. 测量方法 体温测量使用体温计,采用摄氏单位进行记录。常用的体温测量方法有口测法、肛测法和腋测法,其评价见表 4-2。

表 4-2 体温测量的方法与评价

方法	评价
口测法	① 将消毒好的体温计头端置于患者舌下,并嘱其紧闭口唇(用鼻呼吸),5 分钟后读数
	② 结果较为可靠,但不适用于婴幼儿及神志不清者
肛测法	① 患者取侧卧位,将肛门体温计的头端(涂以润滑剂)缓慢插入肛门(深度约为体温计长度的一半),5 分钟后读数
	② 结果稳定,一般较口测法高 0.3~0.5℃。多用于婴幼儿、神志不清及某些特殊患者

续表

方法	评　价
腋测法	① 将体温计头端置于患者腋窝处,并嘱其上臂夹紧体温计(将腋窝汗液擦干,消除对体温测量的影响),10 分钟后读数
	② 结果较口测法约低 0.2~0.4℃。方便、安全,且不易发生交叉感染,为最常用的方法

2. 参考值　生理情况下,体温有一定的波动。口测法 36.3~37.2℃,肛测法 36.5~37.7℃,腋测法 36~37℃。早晨体温略低,下午略高,24 小时内体温波动幅度一般不超过 1℃;运动或进食后体温略高;老年人体温略低,女性月经期前或妊娠期体温略高。

3. 注意事项

(1) 检查体温计是否完好,汞柱是否在 35℃ 以下。

(2) 选择恰当的检测方法:①婴幼儿、精神异常、昏迷、口腔疾病、口鼻手术者忌用口测法。②腋窝有创伤、手术、炎症、腋窝出汗较多者,肩关节受伤或消瘦者(夹不住体温计)忌用腋测法。③直肠肛门手术、腹泻患者忌用肛测法,心肌梗死者也忌用肛测法(以免刺激肛门引起迷走神经反射,导致心动过速)。

(3) 婴幼儿、危重躁动患者应专人守护,以防意外。

(4) 避免影响体温测量的各种因素,如运动、进食、冷热饮、冷热敷、洗澡、坐浴和灌肠。

(5) 采用口测法时,患者不慎将体温计咬破,应及时清理玻璃碎屑,以免损伤唇、舌、口腔、食管、胃肠道黏膜,再口服鸡蛋清或牛奶,以延迟汞的吸收。

(6) 测量结果应及时记录于体温记录单上,并描绘出体温曲线。体温变化的规律(热型)可为诊断某些疾病提供重要价值。

4. 临床意义　体温高于正常称为发热,见于感染、创伤、恶性肿瘤、脑血管意外及各种体腔内出血等。体温低于正常称为体温过低,见于休克、严重营养不良、甲状腺功能低下及过久暴露于低温环境下。

【理论与实践】 体温≥38.3℃,持续 3 周或 3 周以上,且经过 1 周以上的全面检查和常规诊断性检查仍未明确诊断的发热称为不明原因的发热(fever of unknown origin,FUO,或 pyrexia of unknown origin,PUO)。导致 FUO 最常见的原因是感染性疾病,其次是恶性肿瘤和风湿性疾病,且风湿性疾病有可能超过恶性肿瘤成为 FUO 的第二大病因。FUO 往往是普通疾病的不常见表现,而不是少见疾病的常见表现,90% 的 FUO 患者最终可以找到病因。

(二)脉搏

脉搏(pulse)是指动脉脉搏,脉搏的变化可反映心脏跳动的速度和节律。

1. 检量方法　医生将示指、中指、环指并拢,并将指腹平放于桡动脉近手腕处,以适当的压力触诊桡动脉 30 秒,判断其搏动的节律、脉率、强弱、紧张度以及与呼吸的关系,并计算每分钟搏动次数(图 4-1)。脉搏不规则者应延长触诊时间。

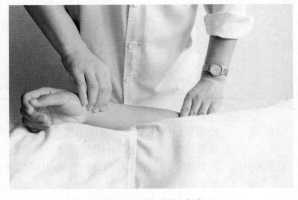

图 4-1　触诊桡动脉

2. 参考值 正常成人脉搏为 60~100 次 / 分钟,节律规整,儿童较快(约 90 次 / 分钟),婴幼儿更快(可达 130 次 / 分钟),老年人较慢(55~60 次 / 分钟),女性较男性快。

3. 注意事项

(1)检查脉搏前,患者避免剧烈运动,否则要休息 20 分钟后再检查。

(2)勿用拇指触诊脉搏,因拇指小动脉的搏动易与患者的脉搏混淆。

(3)检查脉率与心率是否一致。如果有脉搏短绌,则由 2 人分别触诊脉搏和听诊心率,同时计数 1 分钟,计算出心率与脉率之比。

4. 临床意义 脉搏可因年龄、性别、活动及情绪状况而变化,但在病理情况下可出现脉率、节律、强弱、紧张度的变化。

(1)脉率:脉搏的生理和病理性变化与心率基本一致(表 4-3)。但在心房颤动、频发室性期前收缩时,由于部分心脏搏动的搏出量不足,不能使周围动脉产生搏动或搏动过弱而不能触及,致使脉率少于心率。

表 4-3 脉率异常的临床意义

异常	临 床 意 义
增快	① 交感神经兴奋:焦虑、运动、发热、疼痛
	② 心源性:心力衰竭、心肌炎、心房扑动、心房颤动、阵发性心动过速、加速性心室自主心律、尖端扭转型室性心动过速
	③ 药物性:肾上腺素、阿托品、沙丁胺醇、咖啡因、乙醇、苯丙胺
	④ 其他:贫血、休克、甲亢
减慢	① 生理性:运动员、睡眠中
	② 心源性:急性心肌梗死、病态窦房结综合征、二度以上房室传导阻滞、心肌病
	③ 药物性:地高辛、利血平、普尼拉明、普萘洛尔、美托洛尔,阿片制剂中毒
	④ 神经性:迷走神经张力过高、交感神经活性下降
	⑤ 感染性:白喉、伤寒
	⑥ 其他:颅内压增高、胆汁淤积性黄疸、甲状腺功能减退、体温过低、严重高钾血症、厌食症

(2)节律:脉搏节律基本上反映心脏搏动的节律,借助脉搏节律可初步判断有无心律失常。节律可表现为:①节律规整;②节律相对不规整,如期前收缩二联律、三联律等;③节律绝对不规整(表 4-4)。

表 4-4 脉搏节律和强度异常的临床意义

异常	临 床 意 义
节律异常	① 落脉:二度房室传导阻滞、二度窦房传导阻滞、窦性停搏、期前收缩
	② 联脉:期前收缩(二联律、三联律)、3:2 二度房室传导阻滞
	③ 不规则:心房颤动、频发期前收缩、室上速伴不规则房室传导阻滞
强度异常	① 洪脉:高热、甲亢、主动脉瓣关闭不全
	② 细脉:心力衰竭、主动脉狭窄、休克

(3)紧张度和动脉壁状态:脉搏的紧张度取决于动脉的收缩压,可依据手指按压桡动脉所

施加的压力和感知到的血管弹性来估计。正常人的动脉壁光滑、柔软,并有一定的弹性。用手指压迫时,动脉远端的搏动不能触及。动脉硬化早期,动脉壁弹性消失,呈条索状;严重动脉硬化时,动脉壁变硬且迂曲。

(4) 强弱:脉搏的强弱与心搏出量、脉压和外周血管阻力有关。心搏出量大、脉压宽和外周血管阻力低时,脉搏增强,且振幅大,称为洪脉,见于高热、甲亢、主动脉瓣关闭不全、严重贫血等。心搏出量小、脉压小、外周血管阻力大时,脉搏减弱且振幅小,称为细脉,见于心力衰竭、主动脉瓣狭窄、休克等。

(5) 脉波:利用触诊或无创伤性脉搏示波描记,可了解脉搏及波形。正常脉波由升支、波峰和降支组成,升支发生在左心室收缩早期,波峰出现在收缩中、晚期,降支发生在心室舒张期。常见的异常波形有水冲脉(water hammer pulse)、迟脉(pulse tardus)、重搏脉(dicrotic pulse)、交替脉(altering pulse)、奇脉(paradoxical pulse)和无脉(pulseless),其特点、发生机制和临床意义见表4-5。

表 4-5 常见异常脉波的特点及临床意义

脉波	特点	发生机制	临床意义
水冲脉	脉波骤起骤落,犹如潮水涨落,急促有力	脉压增大	主动脉瓣关闭不全、甲亢、严重贫血、动脉导管未闭
迟脉	升支上升缓慢,波峰平宽,降支亦缓慢	脉压减小	主动脉瓣狭窄
交替脉	节律正常而强弱交替	左心室收缩力强弱交替	左心衰竭的体征之一,高血压性心脏病、心肌梗死等
重搏脉	降支上又重复出现一个增高的脉波	周围血管阻力减低	梗阻性肥厚型心肌病、长期发热导致外周血管阻力降低者
奇脉	吸气时脉搏明显减弱或消失	吸气时胸腔负压增加,心搏量减少	大量心包积液、缩窄性心包炎
无脉	脉波消失	心搏量减少或动脉阻塞	休克、多发性大动脉炎

(三) 呼吸

呼吸(respiration)是非常重要的且直观的生命体征,有节律的自主呼吸常提示生命体征的存在,若呼吸停止则可说明生命即将停止或已经停止。

1. 检查方法 医生在检查脉搏后,继续将手指置于桡动脉上,观察患者胸部或腹部的起伏(一起一伏为1次);对呼吸微弱者,医生将其耳部靠近患者的口鼻处,听其呼吸的气流声(一呼一吸为1次),计数1分钟。注意观察呼吸类型、频率、深度、节律以及有无其他异常现象。

2. 参考值

(1) 成人在安静状态下,呼吸频率为12~20次/分钟,呼吸与脉搏之比为1:4。

(2) 正常呼与吸之比为1:2.5。

(3) 新生儿为44次/分钟,随着年龄增长将逐渐减慢。

(4) 儿童和成年男性以腹式呼吸为主,女性则以胸式呼吸为主。

3. 临床意义 呼吸与心跳相互依存,无呼吸的心跳和无心跳的呼吸都不能长时间维持。病理情况下,出现呼吸困难、呼吸节律和频率的变化,对诊断疾病及判断预后有重要意义。

（1）呼吸频率和深度：呼吸频率超过 20 次 / 分钟为呼吸过速（tachypnea），呼吸频率低于 12 次 / 分钟为呼吸过缓（bradypnea）。当严重的代谢性酸中毒时，出现深长而快的呼吸，这种深快呼吸又称为 Kussmaul 呼吸。常见的呼吸频率和深度变化见图 4-2，其常见的原因见表 4-6。

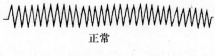

正常

呼吸浅快

呼吸过缓

呼吸深快

图 4-2　常见呼吸频率和深度变化

表 4-6　呼吸频率和深度变化的常见原因

呼吸改变	常 见 原 因
呼吸过速	发热、疼痛、贫血、甲亢、心力衰竭等
呼吸过缓	麻醉药或镇静剂过量、颅内压增高等
呼吸浅快	呼吸肌麻痹、严重鼓肠、腹水和肥胖、肺炎、胸膜炎、胸腔积液、气胸等
呼吸深快	剧烈运动、情绪激动、代谢性酸中毒等

（2）呼吸节律：正常成人静息状态下呼吸节律基本上均匀而整齐。病理情况下可出现呼吸节律的变化。常见的异常呼吸节律变化见图 4-3，其特征和原因见表 4-7。

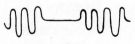

Biots呼吸

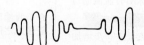

Cheyne-Stokes呼吸

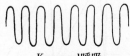

Kussmaul呼吸

图 4-3　常见的异常呼吸节律

表 4-7　常见异常呼吸节律的特征及原因

呼吸节律异常	特 征	原 因
呼吸停止	呼吸消失	心脏停搏
Biots 呼吸	伴长周期呼吸暂停的不规则呼吸	颅内压升高、药物引起的呼吸抑制、脑损伤（常于延髓水平）
Cheyne-Stokes 呼吸	呼吸频率和深度逐渐增加、减小、呼吸暂停交替出现的周期性不规则呼吸。潮式呼吸周期可达 30 秒至 2 分钟，暂停期可维持 5~30 秒	药物引起的呼吸抑制、充血性心力衰竭、脑损伤（常于脑皮质水平）
Kussmaul 呼吸	呼吸深快	代谢性酸中毒
抑制性呼吸	胸部剧烈疼痛所致的吸气相突然中断，呼吸运动短暂地受到抑制，呼吸较正常浅而快	急性胸膜炎、胸膜恶性肿瘤、肋骨骨折及胸部严重外伤等
叹气样呼吸	在一段正常呼吸节律中插入一次深大呼吸，并常伴有叹息声	多为功能性改变，见于神经衰弱、精神紧张或抑郁症

(四) 血压

血压(blood pressure,BP)是指动脉血压,与呼吸、脉搏和体温共同构成生命体征,是判断生命活动存在和质量的重要而简要的指标,是体格检查必查的项目之一。

1. 测量方法　血压测量有直接测量法和间接测量法。前者需要专用设备,技术要求高且有一定的创伤,仅适用于某些特殊情况;后者无创伤、简便易行,不需要特殊设备,适用于任何人,但其影响因素较多。

临床上常用血压计来间接测量血压。血压计有汞柱式、弹簧式和电子血压计,以汞柱式血压计最常用。

血压间接测量可分为诊室血压测量(office blood pressure monitoring,OBPM)、动态血压测量(ambulatory blood pressure measurement,ABPM)和家庭血压测量(home blood pressure measurement,HBPM),其中OBPM是最常用的血压测量方法,也是目前诊断高血压、评估疗效的传统的基本标准方法,但OBPM不能反映24小时血压变化。

测量血压时,根据Korotkoff 5期法判断血压值(图4-4)。第1期(响亮的拍击声)代表收缩压(systolic blood pressure,SBP),第5期(声音消失)前的血压为舒张压(diastolic blood pressure,DBP),收缩压与舒张压之差为脉压(pulse pressure,PP)。

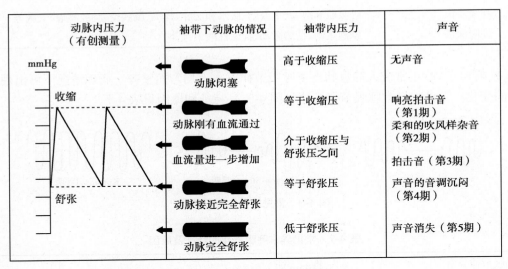

图 4-4　Korotkoff 5 期法原理

OBPM 方法:

(1) 环境舒适安静,患者至少安静休息5分钟以上。测量时要安静,不要讲话。

(2) 患者一般取坐位,裸露上臂,袖带缠于上臂(袖带下缘距离肘窝2~3cm),上臂、血压计与心脏水平一致。

(3) 触及肱动脉搏动,听诊器胸件置于肱动脉搏动明显处(切不可将听诊器胸件插入袖带内)。

(4) 充气至动脉搏动消失,再升高20~30mmHg,然后缓慢放气;听到Korotkoff音第一音为收缩压,消失音为舒张压。

(5) 休息1分钟,重复测量1次,取2次结果的平均值记录。

（6）如实记录血压值,尾数以 0,2,4,6,8mmHg 表示。

2. 注意事项　由于血压测量的影响因素较多,应特别注意以下几点。

（1）充分做好测量前的各项准备工作(以汞柱血压计为例)。

1）血压计的选择与要求:①血压计的袖带宽度约为上肢周径的 40%(约 12~14cm)。②血压计袖带气囊长度约为上肢周径的 80%,以保证能绕上臂 1 周。③打开血压计开关后,汞柱的凸面水平应在零位。④若采用非汞柱式血压计,每次使用前均需校准。

2）血压测量前的准备工作:血压测量前的准备工作见表 4-8。

表 4-8　血压测量前的准备工作

血压测量前的准备工作
① 检查室内应安静、舒适、温暖
② 测量前 30 分钟禁止患者吸烟和饮用含有咖啡因的饮料,并至少休息 5~10 分钟
③ 充分暴露被测量的上肢,且被测量上肢无动静脉瘘、无动脉切开遗留的瘢痕和水肿
④ 触诊肱动脉以保证有搏动
⑤ 被测量上肢的肱动脉与心脏处于同一水平(坐位时手臂放置于检查桌上比腰部稍高;站立位时手臂则置于中胸部的高度),将袖带均匀紧贴皮肤缠于上臂,使其下缘在肘窝上约 2~3cm
⑥ 医生触及肱动脉搏动后,将听诊器胸件置于搏动的肱动脉上,准备听诊

（2）选择合适的袖带和规范的测量技术,肥胖的人用宽袖带,儿童用窄袖带,以最大限度地减少测量误差。

（3）重复测量时应将袖带内气体完全排空后 1 分钟再测量。

（4）第 4 期通常持续 5~10mmHg,若大于 20mmHg,应将变音和声音消失的汞柱数值分别记录,如 150/90/60mmHg。若仅有变音而无声音消失,则以变音的数值为舒张压。

3. 临床意义　90%~95% 的高血压原因未明(原发性高血压),若因某器官或基因缺陷、药物等导致的高血压则为继发性高血压。测量血压的目的主要是:①检查生命体征;②证实高血压的存在和严重程度;③评估心血管的危险因素;④明确靶器官损害;⑤明确继发性原因。

新生儿血压平均为 (50~60)/(30~40)mmHg。由成年期至老年期,血压随年龄的增长而稍有增高,男性较女性稍高,但老年人血压的性别差异较小。由于影响血压的因素较多,因此,不能根据一次的测量结果判断其正常与否,应根据多次测量结果综合判断。

正常成人脉压为 40~60mmHg(平均 50mmHg),双侧上肢血压差为 5~10mmHg,下肢血压高于上肢 20~40mmHg。18 岁以上成人血压标准及高血压分类见表 4-9。血压变化的意义见表 4-10。

表 4-9　成人血压标准(mmHg)及高血压分类

类别	收缩压	舒张压	类别	收缩压	舒张压
理想血压	<120	<80	2 级高血压(中度)	160~179	100~109
正常血压	<130	<85	3 级高血压(重度)	≥180	≥110
正常高值	130~139	85~89	单纯收缩期高血压	≥140	<90
1 级高血压(轻度)	140~159	90~99	亚组:临界收缩期高血压	140~149	<90
亚组:临界高血压	140~149	90~94			

注:收缩压与舒张压不在同一级别时,应按较高的级别分类

表 4-10   血压变化的临床意义

类别	特点	临 床 意 义
高血压	血压高于正常标准	大多数原因不明(原发性高血压),1%~2% 为症状性高血压(继发性高血压),见于肾动脉狭窄、肾实质病变、嗜铬细胞瘤、皮质醇增多症、原发性醛固酮增多症等
低血压	血压 <90/60mmHg	多种原因的休克、急性心肌梗死、极度衰弱者。有时低血压也与体位有关(体位性低血压)
血压不对称	两上肢血压相差大于10mmHg	多发性大动脉炎、先天性动脉畸形、血栓闭塞性脉管炎
脉压增大	脉压 >65mmHg	主动脉瓣关闭不全、动脉导管未闭、甲亢、严重贫血等
脉压减小	脉压 <30mmHg	主动脉瓣狭窄、心包积液、心力衰竭、缩窄性心包炎
上下肢血压差减小	下肢血压等于或低于上肢血压	提示相应部位有动脉狭窄或闭塞,见于主动脉狭窄、胸腹主动脉型大动脉炎、髂动脉或股动脉闭塞等

四、发育与体型

(一) 发育

发育(development)是否正常,应以年龄、智力、体格成长状态(包括身高、体重及第二性征等)之间的关系进行综合评价。发育正常者的年龄、智力与体格的成长状态均衡一致。成人发育正常的指标包括:①头长为身高的 1/8~1/7。②胸围为身高的 1/2。③双上肢水平展开的指间距离约等于身高。④坐高等于下肢的长度。正常人各年龄组的身高与体重之间存在一定的对应关系。

发育受种族、遗传、内分泌、营养代谢、生活条件及体育锻炼等因素的影响。病态发育与内分泌的改变密切相关。

1. 身高

(1) 身高测量方法(裸足站立测量法):身体保持挺直(足跟、臀和肩部接触墙壁),头部保持中立位(枕部接触墙壁),测量地板与头皮最高点水平线的垂直距离。测量时,要压住头发或分开特别厚的头发,以免过高估计身高。身高以厘米记录(精确至 0.5cm)。

(2) 身高异常

1) 线性生长过速:线性生长过速仅见于青少年晚期骨骺闭合之前,为垂体性生长激素分泌过多所致。骨骺闭合前生长激素分泌过多,线性生长超过了依据双亲身高计算的预期身高(显著背离生长曲线),使体格异常高大,提示垂体肿瘤所致的巨人症(gigantism)。骨骺闭合之后生长激素的过多分泌,可导致手、足、头骨、下颚等扩大及软组织增厚,而非身高的增加,称为肢端肥大症(acromegaly)。

2) 身材矮小症:提示生长激素产生不足、机体反应低下或营养障碍等。腺垂体功能减退者生长激素分泌不足可致体格异常矮小称为垂体性侏儒症(pituitary dwarfism)。

甲状腺对体格发育具有促进作用。发育成熟前,如果甲状腺功能亢进时由于代谢增强、食欲亢进,可导致体格发育有所改变;甲状腺功能减退可致体格矮小和智力低下,称为呆小病(cretinism)。

身材矮小症的诊断非常困难,体质性身材矮小是最常见的原因,但必须排除器质性病变,也要考虑到心理社会因素的影响。其常见原因见表 4-11。

表 4-11 身材矮小的常见原因

分类	原因
先天性	宫内发育迟缓、假性甲状旁腺功能减退症、维生素 D 缺乏性佝偻病、Turner 综合征、软骨发育不全、Prader-Willi 综合征
内分泌性	生长激素缺乏、甲状腺功能低下、甲亢、糖尿病、库欣综合征、性腺功能减退
感染性	任何使机体虚弱的慢性感染
炎症性、免疫性	少年性类风湿关节炎、系统性红斑狼疮、慢性肾小球肾炎等
机械性	脑损伤
代谢性、中毒性	慢性糖皮质激素应用、营养障碍
肿瘤性	儿童期肿瘤治疗（包括脑部放射治疗）
神经性	蝶鞍肿瘤
社会心理性	慢性情绪低落、亲子关系错误归属
血管性	垂体梗死

3）身体比例失调：①Marfan 综合征：患者身材较高，体型较瘦，颅骨长而窄，指骨细长，手臂张开指间距离超过身高。②Klinefelter 综合征：患者身材高、四肢长，下半身长于上半身，手臂张开指间距离小于身高（骨骼比例异常不是单纯由雄激素不足造成的），雄激素不足患者的指间距离大于身高。

4）身高下降：骨骼成熟后身高下降的原因仅可能是长骨长度、末端关节软骨（特别是臀、膝）、脊柱高度、椎间盘空隙（特别是腰椎）缩短或过度的脊柱弯曲。常见的身高下降的原因见表 4-12。

表 4-12 常见的身高下降的原因

分类	原因
长骨因素	创伤、手术、骨软化
软骨因素	骨关节炎、类风湿关节炎
椎间盘因素	椎间盘脱出、椎间盘脱水、椎间盘感染
脊柱因素	骨质疏松症、骨软化、Paget 病、创伤性压缩性骨折、多发性骨髓瘤
脊柱弯曲	脊柱侧凸、妊娠、腹肌乏力、肌炎等

2. 第二性征 性激素决定第二性征的发育，当性激素分泌受损时可导致第二性征的改变。结核、肿瘤等疾病可破坏性腺分泌功能，出现性腺功能低下所致的第二性征改变，男性患者出现阉人征（eunuchism），表现为上肢、下肢过长，骨盆宽大，无胡须，毛发稀少，皮下脂肪丰富，外生殖器发育不良，发音女声。女性患者出现乳房发育不良、闭经、体格男性化、多毛、皮下脂肪减少、发音男声。

（二）体型

体型（habitus）是身体各部发育的外观表现，包括骨骼、肌肉的成长与脂肪分布的状态等。成年人的体型可分为 3 种，其特点见表 4-13。

表 4-13 成人体型的分类及特点

体型	特 点
无力型(瘦长型)	体高肌瘦,颈、躯干、四肢细长,肩窄下垂,胸廓扁平,腹上角小于 90°
正力型(匀称型)	身体各个部位结构匀称适中,腹上角 90° 左右。见于大多数的正常成人
超力型(矮胖型)	体格粗壮,颈、四肢粗短,肌肉发达,肩宽平,胸围大,腹上角大于 90°

五、营 养 状 态

营养状态(state of nutrition)与食物的摄入、消化、吸收和代谢等因素有关,可作为评定健康和疾病程度的标准之一。营养状态的评价应根据皮肤、毛发、皮下脂肪、肌肉等情况,结合性别、年龄、身高及体重进行综合判断。最简便而迅速的方法是观察皮下脂肪充实的程度,最适宜的部位是前臂屈侧或上臂背侧下 1/3 处。此外,在一定时间内监测体重的变化也可反映机体的营养状态。

(一)营养状态的分级

临床上将营养状态分为良好、中等、不良三个等级,其特点见表 4-14。

表 4-14 营养状态分级

营养状态	特 点
良好	黏膜红润、皮肤有光泽且弹性良好、皮下脂肪丰满而有弹性,肌肉结实,指甲、毛发润泽,肋间隙及锁骨上窝深浅适中,肩胛部和股部肌肉丰满
不良	皮肤黏膜干燥、弹性降低,皮下脂肪菲薄,肌肉松弛无力,指甲粗糙无光泽,毛发稀疏,肋间隙及锁骨上窝凹陷,肩胛骨和髂骨嶙峋突出
中等	介于良好与不良之间

(二)常见的几种营养状态异常

临床上常见的营养状态异常包括营养不良和营养过度两个方面。

1. 营养不良　由于摄食不足和(或)消耗增多引起。一般轻微或短期的疾病不易导致营养状态的异常。

营养不良多见于长期或严重的疾病,如食管、胃、肠、肝、胆和胰腺疾病导致食物的摄取、消化和吸收功能障碍,长期活动性肺结核、恶性肿瘤、代谢性疾病(如糖尿病)和某些内分泌疾病(如甲亢、产后垂体功能减退症等)均可引起消耗增多。当体重下降超过正常标准 10% 时称为消瘦(emaciation),极度消瘦者称为恶病质(cachexia)。

2. 营养过度　体内中性脂肪积聚过多,主要表现为体重增加和肥胖。可通过 BMI、腰围来评价体重变化和腹部脂肪蓄积情况。

肥胖的原因主要是热量摄入过多,超过消耗量,也与内分泌、遗传、生活方式、运动和精神因素有关。肥胖一般分为单纯性和继发性两类。单纯性肥胖多为热量摄入过多,常有一定的遗传倾向,其全身脂肪均匀分布,一般无异常表现。继发性肥胖多由某些内分泌疾病所致,如肥胖性生殖无能综合征(Frohlich 综合征)、肾上腺皮质功能亢进(库欣综合征)、甲状腺功能低下等可引起具有一定特征的肥胖及其他异常表现。

六、意识状态

意识（consciousness）是大脑功能活动的综合表现，即对环境的知觉状态。意识活动主要包括认知、思维、情感、记忆、定向力。正常人意识清晰，反应敏锐精确，思维和情感活动正常，语言流畅清楚，表达准确到位。凡能影响大脑功能活动的疾病均可引起程度不等的意识改变，称为意识障碍（disturbance of consciousness）。根据意识障碍的程度可分为嗜睡、意识模糊、昏睡、昏迷以及谵妄。

判断患者意识状态多采用问诊，通过交谈了解患者的思维、反应、情感、计算及定向力等方面的情况。对较为严重者，还可进行痛觉试验、瞳孔反射及腱反射等检查，以确定患者意识障碍的程度。

七、语调与语态

语调（tone）是指言语过程中的音调。音调受神经和发音器官的影响，如声音嘶哑见于喉返神经麻痹和咽喉、声带水肿等。

语态（voice）指言语过程中的节奏。语态异常是指语言节奏紊乱，表现为语言不畅、快慢不均、音节不清、字音模糊等，常见于帕金森病、舞蹈症、手足徐动症等。

八、面容与表情

面容（facial features）是指面部呈现的状态；表情（expression）是面部情感的表现。健康人表情自然，神态安怡。患病后因病痛的困扰，患者常出现痛苦、忧虑或疲惫的面容与表情，甚至出现特征性的面容和表情，对某些疾病的诊断具有重要价值。某些药物也可导致面容的变化（如胺碘酮可引起颧部和鼻部深蓝色）。临床上常见的异常面容的特点及临床意义见表4-15。

表4-15 常见异常面容的特点及临床意义

面容	特点	临床意义
急性病容	面色潮红，兴奋不安，鼻翼扇动，口唇疱疹，表情痛苦	急性感染性疾病，如肺炎球菌性肺炎、疟疾、流行性脑脊髓膜炎
慢性病容	面容憔悴，面色晦暗或苍白无华，目光暗淡	慢性消耗性疾病，如恶性肿瘤、肝硬化、严重结核病等
贫血面容	面色苍白，唇舌色淡，表情疲惫	贫血
肝病面容	面色晦暗，额部、鼻背、双颊有褐色色素沉着	慢性肝脏疾病
肾病面容	面色苍白，眼睑、颜面水肿，舌色淡，舌缘有齿痕	慢性肾脏疾病
甲亢面容	面容惊愕，眼裂增宽，眼球凸出，目光炯炯，兴奋不安，烦躁易怒	甲状腺功能亢进
黏液性水肿面容	面色苍黄，颜面水肿，睑厚面宽，目光呆滞，反应迟钝，眉毛、头发稀疏，舌色淡肥大	甲状腺功能减退
二尖瓣面容	面色晦暗，双颊紫红，口唇轻度发绀	风湿性心脏瓣膜病二尖瓣狭窄

续表

面容	特　点	临床意义
肢端肥大症面容	头颅增大,面部变长,下颌增大、向前突出,眉弓及两颧隆起,唇舌肥厚,耳鼻增大	肢端肥大症
伤寒面容	表情淡漠,反应迟钝,呈无欲状态	肠伤寒、脑脊髓膜炎、脑炎等
苦笑面容	牙关紧闭,面肌痉挛,呈苦笑状	破伤风
满月面容	面圆如满月,皮肤发红,常伴痤疮和胡须生长	Cushing 综合征及长期应用糖皮质激素者
面具面容	面部呆板、无表情,似面具样	震颤麻痹、脑炎等
病危面容	Hippocrates 面容,面部瘦削,鼻骨峭耸,面色呈铅灰色或苍白、表情淡漠,眼窝内陷,目光无神	大出血、严重休克、脱水、急性腹膜炎

九、体　　位

体位(position)是指患者身体所处的状态。体位的改变对某些疾病的诊断具有一定的意义。常见的体位有自主体位、被动体位和强迫体位。

　　1. 自主体位　身体活动自如,不受限制。见于正常人、病情较轻和疾病早期的患者。

　　2. 被动体位　患者不能自己调整或变换身体的位置,见于极度衰竭或意识丧失者。

　　3. 强迫体位　为减轻痛苦而被迫采取某种特殊体位,常见强迫体位的特点及临床意义见表 4-16。

表 4-16　常见强迫体位的特点及临床意义

体位	特　点	临床意义
强迫仰卧位	仰卧,双腿蜷曲,借以减轻腹部肌肉的紧张程度	急性腹膜炎等
强迫俯卧位	俯卧位可减轻脊背肌肉的紧张程度	脊柱疾病
强迫侧卧位	采用患侧卧位,可限制患侧胸廓活动而减轻疼痛,并有利于健侧代偿呼吸	一侧胸膜炎和大量胸腔积液
强迫坐位	坐于床沿上,双下肢下垂,以两手置于膝盖或扶持床边。该体位有助于辅助呼吸肌参与呼吸运动,加大膈的活动度,增加肺通气量,并减少回心血量和减轻心脏负担	心、肺功能不全
强迫蹲位	在活动过程中,因呼吸困难和心悸而停止活动,并采用蹲踞位或胸膝位以缓解症状	先天性发绀型心脏病
强迫停立位	在行走时心前区疼痛突然发作,患者常被迫立刻站住,并以右手按抚心前部位,待症状稍缓解后,才继续行走	心绞痛
辗转体位	辗转反侧,坐卧不安	胆石症、胆道蛔虫、肾绞痛等
角弓反张位	颈及脊背肌肉强直,头向后仰,胸腹前凸,背过伸,躯干呈弓形	破伤风、小儿脑膜炎

十、姿　　势

姿势(posture)是指举止的状态。健康成人躯干端正,肢体动作灵活,联动动作协调。正常的姿势主要依靠骨骼结构和肌肉的紧张度来维持,但也受机体健康状况及精神状态的影响。通过观察姿势的变化可以了解健康状况、精神状态,并且对疾病的诊断具有重要意义。常见姿势异常与临床意义见表 4-17。

表 4-17 常见姿势异常与临床意义

姿 势 异 常	临 床 意 义
颈部动作受限	颈椎、颈部肌肉病变
躯干制动或弯曲、捧腹而行	胃十二指肠溃疡、胃肠痉挛所致的腹痛
肩垂、弯背、拖拉蹒跚	疲劳、情绪低沉
头前倾、面略向上、姿势僵硬、双肩悬挂状伴有缓慢的震颤	震颤麻痹
身体僵硬、四肢几乎无运动,脊柱明显凸起	脊柱疾病,特别是脊柱强直性关节炎

十一、步 态

步态(gait)是指行走时所表现的姿态。健康人的步态与年龄、健康状态和所受训练有关,如小儿喜急行或小跑,青壮年矫健快速,老年人常小步慢行。当患有某些疾病时,步态可发生显著改变,并具有一定的特征性,有助于疾病的诊断。常见异常步态的特点和临床意义见表 4-18。

表 4-18 常见异常步态的特点及临床意义

步态	特 点	临床意义
蹒跚步态	走路时身体左右摇摆似鸭行	佝偻病、大骨节病、进行性肌营养不良或先天性双侧髋关节脱位
醉酒步态	行走时躯干重心不稳,步态紊乱不稳健,如醉酒状	小脑疾病、乙醇及巴比妥中毒
偏瘫步态	由于瘫痪侧肢体肌张力增高,行走时患侧上肢屈曲、内收及旋前,下肢伸直、外旋、足跖屈,步行时下肢向下画圆圈	脑性偏瘫
共济失调步态	起步时一脚高抬,骤然垂落,且双目向下注视,两脚间距很宽,以防身体倾斜,闭目则不能保持平衡	脊髓病变
慌张步态	起步后小步急速趋行,身体前倾,有难以止步之势	震颤麻痹
跨阈步态	由于踝部肌腱、肌肉弛缓,患足下垂,行走时必须抬高下肢才能起步	腓总神经麻痹
剪刀步态	由于双下肢肌张力增高,尤以伸肌和内收肌肌张力增高明显,移步时下肢内收过度,两腿交叉呈剪刀状	脑性瘫痪与截瘫
间歇性跛行	行走过程中因下肢突发酸痛、软弱无力,需休息片刻后方能继续走动	高血压、动脉硬化、椎管狭窄、椎间盘突出症
趾行步态	以脚趾着地行走,站立期异常,全程使用脚趾	跟腱短缩、跖腱膜痉挛,特发性趾行症,单侧下肢缩短、跟痛症
跟行步态	以足跟着地行走,站立期异常	足前部损伤、跖痛症、仰趾畸形、腓肠肌无力
防痛步态	患肢负重疼痛,步行时尽可能让患肢着地时间缩短,出现单足跳动式步态	下肢外伤、下肢关节炎症、足部病变(如胼胝、跖骨头下陷、趾神经卡压等)
跳跃步态	行走时出现明显的上下跳动,如同跳跃	下肢缩短、髋和膝关节在非功能位僵直

第二节 皮 肤

皮肤的变化可能是皮肤本身疾病所致,也可能是全身反应和病变的一部分。皮肤的检查一般采用视诊,有时需配合触诊,检查时应注意皮肤的颜色、湿度、弹性、皮疹、出血点与紫癜、水肿及瘢痕等。

一、颜 色

皮肤的颜色与毛细血管的分布、血液的充盈度、色素量的多少、皮下脂肪的厚薄有关。临床常见的几种皮肤颜色改变如下:

1. 苍白 皮肤苍白可由贫血、末梢毛细血管痉挛或充盈不足所致,如寒冷、惊恐、休克、虚脱以及主动脉瓣关闭不全等。检查时,应观察甲床、掌纹、结膜、口腔黏膜和舌质颜色为宜。若仅有肢端苍白,可能与肢体动脉痉挛或阻塞有关,如雷诺病、血栓闭塞性脉管炎等。

2. 发红 皮肤发红是由于毛细血管扩张充血、血流加速和增多以及红细胞增多所致。生理情况下见于运动、饮酒后;病理情况下见于发热性疾病,如肺炎球菌性肺炎、肺结核、猩红热、阿托品及一氧化碳中毒等。皮肤持久性发红见于 Cushing 综合征及真性红细胞增多症。

3. 发绀 皮肤黏膜呈青紫色,常出现于口唇、耳郭、面颊及肢端,常见于还原血红蛋白增多或异常血红蛋白血症,如心、肺疾病,亚硝酸盐中毒等。

4. 黄染 皮肤黏膜发黄称为黄染,常见原因有黄疸、胡萝卜素增高和某些药物的影响,其鉴别见表4-19。

表 4-19 皮肤黏膜黄染的鉴别

要点	黄疸	胡萝卜素增高	药物影响
黄染的原因	血清胆红素增高	血清胡萝卜素增高	服用含有黄色素的药物,如米帕林、呋喃类
首先出现部位	巩膜、软腭黏膜	手掌、足底、前额及鼻部皮肤	皮肤,重者巩膜黄染
巩膜黄染特点	近角巩膜缘轻,远角巩膜缘重	无巩膜、口腔黏膜黄染	近角巩膜缘重,远角巩膜缘轻
其他	有引起黄疸的原发病(肝细胞性、溶血性、胆汁淤积性黄疸)	停止食用富含胡萝卜素的蔬菜和果类,皮肤黄染逐渐消退	停药后皮肤黄染逐渐消退

5. 色素沉着 由于表皮基底层的黑色素增多所致部分或全身皮肤色泽加深,称为色素沉着(pigmentation),太阳暴晒是引起色素沉着最常见的原因。妊娠妇女面部、额部可出现色素沉着,称为妊娠斑(pregnancy spots)。老年人全身或面部可有散在色素沉着,称为老年斑(age spots)。

身体外露部分、乳头、腋窝、外生殖器、关节、肛门等处色素明显加深或其他部位出现色素沉着才有临床意义。全身性色素沉着见于慢性肾上腺皮质功能减退症,也可见于肝硬化、肝癌晚期、肢端肥大症、黑热病、疟疾以及长期使用砷剂、白消安等药物。

6. 色素脱失 正常皮肤均含有一定量的色素,当酪氨酸酶缺乏或功能受抑制时,体内酪氨酸不能转化为多巴醌(dopaquinone),即可发生色素脱失。常见的有白癜(vitiligo)、白斑(leukoplakia)及白化症(albinismus)。

(1) 白癜:为多形性大小不等的色素脱失斑片,发生后可逐渐扩大,但进展缓慢,无自觉症状,也不引起生理功能改变。见于白癜风(图4-5),有时偶见于甲亢、肾上腺皮质功能减退及恶性贫血患者。

(2) 白斑:多为圆形或椭圆形色素脱失斑片,面积一般不大,常发生于口腔黏膜及女性外阴部,部分可发生癌变,应予以重视。

(3) 白化症:是由于先天性酪氨酸酶生成障碍引起的全身皮肤和毛发色素脱失的遗传性疾病。

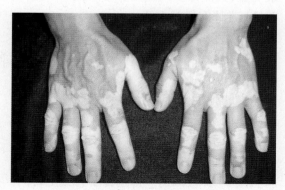

图 4-5 皮肤白癜

二、湿 度

皮肤湿度(moisture)与汗腺分泌功能有关,出汗多者皮肤较湿润,出汗少者较干燥。在气温高、湿度大的环境中出汗增多是生理性的调节。在病理情况下,出汗改变常有一定的诊断价值。

1. 多汗 局部或全身异常出汗过多,系小汗腺分泌过多汗液所致,是非特异性症状,但可能提示严重的潜在性疾病。多汗的原因见表4-20。

表 4-20 多汗的原因

变化	原因
生理性	过热、运动、高温作业、精神紧张、情绪激动、饮酒等
病理性	① 发热(任何原因)、焦虑
	② 低血糖、甲状腺毒症、肢端肥大症、糖尿病、淋巴瘤、恶性肿瘤、神经病变(交感神经、皮层、基底神经节或脊髓损伤)

2. 少汗及无汗 见于维生素 A 缺乏症、黏液性水肿、硬皮病、尿毒症和脱水等。

3. 盗汗 夜间睡后出汗较多,需要更换被褥。盗汗是某种潜在疾病最常见的表现之一,往往是临床综合表现的一部分,诊断的关键在于查找原发疾病,如恶性疾病、风湿病、感染、内分泌疾病等。

4. 冷汗 手足皮肤发凉而大汗淋漓,见于休克和虚脱患者。

5. 臭汗症(fetid sweat) 是一种出汗后产生异臭的临床症状。

(1) 全身性臭汗症:被小汗腺分泌的汗液(99% 为水分)浸渍的角蛋白和脂质,易于被皮肤寄生菌分解而产生异臭;食用大蒜、生葱时的某些成分可随汗液排出也可产生异臭。

(2) 局部性臭汗症：顶泌汗腺(apocrine sweat gland)分布区域(腋窝、外阴、乳晕、肛门、脐部等长毛处或多皱褶处)的寄生菌较多,可分解汗液中的有机成分,产生短链脂肪酸和氨而出现特殊臭味。①腋臭(bromhidrosis)：腋窝部发出的特殊臭味(狐臭),多在青春期发病,青壮年期最明显,天热汗多或运动后更明显。②足臭：为足底或趾间发出的臭味(穿透气性差的鞋时更明显),常伴有局部多汗。

三、弹　　性

皮肤弹性与年龄、营养状态、皮下脂肪及组织间隙所含液体量有关。儿童及青年皮肤紧张富有弹性；中年以后皮肤组织逐渐松弛,弹性减弱；老年人皮肤组织萎缩,皮下脂肪减少,弹性减退。常选择手背或上臂内侧部位检查皮肤弹性。以拇指和示指将皮肤捏起,松手后如皮肤皱褶迅速平复为弹性良好,皱褶平复缓慢为弹性减低(图 4-6)。

皮肤弹性减低见于长期消耗性疾病和严重脱水患者。发热时血液循环加速,周围血管充盈,可使皮肤弹性增加。脱水除了引起皮肤弹性减低外,还可引起一系列的变化,如厌食、口唇干燥干裂、眼窝内陷、脉搏增快、体位性低血压,重者可导致无尿、肾衰竭。

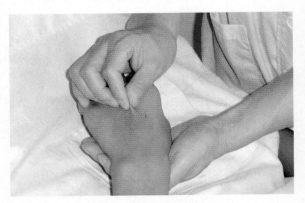

图 4-6　皮肤弹性检查方法

四、皮　　疹

皮疹(skin rash)的种类很多,常见于传染病、皮肤病、药物及其他物质所致的过敏反应等。皮疹出现的规律和形态有一定的特异性,对诊断有重要意义。因此,应仔细观察和记录皮疹出现与消失的时间、发展顺序、分布部位、形态大小、颜色、压之是否褪色、平坦或隆起、有无瘙痒及脱屑等。临床上常见的皮疹有斑疹(maculae)、玫瑰疹(roseola)、丘疹(papules)、斑丘疹(maculopapule)、荨麻疹(urticaria),其特点及临床意义见表 4-21。

表 4-21　常见皮疹的特点及临床意义

皮疹	特　　点	临床意义
斑疹	局部皮肤发红,不凸起皮肤表面	斑疹伤寒、丹毒、风湿性多形红斑
玫瑰疹	直径 2~3mm 的鲜红色圆形斑疹,压之褪色,多出现于胸、腹部	伤寒或副伤寒(有特征性)
丘疹	一种较小的实质性皮肤隆起伴有颜色改变的皮肤损害	麻疹、药物疹、湿疹等
斑丘疹	在斑疹的底盘上出现丘疹	风疹、猩红热、药物疹等
荨麻疹	稍隆起皮面的苍白色或红色的局限性水肿,大小不等,形态各异,伴有瘙痒及烧灼感,消退后不留痕迹,为速发性皮肤变态反应所致	各种过敏反应

五、脱　屑

正常皮肤表层不断角化与更新,可有皮肤脱屑(desquamation),但由于数量很少,一般不易察觉。病理状态下可见大量皮肤脱屑,如米糠样脱屑常见于麻疹;片状脱屑常见于猩红热;银白色鳞状脱屑见于银屑病。非炎症性皮肤疾病也可产生鳞屑。常见鳞屑的原因与临床特点见表4-22。

表 4-22　常见鳞屑的原因与临床特点

原因	临床特点
银屑病	好发于头皮、躯干、四肢,为红斑鳞屑损害,鳞屑覆盖于皮损面,呈银白色云母状或蛎壳状,成层脱落,刮去鳞屑后出现光滑薄膜和出血点,病变部位头发呈束状
玫瑰糠疹	直径为2~3cm的长椭圆形红色斑疹,其长轴与皮纹走向一致,皮损中央鳞屑多(中心性),边缘鳞屑少
麻疹	皮疹首先见于耳后、发际,渐及前额、面、颈、胸、腹、背及四肢,为淡红色斑丘疹,压之褪色(出血性皮疹压之不褪色),大小不等。皮疹消退后残留浅褐色色素沉着斑,伴糠麸样细小脱屑
猩红热	皮疹始于耳后、颈部及上胸部,然后迅速蔓及全身。皮疹为均匀分布、弥漫充血性针尖大小的丘疹,压之褪色,伴有痒感,部分患者有"粟粒疹",重者有出血性皮疹,皮肤皱褶处有"线状疹"。疹退后开始脱屑
股癣	初为丘疱疹,逐渐增多扩大,在上股部近腹股沟处形成弧形损害,边缘隆起呈堤状,表面覆有鳞屑
白色糠疹	多见于儿童,春季易发病,好发于面部、上臂、颈、肩。皮疹为境界清楚的圆形或椭圆形苍白色斑,覆以干燥糠状鳞屑
手足癣	以角化过度型多见,为片状红斑,伴角质弥漫性变厚、粗糙、脱屑,表面覆有鳞屑,边缘尚清楚
花斑癣	好发于皮脂腺丰富的部位(如胸、背、颈、上臂、腋窝、腹部等),皮损为色素沉着和(或)色素减退斑,上覆少许细糠状鳞屑,可为点状、钱币状或融合成片

六、皮下出血

病理状态下可出现皮肤或黏膜下出血,根据其直径大小及伴随情况可分为以下几种:直径小于2mm称为瘀点(petechia),3~5mm称为紫癜(purpura),大于5mm称为瘀斑(ecchymosis)(图4-7);片状出血并伴有皮肤显著隆起称为血肿(hematoma)。

小的瘀点应与红色皮疹或小红痣相鉴别。皮疹受压时可褪色,瘀点和小红痣受压后不褪色,但小红痣高于皮面,且表面光亮。皮肤黏膜出血常见于造血系统疾病、重症感染、某些血管损害性疾病以及毒物或药物中毒等。

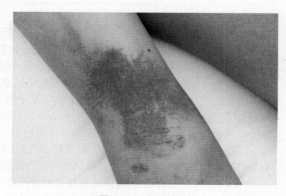

图 4-7　皮下瘀斑

七、蜘蛛痣与肝掌

皮肤小动脉末端分支性血管扩张所形成的血管痣,形似蜘蛛,称为蜘蛛痣(spider angioma)。蜘蛛痣多出现于上腔静脉分布的区域内,如面、颈、手背、上臂、前胸和肩部等处。其大小不一,直径可由帽针头大到数厘米以上。检查时用钝头竹签压迫蜘蛛痣的中心,其辐射状小血管网即消退或消失,去除压力后又复出现。蜘蛛痣可能与肝脏对雌激素的灭活作用减弱有关,常见于慢性肝炎或肝硬化。

此外,慢性肝病患者大鱼际肌肉、小鱼际肌处常发红、压之褪色称肝掌(liver palms)。

八、水 肿

皮下组织的细胞内及组织间隙内液体积聚过多称为水肿。水肿的检查应以视诊和触诊相结合,轻度水肿单凭视诊常不易发现。凹陷性水肿局部受压后可出现凹陷,而黏液性水肿(见于甲减)及象皮肿(见于丝虫病)尽管组织肿胀明显,但受压后并无组织凹陷。根据水肿的严重程度,可将其分为轻、中、重三度,其特点见表4-23。

表 4-23　水肿的分度及特点

分度	特　点
轻度	仅见于眼睑、胫前、踝部皮下组织,指压后有轻度凹陷,平复较快
中度	全身组织均可见明显水肿,指压后出现较深凹陷,平复缓慢
重度	全身组织严重水肿,低部位皮肤紧张、发亮,甚至有液体渗出,胸腔、腹腔等可有积液,外阴部也可有严重水肿

九、皮 下 结 节

皮下结节(subcutaneous nodules)无论大小均应触诊检查,注意其部位、大小、硬度、活动度、有无压痛等。临床常见皮下结节的临床特点见表4-24。

表 4-24　临床常见皮下结节的临床特点

结节	临 床 特 点
风湿小结	位于关节附近、长骨骺端,无压痛、圆形质硬的小结节
类风湿结节	① 质较硬如橡皮,多无压痛,一般小于2cm,与皮肤粘连或不粘连 ② 多见于肘背侧、指关节、肩骨突、枕骨突、腓肠肌肌腱等
囊蚴结节	① 圆形或椭圆形,黄豆至核桃大小,表面平滑无压痛,与皮肤无粘连,质地韧且有一定弹性 ② 多为猪肉绦虫囊蚴结节,可见于躯干、四肢皮下或肌肉内,或颈部、乳房及阴部皮下
痛风结节	① 大小不一(小米粒至1~2cm)的黄白色结节,无症状或有疼痛,较大结节表面皮肤变薄破溃,可排出白色糊状物,不易愈合 ② 好发于外耳耳轮、对耳轮、指(趾)关节、掌指关节、跖趾关节
Osler结节	指尖、脚趾、大小鱼际肌处的蓝色或粉红色有压痛的结节,见于感染性心内膜炎
结节性多动脉炎结节	一个或多个、沿浅表动脉排列或不规则地聚集在血管近旁的小结节,好发于小腿,呈玫瑰红、鲜红或接近正常皮色,有痛及压痛,结节中心可发生坏死,形成溃疡

十、瘢　　痕

瘢痕(scar)是指皮肤外伤或病变愈合后结缔组织增生形成的斑块。外伤、感染及手术等均可在皮肤上遗留瘢痕,是曾患某些疾病的证据。如患过皮肤疖疮者在相应部位可遗留瘢痕;患过天花者,在其面部或其他部位有多数大小类似的瘢痕;颈淋巴结结核破溃愈合后常在颈部相应部位遗留瘢痕。

某些特定部位的手术瘢痕,常提示患者的手术史。腹部常见手术切口瘢痕见图4-8。

十一、毛　　发

毛发(hair)的颜色、曲直与种族有关,其分布、多少和颜色可因性别与年龄而有不同,也受遗传、营养、精神状态和疾病等影响。正常人毛发的多少有一定差异,一般男性体毛较多,女性体毛较少。中年以后因毛发根部的血运和细胞代谢减退,头发可逐渐减少或色素脱失,形成秃顶或白发。

毛发疾病一般可分为毛发脱落、毛发过多、毛发变色、毛发变质等,临床上以毛发脱落多见。某些病理情况下,如脂溢性皮炎、斑秃、肠伤寒、黏液性水肿、腺垂体功能减退、过量的放射线照射以及某些抗癌药物(如环磷酰胺)等可引起毛发脱落。肾上腺皮质功能亢进或长期使用糖皮质激素的患者,毛发可异常增多,女性患者除一般体毛增多外,还可出现胡须。阴毛过早出现为性早熟的标志,无阴毛者则提示可能有内分泌功能障碍。

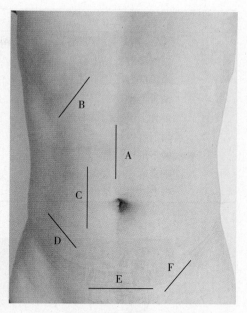

图 4-8　腹部常见手术切口瘢痕
A:中线切口;B:右肋缘下切口;C:正中旁切口;
D:阑尾切除术瘢痕;E:耻骨弓上切口;F:疝修复切口

第三节　淋　巴　结

淋巴结分布于全身,一般体格检查仅能检查身体各部分表浅的淋巴结。正常人表浅淋巴结很小,其直径多为0.2~0.5cm,质地柔软,表面光滑,无压痛,与毗邻组织无粘连,不易触及。淋巴结的变化与许多疾病的发生、发展、诊断及治疗密切相关,尤其是对肿瘤的诊断、转移及发展变化具有十分重要的作用。

一、表浅淋巴结分布

表浅淋巴结常呈组群分布,一个组群的淋巴结收集一定区域的淋巴液。淋巴结收集淋巴液的范围见表4-25,头颈部和腋窝淋巴结的分布区域见图4-9,图4-10。

表 4-25 淋巴结收集淋巴液的范围

淋巴结	收集范围
耳后、乳突区淋巴结	头皮
颈深部淋巴结上群	鼻咽部
颈深部淋巴结下群	咽喉、气管、甲状腺等处
锁骨上淋巴结群左侧	食管、胃等器官
锁骨上淋巴结群右侧	气管、胸膜、肺等
颌下淋巴结	口底、颊黏膜、牙龈等
颏下淋巴结群	颏下三角区内组织、唇和舌部
腋窝淋巴结群	躯干上部、乳腺、胸壁等
腹股沟淋巴结群	下肢及会阴部等

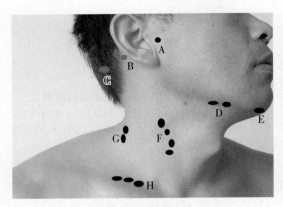

图 4-9 头颈部淋巴结分布
A:耳前淋巴结;B:耳后淋巴结;C:枕淋巴结;D:颌下淋巴结;E:颏下淋巴结;F:颈前淋巴结;G:颈后淋巴结;H:锁骨上淋巴结

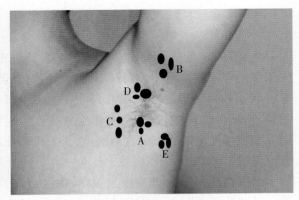

图 4-10 腋窝淋巴结分布
A:中央淋巴结群;B:外侧淋巴结群;C:胸肌淋巴结群;D:尖淋巴结群;E:肩胛下淋巴结群

二、淋巴结检查的顺序及方法

1. 检查顺序 表浅淋巴结的检查应在身体相应部位的检查过程中一并进行,为了避免遗漏,应特别注意淋巴结的检查顺序。一般为耳前、耳后、枕部、颌下、颏下、颈前、颈后、锁骨上、腋窝、滑车上、腹股沟、腘窝。

2. 检查方法 通常采用视诊和触诊方法。视诊时不仅要注意局部变化,如皮肤是否隆起、颜色、有无皮疹、瘢痕、瘘管等,还要注意全身状态。

触诊是检查淋巴结的主要方法。医生将示、中、环三指并拢,其指腹平放于被检查部位的皮肤上进行滑行触诊。

(1) 检查颈部淋巴结时可站在患者背后,手指紧贴检查部位,由浅及深进行滑行触诊。触诊时嘱患者头稍低,或偏向检查侧,以使皮肤或肌肉松弛,便于触诊。

(2) 检查锁骨上淋巴结时,让患者取坐位或卧位,头部稍向前屈,用双手进行触诊,左手触诊右侧,右手触诊左侧,由浅部逐渐触诊至锁骨后深部(图 4-11)。

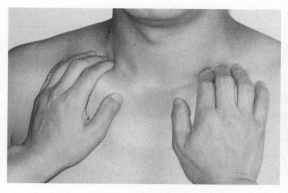

图 4-11 锁骨上窝淋巴结触诊方法

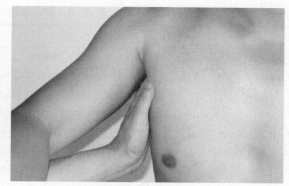

图 4-12 腋窝淋巴结触诊方法

（3）检查腋窝时应以手扶患者前臂并稍外展，医生以右手检查左侧，以左手检查右侧，触诊时由浅及深，按尖群、中央群、胸肌群、肩胛下群和外侧群的顺序进行（图 4-12）。

（4）检查滑车上淋巴结时，以左（右）手扶托患者左（右）前臂，以右（左）手向滑车上由浅及深进行触诊（图 4-13）。

（5）检查腹股沟淋巴结时应先查上群，后查下群（图 4-14）。

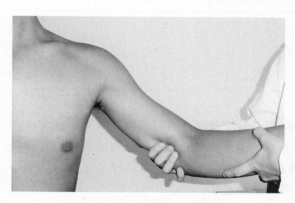

图 4-13 滑车上淋巴结触诊方法

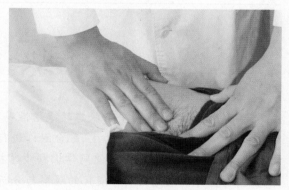

图 4-14 腹股沟淋巴结触诊方法

3. 检查内容　触诊到淋巴结时，应注意其部位、大小、数量、硬度、压痛、活动度、有无粘连、局部皮肤有无红肿、瘢痕、瘘管等。同时注意寻找引起淋巴结肿大的原发病灶。

三、淋巴结肿大的原因及表现

按淋巴结肿大的范围分为局限性和全身性淋巴结肿大。局限性淋巴结肿大是指 1 个解剖部位的淋巴结肿大，最常见的部位是头颈部和腹股沟；全身性淋巴结肿大是指 2 个或 2 个以上非相邻部位的淋巴结肿大。

80% 儿童和小于 30 岁的患者淋巴结肿大多为反应性过度增生和良性病变；年龄较大，尤其是 40 岁以上患者淋巴结肿大的危险性增加（如 40 岁以上患者锁骨上淋巴结肿大，90% 为恶性肿瘤）。持续时间少于 2 周的肿大疼痛淋巴结多为感染所致，持续 1 年以上多为非特异性原因所致。淋巴结肿大常见的原因及表现见表 4-26。

表 4-26 淋巴结肿大常见的原因及表现

原因	表现
局限性淋巴结肿大	
非特异性淋巴结炎	① 由引流区域的急、慢性炎症所引起
	② 急性炎症初期肿大的淋巴结柔软、压痛、表面光滑、无粘连,肿大至一定程度即停止
	③ 慢性炎症时,淋巴结较硬,最终淋巴结缩小或消退
淋巴结结核	常发生于颈部血管周围,多发性,质地稍硬,大小不等,可相互粘连或与周围组织粘连,如发生干酪性坏死,则可触及波动感。晚期破溃后形成瘘管,愈合后可形成瘢痕
淋巴结转移癌	质地坚硬或有橡皮样感,表面可光滑或有突起,与周围组织粘连,不易推动,一般无压痛
	① 鼻咽癌、甲状腺癌、上颌癌和喉癌多转移到颈部淋巴结
	② 胸部肿瘤(如肺癌)可向右侧锁骨上窝或腋窝淋巴结群转移
	③ 乳腺癌可转移到腋窝淋巴结
	④ 胃癌、食管癌多向左侧锁骨上窝淋巴结群转移,因此处是胸导管进颈静脉的入口,这种肿大的淋巴结称为 Virchow 淋巴结,常为胃癌、食管癌转移的标志
	⑤ 泌尿生殖系统肿瘤可转移到腹股沟淋巴结
全身性淋巴结肿大	肿大的淋巴结可遍及全身,大小不等,无粘连。见于急性和慢性淋巴结炎、传染性单核细胞增多症、淋巴瘤、各型急性和慢性白血病等

(魏 武)

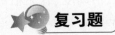本章小结

　　一般检查是对患者全身状态的概括性观察,对评价病情的严重程度以及正确诊断疾病具有重要意义。它以视诊为主,配合触诊进行检查。本章主要介绍了一般检查的内容与方法等。通过学习一般检查,使同学们初步掌握全身状态、皮肤和淋巴结的检查方法与临床意义,对全身性疾病的局部变化的观察与分析具有重要意义。

复习题

1. 生命体征包括哪些内容？检查时应注意哪些事项？

2. 如何检查腋窝淋巴结？腋窝淋巴结肿大有什么临床意义？

第 五 章

头 部 检 查

　　头部及其器官是人体最重要的外形特征之一,是医生最先和最容易观察到的部分,仔细检查常常能提供很多有价值的诊断资料,应进行全面的视诊、触诊。

第一节　头发与头皮

　　检查头发(hair)要注意颜色、疏密度、脱发的类型与特点,检查时考虑染发、烫发的因素。头发的颜色、曲直和疏密程度可因种族遗传因素和年龄而不同。儿童和老年人头发较稀疏,头发逐渐变白是老年性改变。脱发可由疾病引起,如伤寒、甲状腺功能低下、斑秃等,也可由物理与化学因素引起,如放射治疗和化学药物治疗等。检查时要注意其发生部位、形状与头发改变的特点。常见毛发脱落的临床特点见表 5-1。

表 5-1　常见毛发脱落的临床特点

毛发脱落	临 床 特 点
雄激素型秃发	头发稀疏区域的发质多短而细软
	① 男性:谢顶从双侧颞窝至前额、头顶头发稀疏,甚至除枕部及颞部残留少量头发外,其余部位头发全部脱落
	② 女性:弥漫性头发稀疏,以额部和顶部明显,前额发际头发仍可保留

续表

毛发脱落	临 床 特 点
斑秃	呈圆形或椭圆形斑状脱发,头皮正常;脱发区域外围可见到"惊叹号"(!)状的头发(远端为断裂的发干,近端为棒状的发根)
拔发癖	拔头发的举止性疾病,脱发区域可见短的断发,眉毛甚至睫毛也可缺失
损伤性脱发	① 脱发区域有脱皮屑或蜕皮:头癣、银屑病,或热、化学品所致的皮肤干燥 ② 脱发区域有瘢痕:创伤、感染或盘状红斑狼疮 ③ 头皮或面部"虫蚀"样脱发:梅毒、结节病或盘状红斑狼疮

检查头皮(scalp)时,需分开头发以观察头皮颜色、头皮屑,有无头癣、疖痈、外伤、血肿及瘢痕等。

第二节 头 颅

头颅(skull)的检查方法主要是视诊和触诊。视诊应注意其大小、外形变化和有无异常活动,触诊是用双手仔细触摸头颅的每一个部位,了解其外形、有无压痛和异常隆起。

头颅的大小以头围来衡量,测量时以软尺自眉间绕到颅后通过枕骨粗隆。头围在发育阶段的变化为:新生儿约34cm,出生后的前半年增加8cm,后半年增加3cm,第二年增加2cm,第三、四年内约增加1.5cm,4~10岁共增加约1.5cm,到18岁可达53cm或以上,以后几乎不再变化。矢状缝和其他颅缝大多在出生后6个月骨化,骨化过早会影响颅脑的发育。

1. 头颅大小和外形改变 头颅的大小异常或外形改变可成为一些疾病的典型体征。常见的头颅异常有小颅(microcephalia)、尖颅(塔颅)、方颅、巨颅(large skull)和变形颅,其特点及临床意义见表5-2。

表5-2 常见头颅异常的特点及临床意义

头颅	特 点	临 床 意 义
小颅	头围小于同性别、同年龄组平均头围的2个标准差	囟门过早闭合(正常在12~18个月内闭合),常伴有智力发育障碍
尖颅(塔颅)	头顶部尖突高起,造成与颜面的比例异常,是由于矢状缝与冠状缝过早闭合所致	先天性尖颅并指(趾)畸形,即 Apert 综合征
方颅	前额左右突出,头顶平坦呈方形	小儿佝偻病、先天性梅毒
巨颅	额、顶、颞及枕部突出膨大呈圆形,颈部静脉充盈,对比之下颜面很小	脑积水。由于颅内压增高,压迫眼球,形成双目下视,巩膜外露的特殊表情,称落日现象
变形颅	发生于中年人,以颅骨增大变形为特征,同时伴有长骨的骨质增厚与弯曲	变形性骨炎(paget病)

2. 头部的运动异常 一般视诊即可发现。头部活动受限见于颈椎疾病;头部不随意地颤动见于震颤麻痹;与颈动脉搏动一致的点头运动称 Musset 征,见于严重主动脉瓣关闭不全。

第三节 颜面及其器官

颜面(face)为头部前面不被头发遮盖的部分,一般可概括为三个类型:即椭圆形、方形及三角形。面部肌群很多,有丰富的血管和神经分布,是构成表情的基础。除面部器官本身的疾病外,许多全身性疾病在面部及其器官上有特征性改变,检查面部及其器官对某些疾病的诊断具有重要意义。

一、眼

眼的检查包括外眼、眼前节、内眼和视功能的检查。

(一) 外眼检查

1. 眉毛 正常人眉毛的疏密程度不完全相同,一般内侧与中间部分比较浓密,外侧部分较稀疏。如果眉毛的外 1/3 过于稀疏或脱落,见于黏液性水肿或垂体前叶功能减退症;特别稀疏或脱落多见于麻风病。

2. 眼睑 注意有无睑内翻(entropion)、上睑下垂(ptosis)、眼睑闭合障碍、眼睑水肿,有无包块、压痛、倒睫等。眼睑异常及临床意义见表 5-3。

表 5-3　眼睑异常及临床意义

眼睑异常	临 床 意 义
睑内翻	由于瘢痕形成,使睑缘向内翻转,见于沙眼
上睑下垂	双侧见于先天性上睑下垂、重症肌无力。单侧见于蛛网膜下腔出血、白喉、脑脓肿、脑炎、外伤等引起的动眼神经麻痹
眼睑闭合障碍	双侧可见于甲亢;单侧见于面神经麻痹
眼睑水肿	眼睑皮下组织疏松,轻度或初发水肿常表现在眼睑。常见于肾炎、慢性肝炎、营养不良、贫血、血管神经性水肿等

3. 泪囊 请患者向上看,医生用双手拇指轻压患者双眼内眦下方,即骨性眶缘下内侧,挤压泪囊,同时观察有无分泌物或泪液自上、下泪点溢出。若有黏液脓性分泌物流出,应考虑慢性泪囊炎。但急性炎症时应避免检查泪囊。

4. 结膜 结膜(conjunctiva)分睑结膜、穹隆部结膜与球结膜三部分。检查上睑结膜时需翻转眼睑。医生用右手检查患者左眼,左手检查右眼。

翻转眼睑的方法:用示指和拇指捏住上睑中外 1/3 交界处的边缘,嘱患者向下看,此时轻轻向前下方牵拉眼睑边缘,然后示指向下压迫睑板上缘,与拇指配合将睑缘向上捻转即可将眼睑翻开。翻转眼睑时动作要轻巧、柔和,以免引起患者的痛苦和流泪。检查后,轻轻向前下牵拉上睑,同时嘱患者往上看,即可使眼睑恢复正常位置。

结膜充血时黏膜发红并可见血管充盈,见于结膜炎、角膜炎;颗粒与滤泡见于沙眼;结膜苍白见于贫血;结膜发黄见于黄疸;若结膜有多少不等散在的出血点时,可见于亚急性感染性心内膜炎;结膜充血、伴分泌物见于急性结膜炎;如有大片的结膜下出血可见于高血压、动脉硬化。临床常见红眼病的特点见表5-4。

表 5-4 临床常见红眼病的特点

疾病	特 点
过敏性结膜炎	双侧,有痒感,有水样物排出。多有季节性,或对药物、花粉及化妆品过敏
感染性结膜炎	单侧或双侧,有脓性分泌物,眼睑易结痂,有异物感,眼睛微痛,有结膜炎(红眼)接触史,对视力无影响,瞳孔反应正常,流行性病毒性角膜结膜炎有高热、咽炎和耳前淋巴结肿大
疱疹性结膜炎	病毒分布区有带状疱疹,单一性疱疹性结膜炎有"冷痛感",荧光素检查可发现疱疹样树突状改变
角膜外伤	外伤史或紫外线接触史(焊接、日晒、强光),剧烈疼痛。如影响角膜中心,视力可下降
葡萄膜炎或虹膜炎	恐光,剧烈疼痛,睫毛红色(虹膜周围有红斑),视敏度下降,与感染(结核、弓形体、梅毒)或风湿性疾病(类肉瘤、硬化性脊柱炎、Reiter综合征、炎症性肠炎)有关
急性闭角型青光眼	突然发作,眼痛、恶心,视力下降(角膜水肿),瞳孔中位,无反应性,前腔狭窄,眼球内压显著升高

5. 眼球 检查眼球(eyeball)时应注意其外形与运动。

(1)眼球突出

1)双侧眼球突出(exophthalmos):见于甲亢。患者除突眼外还有以下眼征:①Stellwag征:瞬目减少。②Graefe征:眼球下转时上睑不能相应下垂。③Mobius征:表现为集合运动减弱,即目标由远处逐渐移近眼球时,两侧眼球不能适度内聚。④Joffroy征:上视时无额纹出现。

2)单侧眼球突出:多由于局部炎症或眶内占位性病变所致,偶见于颅内病变。

(2)眼球下陷(enophthalmos):双侧下陷见于严重脱水,老年人由于眶内脂肪萎缩亦有双眼眼球后退;单侧下陷见于Horner综合征和眶尖骨折。

(3)眼球运动:检查眼球运动就是检查6条眼外肌的运动功能。医生将目标物(棉签或手指尖)置于患者眼前30~40cm处,嘱患者固定头位,眼球随目标物方向移动,一般按左、左上、左下、右、右上、右下6个方向的顺序进行,每一方向代表双眼的一对配偶肌的功能,若有某一方向运动受限提示该对配偶肌功能障碍。

眼球运动受动眼、滑车、外展3对脑神经支配,这些神经麻痹时就会出现眼球运动障碍,并伴有复视。由支配眼肌运动的神经核、神经或眼外肌本身器质性病变所产生的斜视,称为麻痹性斜视,多见于颅脑外伤、鼻咽癌、脑炎、脑膜炎、脑脓肿、脑血管病变等。

双侧眼球发生一系列有规律的快速往返运动,称为眼球震颤(nystagmus)。运动的速度起始时缓慢,称为慢相;复原时迅速,称为快相。运动方向以水平方向常见,垂直和旋转方向较少见。检查方法:嘱患者眼球随医生手指所示方向(水平和垂直)运动数次,观察是否出现震颤。自发的眼球震颤见于耳源性眩晕、小脑疾患和视力严重低下等。

(4)眼压:可采用触诊法检查眼压。检查时让患者向下看(不能闭眼),医生用双手示指放在上睑的眉弓和睑板上缘之间,其他手指放在额部和颊部,然后两手示指交替地轻压眼球的赤道部,便可借助指尖感觉眼球波动的抗力,判断其软硬度。如发现眼球张力异常,则用眼压计来检查。眼压减低时双眼球凹陷,见于眼球萎缩或脱水;眼压增高见于眼压增高性疾患,如青光眼。

（二）眼前节检查

1. 角膜 角膜（cornea）表面有丰富的感觉神经末梢,因此角膜的感觉十分灵敏。检查时用斜照光更易观察其透明度,注意角膜有无云翳、白斑、软化、溃疡、新生血管等。

（1）角膜的瞳孔部位出现云翳与白斑,可以引起不同程度的视力障碍。

（2）角膜周围血管增生可为严重沙眼所致。

（3）角膜软化见于婴幼儿营养不良、维生素 A 缺乏等。

（4）角膜边缘及周围出现灰白色浑浊环,多见于老年人,称为老年环,是类脂质沉着的结果,无临床意义。

（5）角膜边缘如出现黄色或棕褐色的色素环,环的外缘较清晰,内缘较模糊,称为 Kayser-Fleischer（凯 - 费）环,是铜代谢障碍的结果,见于肝豆状核变性（Wilson 病）。

2. 巩膜 巩膜（sclera）不透明,又因血管极少,故为瓷白色。黄疸时巩膜黄染最明显。检查时可嘱患者向内下视,暴露其巩膜的外上部分更容易发现黄疸。中年以后在内眦部可出现黄色斑块,为脂肪沉着所形成,这种斑块呈不均匀性分布,应与黄疸鉴别。血液中其他黄色色素成分增多时（如胡萝卜素、米帕林等）,也可引起皮肤黏膜黄染,但其表现与黄疸时的巩膜有区别,一般黄染只出现于角膜周围或此处最明显。

3. 虹膜 虹膜（iris）是眼球葡萄膜的最前部分,中央有圆形孔洞即瞳孔,虹膜内有瞳孔括约肌与扩大肌,能调节瞳孔的大小。正常虹膜纹理近瞳孔部分呈放射状排列,周边呈环形排列。虹膜纹理模糊或消失见于虹膜炎症、水肿和萎缩。形态异常或有裂孔见于虹膜后粘连、外伤、先天性虹膜缺损等。

4. 瞳孔 瞳孔（pupil）是虹膜中央的孔洞,正常直径为 3~4mm。瞳孔缩小（瞳孔括约肌收缩）是由动眼神经的副交感神经纤维支配;瞳孔扩大（瞳孔扩大肌收缩）是由交感神经支配;检查瞳孔时应注意其形状、大小、位置,双侧是否等圆、等大,对光反射及集合反射等。

（1）瞳孔的形状与大小:正常为圆形,双侧等大。青光眼或眼内肿瘤时瞳孔可呈椭圆形;虹膜粘连时瞳孔的形状可呈不规则形。引起瞳孔大小改变的因素很多,生理情况下,婴幼儿和老年人瞳孔较小,在光亮处瞳孔较小,青少年瞳孔较大,兴奋或在暗处瞳孔扩大。病理情况下瞳孔变化的临床意义见表 5-5。

表 5-5　病理情况下瞳孔变化的临床意义

变化	临 床 意 义
缩小	① 虹膜炎症、中毒（有机磷类农药）、药物反应（毛果芸香碱、吗啡、氯丙嗪）等
	② 瞳孔缩小、眼睑下垂和眼球下陷,同侧结膜充血及面部无汗,见于 Horner 综合征
扩大	① 外伤、颈交感神经刺激、青光眼绝对期、视神经萎缩、药物影响（阿托品、可卡因）等
	② 双侧瞳孔散大并伴有对光反射消失为濒死状态的表现
形状不规则	虹膜粘连
大小不等	颅内病变,如脑外伤、脑肿瘤、中枢神经梅毒、脑疝等。
	① 双侧瞳孔不等大,且变化不定,可能是中枢神经和虹膜的神经支配障碍
	② 双侧瞳孔不等大且伴有对光反射减弱或消失及神志不清,可见于中脑功能损害

（2）对光反射:是对瞳孔功能的检查。瞳孔对光反射迟钝或消失见于昏迷患者。

1）直接对光反射:通常用手电筒直接照射瞳孔并观察瞳孔的变化。正常人当眼受到光线刺激后瞳孔立即缩小,移开光源后瞳孔迅速复原。

2) 间接对光反射:是指光线照射一眼时,另一眼瞳孔立即缩小,移开光线,瞳孔扩大。检查间接对光反射时,应以一手挡住光线以免对检查眼受照射而形成直接对光反射。

(3) 调节反射与集合反射:嘱患者注视 1m 以外的目标(通常是医生的示指尖),然后将目标逐渐移向眼球(距眼球约 5~10cm),正常人的瞳孔逐渐缩小称为调节反射。瞳孔缩小同时伴有双侧眼球向内集合称为集合反射。动眼神经功能损害时调节反射和集合反射均消失。

(三) 眼底检查

需借助检眼镜才能检查眼底。眼底检查一般要求在不扩瞳的情况下检查,医生和患者都不戴眼镜。

正常眼底的视神经盘为卵圆形或圆形、边界清楚、淡红色,颞侧较鼻侧稍淡,中央凹陷。动脉色鲜红,静脉色暗红,动静脉管径的正常比例为 2∶3。检查眼底主要观察视神经盘、视网膜血管、黄斑区、视网膜各象限,注意视神经盘的颜色、边缘、大小、形状,视网膜有无出血和渗出物、动脉有无硬化等。视神经盘水肿常见于颅内肿瘤、脑脓肿、外伤性脑出血、脑膜炎、脑炎等引起的颅内压增高。

(四) 眼的功能检查

1. 视力　视力(visual acuity)主要反映黄斑区的功能,可分为远视力和近视力,后者通常指阅读视力。通过国际标准视力表检查视力。

(1) 远视力:采用远距离视力表检查,患者距视力表 5m 远,两眼分别检查。一般先检查右眼,用干净的卡片或遮眼板置于左眼前,但勿使眼球受压。嘱患者从上至下指出"E"字形视标开口的方向,记录所能看清的最小一行视力读数,即为该眼的远视力。能看清"1.0"行视标者为正常视力。如在 1m 处不能辨认 0.1 行视标者,则改为"数手指"。手指移近眼前到 5cm 仍数不清,则改为用手指在患者眼前左右摆动。不能看到眼前手动者,到暗室中用手电光照射被检眼,检查有无光感。

(2) 近视力:采用近距离视力表检查。在距视力表 33cm 处,能看清"1.0"行视标者为正常视力。检查近视力能了解眼的调节能力,与检查远视力配合则可初步诊断是否有屈光不正(包括散光、近视、远视)和老视,或是否有器质性病变,如白内障、眼底病变等。

急性单侧视力丧失的原因及临床特点见表 5-6。

表 5-6　急性单侧视力丧失的原因及临床特点

原因	临 床 特 点
视网膜剥脱	与高度近视和头部或眼睛创伤有关。前驱症状有"飞蚊症"和闪光感,继之出现视野缺损,视力障碍,视物变形,无疼痛,检眼镜检查可发现视网膜剥脱
视网膜中央动脉阻塞	多见于老年人,多发生在单眼,发病急,视力顷刻间消失,无疼痛,瞳孔散大强直。有血栓病、心房颤动、颈动脉疾病史,视神经盘水肿,动脉干瘪,黄斑上有樱桃红色斑点
急性青光眼(闭角型)	多见于老年人,起病急,有剧烈的头痛及眼胀痛,结膜淤血,常伴恶心、呕吐。角膜水肿可引起视力模糊,有浅的前腔和显著增加的眼内压
缺血性视神经病变	发病急,多双侧先后发病,轻重不一。视神经盘苍白或水肿,视力丧失程度不等,由高血压、颞动脉炎及动脉粥样硬化所致
视网膜中央静脉阻塞	无前驱症状,无疼痛,视力于数天内明显减退。检眼镜检查可发现水肿、出血和静脉扩张,多由高血压、糖尿病及炎症性病变引起

2. 视野 视野（visual field）是当眼球向正前方固视不动时所见的空间范围。与中心视力相对而言，它是周围视力，是检查黄斑中心凹以外的视网膜功能。采用手势对比检查法可粗略地测定视野。检查方法：患者与医生相对而坐，距离约1m，两眼分开检查。如检查右眼，则嘱患者用手遮住左眼，右眼注视医生的左眼，此时医生应将自己的右眼遮盖；然后，医生将其手指置于自己与患者中间等距离处，分别自上、下、左、右等不同的方位从外周逐渐向眼的中央部移动，嘱患者在发现手指时，立即示意。如患者能在各方向与医生同时看到手指，则属于大致正常视野。

视野在各方向均缩小者称为向心性视野狭小。在视野内的视力缺失地区称为暗点。视野的左或右一半缺失，称为偏盲。双眼视野颞侧偏盲或象限偏盲见于视交叉以后的中枢病变。单侧不规则的视野缺损见于视神经和视网膜病变。

3. 色觉 色觉（color sensation）的异常可分为色弱和色盲两种。色弱是对某种颜色的识别能力减低；色盲是对某种颜色的识别能力丧失。色觉检查要在适宜的光线下进行，让患者在50cm距离处读出色盲表上的数据和图像，如5~10秒内不能读出表上的数据和图像，则按色盲表的说明判断为某种色盲或色弱。

二、耳

耳是听觉和平衡器官，分外耳、中耳和内耳三部分。

1. 外耳

（1）耳廓：注意耳廓的外形、大小、位置和对称性，是否有发育畸形、外伤瘢痕、红肿、瘘口、低垂耳等。观察是否有结节，痛风患者可在耳廓上触及痛性小结节，为尿酸钠沉着的结果。耳廓红肿并有局部发热和疼痛见于感染。牵拉和触诊耳廓引起疼痛，常提示有炎症。

（2）外耳道：注意皮肤是否正常，有无溢液。如有黄色液体流出并有痒痛者为外耳道炎；外耳道内有局部红肿疼痛，并有耳廓牵拉痛则为疖肿；有脓液流出并有全身症状，则应考虑急性中耳炎。有血液或脑脊液流出则应考虑到颅底骨折。对耳鸣患者则应注意是否存在外耳道瘢痕狭窄、耵聍或异物堵塞。

2. 中耳 观察鼓膜是否穿孔，注意穿孔位置。如有溢脓并有恶臭可能为胆脂瘤。

3. 乳突 乳突外壳由骨密质组成，内腔为大小不等的骨松质小房，乳突内腔与中耳道相连。化脓性中耳炎引流不畅时可蔓延为乳突炎，检查时可发现耳廓后方皮肤有红肿，乳突有明显压痛，有时可见瘘管。严重时，可继发耳源性脑脓肿或脑膜炎。

4. 听力 可先采用粗略的方法了解患者的听力（auditory acuity）。检查方法：在安静的室内，嘱患者取坐位、闭目，并用手指堵塞一侧耳道，医生持手表或以拇指与示指互相摩擦，自1m以外逐渐移近患者耳部，直到患者听到声音为止，测量距离；采用同样的方法检查另一耳。比较两耳的检查结果，并与正常人的听力进行对照。正常人一般在1m处可闻及机械表声或捻指声。精确的方法是使用规定频率的音叉或电测设备，进行一系列较精细的检查，对明确诊断更有价值。

听力减退见于耳道有耵聍或异物、听神经损害、局部或全身血管硬化、中耳炎、耳硬化等。粗测发现患者有听力减退，则应进行精确的听力测试和其他相应的专科检查。不同年龄人群听力下降的常见原因见表5-7，听力障碍的类型及常见病因见表5-8。

表 5-7 不同年龄人群听力下降的常见原因

人群	原 因
婴儿	先天性、分泌性中耳炎
儿童	分泌性中耳炎,先天性、感染后(麻疹、流行性腮腺炎、脑膜炎)
青少年	先天性、诈病、感染后、噪音性(多为暂时性)
20~40 岁	耳硬化症、感染后、噪音性、听神经病、梅尼埃病
40~60 岁	耳硬化症、噪音性、早期老年性耳聋、听神经病、梅尼埃病
>60 岁	老年性耳聋、噪音性、听神经病

表 5-8 听力障碍的类型及常见病因

类型	常 见 病 因
传导性	① 耳道堵塞:先天性耳畸形及闭锁、外耳耵聍及异物、咽鼓管堵塞 ② 感染:大疱性鼓膜炎、急性中耳炎 ③ 损伤:鼓膜穿孔、听骨链中断 ④ 其他:分泌性中耳炎、耳硬化症
感觉神经性	① 先天性:遗传性聋、内耳发育不全、妊娠期药物中毒及风疹感染、分娩时缺氧、核黄疸 ② 耳毒性药物:氨基糖苷类、呋塞米、奎宁 ③ 病毒及细菌感染:腮腺炎、麻疹、腺病毒、水痘、化脓性中耳炎、脑膜炎、先天性梅毒 ④ 听力损伤:噪音、头外伤、颞骨骨折、长期使用强力助听器 ⑤ 血管性疾病:高血压、动脉硬化、高血脂 ⑥ 其他:听神经瘤、梅尼埃病、老年性耳聋、多发性硬化症、甲状腺功能减退症、伪聋

三、鼻

1. 鼻的外形 视诊时注意鼻部皮肤颜色和鼻外形的改变(表 5-9)。

表 5-9 鼻的外形、皮肤颜色变化特点及临床意义

鼻的变化	特 点	临 床 意 义
外鼻增大	普遍性增大	肢端肥大症
鞍鼻	鼻骨破坏、鼻梁塌陷	鼻骨骨折、鼻骨发育不良或先天性梅毒等
蛙状鼻	鼻翼扩大、鼻腔完全堵塞、鼻梁增宽变平如蛙状	肥大性或多发性鼻息肉
蝶形红斑	鼻梁部皮肤出现红色斑块,并向两侧颊部蔓延呈蝴蝶形	系统性红斑狼疮
酒糟鼻	鼻尖、鼻翼部皮肤发红变厚,并有毛细血管扩张和组织肥厚	螨虫感染
鼻骨骨折、移位	鼻部肿胀、淤血、外形改变	鼻外伤
色素沉着	鼻梁部皮肤出现黑褐色斑点或斑片	如黑热病、慢性肝脏疾病

2. 鼻翼扇动 鼻翼扇动(flaring of alaenasi)是指吸气时鼻孔张大,呼气时鼻孔回缩,常见于伴有呼吸困难的高热性疾病(如大叶性肺炎)、支气管哮喘和心源性哮喘发作时。

3. **鼻中隔**　正常成人的鼻中隔很少完全正中,多数稍有偏曲,如有明显的偏曲,并产生呼吸障碍,称为鼻中隔偏曲。严重的高位偏曲可压迫鼻甲,引起神经性头痛,也可因偏曲部骨质刺激黏膜而引起出血。鼻中隔出现孔洞称为鼻中隔穿孔,患者可听到鼻腔中有哨声,检查时用小型手电筒照射一侧鼻孔,可见对侧有亮光透入。穿孔多见于鼻腔慢性炎症、外伤等。

4. **鼻出血**　鼻出血(epistaxis)多为单侧,常见于外伤、鼻腔感染、局部血管损伤、鼻咽癌、鼻中隔偏曲等。双侧出血则多由全身性疾病引起,如某些发热性传染病(流行性出血热、伤寒等)、造血系统疾病(血小板减少性紫癜、再生障碍性贫血、白血病)、血友病、原发性高血压、肝脏疾病、维生素 C 或 D 缺乏等。成年女性如发生周期性鼻出血则应考虑子宫内膜异位症。

5. **鼻腔黏膜**　急性鼻黏膜肿胀多为炎症充血所致,伴有鼻塞和流涕,见于急性鼻炎。慢性鼻黏膜肿胀多为黏膜组织肥厚,见于各种因素引起的慢性鼻炎。鼻黏膜萎缩、鼻腔分泌物减少、鼻甲缩小、鼻腔宽大、嗅觉减退或丧失见于慢性萎缩性鼻炎。

6. **鼻腔分泌物**　鼻腔黏膜受到各种刺激时会产生过多的分泌物。清稀无色的分泌物为卡他性炎症表现,黏稠发黄或发绿的分泌物多见于鼻或鼻窦的化脓性炎症。

7. **鼻窦**　鼻窦为鼻腔周围含气的骨质空腔,共 4 对(图 5-1),均有窦口与鼻腔相通,当引流不畅时易发生感染。鼻窦炎时可出现鼻塞、流涕、头痛和鼻窦压痛。由于蝶窦位置较深,不能在体表进行检查。鼻窦区压痛的检查方法见表 5-10。检查时应询问鼻窦有无压痛,并注意两侧有无差异。

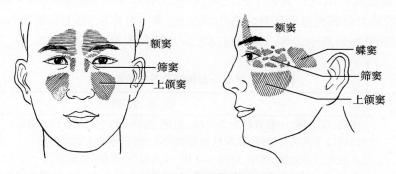

图 5-1　鼻窦的位置

表 5-10　鼻窦区压痛的检查方法

鼻窦	评 估 方 法
上颌窦	双手固定于患者两侧耳后,拇指分别置于左右颧部向后按压
额窦	一手扶持患者枕部,另一拇指或示指置于眼眶上缘内侧向后向上按压。或以两手固定头部,双手拇指置于眼眶上缘内侧向后向上按压
筛窦	双手固定患者两侧耳后,双手拇指置于鼻根部与眼内眦之间向后方按压

四 、 口

口(mouth)的检查包括口唇、口腔内器官和组织以及口腔气味等。

1. **口唇**　口唇的毛细血管十分丰富,因此健康人口唇红润有光泽。检查时应注意口唇颜色、有无疱疹、口角糜烂及歪斜。常见口唇病变的原因见表 5-11。

表 5-11　常见口唇病变的原因

病　变	原　因
苍白	贫血、虚脱、主动脉瓣关闭不全等
发绀	常为血液中还原血红蛋白增多所致,见于心肺功能不全等
颜色深红	发热性疾病或一氧化碳中毒
干燥并有皲裂	严重脱水
疱疹	大叶性肺炎、感冒、流行性脑脊髓膜炎、疟疾等
突然的非炎症性、无痛性肿胀	血管神经性水肿
肥厚增大	呆小病、黏液性水肿及肢端肥大症等
口角糜烂	核黄素缺乏
口角歪斜	面神经麻痹
唇裂	先天性发育畸形

2. 口腔黏膜　在充分的自然光线下检查口腔黏膜,也可用手电筒照明。检查口底黏膜和舌底部时,让患者上翘舌头并触及硬腭。由于口底组织比较松软,有时需要用触诊法才能触及口底新生物,颌下腺导管结石也最好用触诊法检查。

正常口腔黏膜光洁呈粉红色。口腔黏膜出现蓝黑色色素沉着斑片多为肾上腺皮质减退症(Addison 病)。大小不等的黏膜下出血点或淤斑多见于出血性疾病或维生素 C 缺乏。若在相当于第二磨牙的颊黏膜处出现针尖大小白色斑点,周围有红晕,称麻疹黏膜斑(Koplik 斑),对麻疹有早期诊断价值。黏膜充血肿胀并伴有小出血点,多为对称性,称为黏膜疹(enanthem),常见于猩红热、风疹和某些药物中毒等。常见口部疾病及其临床表现见表 5-12。

表 5-12　常见口部疾病及其临床表现

疾病	临 床 表 现
口疮性溃疡	疼痛,浅溃疡,一般直径为 2~4mm,白色、边缘呈红色,持续 1~2 周
梅毒下疳	口唇或舌无痛性溃疡,原发性梅毒的特征,约在感染 3 周时出现
单纯性疱疹	一般在口唇边缘,疼痛,持续 1~2 周,可由创伤、发热、暴晒引起
黏膜白斑病	白色、扁平、发育不良的上皮细胞,有饮酒和吸烟史,约 5% 患者伴恶性肿瘤转移
鳞状细胞癌	多发生于舌下方,可呈白色,一般坚硬,溃疡性,无痛,经常发生于黏膜白斑病部位,有饮酒和吸烟史
口腔假丝酵母菌病	红色黏膜上有白色假膜或外衣,见于衰弱的病儿或老年患者。与滥用抗生素、AIDS、细胞免疫被抑制有关

3. 牙齿　注意有无龋齿、残根、缺齿和义齿。牙齿萌出时间见表 5-13,若有牙齿疾病应按图 5-2 标明所在部位。正常牙齿为瓷白色,牙齿的色泽与形态变化也具有重要的临床意义(表 5-14)。

表 5-13　牙齿萌出时间

牙齿	乳牙(月)	恒牙(岁)	牙齿	乳牙(月)	恒牙(岁)
第一磨牙	15~21	6	第二前磨牙		10
中切牙	6~9	7	尖牙	16~20	12
侧切牙	15~21	8	第二磨牙	20~24	12~13
第一前磨牙		9	第三磨牙		17~25

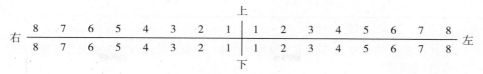

右 8 7 6 5 4 3 2 1 | 1 2 3 4 5 6 7 8
8 7 6 5 4 3 2 1 | 1 2 3 4 5 6 7 8 左

图 5-2 牙列

1. 中切牙；2. 侧切牙；3. 尖牙；4. 第一前磨牙；5. 第二前磨牙；6. 第一磨牙；7. 第二磨牙；8. 第三磨牙

如 3| 为右上尖牙；|2 为左下侧切牙；$\frac{5|}{|7}$示右上第二前磨牙及左下第二磨牙为某种病变的部位。

表 5-14 牙齿的色泽与形态改变的临床意义

色泽与形态变化	临 床 意 义
黄褐色(斑釉牙)	长期饮用含氟量过高的水
牙齿变黄(四环素牙)	儿童长期服用四环素
中切牙切缘呈月牙形凹陷且牙间隙分离过宽	哈钦森(Hutchinson)牙,为先天性梅毒的重要体征之一
单纯牙间隙过宽	肢端肥大症

4. 牙龈 正常牙龈呈粉红色,质坚韧且与牙颈部紧密贴合。压迫后无出血及溢脓。牙龈水肿见于慢性牙周炎。牙龈缘出血常为口腔内局部因素引起,如牙石等,也可由全身性疾病所致,如维生素 C 缺乏症、肝脏疾病或造血系统疾病、出血性疾病等。牙龈经挤压后有脓液溢出见于慢性牙周炎、牙龈瘘管等。铅中毒时牙龈的游离缘出现蓝灰色点线(铅线)。在铋、汞、砷等中毒时可出现类似的黑褐色点线状色素沉着。

5. 舌 许多局部或全身疾病均可使舌的感觉、运动与形态发生变化,这些变化往往能为临床提供重要的诊断依据。

检查时要注意舌质、舌苔及舌的活动状态。正常人舌质淡红、湿润、柔软,活动自如,伸舌居中,无震颤,舌苔薄白。暂时性舌肥大见于舌炎、口腔炎、舌的蜂窝组织炎、脓肿、血肿、血管神经性水肿等。持续性舌肥大见于黏液性水肿、呆小病和先天愚型(Down 病)、舌肿瘤等。舌震颤见于甲亢;舌偏斜见于舌下神经麻痹。舌的性状变化特点及临床意义见表 5-15。

表 5-15 舌的性状变化特点及临床意义

性状变化	特 点	临 床 意 义
干燥舌	轻度干燥不伴外形的改变。重度干燥可见舌体缩小、并有纵沟	鼻部疾病(伴有张口呼吸、唾液缺乏)、大量吸烟、阿托品作用、放射治疗后、严重脱水等
地图舌	舌面上出现黄色上皮细胞堆积而成的隆起部分,且形状不规则,状如地图	原因不明,也可由核黄素缺乏引起
裂纹舌	舌面上出现横向或纵向裂纹	横向裂纹见于 Down 病、核黄素缺乏;纵向裂纹见于梅毒性舌炎
草莓舌	舌乳头肿胀突出,呈鲜红色形如草莓	猩红热或长期发热
牛肉舌	舌面绛红,如生牛肉状	烟酸(维生素 B_3)缺乏

续表

性状变化	特 点	临 床 意 义
镜面舌	舌乳头萎缩,舌体变小,舌面光滑呈粉红色或红色(光滑舌)	缺铁性贫血、恶性贫血及慢性萎缩性胃炎
毛舌	舌面上出现黑色或黄褐色毛,为丝状乳头缠绕了真菌丝以及上皮细胞角化所致	久病衰弱或长期使用广谱抗生素

6. 咽部及扁桃体 咽部分为鼻咽、口咽、喉咽三部分。

(1) 鼻咽:鼻咽(nasal pharynx)位于软腭平面之上、鼻腔的后方,在儿童时期鼻咽部淋巴组织丰富,称为腺状体或增殖体,青春期前后逐渐萎缩,如果腺状体过度肥大,可造成鼻塞、张口呼吸和语音单调。如一侧有血性分泌物和耳鸣、耳聋,应考虑早期鼻咽癌。

(2) 口咽:口咽(oral pharynx)位于软腭平面之下、会厌上缘的上方;前方正对口腔,软腭向下延续形成前后两层黏膜皱襞,前面的黏膜皱襞称为舌腭弓,后面的称为咽腭弓。扁桃体位于舌腭弓和咽腭弓之间的扁桃体窝中。咽腭弓的后方称为咽后壁。

咽部的检查方法:患者取坐位,头略后仰,张大口并发"啊"音,医生用压舌板在舌的前2/3与后1/3交界处迅速下压,此时软腭上抬,在照明的配合下即可见软腭、腭垂(悬雍垂)、软腭弓、扁桃体、咽后壁等。

1) 咽部黏膜:咽部黏膜充血、红肿、黏膜腺分泌增多多见于急性咽炎。若咽部黏膜充血、表面粗糙,并可见淋巴滤泡呈簇状增殖,见于慢性咽炎。扁桃体发炎时,腺体红肿、增大,在扁桃体隐窝内有黄白色分泌物,或渗出物形成的苔片状假膜,很易剥离。与咽白喉在扁桃体上所形成的假膜不同,白喉假膜不易剥离,若强行剥离则易引起出血。

2) 扁桃体肿大:扁桃体肿大分为三度(图5-3):不超过咽腭弓者为Ⅰ度;超过咽腭弓者为Ⅱ度;达到或超过咽后壁中线者为Ⅲ度。未见扁桃体肿大时可用压舌板刺激咽部,引起反射性恶心,如看到扁桃体突出为包埋式扁桃体,同时隐窝有脓栓时常构成反复发热的隐性病灶。

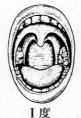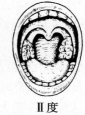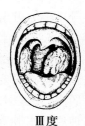

Ⅰ度　　　　Ⅱ度　　　　Ⅲ度

图5-3 扁桃体肿大分度

(3) 喉咽:喉咽(laryngopharynx)位于口咽之下,也称下咽部,其前方通喉腔,下端通食管,此部分的检查需用间接或直接喉镜才能进行。

7. 喉 喉(larynx)位于喉咽之下,向下连接气管。喉为软骨、肌肉韧带、纤维组织及黏膜所组成的一个管腔结构,是发音的主要器官。但声音的协调和语言的构成还需肺、气管、咽部、口腔、鼻腔、鼻窦等多方面的配合才能完成。以上任何部分发生病变时都会使声音发生变化。急性声音嘶哑或失音常见于急性炎症,慢性失音要考虑喉癌。喉的神经支配有喉上神经与喉返神经,如纵隔肿瘤或喉肿瘤时神经受到损害,可引起声带麻痹以至失音。

8. 口腔的气味 健康人口腔无特殊气味,饮酒、吸烟的人可有烟酒味。如有一种经常的、持续的令人不悦的气味呼出称为口臭(halitosis),可由口腔局部(牙龈和牙周病)、胃肠道、其他全身性疾病或吸烟、食用含挥发性成分的食物引起。口腔特殊气味的临床意义见表5-16。

表 5-16 口腔特殊气味的临床意义

气味	临床意义	气味	临床意义
臭味	牙龈炎、龋齿、牙周炎	尿味	尿毒症
腥臭味	牙槽脓肿	肝臭味	肝坏死
血腥味	牙龈出血	组织坏死的臭味	肝脓肿
烂苹果味	糖尿病酮症酸中毒	大蒜味	有机磷农药中毒

五、腮　腺

　　腮腺(parotid gland)位于耳屏、下颌角、颧弓所构成的三角区内,正常腮腺腺体薄而软,触诊时触不出腺体轮廓。腮腺肿大时可见到以耳垂为中心的隆起,并可触及边缘不明显的包块。腮腺导管位于颧骨下 1.5cm 处,横过咀嚼肌表面,开口相当于上颌第 2 磨牙对面的颊黏膜上,检查时应注意导管口有无分泌物。腮腺肿大的病因及临床表现见表 5-17。

表 5-17 腮腺肿大的常见病因及临床表现

病因	临床表现
化脓性腮腺炎	发生于抵抗力低下的重症患者,多为单侧。在导管口处加压后有脓性分泌物流出,多见于胃肠道术后及口腔卫生不良者
病毒性腮腺炎	多见于流行性腮腺炎,腮腺迅速肿大,先为单侧,继而可累及对侧。检查时有压痛,急性期可累及胰腺、睾丸或卵巢
腮腺肿瘤	混合瘤质韧,呈结节状,边界清楚,有移动性。恶性肿瘤质硬、有痛感,发展迅速,与周围组织有粘连,可伴有面瘫

(魏　武)

本章小结

　　头部及其器官是人体最重要的外形特征之一,是医生最先和最容易见到的部分,仔细检查常常能提供很多有价值的诊断资料。本章主要介绍了头部的一般检查方法,包括头发和头皮、头颅和颜面及器官等检查。通过学习头部检查,使同学们初步掌握头部的检查方法及一些重要检查内容的临床意义,从而了解常见头部及其器官疾病,为头部及其器官疾病的诊断及鉴别诊断打下基础。

复习题

1. 试述头部检查的内容、顺序和检查方法。
2. 试述头部检查异常的常见体征及临床意义。

第 六 章

颈 部 检 查

学习目标

1. 知识与技能
(1) 掌握颈部主要的检查内容和方法;
(2) 熟悉颈部解剖分区及其临床意义;
(3) 熟悉颈部常见疾病的症状和体征。
2. 过程与方法　通过实验室练习、临床见习,提高对颈部检查方法与内容的认识,及其在诊断疾病中的作用。
3. 职业价值、态度、行为和伦理　敬业精神和伦理道德行为是医疗实践的核心。通过学习颈部检查,医学生应充分认识学习医学职业基本要素的重要性,并树立正确的职业价值观。

颈部位于头、胸与两上肢之间,包含颈部的运动装置、颈部神经、颈部血管、颈部内脏和颈淋巴结。检查颈部时,让患者取舒适坐位或仰卧位,充分暴露颈部和肩部,在平静、自然的状态下进行。检查手法应轻柔,疑有颈椎疾病时更应注意。

一、颈部外形与分区

正常人颈部直立时两侧对称。瘦长体型者较细长,矮胖体型者较粗短。男性甲状软骨较突出,形成喉头结节,女性则较平坦。转头时可见胸锁乳突肌突起。

为了明确标记颈部病变的部位,根据解剖结构,每侧颈部又可分为两个大三角区域,即颈前三角和颈后三角。颈部分区对颈部包块的诊断具有重要意义。

颈前三角:为胸锁乳突肌内缘、下颌骨下缘与前正中线之间的区域。

颈后三角:为胸锁乳突肌后缘、锁骨上缘与斜方肌前缘之间的区域。

二、颈部姿势与运动

检查颈部时,应注意颈部静态与动态时的改变,正常人坐位时颈部直立,伸屈、转动自如。如抬头困难见于严重消耗性疾病晚期、重症肌无力、进行性肌萎缩或脊髓灰质炎等。头部向一侧偏斜称为斜颈(torticollis),见于颈肌外伤、瘢痕收缩、先天性斜颈或颈肌挛缩。

颈部运动受限且伴有疼痛,见于软组织炎症、颈肌扭伤、颈椎结核或肿瘤等,颈部强直为脑膜刺激征之一,见于各种脑膜炎、蛛网膜下腔出血等。

三、颈部皮肤与包块

1. 颈部皮肤　注意颈部皮肤有无蜘蛛痣、感染(疖、痈、结核)及其他局限性或广泛性病变,如瘢痕、瘘管及各种皮肤病等。

2. 颈部包块　颈部包块是颈部的重要体征之一,颈部包块的原因很多。

(1) 良性包块:常见于甲状腺腺瘤、腮腺瘤、甲状舌管囊肿和血管瘤等。

(2) 恶性包块:又分为原发性恶性包块和转移性恶性包块,常见于甲状腺癌、淋巴瘤、淋巴结转移癌等。

(3) 炎性包块:常见于急、慢性淋巴结炎,淋巴结结核等。常见颈部包块的原因与临床特点见表6-1。

表6-1　常见颈部包块的原因与临床特点

原因	临 床 特 点
甲状舌管囊肿	30 岁以下多见。圆形,质软,边界清楚,与周围组织无粘连,生长缓慢。发生于颈前正中舌盲孔至胸骨切迹之间,随吞咽及伸舌等动作而上下移动,继发感染时伴疼痛
甲状腺结节	质软,大小不等,形态不同,结节较大时可压迫气管、食管、血管、神经等引起相关症状
皮样囊肿	多见于儿童及青少年。光滑,面团样柔韧感,生长缓慢,好发于口腔颌面部
唾液腺肿大	多见于老年人。多为双侧肿大,大多数罹患腮腺,少数罹患下颌下腺,40% 患者有结石
淋巴结瘤	淋巴结柔软,多急性增大,与急性病毒性上呼吸道感染或细菌性蜂窝织炎有关
弓形体病	颈深部淋巴结大,质地柔软,与食用不熟食物或接触猫有关,可有单核细胞增多
颈静脉栓塞	咽炎少见的并发症,常由颈部肿胀、肺部栓塞物引起(Lamer 综合征)
鳃裂囊肿	无痛性包块,位于胸锁乳突肌上 1/3 的前部,柔软、有液体感
恶性淋巴结病	质硬,缓慢增大,多为头部或颈部转移性鳞状细胞癌,与嗜好烟酒有关,常见于淋巴瘤、甲状腺恶性肿瘤
结核性淋巴结肿大	单个或呈串状,质地不柔软,与周围组织无粘连,可出现干酪样坏死、液化破溃

检查颈部包块时,应注意其部位、数量、大小、质地、活动度、有无压痛、发生和增长的特点:①肿大的淋巴结质地不硬、有压痛可能为非特异性淋巴结炎。②质地较硬,且伴有纵隔、腹膜后淋巴结肿大,则应考虑到恶性肿瘤的淋巴结转移。③如为全身性、无痛性淋巴结大则多见于造血系统疾病。④如包块圆形、表面光滑、有囊样感、压迫能使之缩小则可能为囊状瘤。⑤若颈部包块弹性大又无全身症状,则应考虑囊肿的可能。

肿大的甲状腺和甲状腺来源的包块在做吞咽动作时可随吞咽向上移动,以此可与颈前其他包块鉴别。

四、颈 部 血 管

1. 颈静脉　正常人坐位或立位时看不到颈外静脉,平卧时稍见充盈,充盈的水平仅限于锁骨上缘至下颌角距离的下 2/3 以内。若患者在坐位、立位时有颈外静脉充盈或扩张,或取30°~45°的半卧位时颈静脉充盈度超过正常水平,称为颈静脉怒张,提示静脉压增高,见于右心功能不全、心包积液、缩窄性心包炎及上腔静脉阻塞综合征。

右心衰竭引起肝淤血增大时,压迫右上腹部时可观察到颈静脉怒张或怒张加重,称为肝颈静脉回流征(hepatojugular reflux)阳性。

在正常情况下不会出现颈静脉搏动,但在三尖瓣关闭不全伴有颈静脉怒张时可以看到颈静脉搏动。

2. 颈动脉 正常人在安静状态时不易看到颈动脉搏动,只在剧烈活动后心搏出量增加时可见颈动脉搏动。如在安静状态下出现颈动脉明显搏动,提示脉压增大,多见于主动脉瓣关闭不全、甲亢及严重贫血的患者。

因动脉和静脉都会发生搏动,而且部位相近,故应予以鉴别。一般情况下,静脉搏动柔和、范围弥散,触诊时无搏动感;动脉搏动较强劲,为膨胀性,触诊时搏动感明显。

3. 颈部血管听诊 在颈部大血管处若听到收缩期杂音,应考虑颈动脉或椎动脉狭窄,常为多发性大动脉炎或动脉硬化引起。若在锁骨上窝处听到杂音,可能为锁骨下动脉狭窄,见于颈肋压迫。若在右锁骨上窝处听到低调、柔和、连续性"营营"样杂音,则可能为颈静脉流入上腔静脉口径较宽的球部所产生,这种杂音是生理性的,用手指压迫颈静脉后即可消失。

五、甲 状 腺

甲状腺(thyroid)位于甲状软骨下方、气管两侧,表面光滑、柔软,不易触及。

(一)检查方法

1. 视诊 观察甲状腺的大小和对称性。正常人甲状腺外观不突出,如有甲状腺肿大,嘱患者做吞咽动作,此时甲状腺可随吞咽动作向上移动,以此可将肿大的甲状腺与颈前部其他包块进行鉴别。若不易鉴别时,可让患者头向后仰、两手放在枕后再进行观察。

2. 触诊 触诊比视诊更能明确甲状腺的轮廓及病变的性质。触诊包括甲状腺峡部和甲状腺侧叶的检查,主要检查甲状腺的轮廓、大小、质地以及活动度。

(1)甲状腺峡部:甲状腺峡部位于环状软骨下方第 2~4 气管环前面。医生站在患者前面用拇指,或站在患者后面用示指从胸骨上切迹向上触诊,可感到气管前软组织,嘱患者吞咽,可感到此软组织在手指下滑动,判断有无增厚和肿块。

(2)甲状腺侧叶

1)前面触诊:医生站在患者前面,一手拇指施压于一侧甲状软骨,将气管推向对侧,另一手示指、中指在对侧胸锁乳突肌后缘向前推挤甲状腺侧叶,拇指在胸锁乳突肌前缘触诊,配合吞咽动作,重复检查,可触及被推挤的甲状腺。采用同样方法检查另一侧甲状腺(图6-1)。

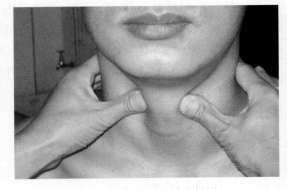

图 6-1 甲状腺触诊(前面)

2）后面触诊：医生站在患者后面，一手示指、中指施压于一侧甲状软骨，将气管推向对侧，另一手拇指在对侧胸锁乳突肌后缘向前推挤甲状腺，示指、中指在其前缘触诊甲状腺，配合吞咽动作，重复检查。采用同样方法检查另一侧甲状腺（图 6-2）。

3. 听诊　当触到甲状腺肿大时，如在甲状腺上听到低调的连续性静脉"嗡鸣"音，是血管增多、增粗、血流加速的结果，有助于诊断甲亢。另外，在弥漫性甲状腺肿伴功能亢进者还可听到收缩期吹风样动脉杂音。

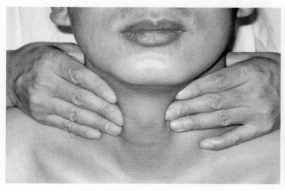

图 6-2　甲状腺触诊（后面）

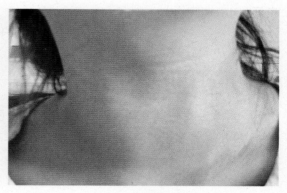

图 6-3　甲状腺肿大

（二）甲状腺肿大的临床意义

甲状腺肿大可分三度：不能看出肿大但能触及者为Ⅰ度；能看到肿大又能触及，但在胸锁乳突肌以内者为Ⅱ度；超过胸锁乳突肌外缘者为Ⅲ度（图 6-3）。

甲状腺肿大可为生理性的或病理性的，生理性的肿大多见于女性青春期、妊娠期及哺乳期等。病理性甲状腺肿大的常见原因与特点见表 6-2。

表 6-2　病理性甲状腺肿大的常见原因及特点

常见原因	特　　点
单纯性甲状腺肿	腺体肿大明显，呈对称性，质地柔软，多为弥漫性或结节性，不伴有甲亢体征
甲亢	肿大的腺体质地柔软，两侧对称或不对称，可触到震颤、闻及血管杂音
桥本甲状腺炎	腺体呈弥漫性或结节性肿大，表面光滑，质地似橡胶，部分局部出现质地较硬的结节
甲状腺癌	呈不对称性肿大，表面凹凸不平，触诊时呈不规则结节状，质硬，可与周围组织发生粘连而使甲状腺移动受限
甲状腺瘤	生长缓慢，多为单个，也可多发，呈圆形或椭圆形，无压痛，与周围组织相比，质地较韧

六、气　　管

正常人的气管位于颈前正中部，常用触诊进行气管检查。

1. 检查方法　患者取舒适坐位或仰卧位，颈部保持自然正中位。医生将示指与环指分别置于两侧胸锁关节上，以中指在胸骨上窝进行触诊，触到气管后，将中指放在气管前正中部位，观察中指是否在示指与环指之间，若两侧距离不等，则提示气管有移位（图 6-4）。

2. 临床意义　正常人气管居中,若一侧大量胸腔积液、气胸、纵隔肿瘤或单侧甲状腺肿大可将气管推向健侧;而肺不张、肺硬化或胸膜粘连可将气管拉向患侧。

此外,主动脉弓动脉瘤时,由于心脏收缩时瘤体膨大向后下方挤压气管,可触及随心脏搏动而发生的气管向下曳动,此现象称为气管牵曳征(Oliver 征)。

（姜中兴）

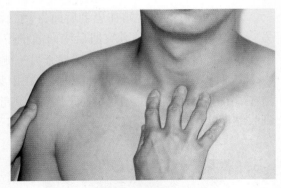

图 6-4　气管检查方法

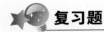本章小结

　　本章主要介绍了颈部的一般检查方法,包括颈部的外形与分区,姿势与运动,皮肤与包块,颈部血管及甲状腺的视诊、触诊、听诊及气管的检查。通过对颈部检查的学习,使同学们初步掌握颈部检查方法及临床意义,从而了解常见颈部疾病的一些临床特点,为颈部疾病的诊断及鉴别诊断打下基础。

复习题

1. 常见颈部包块有哪些? 临床特点如何?
2. 何谓颈静脉怒张,有何临床意义?
3. 甲状腺肿大分度及甲状腺肿大的临床意义是什么?

第七章

胸部检查

学习目标

1. 知识与技能
(1) 掌握胸部体表标志;
(2) 掌握常见胸部检查,尤其是心脏、肺脏检查的内容与方法;
(3) 熟悉心血管系统和呼吸系统常见疾病的症状与体征。
2. 过程与方法　通过实验室练习、临床见习,提高对心脏、肺脏检查的认识及其在诊断疾病中的作用。
3. 职业价值、态度、行为和伦理　敬业精神和伦理道德行为是医疗实践的核心。通过学习胸部检查,医学生应充分认识学习医学职业基本要素的重要性,并树立正确的职业价值观。

　　胸部是指颈部以下和腹部以上的部分,胸部的骨骼和肌肉包绕着胸腔脏器,参与呼吸运动,同时参与手臂和颈部的运动。胸部前壁为胸骨和肋骨,侧后壁为肋骨,后壁以脊柱为支撑,下壁为膈和肋骨边缘,上部由锁骨和颈部软组织构成。胸廓包括 12 个胸椎和 12 对肋骨、锁骨及胸骨,其前部较短,背部稍长(图 7-1)。

　　胸部检查应在安静、温度适宜、光线充足的环境下进行,并尽可能暴露全部胸廓。根据病情或检查的需要,患者可采取坐位或卧位,医生按照视诊、触诊、叩诊、听诊的顺序,依次检查患者的前胸部、侧胸部及背部(后胸部),同时进行左右对称部位的比较。胸部检查的内容主要包括胸廓外形、胸壁、乳房、胸壁血管、纵隔、支气管、肺、胸膜和心脏等。

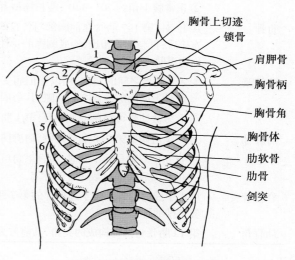

图 7-1　胸廓的骨骼结构

第一节 胸部的体表标志

胸部的体表标志包括骨骼标志、垂直线、自然陷窝、解剖区域和分区,为了标记正常胸廓内部脏器的轮廓和位置,以及异常体征的部位和范围,掌握胸部的体表标志具有重要意义。

一、骨 骼 标 志

胸部的骨骼标志有胸骨上切迹(suprasternal notch)、胸骨角(sternal angle)、胸骨柄(manubrium sterni)、腹上角、剑突(xiphoid process)、肋骨(rib)、脊柱棘突(spinous process)、肩胛下角、肋脊角(costal spinal angle),其意义见表 7-1。

表 7-1 胸部的骨骼标志与意义

标志	意　　义
胸骨	呈扁平状,位于前胸壁正中,自上而下分为胸骨柄、胸骨体和剑突三部分。胸骨柄为胸骨上端略呈六角形的骨块
胸骨上切迹	胸骨柄上端的小切迹,正常时气管位于胸骨上切迹的正后方
胸骨角	① 又称 Louis 角,由胸骨柄与胸骨体的连接处向前突起而成,其两侧分别与左右第 2 肋软骨连接
	② 胸骨角是计数前胸壁肋骨及肋间隙的标志,还标志主动脉弓水平、支气管分叉、心房上缘、上下纵隔交界及相当于第 5 胸椎的水平
剑突	为胸骨体下端的突出部分,呈三角形,其底部与胸骨体相连
腹上角	① 左右肋弓在胸骨下端会合处所形成的夹角,又称胸骨下角
	② 正常腹上角约 70°~110°,瘦长体型者腹上角较锐,矮胖体型者较钝,深吸气时可稍增大
肋骨	共 12 对,第 1~7 肋骨在前胸部与各自的肋软骨连接,第 8~10 肋骨与 3 个联合一起的肋软骨连接后,再与胸骨相连,构成胸廓的骨性支架。第 11、12 肋骨不与胸骨相连,其前端为游离缘,称为浮肋
肋间隙	① 2 个肋骨之间的空隙,用以标记病变的水平位置。第 1 肋骨下的间隙为第 1 肋间隙,第 2 肋骨下的间隙为第 2 肋间隙,其余依次类推
	② 大多数肋骨可在胸壁上触及,第 1 肋骨因前部与锁骨相重叠,多不能触及
肩胛骨	① 位于后胸壁第 2~8 肋骨之间,肩胛冈及其肩峰端均易触及。肩胛骨最下端称肩胛下角
	② 直立位双臂自然下垂时,肩胛下角可作为第 7 或第 8 肋骨标志,或相当于第 8 胸椎的水平,可作为后胸部计数肋骨的标志
脊柱棘突	后正中线的标志。位于颈根部的第 7 颈椎棘突最为突出,其下为第 1 胸椎,常以此处作为计数胸椎的标志
肋脊角	第 12 肋骨与脊柱构成的夹角,其前方为肾脏和输尿管上端所在的区域

二、线 性 标 志

胸部线性标志(垂直线)有前正中线(anterior midline)、胸骨线(sternal line)、胸骨旁线

(parasternal line)、锁骨中线(midclavicular line)、腋前线(anterior axillary line)、腋中线(midaxillary line)、腋后线(posterior axillary line)、肩胛线(scapular line)和后正中线,其位置见表7-2,图7-2,图7-3和图7-4。

表 7-2　胸部线性标志的位置

人工划线	位　　置
前正中线	即胸骨中线,为通过胸骨正中的垂直线
锁骨中线(左、右)	通过锁骨的肩峰端与胸骨端中点的垂直线
胸骨线(左、右)	沿胸骨边缘与前正中线平行的垂直线
胸骨旁线(左、右)	通过胸骨线与锁骨中线中间的垂直线
腋前线(左、右)	通过腋窝前皱襞沿前侧胸壁向下的垂直线
腋后线(左、右)	通过腋窝后皱襞沿后侧胸壁向下的垂直线
腋中线(左、右)	自腋窝顶端于腋前线和腋后线之间向下的垂直线
肩胛线(左、右)	通过肩胛下角与后正中线平行的垂直线
后正中线	即脊柱中线,为通过椎骨棘突或沿脊柱正中下行的垂直线

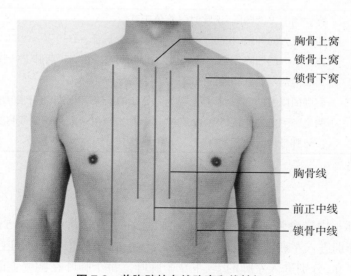

图 7-2　前胸壁的自然陷窝和线性标志

三、自然陷窝和解剖区域

　　胸部的自然陷窝和解剖区域有锁骨上窝(supraclavicular fossa)、锁骨下窝(infraclavicular fossa)、胸骨上窝(suprasternal fossa)、腋窝(axillary fossa)、肩胛间区(interscapular region)、肩胛上区(suprascapular region)、肩胛下区(infrascapular region),其位置见表7-3,图7-2,图7-3和图7-4。

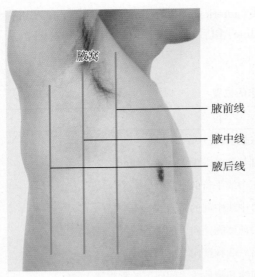
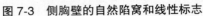

腋窝

腋前线

腋中线

腋后线

图 7-3 侧胸壁的自然陷窝和线性标志

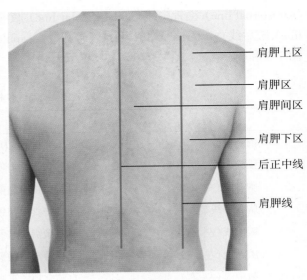

肩胛上区

肩胛区

肩胛间区

肩胛下区

后正中线

肩胛线

图 7-4 后胸壁的分区和线性标志

表 7-3 自然陷窝和解剖区域的位置

自然陷窝和解剖区域	位 置
胸骨上窝	胸骨柄上方的凹陷,正常时气管位于其后
锁骨上窝(左、右)	锁骨上方的凹陷,相当于两肺上叶肺尖的上部
锁骨下窝(左、右)	锁骨下方的凹陷处,其下界为第 3 肋骨下缘。相当于两肺上叶肺尖的下部
腋窝(左、右)	上肢内侧与胸壁相连的凹陷
肩胛上区(左、右)	肩胛冈以上的区域,其外上界为斜方肌的上缘,相当于上叶肺尖的下部
肩胛下区(左、右)	两肩胛下角的连线与第 12 胸椎水平线之间的区域,后正中线将其分为左、右两部分
肩胛间区(左、右)	两肩胛骨内缘之间的区域,后正中线将其分为左、右两部分

四、肺和胸膜的界限

气管自颈前部正中沿食管前方下行进入胸廓内,在平胸骨角(即第 4、5 胸椎水平)处分为左、右主支气管,分别进入左右肺内。右主支气管分为 3 支,分别进入右肺的上、中、下 3 个肺叶;左主支气管分为 2 支,分别进入左肺的上、下 2 个肺叶。每个肺叶在胸壁上的投影有一定的位置,了解其投影部位,对肺部疾病的定位诊断有重要意义(表 7-4)。

表 7-4 肺和胸膜的结构与意义

结构	意 义
肺尖	突出于锁骨之上,其最高点近锁骨的胸骨端,达第 1 胸椎的水平,距锁骨上缘约 3cm
肺上界	始于胸锁关节向上至第 1 胸椎水平,然后转折向下至锁骨中 1/3 与内 1/3 交界处。于前胸壁的投影呈一向上凸起的弧线
肺外侧界	由肺上界向下延伸而成,几乎与侧胸壁的内部表面相接触
肺内侧界	① 由肺上界自胸锁关节处下行,沿前正中线两旁下行

续表

结构	意　义
	② 右侧至第 6 肋软骨水平处转折向右,与右肺下界连接
	③ 左侧于第 4 肋软骨水平处向左达第 4 肋骨前端,沿第 4~6 肋骨的前面向下,至第 6 肋软骨水平处再向左下,与左肺下界连接
肺下界	两侧肺下界自前胸部第 6 肋骨处向两侧外下方斜行,锁骨中线、腋中线分别位于第 6、8 肋间隙,肩胛线处于第 10 肋骨水平(后胸壁的肺下界几乎呈一水平线)
叶间肺界	① 两肺的肺叶之间由脏胸膜分开,称为叶间隙
	② 右肺上叶与中叶的分界呈水平位,称为水平裂
	③ 右肺上叶、中叶与下叶之间的叶间隙称为右侧斜裂
	④ 左肺上、下叶之间的叶间隙称为左侧斜裂
胸膜	① 分为脏胸膜和壁胸膜。前者覆盖在肺表面,后者覆盖在胸廓内面、膈上面及纵隔
	② 两层胸膜围成左右 2 个完全封闭的胸膜腔,腔内为负压,并有少量液体
	③ 每侧的肋胸膜与膈胸膜的转折处称为肋膈窦,约有 2~3 个肋间隙高度

第二节　胸壁、胸廓与乳房检查

一、胸　壁

在检查胸壁时,除了注意其营养状态、皮肤、淋巴结和骨骼肌发育的情况之外,还要检查胸壁静脉是否曲张、皮下有无气肿和胸壁有无压痛等。

1. 静脉　正常胸壁无明显可见的静脉。当上腔静脉、下腔静脉阻塞导致侧支循环建立时,可出现胸壁静脉充盈或曲张。上腔静脉阻塞时静脉血流方向自上而下,下腔静脉阻塞时血流方向自下而上。

2. 皮下气肿　正常胸壁无皮下气肿。胸部皮下组织有气体积存时称为皮下气肿(subcutaneous emphysema)。胸部皮下气肿多由于肺、气管或胸膜受损后,气体自病变部位逸出,积存于皮下所致。偶见于局部产气杆菌感染。检查时用手按压皮下气肿部位的皮肤,引起气体在皮下组织内移动,可出现捻发感或握雪感。听诊时用听诊器按压皮下气肿部位,可闻及类似捻动头发的声音,称为捻发音(crepitus)。

3. 胸壁压痛　正常胸壁无压痛。当肋间神经炎、肋软骨炎、胸壁软组织炎及肋骨骨折时,胸壁受累的局部可有压痛。骨髓增生异常综合征(MDS)患者常有胸骨压痛和叩击痛。

4. 肋间隙　注意肋间隙有无回缩和膨隆。吸气时肋间隙回缩,提示呼吸道阻塞使吸气时气体不能自由地进入肺内。肋间隙膨隆见于大量胸腔积液、张力性气胸或严重肺气肿患者用力呼气时。

二、胸　廓

正常个体间胸廓的大小和外形有一定的差异。通常两侧大致对称,呈椭圆形。双肩基本在同一水平上。成人胸廓前后径较左右径短,前后径与左右径之比为1∶1.5,小儿和老年人胸廓的前后径略小于左右径或几乎相等,呈圆柱形。常见的胸廓外形改变见图7-5。

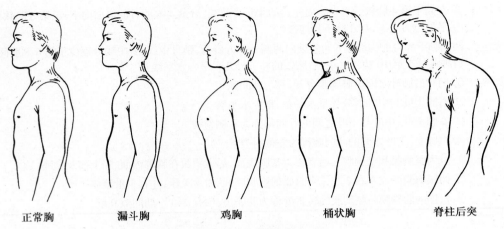

| 正常胸 | 漏斗胸 | 鸡胸 | 桶状胸 | 脊柱后突 |

图7-5　常见的胸廓外形改变

检查胸廓时,应注意其外形及对称性。常见的胸廓畸形有扁平胸(flat chest)、佝偻病胸(rachitic chest)、桶状胸(barrel chest)和脊柱畸形所致的胸廓改变。

1. 扁平胸　胸廓呈扁平状,扁平胸的前后径小于左右径的一半,常见于瘦长体型者或慢性消耗性疾病(如肺结核等)患者。

2. 佝偻病胸　佝偻病所致的胸廓改变多见于儿童,其特点见表7-5。

表7-5　佝偻病所致的胸廓改变及特点

胸廓改变	特　点
佝偻病串珠	胸骨两侧各肋软骨与肋骨交界处常隆起,形成串珠状
肋膈沟	下胸部前面的肋骨外翻,沿膈附着部位的胸壁向内凹陷形成的沟状带
漏斗胸	胸骨剑突处明显内陷,形似漏斗状
鸡胸	胸廓的前后径略长于左右径,其上下距离较短,胸骨下端前凸,胸廓前侧胸壁肋骨凹陷

3. 桶状胸　胸廓前后径增加,有时与左右径几乎相等或超过左右径,呈圆桶状,常见于严重肺气肿患者,亦可见于老年人或矮胖体型者。

4. 胸廓一侧变形　胸廓一侧平坦或下陷常见于肺不张、肺纤维化、广泛性胸膜增厚和粘连等。胸廓一侧膨隆常见于大量胸腔积液、气胸,或一侧严重代偿性肺气肿。

5. 胸廓局部隆起　胸廓局部隆起见于心脏明显增大、大量心包积液、主动脉瘤及胸内或胸壁肿瘤等。此外,还见于:①肋软骨炎:肋软骨突起处常有压痛。②肋骨骨折:前后挤压胸廓时局部常出现剧痛,并可于骨折断端处闻及骨摩擦音。

6. 脊柱畸形引起的胸廓改变　严重的脊柱前凸、后凸或侧凸,可导致胸廓两侧不对称,肋间隙增宽或变窄,胸腔内器官与体表标志的关系也发生改变。脊柱结核或外伤等严重脊柱畸形所致的胸廓外形改变,可引起呼吸、循环功能障碍。

三、乳 房

乳房（breast）是胸部的一个圆形区域，位于第 2~6 肋骨或第 2~7 肋骨。乳房是女性特有的第二性征，正常儿童及男性乳房不明显。乳头（nipple）一般位于第 4 肋间锁骨中线处，女性乳房在青春期逐渐长大，呈半球形，乳头亦逐渐长大呈圆柱形。女性乳房发育的 Tanner 分级见表 7-6。虽然乳房发育分为 5 级，但是乳房的发育是一个连续过程，除了受性激素的影响之外，还受种族、遗传、营养和其他一些激素的影响。

表 7-6 女性乳房发育的 Tanner 分级

分级	发育情况	分级	发育情况
1 级	青春期前乳房	4 级	乳晕突出于乳房之上
2 级	有乳核形成，乳晕稍增大	5 级	乳晕退缩，发育为成熟乳房
3 级	乳房隆起，乳晕色素沉着		

检查乳房时，患者取坐位或仰卧位，充分暴露胸部。一般先视诊再触诊，按正确的顺序全面检查。除检查乳房外，还应检查引流乳房部位的淋巴结，以免发生漏诊。月经前和孕期乳房可发生肿胀，使检查更易导致疼痛，且灵敏度降低。因此，乳房检查的最佳时间是月经后第 5~7 天。

（一）视诊

1. 对称性 正常女性在坐位时两侧乳房基本对称，亦有轻度不对称者，是由于两侧乳房发育程度不完全相同所致。一侧乳房明显增大见于先天性畸形、囊肿、炎症及肿瘤等；一侧乳房明显缩小则多因发育不全所致。青春期男性乳房发育的鉴别见表 7-7，成年男性乳房发育的原因与评价见表 7-8。

表 7-7 青春期男性乳房发育的鉴别

鉴别点	正常青春乳房发育	病理性乳房发育
起病年龄（岁）	10~18	<10
可疑药物应用史	无	有
慢性疾病史	无	肝肾疾病，囊性纤维化、甲亢、溃疡性结肠炎、胸壁损伤
生殖系统疾病	无	睾丸炎、睾丸损伤、隐睾症、尿道下裂
青春期	在乳房发育之前	早熟，或在乳房发育之后
体格检查	发育好、睾丸增大，Tanner 分级为 2~4 级	发育不良，甲状腺肿大、睾丸小或不对称，缺乏第二性征（腋毛、阴毛缺乏，睾丸和阴囊的变化）

表 7-8 成年男性乳房发育的原因与评价

原因	评 价
特发性	50 岁以上的人有 30% 乳房发育
药物性	如应用螺内酯（安体舒通）、化疗药物、西咪替丁、类固醇、地高辛、海洛因等
乳癌	罕见，单侧，肿块固定或呈溃疡性，对可疑病灶需要活组织检查

续表

原因	评 价
睾酮水平下降	慢性肾衰竭,Klinefelter 综合征、乙醇中毒
雌激素水平升高	肝硬化、甲亢、产生 hCG 的睾丸肿瘤
其他	胸壁损伤、肝癌

2. 乳房皮肤

(1) 发红:提示局部炎症(常伴有热、肿、痛)、癌性淋巴管炎(皮肤呈深红色,不伴有热、痛)。

(2) 水肿:肿瘤浸润导致癌细胞机械性堵塞皮肤淋巴管引起淋巴水肿时,毛囊明显下陷,局部皮肤外观呈"橘皮"或"猪皮"样。

(3) 回缩:由于外伤或炎症使局部脂肪坏死、成纤维细胞增生,造成受累区域乳房表层和深层之间悬韧带缩短;皮肤回缩也可见于恶性肿瘤。检查乳房时,嘱患者做能使胸肌收缩、乳房悬韧带拉紧的上肢动作,如双手上举过头、双手互相推压掌面或双手推压两侧髋部,有助于早期发现乳房皮肤回缩。

3. 乳头 应注意乳头的位置、大小,两侧是否对称、有无倒置或内陷。自幼发生乳头回缩多为发育异常,近期发生则可能为乳癌。乳头出现分泌物提示乳腺导管有病变,分泌物可呈浆液性或血性。血性分泌物最常见于导管内良性乳突状瘤,亦可见于乳癌患者;浆液性分泌物常见于慢性囊性乳腺炎。

4. 腋窝和锁骨上窝 检查乳房淋巴引流最重要的区域,必须详细检查腋窝和锁骨上窝有无红肿、包块、溃疡、瘘管和瘢痕等。

(二)触诊

患者取坐位时,先双臂下垂,然后高举过头或双手叉腰。仰卧位时,可垫一小枕头抬高肩部,使乳房能较对称地位于胸壁上,以便进行详细检查。先检查健侧,后检查患侧。医生的手指和手掌平置于乳房上,用指腹轻施压力,以旋转或来回滑行进行触诊。为便于检查和记录,通常以乳头为中心作一垂直线和水平线,将乳房分为 4 个象限。依次按外上、外下、内下、内上 4 个象限的顺序,由浅入深地进行触诊,最后触诊乳头。乳房触诊的内容与评价见表 7-9。

表 7-9 乳房触诊的内容与评价

内容	评 价
硬度和弹性	硬度增加和弹性消失提示皮下组织被炎症或新生物浸润
压痛	炎症时乳房局部出现压痛,恶性病变较少出现压痛
包块	触及包块时,应注意其部位、大小、外形、质地、活动度、有无压痛及其程度,边缘是否清楚,外形是否规则,与周围组织有无粘连等
局部淋巴结	乳房炎症或恶性肿瘤常有腋窝、锁骨上窝及颈部淋巴结转移,乳房触诊后还应仔细触诊其是否肿大

正常乳房呈模糊的颗粒感和柔韧感,随着年龄和生理周期的变化可有改变。青年人乳房柔软,质地均匀一致;而老年人多呈纤维感和结节感。月经期乳房小叶充血,乳房有紧张感;妊娠期乳房增大并有柔韧感;哺乳期呈结节感。

乳房常见病变的临床特点见表7-10。

表7-10 乳房常见病变的临床特点

疾病	临 床 特 点
急性乳腺炎	乳房红、肿、热、痛,常局限于一侧乳房的某一象限。触诊有硬结或包块,伴寒战、发热等症状,常发生于哺乳期妇女,亦可见于青年女性和男性
乳腺癌	一般无炎症表现,多为单发,并与皮下组织粘连,局部皮肤呈橘皮样,乳头常回缩。多见于中年以上的妇女,晚期常伴有腋窝淋巴结转移
乳腺良性肿瘤	质地较软,界限清楚并有一定活动度,常见于乳腺囊性增生、乳腺纤维瘤等
男性乳房增生	常见于内分泌紊乱,如使用雌激素、肾上腺皮质功能亢进及肝硬化等

第三节 肺与胸膜检查

检查胸部时,患者一般采取坐位或仰卧位,要充分暴露胸部,室内环境应舒适温暖,以免因寒冷诱发肌肉颤动而影响检查结果。肺和胸膜的检查一般应包括视诊、触诊、叩诊和听诊。

一、视 诊

健康人在静息状态下呼吸运动稳定而有节律。呼吸运动通过膈和肋间肌的活动完成,胸廓随着呼吸运动的扩大和缩小带动肺的扩张和收缩。正常情况下,吸气为主动运动,吸气时胸廓扩大,胸膜腔内负压增高,肺扩张,空气经上呼吸道进入肺内。呼气为被动运动,呼气时肺脏弹力回缩,胸廓缩小,胸膜腔内负压降低,肺内气体被呼出。

1. 呼吸运动类型 正常男性和儿童的呼吸以膈运动为主,胸廓下部及上腹部的动度较大,而形成腹式呼吸(diaphragmatic respiratory);女性的呼吸则以肋间肌的运动为主,胸廓运动较大而形成胸式呼吸(thoracic respiratory)。但实际上,这两种呼吸运动共同存在且程度不同。某些疾病可使呼吸运动类型发生改变,肺和胸膜疾病如肺炎、重症肺结核、胸膜炎等,以及胸壁疾病如肋间神经痛、肋骨骨折等,均可使胸式呼吸减弱而腹式呼吸增强。腹膜炎、大量腹水、肝脾极度大、腹腔内巨大肿瘤及妊娠晚期时,则腹式呼吸减弱而胸式呼吸增强。

2. 呼吸困难 因病变部位不同可分为三种类型。

(1) 吸气性呼吸困难:上呼吸道阻塞时,因气流不能顺利进入肺,故当吸气时呼吸肌收缩,造成肺内负压极高,引起胸骨上窝、锁骨上窝及肋间隙向内凹陷,称为"三凹征(three depressions sign)",表现为吸气时间延长,吸气费力。常见于气管阻塞,如气管异物等。

(2) 呼气性呼吸困难:下呼吸道阻塞时,因气流呼出不畅,呼气时用力,引起肋间隙膨隆,表现为呼气时间延长,呼气费力。常见于支气管哮喘、阻塞性肺气肿。

(3) 混合性呼吸困难:广泛肺或胸膜病变使呼吸面积减少,影响换气功能,表现为呼气、吸气均费力,呼吸频率浅快,可伴有呼吸音异常或病理性呼吸音。常见于重症肺炎、重症肺结核、大面积肺梗死、大量胸腔积液及气胸、广泛胸膜增厚。

二、触 诊

(一)胸廓扩张度

正常吸气时肋骨向外上方运动,胸廓扩张,呼气时肋骨向内下方运动即复原,胸廓扩张度(thoracic expansion)即呼吸时的胸廓动度,一般于胸廓前下部呼吸运动最大的部位进行检查。

1. 检查方法 常在前胸部和后胸部进行检查。

(1) 前胸部:医生的双手置于胸廓前下部对称部位,左右拇指分别沿两侧肋缘指向剑突,拇指尖在前正中线两侧对称部位,双拇指间留一块松弛的皮褶,手掌和伸展的手指置于前侧胸壁(图 7-6)。

(2) 后胸部:双拇指在第 10 肋骨水平,对称地放置于后正中线两侧数厘米处,双拇指间留一块松弛的皮褶,其余手指对称地放置于胸廓两侧。嘱患者做深呼吸运动,观察两拇指随着胸廓扩张而分开的距离是否一致,并感觉呼吸运动的范围和对称性(图 7-7)。

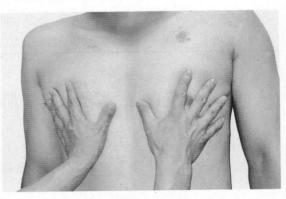

图 7-6 胸廓扩张度检查方法(前胸部)

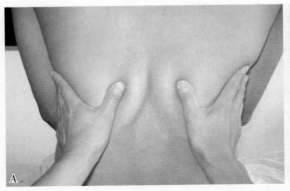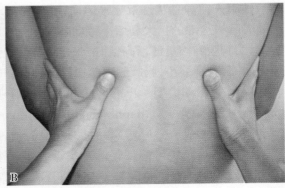

图 7-7 后胸部胸廓扩张度检查方法

2. 临床意义

(1) 一侧胸廓扩张度降低:见于大量胸腔积液、气胸、胸膜粘连、胸膜增厚和肺不张等。

(2) 双侧胸廓扩张度均降低:见于阻塞性肺气肿、双侧胸膜炎及胸膜增厚等。

(3) 双侧胸廓扩张度均增强:见于呼吸运动增强,如发热、代谢性酸中毒,以及大量腹水、肝脾大、腹腔内巨大肿瘤、急性腹膜炎等疾病所致的胸式呼吸代偿性增强。

(二)语音震颤

语音震颤(vocal fremitus)是患者发出声音时,声波沿着气管、支气管及肺泡,传到胸壁所引起共鸣的振动,用手掌可触及,故又称为触觉震颤(tactile fremitus)。语音震颤对判断肺组织密度及胸腔的病变有重要价值。

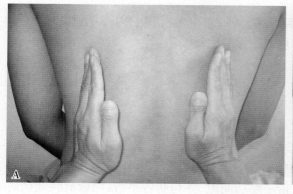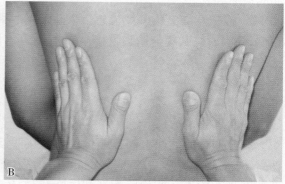

图 7-8　语音震颤检查方法

1. 检查方法　医生将左右手掌的尺侧缘或掌面轻放于患者两侧胸壁的对称部位(图 7-8),然后嘱患者用相同的强度重复发"yi"的长音,自上而下、从内到外、交叉比较两侧相应部位语音震颤的差异(一般检查上、中、下三个部位),注意语音震颤有无增强或减弱。后胸部触觉震颤检查的部位见图 7-9。

2. 临床意义

(1) 生理变化:语音震颤的强弱取决于气管、支气管的通畅程度以及胸壁传导情况。正常人语音震颤的强弱与发音强弱、音调高低、胸壁的厚薄以及支气管至胸壁距离的差异等因素有关。一般来说,正常成年男性较女性强,成人较儿童强,消瘦者较肥胖者强,前胸上部较下部强,右胸上部较左胸上部强。语音震颤在肩胛间区及左右胸骨旁第 1、2 肋间隙最强,肺底最弱。

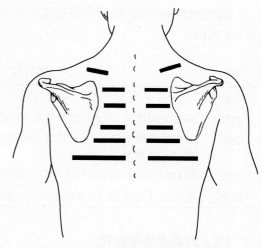

图 7-9　语音震颤检查部位(后胸部)

(2) 病理变化:语音震颤病理性变化的临床意义见表 7-11。

表 7-11　语音震颤病理性变化的临床意义

变化	临 床 意 义
增强	①肺实变,如大叶性肺炎实变期、大片肺梗死等。②肺空洞:特别是靠近胸壁的肺内大空腔,如肺结核和肺脓肿空洞等。③压迫性肺不张
减弱或消失	①肺泡内含气量过多,如肺气肿。②支气管阻塞,如阻塞性肺不张。③大量胸腔积液或气胸。④胸膜高度增厚、粘连。⑤胸壁皮下气肿或皮下水肿

(三) 胸膜摩擦感

1. 检查方法　医生两手掌平放在患者的胸廓下前侧部,嘱患者做深呼吸运动,如触及到皮革相互摩擦的感觉,即为胸膜摩擦感(pleural friction fremitus)。通常于呼气、吸气两相均可触及,屏住呼吸时则消失,有时只能在吸气末触及。胸膜摩擦感于胸廓下前侧部或腋中线第 5、6

肋间最易触及。

2. 临床意义 胸膜摩擦感多发生于急性胸膜炎,因纤维蛋白沉积于胸膜,使其表面变得粗糙,呼吸时脏胸膜与壁胸膜相互摩擦,触诊有皮革摩擦的感觉。

三、叩 诊

(一)叩诊的方法

胸部叩诊的方法有间接叩诊法和直接叩诊法。叩诊时,患者取坐位或仰卧位,放松肌肉,两臂下垂,均匀呼吸。检查顺序依次为前胸、侧胸、后胸部,从上而下、由外向内、两侧对比,逐个肋间进行检查。叩诊前胸部和后胸部时,板指平贴肋间隙,并与肋骨平行;叩诊肩胛间区时板指可与脊柱平行。

(二)影响叩诊音的因素

胸壁组织的厚薄、胸壁骨骼支架的大小和肺内含气量、肺泡的弹性和张力等均可影响叩诊音(表 7-12)。

表 7-12 影响叩诊音的因素

部位	因 素
胸壁	胸壁组织增厚,如皮下脂肪较多、肌肉层较厚、乳房较大、水肿等,均可使叩诊音变浊
胸廓	胸廓的骨骼支架增大,可增强共鸣作用。肋骨软骨钙化时,胸廓变硬,可使叩诊的振动向周围扩散的范围增大
胸腔	胸腔积液可影响叩诊的振动与声音的传导
肺泡	肺泡的含气量、张力、弹性的改变。如深吸气时,肺泡张力增加,叩诊音音调增高

(三)胸部正常叩诊音

正常胸部叩诊呈清音。由于肺脏的含气量多少、胸壁的厚薄及邻近器官等多种因素影响,叩诊音存在一定的生理性差异(表 7-13)。肺部叩诊的区域见图 7-10。

表 7-13 生理性叩诊音的变化及原因

叩诊音变化	原 因
前胸上部较下部相对稍浊	肺上叶的体积较下叶小,含气量较少,且上胸部的肌肉较厚
右肺上部相对稍浊	右肺上叶较左肺上叶为小,且惯用右手者右侧胸大肌较左侧发达
背部较前胸部稍浊	背部的肌肉、骨骼层次较多
右侧腋下部稍浊	肝脏的影响
左侧腋前线下方呈鼓音	胃泡鼓音区的影响

(四)肺界叩诊

1. 肺上界 即肺尖的宽度,其内侧为颈肌,外侧为肩胛带。采用间接叩诊法自斜方肌前缘的中点开始向外叩诊,直至清音变为浊音,标记该点。然后再从斜方肌前缘的中点向颈部方向叩诊,至清音变浊音,再标记该点。两点间的距离(清音带的宽度)为肺尖的宽度(Kronig 峡),

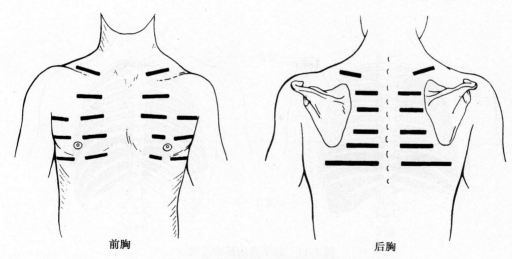

前胸　　　　　　　　　　　　后胸

图 7-10　肺部叩诊和听诊的区域

正常肺尖为 4~6cm。因右肺尖位置较低,且右侧肩胛带的肌肉较发达,故右侧较左侧稍窄。

肺上界变窄或叩诊浊音常见于肺结核所致的肺尖浸润、肺纤维化、肺萎缩,双侧肺上界增宽并呈过清音见于阻塞性肺气肿。

2. **肺前界**　正常肺前界相当于心脏的绝对浊音界。肺前界的左缘相当于胸骨旁线自第4~6 肋间隙的位置。右缘为胸骨线位置。当心脏扩大、心包积液、心肌肥厚、主动脉瘤、肺门淋巴结明显增大时,左右肺前界间的浊音区扩大。肺气肿时则缩小。

3. **肺下界**　正常情况下,两侧肺下界大致相同。平静呼吸时分别位于锁骨中线、腋中线、肩胛线第 6、8、10 肋间隙。正常肺下界的位置可因体型、发育情况的不同而稍有差异,如矮胖者的肺下界可上升一肋间隙,瘦长者可下降一肋间隙。病理情况下,肺下界降低见于阻塞性肺气肿、腹腔内脏下垂;肺下界升高见于肺不张、胸腔积液及膈上升,如鼓肠、腹水、气腹、肝脾大、腹腔内巨大肿瘤及膈麻痹等。

4. **肺下界移动度**　即相当于膈的移动范围。在患者平静呼吸时由肩胛线上叩出肺下界的位置,然后嘱患者深吸气后并屏住呼吸,立即再向下叩诊,当由清音变为浊音时,即为肩胛线上肺下界的最低点,做标记。患者平静呼吸后叩出肺下界,嘱患者深呼气并屏住呼吸,自下向上叩诊,当由浊音变为清音时,即为肩胛线上肺下界的最高点,再做标记,两个标记之间的距离即为肺下界移动度(图 7-11)。正常人肺下界移动度为 6~8cm。采用同样方法叩出双侧锁骨中线和腋中线的肺下界移动度。肺下界移动度与肋膈窦的大小有关,肺下界移动度在腋中线及腋后线处最大。

肺下界移动度减小见于:①肺组织弹性减低,如阻塞性肺气肿等。②肺组织萎缩,如肺不张、肺纤维化等。③肺组织炎症和水肿。④局部胸膜粘连。当大量胸腔积液、气胸及广泛胸膜增厚粘连时肺下界及肺下界移动范围则不能叩出。

(五)胸部异常叩诊音

在正常肺脏的清音区范围内出现浊音、实音、过清音或鼓音时,则为异常叩诊音。异常叩诊音的类型取决于病变的性质、范围大小及部位深浅。一般距离胸部表面 4cm 以上的深部病灶、直径小于 3cm 的小范围病灶或少量胸腔积液时,常不能发现叩诊音的改变。胸部异常叩诊音及其临床意义见表 7-14。

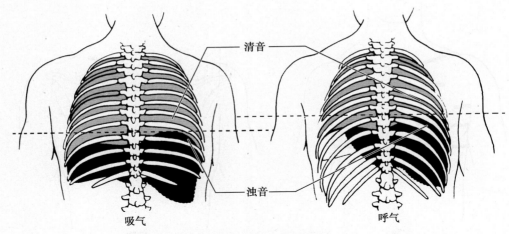

图 7-11 肺下界的移动范围

表 7-14 胸部异常叩诊音及其临床意义

叩诊音	临 床 意 义
浊音	肺部大面积含气量减少,如肺炎、肺结核、肺脓肿、肺梗死及肺硬化等
实音	肺内不含气的占位病变,如肺肿瘤、肺包虫或囊虫病、未液化的肺脓肿等
过清音	肺张力减弱而含气量增多,常见于肺气肿等
鼓音	① 胸膜腔积气,如气胸
	② 肺内有空腔性病变,其空腔直径为 3~4cm,且靠近胸壁时,如空洞型肺结核、液化的肺脓肿和肺囊肿等
	③ 巨大空洞(位置表浅且腔壁光滑)、张力性气胸时,局部呈鼓音,但因其又具有金属性回响,又称为空瓮音
浊鼓音	在肺泡壁松弛、肺泡含气量减少时,局部叩诊可呈现一种兼有浊音和鼓音特点的混合音,见于肺不张、肺炎充血期和消散期、肺水肿

四、听 诊

在进行肺部听诊检查时,患者取坐位或仰卧位,均匀呼吸,必要时可做深呼吸或咳嗽后立即听诊,可更有利于发现呼吸音的变化及附加音。听诊顺序一般由肺尖开始,分别检查前胸部、侧胸部及后胸部,自上而下逐个肋间进行检查,并且在左右对称的部位进行对比。肺部听诊的区域见图 7-10。

(一) 正常呼吸音

1. 气管呼吸音

(1) 发生机制:空气进出气管所发出的声音。

(2) 听诊特点:粗糙、响亮且高调,吸气相与呼气相几乎相等。

(3) 听诊部位:胸外气管。

2. 支气管呼吸音

(1) 发生机制:吸入的空气在声门、气管或主支气管形成湍流所产生的声音,似抬舌后经口腔呼气时所发出"ha"的音响。

（2）听诊特点：音强而调高。吸气相较呼气相短，因吸气为主动运动，吸气时声门增宽，进气较快；而呼气为被动运动，声门较窄，出气较慢。同时呼气音较吸气音强且调高。

（3）听诊部位：喉部、胸骨上窝，后胸部第6、7颈椎及第1、2胸椎附近。

3. 肺泡呼吸音

（1）发生机制：由于空气在细支气管和肺泡内进出的结果。吸气时气流经支气管进入肺泡，冲击肺泡壁，使肺泡由松弛变为紧张，呼气时肺泡由紧张变为松弛，肺泡弹性的变化和气流的振动是肺泡呼吸音形成的主要因素。

（2）听诊特点：似上齿咬下唇吸气时发出的"fu"音，声音柔和，似吹风样。吸气音响较强，音调较高，时间较长；呼气音响较弱，音调较低，时间较短。

（3）听诊部位：除外支气管呼吸音及支气管肺泡呼吸音听诊区域的其余肺野。

（4）生理变异：正常人肺泡呼吸音的强弱与性别、年龄、呼吸的深浅、肺组织弹性的大小及胸壁的厚薄有关（表7-15）。

表7-15　肺泡呼吸音生理性变异

项目	生理性变异
性别	男性较女性为强，男性呼吸运动较强，且胸壁皮下脂肪较少
年龄	儿童较老年人强，因儿童的肺泡弹性好，且胸壁较薄，而老年人肺泡弹性较差
体型	瘦长体型者较矮胖体型者强。因矮胖体型者的胸壁较厚
肺泡组织	肺泡组织较多、胸壁肌肉较薄的部位较强，如乳房下部及肩胛下部肺泡呼吸音最强，其次为腋窝下部，而肺尖及肺下缘处最弱

4. 支气管肺泡呼吸音

（1）听诊特点：兼有支气管呼吸音和肺泡呼吸音特点的混合性呼吸音。吸气音的性质与肺泡呼吸音相似，但音调较高且较响亮。其呼气音的性质与支气管呼吸音相似，但强度较弱，音调稍低。吸气与呼气相大致相同。

（2）听诊部位：胸骨角附近，肩胛间区第3、4胸椎水平以及肺尖前后部。

4种正常呼吸音的分布见图7-12，其特征见表7-16。

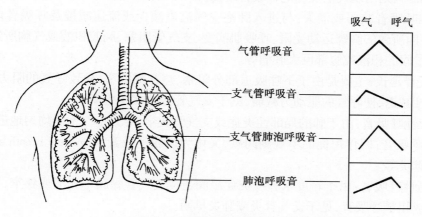

图7-12　4种正常呼吸音的分布

表 7-16　4 种呼吸音的特征

特征	气管呼吸音	支气管呼吸音	肺泡呼吸音	支气管肺泡呼吸音
强度	极响亮	响亮	柔和	中等
音调	极高	高	低	中等
吸气:呼气	1:1	1:3	3:1	1:1
性质	粗糙	管样	轻柔吹风声	管样吹风声
正常听诊区域	胸外气管	胸骨柄	大部分肺野	主支气管

(二)异常呼吸音

1. 异常支气管呼吸音　如在正常肺泡呼吸音听诊区内闻及支气管呼吸音则为异常支气管呼吸音,又称为管状呼吸音(tubular breath sound)。其原因及评价见表 7-17。

表 7-17　异常支气管呼吸音的原因及评价

原因	评价
肺组织实变	① 当肺组织实变范围较大,位置较表浅时,支气管呼吸音易通过较致密的肺实变组织传导到体表 ② 支气管呼吸音的部位、范围和强度与病变的部位、大小和深浅有关。实变的范围越大、位置越浅,其声音越强,反之则较弱 ③ 常见于大叶性肺炎的实变期
肺内大空腔	① 当肺内大空腔与支气管相通,其周围肺组织又有实变时,有利于音响的传导,且音响在空腔内产生共鸣而增强,可闻及管状呼吸音 ② 常见于肺脓肿或肺结核空洞
压迫性肺不张	胸腔积液压迫肺脏而发生压迫性肺不张,因肺组织较致密,有利于支气管音的传导,于积液区上方可闻及支气管呼吸音,但强度较弱且遥远

2. 异常肺泡呼吸音

(1)肺泡呼吸音增强:双侧肺泡呼吸音增强与呼吸运动及通气功能增强、进入肺泡空气流量增多或流速加快有关,如运动、发热、酸中毒、贫血等。另外,当一侧肺、胸部病变引起肺泡呼吸音减弱,健侧肺则出现代偿性肺泡呼吸音增强。

(2)肺泡呼吸音减弱或消失:与进入肺泡空气流量减少或流速减慢及呼吸音传导障碍有关,如各种原因所致的胸廓运动受限、呼吸肌病变、支气管阻塞、胸腔积液或气胸所致的压迫性肺不张及大量腹腔积液或腹部巨大肿瘤等。

(3)呼气音延长:主要是由于下呼吸道部分阻塞、痉挛或狭窄,导致呼气的阻力增加,或由于肺组织弹性减退,使呼气的驱动力减弱,见于支气管哮喘、COPD 等。

(4)断续性呼吸音:由于肺的局部性炎症或支气管狭窄,导致空气不能均匀地进入肺泡,而出现断续性呼吸音,因伴短促的不规则间歇,又称为齿轮呼吸音(cogwheel breath sound),常见于肺结核和肺炎等。

(5)粗糙性呼吸音:由于轻度水肿或炎症浸润造成支气管黏膜不光滑或狭窄,导致气流进出不畅而形成粗糙呼吸音,见于支气管炎或肺炎早期。

3. 异常支气管肺泡呼吸音　如在正常肺泡呼吸音听诊区内闻及支气管肺泡呼吸音则称

为异常支气管肺泡呼吸音。主要是由于肺实变区域小且与正常含气肺组织混合存在，或肺实变部位较深并被正常肺组织所覆盖所致，见于支气管肺炎、肺结核及大叶性肺炎的早期或胸腔积液（积液上方肺膨胀不全的区域）等。

（三）啰音

啰音（rales，crackles）是呼吸音以外的附加音，正常情况下肺内无啰音。按啰音的性质不同，可将其分为干啰音和湿啰音。

1. 干啰音

（1）发生机制：干啰音（rhonchi，wheezes）是由于气管、支气管或细支气管狭窄或部分阻塞，当气流通过狭窄的管腔发生湍流时所产生的音响（图 7-13）。呼吸道狭窄或部分阻塞的原因有：①黏膜充血、水肿。②黏稠分泌物增多。③支气管平滑肌痉挛。④管腔内肿瘤或异物阻塞。⑤管壁被管外肿大的淋巴结或纵隔肿瘤压迫。

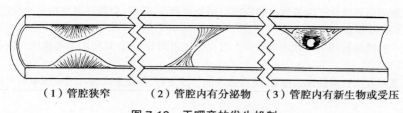

（1）管腔狭窄　　　（2）管腔内有分泌物　　（3）管腔内有新生物或受压

图 7-13　干啰音的发生机制

（2）听诊特点：①干啰音是一种带有乐性的呼吸附加音。②音调较高、持续时较长。③其强度、性质、部位、数量容易发生变化。④吸气和呼气时均可闻及，但以呼气时明显。⑤发生在主支气管以上大气道的干啰音，有时不用听诊器也可以闻及，称之为喘鸣。

（3）分类：根据音调的高低不同，干啰音可分为高调和低调 2 种类型，其特点见表 7-18。

表 7-18　干啰音的分类及特点

分类	特点
高调干啰音	又称哨笛音。音调高，呈短促的"zhi-zhi"声或带音乐性，呼气时间明显延长。多发生在较小的支气管或细支气管
低调干啰音	又称鼾音。音调低，呈呻吟声或鼾声的性质，多发生在气管或主支气管

（4）临床意义：双肺干啰音多见于 COPD、支气管哮喘和心源性哮喘等。局限性干啰音多由于局部支气管狭窄所致，见于支气管内膜结核或肿瘤等。

2. 湿啰音

（1）发生机制：①湿啰音（moist crackles）是由于呼吸道内有较稀薄的液体，如渗出液、痰液、血液、黏液和脓液等，呼吸时气体通过液体形成水泡后，水泡随即破裂所产生的声音，亦称水泡音（图 7-14）。②小支气管壁因

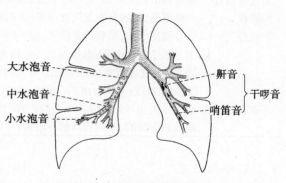

图 7-14　啰音的发生机制

分泌物黏着而陷闭,当吸气时突然张开重新充气所产生的爆裂音。

(2) 听诊特点:①呼吸音以外的附加音。②断续而短暂。③一次常连续多个出现。④于吸气时或吸气末较为明显;有时也出现于呼气早期。⑤部位较恒定。⑥性质不易变。⑦中、细湿啰音可同时存在。⑧咳嗽后可减轻或消失。

(3) 分类:按呼吸道腔径大小和腔内渗出物的多少,可将湿啰音分为粗、中、细湿啰音和捻发音,其特点见表 7-19。

表 7-19 湿啰音的分类及特点

分类	特 点
粗湿啰音	又称大水泡音。发生于气管、主支气管或空洞部位,多出现在吸气早期
中湿啰音	又称中水泡音。发生于中等大小的支气管,多出现在吸气的中期
细湿啰音	① 又称小水泡音。发生于小支气管,多在吸气后期出现
	② 肺间质纤维化于深吸气末肺底部可闻及音调高、近耳、似撕开尼龙扣带时发出的声音,称为 Velcro 啰音
捻发音	① 一种极细而均匀一致的湿啰音。多在吸气末闻及,似在耳边用手指捻搓一束头发时所发出的声音
	② 老年人或长期卧床的患者,可在肺底闻及捻发音,但在多次深呼吸或咳嗽后可消失

(4) 临床意义:肺部局限性湿啰音提示局部病变,如肺炎、肺结核或支气管扩张。双侧肺底湿啰音多见于心力衰竭所致的肺淤血、支气管肺炎等。如双肺野满布湿啰音多见于急性肺水肿和严重的支气管肺炎。

(四) 语音共振

语音共振(vocal resonance)的发生与语音震颤基本相似,但其更为灵敏。

1. 检查方法 嘱患者用一般强度的声音重复发长“yi”音,喉部发音产生的振动经气管、支气管、肺泡传至胸壁,可用听诊器闻及。语音共振一般在气管和大支气管附近最强。

2. 分类 根据听诊音的差异,将语音共振分为支气管语音、胸语音、羊鸣音和耳语音,其特点见表 7-20。

表 7-20 语音共振的分类及特点

分类	特 点
支气管语音	强度和清晰度增加,常伴有语音震颤增强、肺部叩诊浊音、支气管呼吸音,常见于肺实变
胸语音	一种更强、更响亮的支气管语音,言词清晰可辨,容易闻及。常见于大面积肺实变
羊鸣音	语音强度增加,带有鼻音性质,似“羊叫声”
	① 实变(气道开放):患者发出“yi”的音,却闻及到的是“ai”的音
	② 实变(气道闭塞):患者发出“yi”的音,无声音
	③ 胸腔积液:患者发出“yi”的音,无声音。但在积液上方可闻及“ai”的音
耳语音	在正常人用耳语调发出“yi”的声音时,胸壁上只能闻及非常微弱的声音,但在肺实变时则可闻及到增强的、音调较高的耳语音,对诊断肺实变具有一定价值

3. 临床意义

(1) 语音共振减弱:见于支气管阻塞、胸腔积液、胸膜增厚、胸壁水肿、肥胖及肺气肿等。

（2）语音共振增强：见于肺实变、肺空洞及胸腔积液（积液上方压迫性肺不张的区域）。

（五）胸膜摩擦音

正常胸膜表面光滑,且胸膜腔内的微量液体在脏胸膜与壁胸膜间起润滑作用,故呼吸时无摩擦音。

1. 发生机制　当胸膜发生炎症时,由于纤维素渗出使胸膜表面变得粗糙,脏胸膜与壁胸膜随着呼吸互相摩擦可出现摩擦音,似用一手掩耳,以另一手指在其手背上摩擦时所闻及的声音。

2. 听诊特点

（1）呼气、吸气均可闻及,一般以吸气末或呼气初较为明显。

（2）屏气时消失。

（3）近在耳边。

（4）深呼吸或加压听诊器胸件时摩擦音可增强。

（5）可发生于胸膜的任何部位,但最常见于肺脏移动度较大的部位,如前下侧胸壁。

（6）摩擦音可在短时间内出现、消失或再出现,也可持续数天或更久。

3. 临床意义　胸膜摩擦音见于急性纤维素性胸膜炎、肺梗死、胸膜肿瘤、尿毒症等。

第四节　呼吸系统常见疾病的主要症状和体征

一、大叶性肺炎

大叶性肺炎是大叶性分布的肺脏炎性病变。病理改变可分为充血期、实变期及消散期。其主要病原菌为肺炎链球菌。

1. 症状

（1）青壮年多发,有受凉、疲劳、酗酒等诱因。

（2）起病急骤,高热伴寒战,体温可达 39~40℃,以稽留热为主,伴头痛、全身肌肉酸痛,患侧胸痛,多与变换体位及深呼吸有关。

（3）呼吸频率快,咳嗽,典型者咳铁锈色痰,数天后体温可骤降,伴大量出汗,随之症状明显好转。

2. 体征　大叶性肺炎的体征见表 7-21。

表 7-21　大叶性肺炎的体征

检查	体　征
视诊	早期为急性病容、面色潮红、鼻翼扇动、呼吸困难、发绀、脉率增快等,常有口唇疱疹
触诊	①充血期:局部胸廓扩张度减弱,语音震颤稍增强
	②实变期:局部胸廓扩张度明显减弱,语音震颤明显增强
叩诊	①充血期:叩诊呈浊音
	②实变期:叩诊为浊音或实音
	③消散期:病变局部叩诊音逐渐变为清音

续表

检查	体　　征
听诊	① 充血期:可闻及捻发音 ② 实变期:可闻及异常支气管呼吸音,语音共振增强。如病变累及胸膜可闻及胸膜摩擦音 ③ 消散期:异常支气管呼吸音逐渐减弱,代之以湿性啰音,最后湿啰音逐渐消失,呼吸音恢复正常

二、慢性支气管炎并发肺气肿

慢性支气管炎是气管、支气管黏膜及其周围组织的慢性非特异性炎症。起病隐匿,发展缓慢,晚期则引起终末细支气管远端弹力减退,膨胀充气,并发阻塞性肺气肿。

1. 症状　常持续 3 个月以上,主要表现为慢性咳嗽,冬季加剧,晨间咳嗽加重伴咳白色黏液或浆液泡沫痰,量较多,合并感染时则呈脓性。患者常觉胸闷、气短,活动后明显,并随病情进展而逐渐加重。

2. 体征　急性发作时常于肺底闻及散在的干啰音和(或)湿啰音,咳嗽后可减少或消失。啰音的多少与部位常不恒定,合并支气管哮喘者可闻及较多干啰音,并伴呼气延长。早期无明显体征,当合并阻塞性肺气肿时胸部体征见表 7-22。

表 7-22　阻塞性肺气肿的体征

检查	体　　征
视诊	胸廓呈桶状,肋间隙增宽,呼吸运动减弱
触诊	双侧胸廓扩张度及语音震颤减弱
叩诊	两肺叩诊呈过清音,肺下界下降,肺下界移动度变小;心浊音界缩小或消失,肝浊音界下移
听诊	两肺肺泡呼吸音减弱,呼气音常延长,语音共振减弱,两肺可闻及散在的干啰音,肺底可闻及细湿啰音

三、支气管哮喘

支气管哮喘是以变态反应为主的气道慢性炎症,发作时支气管平滑肌痉挛、黏膜充血水肿,腺体分泌增加。其气道对刺激性物质具有高反应性,可引起不同程度的广泛的可逆性气道阻塞。

1. 症状　多数患者在幼年或青年期发病,多反复发作,有季节性。发作前常有过敏原接触史,或过敏性鼻炎症状,如鼻痒、喷嚏、流涕或干咳等黏膜过敏先兆,继之出现胸闷,并迅速出现明显呼吸困难。历时数小时,甚至数天,发作将停时,常咳出较多稀薄痰液,继而气促减轻,发作逐渐缓解。

2. 体征　支气管哮喘发作期的体征见表 7-23。

表 7-23　支气管哮喘的体征

检查	体　　征
视诊	强迫端坐位,呈呼气性呼吸困难,严重者大汗淋漓、发绀、胸廓饱满,呼吸运动减弱
触诊	双侧胸廓扩张度及语音震颤减弱
叩诊	两肺叩诊呈过清音
听诊	两肺肺泡呼吸音减弱,呼气音明显延长,语音共振减弱,两肺满布哮鸣音,可闻及湿啰音

四、胸 腔 积 液

胸腔积液为胸膜腔内有较多液体积聚,积液的性质按病因不同可分为渗出液和漏出液。渗出液最常见于结核病,也可见于恶性肿瘤或其他原因。漏出液多因心功能不全、肾病综合征、肝硬化、黏液性水肿等所致。

1. 症状　胸腔积液少于300ml时症状多不明显,但少量炎性积液以纤维素性渗出为主的患者常诉刺激性干咳,患侧胸痛,吸气时加重,患者喜患侧卧位以减少胸廓扩张度,减轻疼痛。当积液增多时,脏胸膜和壁胸膜分开,胸痛可减轻或消失。胸腔积液大于500ml患者常诉气短、胸闷,大量积液时因纵隔脏器受压而出现心悸、呼吸困难,甚至端坐呼吸并发绀。此外,除胸腔积液本身所致的症状外,视病因的不同,患者常有基础疾病的表现,如炎症引起的渗出液者,可有发热等症状,如为非炎症所致的漏出液者,则常伴有心力衰竭、腹水或水肿等症状。

2. 体征　少量积液时体征不明显,或仅见患侧呼吸运动减弱。中量以上积液可有明显的体征(表7-24)。

表7-24　胸腔积液的体征

检查	体　征
视诊	呼吸浅快,患侧胸廓及肋间隙饱满,呼吸运动减弱,心尖冲动向健侧移位
触诊	气管及心尖冲动向健侧移位,患侧胸廓扩张度减弱,积液区语音震颤消失
叩诊	积液区呈实音,心界向健侧移位
听诊	积液区肺泡呼吸音和语音共振减弱或消失,积液区上方有时可闻及支气管呼吸音。纤维素性胸膜炎患者可于早期和恢复期闻及胸膜摩擦音

五、气　　胸

气胸是指空气进入胸膜腔内造成的积气状态。气胸可以自发地发生,也可由于疾病、外伤、手术或诊断及治疗性操作不当等引起。

1. 症状　持重物、屏气和剧烈运动或咳嗽常为其诱因。患者突感一侧胸痛,进行性呼吸困难,不能平卧,或被迫健侧卧位,患侧朝上以减轻压迫症状。可有咳嗽,但无痰或少痰。小量闭合性气胸者仅有轻度气急,数小时后可逐渐平稳。大量张力性气胸者,除严重呼吸困难外,尚有表情紧张、烦躁不安、大汗淋漓、脉搏加快、发绀,甚至呼吸衰竭。

2. 体征　少量胸腔积气者常无明显体征,积气量多时可出现明显的体征(表7-25)。

常见肺部疾病的体征特点见表7-26。

表7-25　气胸的体征

方法	体　征
视诊	患侧胸廓饱满,肋间隙增宽,呼吸运动减弱或消失
触诊	患侧胸廓扩张度减弱,语音震颤减弱或消失。气管、心尖冲动向健侧移位
叩诊	患侧呈鼓音,心界向健侧移位,右侧气胸时肝浊音界下移
听诊	患侧呼吸音减弱或消失

表7-26　常见肺部疾病的体征特点

疾病	生命体征	视诊	触诊	叩诊	听诊
大叶性肺炎	发热、呼吸急促、心动过速	可发绀、患侧可为夹板样	患侧语音震颤增强	浊音或实音	湿啰音、支气管呼吸音
阻塞性肺气肿	稳定	桶状胸、呼吸辅助肌参与呼吸、消瘦	语音震颤减弱	过清音、肺下界下移	呼吸音减弱、呼气音延长、语音共振减弱
哮喘	呼吸急促心动过速	呼吸困难、呼吸辅助肌参与呼吸、可发绀、胸廓饱满	常正常或语音震颤减弱	常正常或过清音	呼气音延长、哮鸣音、呼吸音减弱
肺水肿	心动过速呼吸急促	可有右心室压力升高体征	常正常	常正常	早期湿啰音、干啰音
慢性支气管炎	心动过速	有时发绀	常正常	常正常	急性发作时湿啰音、干啰音
肺不张	呼吸急促	常正常、患侧呼吸运动减弱	患部语音震颤减弱或消失、气管移向患侧	浊音	呼吸音减弱或消失
胸膜腔积液	呼吸急促心动过速	常正常、患侧呼吸运动减弱	患侧语音震颤消失、气管移向健侧	实音	呼吸音消失
气胸	呼吸急促心动过速	常正常、患侧呼吸运动减弱	语音震颤消失、气管移向健侧	鼓音	呼吸音消失

（吴泰华）

第五节　心脏检查

心脏检查是心血管疾病诊断的基本方法,尽管目前心血管疾病的诊断技术日新月异,但是心脏的视诊、触诊、叩诊、听诊仍是诊断心血管疾病的基本方法,并且如心音的改变、心脏杂音、奔马律、交替脉等重要的体征,也是目前常规仪器检查所不能发现的。因此,熟练掌握心脏的基本检查方法,对了解心血管疾病的动态变化具有重要意义。

心脏检查的注意事项:①患者一般取仰卧位、半卧位或坐位,可根据病情需要采取左侧卧位或前倾坐位;如为重症患者,应减少活动,尽量保持安静舒适体位,要注意体位对心脏的影响。②患者应充分暴露胸部,不宜隔着衣服检查。③检查环境应安静,光线及温度适宜。④医生应全神贯注,按照视诊、触诊、叩诊、听诊的顺序,采用规范的检查手法仔细检查。

一、视　　诊

医生站在患者的右侧,两眼与患者胸廓同高或视线与搏动点呈切线位置。心脏视诊的主要内容包括心前区有无隆起和凹陷、心尖冲动和心前区异常搏动。

(一) 心前区隆起和凹陷

1. 心前区隆起　心前区隆起见于:①心脏增大:多为儿童时期先天性心脏病造成心脏肥大所致,少数见于风湿性心脏病、心肌炎后心肌病。②鸡胸(pigeon chest):多见于佝偻病所致的胸骨前凸。③心包积液:大量心包积液时可出现心前区饱满。

2. 心前区凹陷 心前区凹陷是指胸骨向后移位,可见于 Marfan 综合征和部分二尖瓣脱垂患者。

(二)心尖冲动

心脏收缩时,心尖撞击心前区的胸壁,使相应部位肋间组织向外搏动,称为心尖冲动(apical impulse)。正常成人坐位时的心尖冲动一般位于第 5 肋间左锁骨中线内 0.5~1.0cm 处,距前正中线 7.0~9.0cm,心尖冲动范围直径为 2.0~2.5cm。胸壁较厚或女性乳房悬垂时,心尖冲动不易看到,需要结合触诊共同判断。

1. 心尖冲动的位置变化 某些生理或病理因素可影响心尖冲动的位置,除了心脏因素外,心外因素也可影响心尖冲动的位置。引起心尖冲动位置变化的生理性和病理性因素见表 7-27、表 7-28。

表 7-27 影响心尖冲动位置变化的生理因素

生理因素	位置变化
体位	仰卧位略上移,左侧卧位心尖冲动向左移 2.0~3.0cm,右侧卧位心尖冲动向右移 1.0~2.5cm
体型	超力型心脏呈横位,心尖冲动向上外移至第 4 肋间。无力型心脏呈垂位,心尖冲动向下内移至第 6 肋间
呼吸	深吸气时下移至第 6 肋间,深呼气时上移
年龄	婴儿和儿童心脏呈横位,心尖冲动在第 4 肋间锁骨中线偏外处
妊娠	心尖冲动向上移位

表 7-28 影响心尖冲动位置变化的病理因素

因素	机制	位置变化	临床意义
心脏因素	左心室增大	向左下移位	主动脉瓣关闭不全等
	右心室增大	向左侧移位	二尖瓣狭窄等
	左、右心室增大	向左下移位,心浊音界向两侧扩大	扩张型心肌病等
	右位心	正常心尖冲动的镜像位	先天性右位心
心外因素	纵隔移位	心尖冲动移向患侧	一侧胸膜增厚或肺不张等
		心尖冲动移向病变对侧	一侧胸腔积液或气胸等
	膈移位	心尖冲动移向左外侧	大量腹水等
		心尖冲动移向内下,可达第 6 肋间	严重肺气肿等

2. 心尖冲动的强度变化 生理性和病理性因素均可使心尖冲动的强度发生变化。身体消瘦、儿童、肋间隙增宽、剧烈运动、情绪激动时可使心尖冲动增强、搏动范围增大;体胖或肋间隙变窄时心尖冲动减弱、搏动范围减小。引起心尖冲动强度变化的病理性因素及原因见表 7-29。

表 7-29 引起心尖冲动强度变化的病理性因素及原因

强度	因素	原因
增强	心脏疾病	左心室增大
	其他疾病	甲亢、发热、贫血等

续表

强度	因素	原因
减弱	心脏疾病	急性心肌梗死、扩张型心肌病、心包积液、心室扩大等
	其他疾病	左侧胸腔大量积液、积气，肺气肿

心脏收缩时心尖向内凹陷，称为负性心尖冲动（inward impulse），见于粘连性心包炎与周围组织有广泛粘连时，又称为 Broadbent 征。右心室明显增大所致的心脏顺钟向移位，左心室向后移位，也可出现负性心尖冲动。

（三）心前区异常搏动

正常人心前区无异常搏动，心前区的异常搏动常提示某些疾病。常见的心前区异常搏动的位置及其临床意义见表 7-30。

表 7-30　常见心前区异常搏动的位置及临床意义

搏动位置	临床意义
胸骨左缘第 2 肋间	肺动脉扩张、肺动脉高压、正常青年人（体力活动或情绪激动）
胸骨左缘第 3~4 肋间	消瘦、右心室增大
胸骨右缘第 2 肋间及胸骨上窝	升主动脉及主动脉弓扩张、升主动脉瘤、主动脉弓瘤、主动脉瓣关闭不全、贫血、甲亢
剑突下	右心室增大（如 COPD）、腹主动脉瘤

二、触　诊

心脏触诊的目的是进一步确定心尖冲动和心前区异常搏动，以及发现心脏病特有的震颤及心包摩擦感。触诊方法：①中指、示指并拢触诊法：用指腹确定心尖冲动的准确位置、强度和范围（图 7-15）。②手掌或手掌尺侧触诊法：触诊有无震颤和心包摩擦感，确定位置、判断心脏搏动时期（图 7-16）。

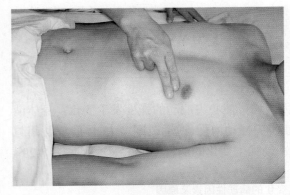
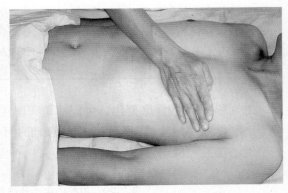

图 7-15　心脏触诊方法（中指、示指并拢触诊法）　　图 7-16　心脏触诊方法（手掌或手掌尺侧触诊法）

触诊的注意事项：①患者最好取平卧位，但触诊心包摩擦感可取前倾坐位。②触诊时按压在胸壁上的力量应适度，不宜过大，因用力按压可降低手掌触觉感受器的灵敏度，以致触不到震颤或心包摩擦感。

（一）心尖冲动及心前区搏动

心尖冲动冲击手指的时间标志着心室收缩期的开始,因此临床上常用于确定心动周期的收缩期或舒张期,以判断心音、心脏杂音及震颤出现于心动周期的时相。

1. 心尖部抬举性搏动　心尖部抬举性搏动(抬举性心尖冲动)是一种徐缓、强有力的局限性心尖冲动。医生将手指尖端稍用力按在心尖冲动处,心脏收缩时可使手指端抬起且持续至第二心音开始,是左心室肥厚可靠体征。左心室肥厚但左心室无增大者,抬举性心尖冲动见于锁骨中线内,伴有左心室增大者,则向左下移位,可见于特发性肥厚性主动脉瓣下狭窄、主动脉瓣关闭不全。

2. 剑突下搏动　触诊可鉴别剑突下搏动的病因。医生将手指平放于剑突下,向上后方加压,如搏动冲击指尖且吸气增强,则为右心室搏动;如搏动冲击手指掌面且吸气时减弱,则为腹主动脉搏动。

（二）震颤

震颤(thrill)为触诊时手掌感到的一种细小震动感,与在猫(安静时)的喉部触及的呼吸震颤类似,又称猫喘。震颤是器质性心血管疾病的特征性体征之一,多见于狭窄性心脏瓣膜病变及某些先天性心血管病。

震颤是血液流经狭窄的瓣膜口或沿着异常方向流动形成涡流,造成瓣膜、血管或心壁振动传至胸壁所致,与杂音的产生机制相同。由于触诊对低频振动较灵敏,而听诊对高频振动较灵敏,因此,有震颤一定可以听到杂音,但有杂音不一定能触及到震颤。触诊发现震颤时应注意:①确定部位及来源。②确定时期。③分析临床意义。震颤的部位、产生时期及临床意义见表7-31。

表 7-31　心前区震颤部位、时期及临床意义

部　位	时期	临床意义
心尖部	舒张期	二尖瓣狭窄
胸骨左缘第2肋间	收缩期	肺动脉瓣狭窄
胸骨右缘第2肋间	收缩期	主动脉瓣狭窄
胸骨左缘第3、4肋间	收缩期	室间隔缺损
胸骨左缘第2肋间	连续性	动脉导管未闭

（三）心包摩擦感

由于正常心包腔内有少量液体润滑心包膜的脏层和壁层,故触诊时无心包摩擦感。急性心包炎症时,渗出的纤维蛋白使心包膜粗糙,心脏搏动时脏层、壁层心包膜发生摩擦产生振动,经胸壁可传导至体表,并用手可触及,称为心包摩擦感(pericardium friction rub),见于纤维素性心包炎。当心包腔液体增多,使脏层、壁层心包膜分离,则摩擦感消失。

心包摩擦感的主要特点:①在胸骨左缘第4肋间最清楚。②收缩期更明显。③前倾坐位和呼气末更易触及。④与呼吸无关(屏住呼吸时心包摩擦感仍存在)。

三、叩　诊

心脏叩诊的目的在于确定心脏及大血管的大小、形状及其在胸腔内的位置。心脏左右

缘被肺遮盖的部分叩诊呈相对浊音,不被肺遮盖的部分,叩诊呈绝对浊音(实音)。叩诊心界是叩诊心脏的相对浊音界,可以反映心脏的实际大小(图7-17)。

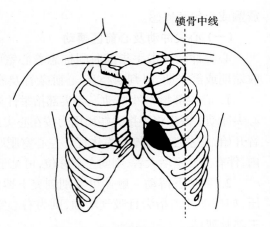

图7-17　心脏相对和绝对浊音界

(一)叩诊方法和顺序

1. 叩诊方法

(1)叩诊法:采用间接叩诊法,且宜采用轻叩诊。叩诊力度要适中,用力要均匀,有时需要重复叩诊几次才能正确判断心界的位置。

(2)体位与板指:患者取仰卧位时,左手板指与肋间平行(图7-18);患者取坐位时,左手板指与肋间垂直(板指与心缘平行)(图7-19)。

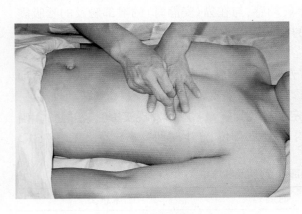

图7-18　心脏叩诊法(仰卧位)

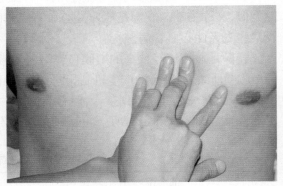

图7-19　心脏叩诊法(坐位)

2. 叩诊顺序

(1)先叩诊心脏左界,再叩诊心脏右界。

(2)叩诊心脏左界时,从心尖冲动外2~3cm处开始,由外向内进行叩诊,依次向上逐一肋间叩诊至第2肋间。

(3)叩诊心脏右界时,先沿右锁骨中线自上而下叩出肝上界,于其上一肋间(一般为第4肋间)从右锁骨中线处由外向内进行叩诊,依次向上叩诊至第2肋间为止。

(4)由外向内叩诊过程中,当叩诊音由清音变为浊音时,分别作标记。

(5)用直尺测量各标记点与前正中线的垂直距离,同时测量左锁骨中线至前正中线的距离。

(二)心脏相对浊音界及其各部的组成

正常心脏左界自第2肋间起向外逐渐形成一个外凸弧形,直至第5肋间。右界几乎与胸骨右缘一致,仅在第4肋间稍超过胸骨右缘。正常成人心脏相对浊音界见表7-32。心脏浊音界各部的组成见图7-20和表7-33。

表 7-32 正常成人心脏相对浊音界

右界（cm）	肋间	左界（cm）
2~3	II	2~3
2~3	III	3.5~4.5
3~4	IV	5~6
	V	7~9

注：左锁骨中线距前正中线的距离为 8~10cm

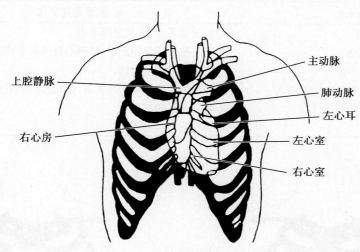

图 7-20 心脏浊音界各部的组成

表 7-33 心脏浊音界各部的组成

心界	组　成
左界	第 2 肋间相当于肺动脉段，第 3 肋间为左心耳，第 4、5 肋间为左心室。左心室和血管交接处向内凹陷处称为心腰
右界	第 2 肋间相当于升主动脉和上腔静脉，第 3 肋间以下为右心房
上界	第 3 肋骨前端下缘水平；心底部（第 2 肋间以上）相当于主动脉结、肺动脉段
下界	右心室、左心室、心尖部

（三）心浊音界改变及其临床意义

心脏浊音界改变主要与心脏病变有关，亦与心外因素有关。影响心脏浊音界变化的因素及变化特点见表 7-34，表 7-35。常见的心脏浊音界改变见图 7-21、图 7-22、图 7-23、图 7-24。

表 7-34 心脏因素对心脏浊音界的影响及临床意义

心脏因素	心脏浊音界变化	临床意义
左心室增大	向左、下扩大，心腰部加深近似直角，心脏浊音界呈靴形（主动脉形心）	主动脉瓣关闭不全、高血压性心脏病
右心室增大	轻度增大时无变化；显著增大时心脏相对浊音界向左右扩大，以向左扩大明显	肺源性心脏病、房间隔缺损
左、右心室增大	向两侧增大，且心脏左界向左下增大，呈普大形	扩张型心肌病、心肌炎、全心衰竭

151

续表

心脏因素	心脏浊音界变化	临床意义
左心房及肺动脉扩大	心腰部饱满或膨出,心脏浊音界呈梨形(二尖瓣形心)	二尖瓣狭窄
心包积液	向两侧扩大,绝对浊音界与相对浊音界几乎相同,且随体位而改变,坐位呈烧瓶形,仰卧位近似球形	心包积液

表 7-35　心外因素对心脏浊音界的影响

心外因素	心脏浊音界变化
肺气肿或胸壁较厚	心脏浊音界变小,甚至叩不出
大量胸腔积液、气胸	患侧心脏浊音界叩不出,健侧心脏浊音界移向外侧
胸膜粘连增厚、肺不张	心脏浊音界移向患侧
肺实变、肺肿瘤或纵隔淋巴结肿大	如与心脏浊音界与病变浊音区重叠,则心脏浊音界叩不出
大量腹腔积液、腹腔巨大肿瘤	心脏浊音界向左扩大
胃内气体增多	心脏左界下部叩不清

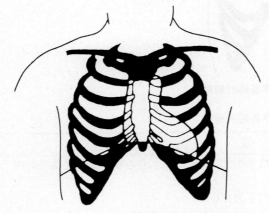

图 7-21　主动脉瓣关闭不全心脏浊音界

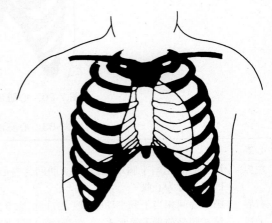

图 7-22　二尖瓣狭窄心脏浊音界

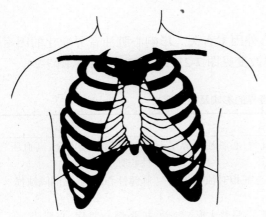

图 7-23　心包积液心脏浊音界(坐位)

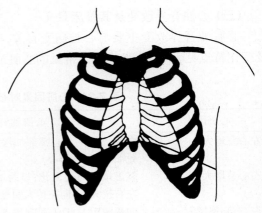

图 7-24　心包积液心脏浊音界(卧位)

四、听 诊

听诊是心脏体格检查中十分重要和较难掌握的方法。心脏听诊的内容包括心率、心律、心音、杂音、额外心音和心包摩擦音等。

(一)心脏瓣膜听诊区及听诊顺序

1. 心脏瓣膜听诊区 心脏瓣膜开放与关闭时所产生的声音传导至体表,在胸壁最易听清的部位,称为心脏瓣膜听诊区(auscultatory areas)。心脏瓣膜听诊区为 4 个瓣膜 5 个区(表 7-36),瓣膜听诊区与其解剖部位不完全一致(图 7-25)。

表 7-36 心脏瓣膜听诊区及位置

听诊区	位 置
二尖瓣区	心尖部
肺动脉瓣区	胸骨左缘第 2 肋间
主动脉瓣区	胸骨右缘第 2 肋间
主动脉瓣第二听诊区	胸骨左缘第 3 肋间,又称 Erb 区
三尖瓣区	胸骨下端左缘(胸骨左缘第 4、5 肋间)

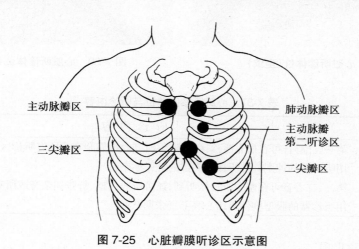

图 7-25 心脏瓣膜听诊区示意图

2. 听诊顺序 心脏瓣膜听诊顺序按逆时钟方向,从二尖瓣听诊区开始(因二尖瓣病变最常见,且辨别第一、第二心音最清楚),依次是肺动脉瓣听诊区、主动脉瓣听诊区、主动脉瓣第二听诊区、三尖瓣听诊区。

(二)听诊方法

1. 听诊的体位 听诊心脏时,患者常采取的体位有 4 种:平卧位、左侧卧位、坐位和前倾坐位(图 7-26,图 7-27,图 7-28,图 7-29)。平卧位适合全面的心脏听诊,左侧卧位主要用于听取心尖部低调杂音,坐位和前倾坐位适合听取主动脉瓣区高调反流性杂音(表 7-37)。

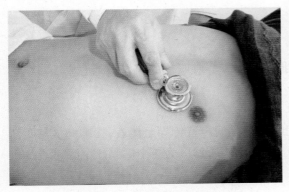

图 7-26　心脏听诊体位（平卧位）

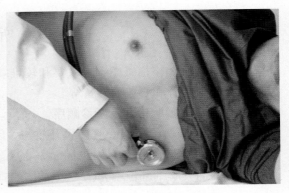

图 7-27　心脏听诊体位（左侧卧位）

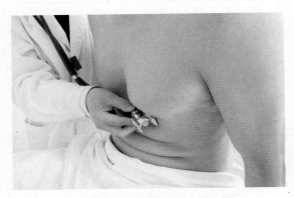

图 7-28　心脏听诊体位（坐位）

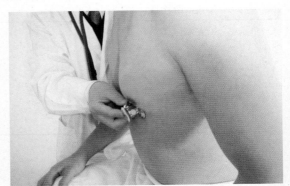

图 7-29　心脏听诊体位（前倾坐位）

表 7-37　心脏听诊的体位与听诊内容

体位	听 诊 内 容
仰卧位	第一、二心音可在所有听诊区听到，可听到收缩期杂音或所有听诊区的心音
左侧卧位	用听诊器的钟型胸件听诊心尖部的舒张期杂音
坐位	第一、二心音可在整个听诊区听到，还可听收缩期、舒张期杂音或所有听诊区的心音
前倾坐位	用听诊器的膜型胸件听诊心底部舒张期杂音

2. 听诊的注意事项

（1）环境安静，避免隔衣听诊。

（2）选择适当的听诊器，听诊器胶管不能打折。膜型胸件适合于听取高频声音，钟型胸件适合于听取低频声音。

（3）听诊时可稍用力，使胸件紧贴胸壁皮肤。

（4）平静呼吸，有时亦可充分吸气后屏气进行听诊，以排除呼吸音对心音的干扰及呼吸对心脏的影响。

（5）如病情允许，可作适当运动。

（三）听诊内容

心脏的听诊内容包括心率、心律、心音、额外心音、杂音及心包摩擦音等。

1. 心率 心率（heart rate）是指每分钟心跳的次数，计数时以第一心音为准。正常成人在安静、清醒的状态下心率为 60~100 次／分钟，多数为 60~80 次／分钟。女性稍快，3 岁以下儿童多在 100 次／分钟以上，老年人多偏慢。成人心率大于 100 次／分钟，婴幼儿心率大于 150 次／分钟，称为心动过速。成人心率低于 60 次／分钟称为心动过缓。

2. 心律 心律（cardiac rhythm）是指心脏跳动的节律。正常成人心律规则，部分儿童及青年的心律可受呼吸影响而稍不规则，表现为吸气时心率稍快，呼气时心率稍慢，称为窦性心律不齐，一般无临床意义。心脏听诊能够确定的心律失常最常见的是期前收缩（premature beat）和心房颤动（atrial fibrillation）。

(1) 期前收缩：期前收缩是指异位起搏点发出的过早冲动引起的心脏提前搏动。听诊特点：①在规则心律的基础上提前出现的一次心跳，其后有一较长的间歇期（代偿间歇）。②提前出现的心跳第一心音增强，第二心音减弱或消失。若期前收缩规律地出现，可形成联律，如连续每次正常心脏搏动后出现一次期前收缩称为二联律；连续每两次正常心脏搏动后出现一次期前收缩称为三联律，以此类推。期前收缩可见于各种器质性心脏病，精神因素、过度疲劳、过量饮酒和浓茶，以及某药物也可诱发期前收缩。

(2) 心房颤动：心房颤动与心房异位起搏点发出的冲动所产生的多发性微折返有关。听诊特点：①心律绝对不规则。②第一心音强弱不等。③脉率少于心率（脉搏短绌），主要是由于过早收缩的心室内只有少量血液充盈，导致输送至周围血管的血液过少。心房颤动常见于二尖瓣狭窄、冠心病、甲亢、高血压等。

3. 心音 心音（cardiac sound）按其在心动周期中出现的先后顺序，被命名为第一心音（first heart sound，S_1）、第二心音（second heart sound，S_2）、第三心音（third heart sound，S_3）和第四心音（fourth heart sound，S_4）。一般情况下只能听到 S_1 和 S_2，在部分健康儿童及青少年中可听到 S_3，而 S_4 不易听到，如听到 S_4，则属病理性的。

(1) 心音的产生机制及听诊特点：正常心音的产生机制及临床意义见表 7-38。正常心音的听诊特点见表 7-39，心音听诊最基本的技能是鉴别第一心音与第二心音。据此可确定心脏的收缩期和舒张期，以便进一步确定额外心音和杂音所处的时相。

表 7-38 正常心音的产生机制及临床意义

心音	产 生 机 制	临床意义
第一心音	① 主要是二尖瓣、三尖瓣骤然关闭，瓣叶及其附属结构突然紧张引起的振动	S_1 标志着心室收缩期开始
	② 主动脉瓣与肺动脉瓣开放、心室肌收缩、血流冲击心室壁和大血管壁等所产生的振动也参与 S_1 的形成	
第二心音	① 主要是主动脉瓣和肺动脉瓣骤然关闭引起瓣膜的振动	S_2 标志着心室舒张期开始
	② 二尖瓣、三尖瓣开放、心肌的舒张和乳头肌、腱索的振动以及血流冲击大血管壁等所产生的振动也参与 S_2 的形成	
第三心音	由于心室快速充盈期末，血液自心房急促流入心室，冲击室壁，使心室壁、腱索和乳头肌突然紧张、振动所致	
第四心音	由于心室舒张末期、收缩期前，心房收缩使房室瓣及相关结构突然紧张、振动所产生	

表 7-39　正常心音的听诊特点

心音	特　点
第一心音	①音调较低。②音响较强。③性质较钝。④时间较长(持续约 0.1 秒)。⑤与心尖冲动同时出现,与颈动脉搏动同步或几乎同步。⑥心尖部听诊最清楚
第二心音	①音调较高。②音响较弱。③性质较清脆。④时间较短(持续约 0.08 秒)。⑤在心尖冲动、颈动脉搏动之后出现。⑥心底部听诊最清楚
第三心音	①音调更低。②音响更弱。③性质更低钝。④时间更短(持续约 0.04 秒)。⑤左侧卧位、呼气末、运动后、抬高上肢时易听到。⑥心尖部及其内上方听诊最清楚

(2) 心音改变:听诊心音时注意有无心音强度、性质改变和心音分裂等。

1) 心音强度改变:影响心音强度变化的主要因素有心室充盈度以及瓣膜的位置、完整性和活动性,心肌收缩力和收缩速度、胸壁厚度、胸腔与心脏的距离也可影响心音的强度。①S_1强度改变与心肌收缩力、心室充盈程度、瓣膜的弹性与位置密切相关(表 7-40)。②S_2有两个主要部分即主动脉瓣部分(A_2)和肺动脉瓣部分(P_2),S_2强度与主动脉、肺动脉的压力及半月瓣的弹性与完整性有关(表 7-41)。③同时影响S_1和S_2的强度变化的因素见表 7-42。

表 7-40　影响第一心音强度变化的因素

心音强度	影 响 因 素
S_1 增强	二尖瓣狭窄、P-R 间期缩短、发热、运动、完全性房室传导阻滞(当心房心室同时收缩时可出现"大炮音")
S_1 减弱	二尖瓣关闭不全、P-R 间期延长、心肌收缩力下降(心力衰竭、心肌梗死、心肌病)
S_1 强弱不等	心房颤动、频发室性期前收缩、完全性房室传导阻滞

表 7-41　影响第二心音强度变化的因素

心音强度	影 响 因 素
A_2 增强	主动脉内压增高(高血压、主动脉粥样硬化)
A_2 减弱	主动脉内压减低或主动脉瓣膜疾病(主动脉瓣狭窄、主动脉瓣关闭不全)
P_2 增强	肺动脉高压性疾病(二尖瓣狭窄、左向右分流的先天性心脏病、慢性支气管及肺疾病)
P_2 减弱	肺动脉内压降低及其瓣膜受损(肺动脉瓣狭窄、肺动脉瓣关闭不全)

表 7-42　同时影响第一、二心音强度变化的因素

心音强度	影 响 因 素
S_1、S_2 同时增强	运动、情绪激动、贫血、甲亢
S_1、S_2 同时减弱	心肌严重受损、休克、肥胖者、心包积液、右侧大量胸腔积液、肺气肿、胸壁水肿

2) 心音性质改变:S_1失去原有的低钝的特征而与S_2相似,当心率增快时收缩期与舒张期几乎相等,听诊时心音酷似钟摆的"di-da"音,称为钟摆律(pendular rhythm)。常见于胎儿心音,又称为"胎心律"或胎心样心音(embryocardia)。钟摆律是心肌严重受损的标志,常见于大面积心肌梗死、重症心肌炎等。

3) 心音分裂:正常情况下,心室收缩时二尖瓣与三尖瓣的关闭并不完全同步,三尖瓣的关

闭略慢于二尖瓣 0.02~0.03 秒;心室舒张时肺动脉瓣关闭略慢于主动脉瓣 0.03 秒,但这种非同步的时距差别很小,人耳难以分辨,听诊仍为一个声音。如心音的两个成分间的间隔延长,则听诊时出现一个心音分成两个部分的现象,称为心音分裂(splitting of heart sounds)。

生理情况下,S_1 分裂可见于青少年及儿童。病理情况下 S_1 分裂多由于电活动或机械活动延迟所致的三尖瓣关闭明显迟于二尖瓣,常见于完全性右束支传导阻滞、肺动脉高压等。S_2 分裂较常见,其类型与特点及临床意义见图 7-30 和表 7-43。

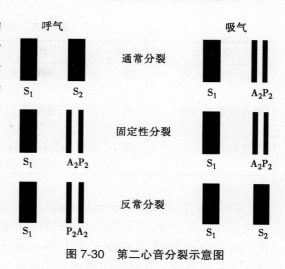

图 7-30　第二心音分裂示意图

表 7-43　第二心音分裂类型与特点及临床意义

类型	特点	临床意义
生理性分裂	肺动脉瓣关闭明显迟于主动脉瓣,在深吸气末出现 S_2 分裂	大多数正常人,尤其是青少年和儿童
通常分裂	深吸气时在肺动脉瓣区听到 S_2 分裂,呼气时消失,最常见	完全性右束支传导阻滞、肺动脉瓣狭窄和二尖瓣狭窄
固定分裂	S_2 的两个成分不受呼吸影响,间隔固定	房间隔缺损
反常分裂(逆分裂)	主动脉瓣关闭迟于肺动脉瓣,吸气时分裂变窄,呼气时变宽	完全性左束支传导阻滞、主动脉瓣狭窄、重度高血压等

4. 额外心音　在原有心音之外出现的病理性附加音,称为额外心音(extra heart sound)。多数额外心音出现在舒张期,也可出现在收缩期。

(1)舒张期额外心音

1)奔马律:舒张期的额外心音与原有 S_1 和 S_2 组成的韵律,类似马奔跑时马蹄触地的声音,称为奔马律(gallop rhythm)。可分为舒张早期奔马律、舒张晚期奔马律和重叠奔马律。

舒张早期奔马律是由于舒张早期心室负荷过重,心肌张力降低,心室壁顺应性减退,当血液自心房快速注入心室时,使过度充盈的心室壁产生振动而形成的附加音,也称为室性奔马律,实为病理性 S_3,其发生机制与 S_3 相似,两者鉴别见表 7-44。3 种类型奔马律的特点见表 7-45。

表 7-44　舒张早期奔马律与 S_3 鉴别

鉴别点	舒张早期奔马律	第三心音(S_3)
原发病	严重器质性心脏病	健康人
心率	心率快,多大于 100 次 / 分钟	常于心率缓慢时出现
心音间距	3 个心音的间距大致相同	S_3 距 S_2 较近
心音性质	3 个心音性质相近	3 个心音不同
体位影响	不受体位影响	坐位或立位消失

表 7-45　舒张期奔马律的特点

类型	听诊部位	性质	时间	呼吸的影响	临床意义
舒张早期奔马律	心尖部	音调低、强度弱、心率快	舒张早期、距离 S_2 约 0.15 秒	多为呼气末明显	心肌损伤
舒张晚期奔马律	心尖部	音调低、强度弱	舒张晚期，S_1 前 0.1 秒	呼气末较强	心肌损伤、心肌肥厚
重叠奔马律	心尖部	形成 ka-len-da-la 四音律，心率快时形成三音律	舒张早期和晚期		心肌病、心力衰竭

2）开瓣音：开瓣音（opening snap）又称二尖瓣开放拍击音。由于心室舒张早期血液自左心房快速冲入左心室，导致弹性尚好的瓣叶迅速开放后又突然停止，使瓣叶振动引起的拍击样声音。听诊特点为：①出现在 S_2 后 0.05~0.06 秒。②音调高，响亮、清脆和短促。③心尖部及其内上方听诊清楚。④呼气时增强。主要见于二尖瓣狭窄而瓣膜尚柔软有弹性时，可作为二尖瓣分离术适应证的参考条件。

3）心包叩击音：心包叩击音（pericardial knock）是由于心包增厚，在舒张早期心室快速充盈期，心室舒张受到阻碍而被迫骤然停止，使心室壁振动所产生。听诊特点：①出现在 S_2 后约 0.09~0.12 秒处。②较响而短促。③心尖部和胸骨下端左缘听诊清楚。主要见于缩窄性心包炎。

（2）收缩期额外心音：收缩期额外心音有收缩早期喷射音和收缩中晚期喀喇音。其听诊特点及临床意义见表 7-46。

表 7-46　收缩期额外心音的特点及临床意义

额外心音	特　点	临床意义
收缩早期喷射音	①紧跟 S_1 后。②高调而清脆、短促，呈爆裂样。③主动脉喷射音在胸骨右缘第 2、3 肋间最清楚，不受呼吸影响；肺动脉喷射音在胸骨左缘第 2、3 肋间最清楚，呼气强、吸气弱	主动脉瓣狭窄和关闭不全、高血压、肺动脉高压，肺动脉瓣轻度、中度狭窄
收缩中晚期喀喇音	① S_1 后 0.08 秒以上。②高调、较钝、短促。③心尖部及其内侧听诊清楚，可因体位改变而消失，常伴收缩晚期杂音	二尖瓣脱垂

（3）医源性额外心音：瓣膜置换或起搏导管植入后可产生额外心音，即人工瓣膜音和起搏音。

1）人工瓣膜音：在置换人工金属瓣后均可产生瓣膜开关时撞击金属支架所致的喀喇音，为音调高、响亮、短促的金属乐音。

2）人工起搏音：安置起搏器后有可能出现两种额外音。①起搏音：发生于 S_1 前约 0.08~0.12 秒处，高频，短促、带喀喇音性质，在心尖内侧或胸骨左下缘最清楚，是起搏脉冲刺激引起肌肉收缩和心脏起搏电极导管在心腔内摆动引起振动所致。②膈音：发生在 S_1 之前，伴上腹部肌肉收缩，为起搏电极发放的脉冲电流刺激膈或膈神经引起膈收缩所产生。

5. 心脏杂音　心脏杂音（cardiac murmurs）是指除正常心音和额外心音之外、具有不同频率和强度、持续时间较长的异常声音。它可与心音分开或相连续，甚至完全遮盖心音。

（1）杂音产生的机制：在血流加速、异常通道、血管管径异常等情况下，使正常血流的层流状态转变为湍流或漩涡,冲击心室壁、大血管壁、瓣膜、腱索等,使之振动,而在相应部位产生杂音。其产生机制见图 7-31、表 7-47。

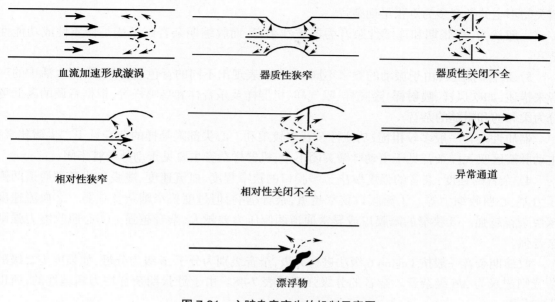

图 7-31　心脏杂音产生的机制示意图

表 7-47　心脏杂音产生的机制

机制	评　价
血流加速	血流速度越快,越容易产生漩涡,杂音越响。正常人剧烈运动后、发热、严重贫血、甲亢时可出现杂音或使原有杂音增强
通道狭窄	血流通过狭窄的部位时产生涡流而出现杂音。见于瓣膜口狭窄、大血管狭窄或由于心脏扩大、大血管扩张而出现瓣膜口相对狭窄
瓣膜关闭不全	瓣膜关闭不全,血流反流形成漩涡而产生杂音。见于瓣膜关闭不全或由于心脏扩大或大血管扩张而出现的瓣膜口相对关闭不全
异常血流通道	血液经过心脏内或大血管间的异常通道产生血液分流,形成漩涡而产生杂音。见于室间隔缺损、房间隔缺损和动静脉瘘等
心内漂浮物	由于乳头肌、腱索断裂,残端在心腔内漂浮、摆动,血流被干扰而产生漩涡
动脉瘤	血液自正常的动脉管腔流经扩张的动脉病变部位时产生漩涡

　　(2) 杂音听诊的要点:杂音听诊的难度较大,听诊时应注意其最响部位、出现时期、性质、强度(响度)、传导方向,以及与呼吸、体位和运动的关系。

　　1) 最响部位:杂音最响部位与病变部位密切相关,在某瓣膜区听到杂音最响,提示病变位于相应瓣膜。杂音在心尖部最响提示二尖瓣病变;杂音在主动脉瓣区最响提示主动脉瓣病变;杂音在胸骨左缘第 3、4 肋间最响提示室间隔缺损;杂音在胸骨左缘第 2 肋间最响提示房间隔缺损或动脉导管未闭。

　　2) 出现时期:根据杂音出现的时期可分为收缩期杂音(systolic murmur,SM)、舒张期杂音(diastolic murmur,DM)、连续性杂音(continuous murmur,CM)、收缩期与舒张期均出现但不连续的双期杂音。

按杂音在收缩期或舒张期出现的早晚和持续时间长短,又分为早期、中期、晚期和全期杂音。如二尖瓣狭窄的杂音出现在舒张中、晚期,而二尖瓣关闭不全则为全收缩期杂音。主动脉瓣关闭不全的杂音多为舒张早期杂音。

一般认为,舒张期和连续性杂音为器质性杂音,而收缩期杂音则可能是器质性或功能性杂音。

3)杂音的性质:由于振动的频率不同,杂音可表现出不同的音色或音调,常用生活中的声音来描述,如吹风样、喷射样、隆隆样、叹气样、机器样及乐音样和鸟鸣样等,根据音调的高低可分为柔和的和粗糙的杂音。

器质性杂音一般多较粗糙,功能性杂音多较柔和。心尖部隆隆样的杂音见于二尖瓣狭窄;主动脉瓣区叹气样杂音见于主动脉瓣关闭不全;机器样杂音主要见于动脉导管未闭。

4)杂音的强度:杂音的强度取决于瓣膜口的狭窄程度、血流速度、瓣膜口或异常通道两侧压力差、心肌收缩力等。①瓣膜口狭窄越重,杂音越响,但过度狭窄则杂音减弱。②血流速度越快杂音越强。③狭窄的瓣膜口或异常通道两侧压力差越大,杂音越强。④心肌收缩力强则杂音强。

收缩期杂音一般按 Levine 6 级法进行分级,杂音级别为分子,6 级为分母,如强度为 2 级的杂音则记录为 2/6 级杂音。杂音的分级强度见表 7-48。由于舒张期杂音均为病理性的,所以不宜分级。

表 7-48 心脏杂音强度分级

级别	强度	评 价
1	最轻	很弱,所占时间很短,须在安静环境下仔细听诊才能听到
2	轻度	弱,但较易听到
3	中度	较响亮,容易听到
4	响亮	响亮
5	很响	更响亮,且向四周甚至背部传导,但听诊器离开胸壁则听不到
6	最响	极响亮,震耳,甚至听诊器离开胸壁一定的距离也可听到

杂音强度的变化在心音图上可显示出一定的形态,仔细听诊也能分辨。常见的杂音强度形态变化见表 7-49、图 7-32。

表 7-49 心脏杂音强度的形态变化

形态	特 点	杂 音
递增型	开始较弱,逐渐增强	二尖瓣狭窄的舒张期隆隆样杂音
递减型	开始很强,逐渐减弱	主动脉瓣关闭不全舒张期叹气样杂音
递增递减型	开始较弱,逐渐增强后又渐渐减弱(菱形杂音)	主动脉瓣狭窄的收缩期喷射性杂音
连续型	占据收缩期和舒张期的大菱形杂音,菱峰在 S_2 处	动脉导管未闭的连续性杂音
一贯型	杂音强度基本保持一致	二尖瓣关闭不全的收缩期杂音

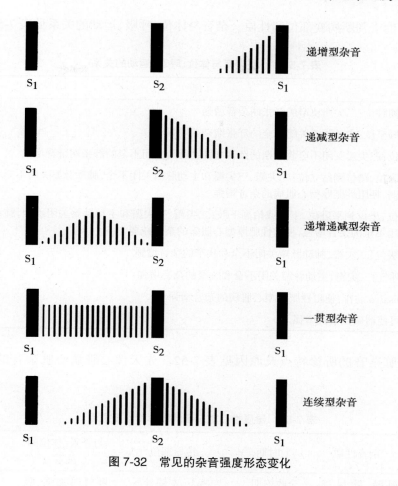

图 7-32 常见的杂音强度形态变化

5) 杂音的传导:杂音常沿血流方向传导,也可经周围组织扩散。杂音越响,传导越广。可根据杂音的最响部位和传导方向判断杂音的来源及性质。常见杂音传导方向见表 7-50。

表 7-50 常见杂音传导方向

疾病	杂音部位	传导方向
二尖瓣关闭不全	心尖部	左腋下及左肩胛下角处
主动脉瓣狭窄	主动脉瓣区	颈部、胸骨上窝
主动脉瓣关闭不全	主动脉瓣第二听诊区	胸骨左缘、心尖部
肺动脉瓣狭窄	肺动脉瓣区	左上胸部及左颈部
二尖瓣狭窄	心尖部	局限,不传导

在心前区 2 个部位听到同性质、同时期的杂音时,为了判断杂音是来自 1 个瓣膜区还是 2 个瓣膜区,可将听诊器从其中一个瓣膜区逐渐移向另一个瓣膜区,若杂音逐渐减弱,则可能为杂音最响处的瓣膜有病变;若杂音逐渐减弱,但当移近另一瓣膜区时,杂音又增强,则可能 2 个瓣膜均有病变。

6) 与体位、呼吸、运动的关系:采取一些特殊体位、深吸气、深呼气和适当运动,可使杂音增强或减弱,有助于判断病变部位和性质。杂音与体位、呼吸、运动的关系见表 7-51。

表 7-51 心脏杂音与体位、呼吸、运动的关系

因素	评 价
体位	① 左侧卧位:二尖瓣狭窄的舒张期杂音增强
	② 前倾坐位:主动脉瓣关闭不全的舒张期杂音增强
	③ 卧位:三尖瓣关闭不全收缩期的杂音和肺动脉瓣关闭不全的舒张期杂音增强
	④ 由卧位、蹲位到站立位:二尖瓣、三尖瓣和主动脉瓣关闭不全,肺动脉瓣关闭不全和狭窄的杂音减弱,梗阻性肥厚型心肌病的杂音增强
	⑤ 立位、坐位到平卧位,下蹲或抬高下肢:二尖瓣、三尖瓣和主动脉瓣关闭不全,肺动脉瓣狭窄或关闭不全的杂音增强,梗阻性肥厚型心肌病的杂音减弱
呼吸	① 深吸气:三尖瓣、肺动脉瓣关闭不全和狭窄的杂音增强
	② 深呼气:二尖瓣、主动脉瓣关闭不全和狭窄的杂音增强
	③ Valsalva 动作:梗阻性肥厚型心肌病的杂音增强
运动	运动可使器质性杂音增强

器质性心脏杂音的听诊特点及原因见表 7-52。先天性心脏病心脏杂音的听诊特点见表 7-53。

表 7-52 器质性心脏杂音的听诊特点及原因

听诊部位	杂音性质	时期	传导部位	与呼吸、体位的关系	原因
心尖部	粗糙、吹风样、高调	全收缩期	左腋下、左锁骨下	呼气时加强、吸气时减弱	二尖瓣关闭不全
心尖部	低调、隆隆样、递增型、S_1亢进、伴震颤、开瓣音	舒张中晚期	局限,不传导	左侧卧位更清楚	二尖瓣狭窄
主动脉瓣区	喷射性、响亮、粗糙、伴有震颤、A_2减弱	收缩中期	颈部		主动脉瓣狭窄
主动脉瓣区	柔和的、叹气样	舒张早期	胸骨左侧、心尖部	前倾坐位、呼气末屏气更明显	主动脉瓣关闭不全
肺动脉瓣区	喷射性、粗糙、伴有震颤、P_2减弱	收缩中期	左锁骨下、右肩胛下	卧位清楚	肺动脉瓣狭窄
胸骨左缘第3、4肋间	粗糙、伴震颤	收缩期	心前区其他部位		室间隔缺损
胸骨左下缘	粗糙、吹风样、高调	收缩期	胸骨右下缘、肝脏	深吸气增强	三尖瓣关闭不全
胸骨左缘第2肋间	粗糙、机器样、伴连续性震颤	收缩期和舒张期	上胸部、肩胛区		动脉导管未闭

表 7-53　先天性心脏病心脏杂音的特点

疾病	杂音特点
单纯肺动脉口狭窄	①胸骨左缘第 2 肋间(2~5)/6 级粗糙响亮的收缩期杂音,呈喷射性,多数伴有震颤,向左锁骨下传导,P_2 减轻而分裂。②漏斗部狭窄时杂音最响处多在第 3、4 肋间
主动脉狭窄	胸骨左缘、中上腹部、左侧背部有(2~4)/6 级收缩中后期吹风样杂音,肩胛骨附近、腋部、胸骨旁可听到侧支循环的收缩期或连续性杂音
主动脉口狭窄	①瓣膜狭窄:主动脉瓣区有(3~5)/6 级响亮的收缩期吹风样喷射性杂音,多伴有震颤,杂音向颈部和心尖部传导,A_2 减弱和(或)分裂(逆分裂)。有主动脉收缩喷射音。②瓣下狭窄:杂音在胸骨左缘第 3~4 肋间最响,向心尖部传导而较少向颈部传导,常无收缩喷射音。③瓣上狭窄:杂音常在胸骨右缘第 1 肋间或右颈动脉上,第二心音无变化
心房间隔缺损	①胸骨左缘第 2 肋间可闻及(2~4)/6 级收缩期吹风样杂音,呈喷射型,多数不伴有震颤。②P_2 增强并分裂(固定分裂)。③在肺动脉瓣区可能闻及肺动脉收缩喷射音。④三尖瓣区可能闻及相对三尖瓣狭窄的舒张期隆隆样杂音。⑤第一孔未闭伴二尖瓣关闭不全,心尖部可闻及收缩期吹风样杂音
心室间隔缺损	①胸骨左缘第 3、4 肋间(4~5)/6 级响亮而粗糙的全收缩期吹风样反流型杂音,几乎都伴有震颤,杂音在心前区广泛传播。②缺损较大时,P_2 亢进与分裂,心尖部可有舒张期隆隆样杂音(相对性二尖瓣狭窄)
动脉导管未闭	①胸骨左缘第 2 肋间有响亮的连续性机器声样杂音,占据几乎整个收缩期和舒张期,在收缩期末最响并伴有震颤,向左上胸及背部传导。个别患者的杂音最响部位可能在第 1 肋间或第 3 肋间。②分流量较大时,心尖部可有舒张期杂音(相对性二尖瓣狭窄)
法洛四联症	①胸骨左缘第 2、3 肋间可有收缩期吹风样喷射性杂音,可伴有震颤(肺动脉口狭窄)。②非典型者和肺动脉口狭窄轻者且在心室水平有左向右分流时,胸骨左缘第 3、4 肋间可闻及收缩期杂音(室间隔缺损)。③P_2 减弱并分裂。④主动脉瓣区可闻及收缩期喷射音,并沿着胸骨左缘向心尖部传导
埃勃斯坦畸形	心尖部常可闻及 3~4 个心音。胸骨左下缘可有收缩期吹风样和舒张期隆隆样杂音

（3）杂音的临床意义:听诊杂音对诊断与鉴别心血管疾病有重要价值,但是有杂音不一定有心脏病,有心脏病也不一定有杂音。根据产生杂音的部位有无器质性病变可区分为器质性杂音(organic murmurs)和功能性杂音(functional murmurs),根据杂音的临床意义又可以分为病理性杂音和生理性杂音。

器质性杂音是指杂音产生部位有器质性病变。功能性杂音则包括:①生理性杂音。②全身性疾病所致的血流动力学改变而产生的杂音。③有心脏病理意义的瓣膜相对关闭不全或相对狭窄引起的杂音(相对性杂音)。生理性杂音必须符合以下条件:①只限于收缩期。②心脏无增大。③杂音柔和、吹风样。④无震颤。

功能性与器质性收缩期杂音的鉴别见表 7-54。

表 7-54　功能性杂音与器质性收缩期杂音的鉴别

鉴别点	功能性杂音	器质性杂音
年龄	儿童、青少年多见	见于任何年龄
部位	肺动脉瓣区和(或)心尖部	见于任何瓣膜区
性质	柔和、吹风样	粗糙、吹风样或喷射样

续表

鉴别点	功能性杂音	器质性杂音
持续时间	短	较长,常为全收缩期
强度	≤2/6级	≥3/6级
震颤	无	可有
传导	较局限	较广泛而远
心脏大小	正常	心房和(或)心室增大

相对性杂音是指在瓣膜听诊区听到的并非由于瓣膜本身的直接器质损害引起,而是继发于其他心脏或大血管病变和血流动力异常所生的杂音,亦属于病理性杂音。相对性杂音可出现于收缩期或舒张期,强度较弱,多呈递减型。

1)收缩期杂音:二尖瓣区收缩期杂音的特点及临床意义见表7-55。主动脉瓣区收缩期杂音的特点及临床意义见表7-56。肺动脉瓣区收缩期杂音的特点及临床意义见表7-57。三尖瓣区收缩期杂音的特点及临床意义见表7-58。

表 7-55 二尖瓣区收缩期杂音的特点及临床意义

分类	特 点	临 床 意 义
功能性	3/6级以下的柔和的吹风样杂音,时限短,不向远处传导,去除病因或心室缩小后,杂音可减弱或消失	部分正常人、发热、贫血、甲亢、左心室扩张所致的相对性二尖瓣关闭不全等
相对性	吹风样,较柔和,一般不超过3/6级,传导距离有限,经治疗心腔缩小后,杂音可减弱	由于左心室扩张引起二尖瓣相对关闭不全所致。见于扩张型心肌病、高血压性心脏病等
器质性	在3/6级以上较粗糙的、吹风样的杂音,持续时间长,可占全收缩期,甚至掩盖S_1,且向左腋下传导,左侧卧位时更清楚	主要见于风湿性心脏病二尖瓣关闭不全、二尖瓣脱垂、乳头肌功能失调等

表 7-56 主动脉瓣区收缩期杂音的特点及临床意义

分类	特 点	临 床 意 义
功能性	柔和的收缩期杂音,常有A_2亢进	由相对性主动脉瓣狭窄所致,见于主动脉粥样硬化、高血压性心脏病等引起主动脉扩张
器质性	收缩中期杂音,喷射性、响亮、粗糙、递增递减型,常伴有收缩期震颤,同时A_2减弱	见于主动脉瓣狭窄

表 7-57 肺动脉瓣区收缩期杂音的特点及临床意义

分类	特 点	临 床 意 义
功能性	收缩中期、柔和、喷射样、2/6级以下局限、卧位时明显、坐位时减轻或消失	部分健康儿童与青少年
相对性	杂音的特点介于功能性和器质性杂音之间	因肺动脉高压、肺动脉扩张所致,见于二尖瓣狭窄、房间隔缺损等
器质性	喷射性、粗糙、3/6级或以上、递增递减型收缩中期杂音,常伴有收缩期震颤,P_2减弱	先天性肺动脉瓣狭窄

表 7-58　三尖瓣区收缩期杂音的特点及临床意义

分类	特　　点	临床意义
功能性	较多见,吹风样、柔和、一般在 3/6 级以下,吸气时增强,可随病情好转、心腔缩小而减弱或消失	大多数为相对性三尖瓣关闭不全,由右心室扩大所引起
器质性	极少数,杂音特点与器质性二尖瓣关闭不全相似,但不传至腋下	

　　室间隔缺损时可在胸骨左缘第 3、4 肋间听到响亮而粗糙的收缩期杂音,强度在 3/6 级以上,可传导至心前区其他部位,常伴有收缩期震颤。

　　2)舒张期杂音:舒张期杂音均为病理性,其原因大多数由于瓣膜口器质性损害所致,少数则为相对性。

　　二尖瓣区:二尖瓣区舒张期杂音的特点及临床意义见表 7-59。

表 7-59　二尖瓣区舒张期杂音的特点及临床意义

分类	特　　点	临床意义
功能性	隆隆样舒张期杂音(Austin-Flint 杂音),出现的时期及性质与器质性二尖瓣狭窄相似,但不伴有 S_1 增强、开瓣音及震颤	主动脉瓣关闭不全时所致的相对性二尖瓣狭窄(从主动脉反流入左心室的血液,将二尖瓣前叶冲起,形成相对性狭窄)
器质性	心尖部舒张中晚期隆隆样杂音,递增型,音调较低而局限,左侧卧位时较清楚,常伴有舒张期震颤和 S_1 增强	风湿性二尖瓣狭窄

　　主动脉瓣区:主要见于主动脉瓣关闭不全。杂音为舒张早期开始,呈递减型叹气样,可传至胸骨下端左侧或心尖部,在主动脉瓣第二听诊区听得较清楚,前倾坐位,呼气末屏住呼吸时更易听到。常见于风湿性心脏瓣膜病或先天性心脏病的主动脉瓣关闭不全、特发性主动脉瓣脱垂、梅毒性升主动脉炎和 Marfan 综合征所致主动脉关闭不全。

　　肺动脉瓣区:多由于肺动脉扩张引起瓣膜相对性关闭不全而引起的功能性杂音。杂音吹风样、柔和、局限、舒张期递减型,吸气末增强,常有 P_2 亢进,称 Graham Steel 杂音。可见于二尖瓣狭窄伴明显肺动脉高压。

　　三尖瓣区:三尖瓣狭窄时,在胸骨下端可出现隆隆样舒张期杂音,临床上甚少见。

　　3)连续性杂音:动脉导管未闭时,可在胸骨左缘第 2 肋间及其附近区域听到持续于整个收缩期和舒张期,不间断、粗糙、响亮、类似机器发出的声音,掩盖 S_2,并伴连续性震颤。亦可见于动静脉瘘、主动脉窦瘤破裂等。

　　常见器质性杂音的听诊特点及临床意义见表 7-60。

表 7-60　器质性杂音的听诊特点及临床意义

部位	时期	性质	传导	临床意义
心尖部	全收缩期	吹风样	左腋下	二尖瓣关闭不全
	舒张中晚期	隆隆样	局限	二尖瓣狭窄

续表

部位	时期	性质	传导	临床意义
主动脉瓣区	收缩中期	喷射性	颈部	主动脉瓣狭窄
	舒张早期	叹气样	胸骨左缘、心尖部	主动脉瓣关闭不全
肺动脉瓣区	收缩中期	喷射样	左锁骨下、右肩胛下	肺动脉瓣狭窄
三尖瓣区	收缩期	吹风样	胸骨右下缘、肝脏	三尖瓣关闭不全
胸骨左缘3、4肋间	全收缩期	喷射性		室间隔缺损
胸骨左缘第2肋间	连续性	机器样		动脉导管未闭

6. 心包摩擦音　心包摩擦音(pericardial friction sound)与心包摩擦感的产生机制、临床意义基本相同。听诊特点：①心包摩擦音的声音粗糙，似手指擦耳廓声，近在耳边。②心包摩擦音与心脏活动一致，收缩期与舒张期均能听到，以收缩期明显。③心前区均可闻及摩擦音，但常在胸骨左缘第3、4肋间心脏绝对浊音界以内最清楚，前倾坐位明显。④心包摩擦音与胸膜摩擦音的主要区别是屏住呼吸后心包摩擦音存在，而胸膜摩擦音消失。

第六节　血管杂音及周围血管征检查

一、血　管　杂　音

1. 静脉杂音　由于静脉压力低，不易出现涡流，一般不出现杂音。较有意义的静脉杂音为颈静脉嗡鸣声，尤其是右侧颈根部近锁骨处，可闻及低调、柔和的连续性杂音，坐位及站立位明显，系颈静脉血流快速回流入上腔静脉所致。用手指压迫颈静脉暂时中断血流，则杂音消失，属于无害性杂音。

2. 动脉杂音　常见的周围动脉杂音有：①甲亢时在肿大的甲状腺上可闻及吹风样收缩期杂音。②多发性大动脉炎的狭窄部位可出现收缩期杂音。③肾动脉狭窄时可在上腹部和腰背部闻及收缩期杂音。④外周动静脉瘘时则在病变部位出现连续性杂音。

二、周　围　血　管　征

周围血管征包括水冲脉、枪击音(pistol shot sound)、杜柔(Duroziez)双重杂音和毛细血管搏动征(capillary pulsation)。主要是由于脉压增大所致，常见于主动脉瓣关闭不全、动脉导管未闭、严重贫血和甲亢等。

1. 枪击音　在四肢动脉，特别是股动脉或肱动脉处，闻及一种短促的如同射击时的声音。

2. 杜柔双重杂音　以听诊器的膜型胸件稍加压力于股动脉或肱动脉上，可闻及收缩期与舒张期吹风样杂音。

3. 毛细血管搏动征　用手指轻压患者指甲末端或用清洁的玻片轻压患者的口唇黏膜，使局部发白，可见到随心脏搏动而有规律的红白交替现象。

第七节　循环系统常见疾病的主要症状和体征

一、二尖瓣狭窄

二尖瓣狭窄(mitral stenosis)多数是由风湿病所引起,少数为先天性狭窄或老年性二尖瓣环或环下钙化。

1. 症状　最早出现的症状为劳力性呼吸困难、夜间阵发性呼吸困难,严重时端坐呼吸,极重者可产生肺水肿、咳嗽、咳粉红色泡沫样痰,多于睡眠或活动后加重,可伴有咳痰、痰中带血、咯血。

2. 体征

(1) 视诊:①二尖瓣面容,口唇轻度发绀。②起病于儿童期,因右心室增大,心前区可隆起。③心尖冲动左移及剑突下搏动。

(2) 触诊:心尖部可触及舒张期震颤,左侧卧位较明显。

(3) 叩诊:轻度狭窄时心脏浊音界无异常,中度以上狭窄时,心腰部膨出,呈梨形。

(4) 听诊:①心尖部可闻及较局限低调、隆隆样、舒张中晚期递增性杂音,以左侧卧位、呼吸末及活动后杂音更明显,为二尖瓣狭窄的特征性改变。②心尖部 S_1 亢进,呈拍击性。③部分患者可闻及开瓣音。④ P_2 增强和分裂。⑤有时可听到 Graham Steell 杂音。

二、二尖瓣关闭不全

二尖瓣关闭不全(mitral insufficiency)多由风湿性和非风湿性病变导致的器质性瓣叶和腱索损害所致,部分是由于左心室扩大引起的相对性关闭不全。

1. 症状　轻度关闭不全者可无症状,较重者可有心悸、乏力、活动时气短。

2. 体征　二尖瓣关闭不全的体征见表7-61。

表 7-61　二尖瓣关闭不全的体征

检查	体　　征
视诊	左心室增大时,心尖冲动向左下移位
触诊	心尖冲动有力,可呈抬举性,在重度关闭不全患者可触及收缩期震颤
叩诊	心浊音界向左下扩大,晚期可向两侧扩大
听诊	① 心尖部可闻及响亮、粗糙、音调较高的 3/6 级以上的全收缩期递减型吹风样杂音,向左腋下和左肩胛下区传导
	② S_1 常减弱,或被杂音掩盖
	③ 可闻及 P_2 亢进伴分裂

三、主动脉瓣狭窄

主动脉瓣狭窄(aortic stenosis)由多种原因所致主动脉半月瓣交界处粘连、融合,或瓣叶纤维化、钙化,使瓣膜开放受限,引起狭窄。

1. 症状 轻者可多年无症状。严重狭窄者可有晕厥、心绞痛或心力衰竭,少部分患者可发生猝死。

2. 体征

(1) 视诊:心尖冲动增强,位置可向左下移位。

(2) 触诊:①心尖冲动有力,可呈抬举性。②胸骨右缘第2肋间可触及收缩期震颤。

(3) 叩诊:心脏浊音界正常或向左下扩大。

(4) 听诊:①胸骨右缘第2肋间可闻及粗糙而响亮的3/6以上收缩期喷射性杂音,呈递增递减型,向颈部传导。②A_2减弱,或被杂音掩盖。③S_2反常分裂。

四、主动脉瓣关闭不全

主动脉瓣关闭不全(aortic insufficiency)是由多种原因引起主动脉瓣缩短或变形,和(或)主动脉根部扩张,瓣环扩大,瓣叶舒张期不能对合,从而形成关闭不全。风湿性及细菌性心内膜炎是较常见病因,其他包括退行性变、Marfan综合征等。

1. 症状 可长期无症状,有明显关闭不全,可有头颈部搏动感、心悸、头晕、心绞痛等。

2. 体征 主动脉瓣关闭不全的体征见表7-62。

表7-62 主动脉瓣关闭不全的体征

检查	体 征
视诊	心尖冲动可向左下移位,搏动范围较广
触诊	心尖冲动向左下移位,呈抬举性搏动,有水冲脉及毛细血管搏动征
叩诊	心脏浊音界向左下扩大而心腰不大,呈靴形
听诊	① 主动脉瓣第二听诊区可闻及叹气样、递减型舒张期杂音,向胸骨左下方及心尖部传导,前倾坐位及呼气末屏住呼吸时更明显 ② A_2减弱 ③ 有相对性二尖瓣狭窄时,在心尖部出现柔和、低调、递增型、舒张早中期隆隆样杂音,即Austin-Flint杂音
周围血管征	颈动脉搏动、点头运动、水冲脉、枪击音、Duroziez双重杂音、毛细血管搏动征

五、心 包 积 液

心包积液(pericardial effusion)是指因感染性(病毒、结核、化脓性等)或非感染性(尿毒症、风湿性、肿瘤性等)疾病引起的心包腔内液体积聚。大量或迅速生成的积液,使心包腔内压力增高,心脏舒张受限,导致静脉回流受阻,心排血量减少,可出现急性心包压塞而危及生命。

1. 症状 心前区闷痛、心悸、呼吸困难、腹胀、水肿等。如大量心包积液压迫邻近器官或组织,可产生干咳、声音嘶哑、呼吸困难等,可同时出现原发病的症状。

2. 体征 心包积液的体征见表7-63。此外,大量心包积液时,可出现:①颈静脉怒张、肝颈静脉回流征阳性,深吸气时更明显(Kussmaul征)。②脉压小,脉搏细弱。③可出现奇脉。

④左肺下部因心包积液的挤压出现肺不张,在左肩胛下区语音震颤增强,叩诊为浊音,可闻及支气管呼吸音,称 Ewart 征。

表 7-63   心包积液的体征

检查	体 征
视诊	心前区饱满,心尖冲动明显减弱或消失
触诊	心尖冲动弱,不易触到。心尖冲动在心脏浊音界内侧。积液量较少时可触及心包摩擦感
叩诊	心脏浊音界向两侧扩大,并随体位变动,坐位时心尖部心脏浊音界增宽,卧位时心底部增宽
听诊	少量心包积液,可闻及心包摩擦音。心包积液量增多时,心音弱而远,可闻及心包叩击音

六、心 力 衰 竭

心力衰竭(heart failure)是指静脉回流正常的情况下,由于原发的心脏损害引起心排血量减少和心室充盈压升高,临床上以组织血液灌注不足以及肺循环和(或)体循环淤血为主要特征的一种临床综合征,又称充血性心力衰竭(congestive heart failure)。根据临床表现可将心力衰竭分为左心衰竭、右心衰竭及全心衰竭。左心衰竭主要是由于肺循环淤血和心排血量减少所致,右心衰竭主要是由于体循环淤血所致。

(一)左心衰竭

1. 症状   呼吸困难是左心衰竭最主要的症状,可表现为劳力性呼吸困难、端坐呼吸、阵发性夜间呼吸困难;咳嗽、痰中带血,咳粉红泡沫痰;倦怠、乏力等。

2. 体征

(1)视诊:轻度发绀、呼吸急促、高枕卧位或端坐呼吸。

(2)触诊:可触及交替脉。

(3)叩诊:原有心脏病的体征。

(4)听诊:心率增快,心尖部有舒张期奔马律,P_2亢进,可闻及舒张期奔马律,两侧肺底有细湿啰音。

(二)右心衰竭

1. 症状   腹胀、食欲缺乏、恶心、呕吐及上腹部疼痛。

2. 体征

(1)视诊:颈静脉怒张,可有周围性发绀,水肿。

(2)触诊:可触及肝大、压痛,肝颈静脉回流征阳性。踝部和下肢等下垂部位凹陷性水肿,甚至全身水肿。

(3)叩诊:可有胸腔积液(右侧多见)与腹腔积液体征。

(4)听诊:右心室明显扩大可形成相对性三尖瓣关闭不全,产生三尖瓣区收缩期杂音,吸气时杂音增强。心率增快,部分患者可闻及右心室舒张早期奔马律。

(三)全心衰竭

左心衰竭和右心衰竭的症状、体征同时存在。全心衰竭时右心排血量减少,可缓解左心的负荷,阵发性呼吸困难等肺淤血的表现反而减轻。

循环系统常见疾病的主要体征见表 7-64。

表 7-64　循环系统常见疾病的主要体征

疾病	视诊	触诊	叩诊	听诊
二尖瓣狭窄	二尖瓣面容,心尖冲动向左移位	心尖部可触及舒张期震颤	梨形心	心尖区闻及较局限的隆隆样舒张中晚期杂音,左侧卧位时更清晰,拍击样 S_1,开瓣音,P_2 亢进并分裂
二尖瓣关闭不全	心尖冲动向左下移位	抬举性心尖冲动	心脏浊音界向左下扩大	心尖区闻及 3/6 级以上粗糙的吹风样全收缩期杂音,范围广,向左腋下或左肩胛下传导;P_2 亢进和分裂
主动脉瓣狭窄	心尖冲动增强,向左下移位	抬举性心尖冲动,胸骨右缘第 2 肋间收缩期震颤	心脏浊音界向左下扩大	胸骨右缘第 2 肋间闻及 3/6 级以上收缩期粗糙、喷射性杂音,向颈部传导;A_2 减弱并分裂
主动脉瓣关闭不全	心尖冲动向左下移位,颈动脉可有点头运动	抬举性心尖冲动,水冲脉、毛细血管搏动征	靴形心	主动脉瓣第二听诊区叹气样舒张期杂音,向心尖部传导;周围大血管可闻及枪击音和 Duroziez 双重杂音
心包积液	心尖冲动减弱甚至消失	心尖冲动触不到或减弱,并在心脏浊音界内侧	心脏浊音界向两侧扩大,并随体位改变	初期可闻及心包摩擦音;当渗液增多时,心包摩擦音消失;心率快、心音弱而遥远,心包叩击音
左心衰竭	呼吸急促、轻微发绀,半卧位或端坐位;急性肺水肿时可有大量粉红色泡沫样痰,大汗淋漓	重者可出现交替脉	除原有的心脏体征外无特殊发现	心率增快,心尖部及其内侧可闻及舒张期奔马律,P_2 亢进;肺底部可有细小湿啰音;肺水肿时双肺满布湿啰音及哮鸣音
右心衰竭	颈静脉怒张,周围性发绀、水肿	不同程度肝大、压痛及肝颈静脉回流征阳性;下垂部位凹陷性水肿,重者全身水肿	胸腔积液(右侧多见)、腹腔积液体征	由于右心室扩大,可在三尖瓣区闻及三尖瓣相对关闭不全的收缩期吹风样杂音,右心室舒张期奔马律

（薛宏伟）

📖 本章小结

　　虽然某些诊断性检查对胸部(胸膜与肺、心脏)疾病的诊断有很大的价值,但是,诊断性检查不能取代胸部体格检查。体格检查也有自身的优势,如操作方便、不受场地限制,不需要额外的设备等。本章主要介绍了胸部检查,尤其是胸膜与肺、心脏检查的内容与方法等。通过对胸部检查的学习,使同学们初步掌握胸部(胸膜与肺、心脏)的基本检查内容与技巧,特别是听诊的内容与方法,为诊断和鉴别诊断呼吸系统与心血管系统疾病提供翔实的临床资料。

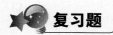 **复习题**

1. 简述胸骨角的临床意义。
2. 简述语音震颤的临床意义。
3. 简述干啰音和湿啰音的发生机制、听诊特点。
4. 简述心脏浊音界变化的临床意义。
5. 简述心脏杂音产生的机制及听诊特点。
6. 如何鉴别第一心音与第二心音?
7. 简述 4 种正常呼吸音的特点。
8. 二尖瓣狭窄常见体征有哪些?

第 八 章

腹 部 检 查

　　腹部范围上起膈,下至骨盆,腹部体表以两侧肋弓下缘和胸骨剑突与胸部为上界,以两侧腹股沟韧带和耻骨联合为下界,前面和侧面由腹壁组成,后面为脊柱和腰肌。

　　腹腔内有很多重要脏器,主要有消化、泌尿、生殖、内分泌、血液及血管系统。腹部检查采用视诊、触诊、叩诊、听诊四种方法,尤以触诊最为重要。触诊中又以脏器触诊较难掌握,需要勤学苦练,多实践多体会。为了避免触诊引起胃肠蠕动增加,使肠鸣音发生变化,腹部检查的顺序为视诊、听诊、触诊和叩诊,但记录时为了统一格式仍按视诊、触诊、叩诊和听诊的顺序。

第一节　腹部的体表标志和分区

　　为正确进行腹部体检、准确记录脏器及各种体征的位置,需借助一些体表标志将腹部进行适当的分区。

一、体 表 标 志

　　常用的腹部体表标志有:胸骨剑突、肋弓下缘、腹上角(胸骨下角)、脐、腹中线(腹白线)、腹直肌外缘、腹股沟韧带、耻骨联合上缘、髂前上棘、脊肋角等(图8-1),其部位与意义见表8-1。

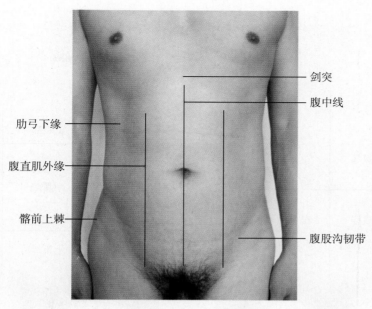

图 8-1 腹部体表标志示意图

表 8-1 腹部体表标志的部位及意义

标志	部位	意义
肋弓下缘	第 8~10 肋软骨连接形成的肋弓	常用于腹部分区、肝脾测量及胆囊的定位
胸骨剑突	胸骨下端的软骨	常作为肝脏测量的标志
腹上角	两侧肋弓的夹角	常用于体型判断和肝脏的测量
脐	腹部中心,平第 3、4 腰椎之间	腹部四分区法的标志和腰椎穿刺的定位标志
髂前上棘	髂嵴前方突出点	腹部九分区法的标志和骨髓穿刺的部位
腹直肌外缘	相当于锁骨中线的延续	常为手术切口的位置和用于胆囊点的定位
腹中线	前正中线的延续	为腹部四分区法的垂直线
肋脊角	第 12 肋骨与脊柱的夹角	为检查肾区叩击痛的位置
腹股沟韧带	髂前上棘与耻骨结节之间的腹股沟的深面	寻找股动脉和股静脉的标志
耻骨联合	两耻骨间的纤维软骨连接	腹部体表下界

二、腹 部 分 区

1. 四区分法 通过脐作一水平线和一垂直线,两线相交,将腹部分为右上腹、右下腹、左上腹和左下腹(图 8-2),腹部四区所含的主要脏器见表 8-2。四区分法简单易行,但较粗略,不适于准确定位(如上腹中部的压痛、耻骨上包块等)。

2. 九区分法 两肋弓下缘的连线、两髂前上棘的连线与左右髂前上棘至腹中线连线中点的垂直线相交后,将腹部分为九区(图 8-3),各区脏器分布情况见表 8-3。九区分法较细,定位准确,但因体型不同,各区大小及包含脏器可有差异,有时左右季肋部或左右髂部范围很小,应用不便。

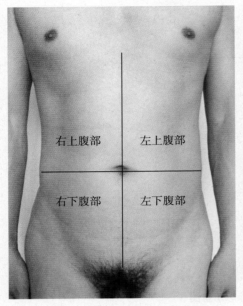

图 8-2 腹部体表分区（四区分法）

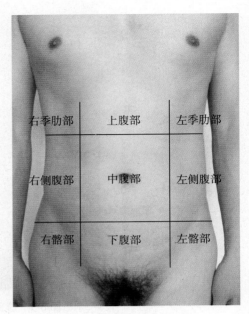

图 8-3 腹部体表分区（九区分法）

表 8-2 腹部四区所含的主要脏器

分区	主 要 脏 器
右上腹部	肝、胆囊、幽门、十二指肠、小肠、胰头、右肾上腺、右肾、结肠肝曲、部分横结肠、腹主动脉
右下腹部	盲肠、阑尾、部分升结肠、小肠、膨胀的膀胱、右输尿管、女性的右侧输卵管、增大的子宫、男性的右侧精索
左上腹部	肝左叶、脾、胃、小肠、胰体、胰尾、左肾上腺、左肾、结肠脾曲、部分横结肠、腹主动脉
左下腹部	乙状结肠、部分降结肠、小肠、膨胀的膀胱、左输尿管、女性的左侧卵巢和输卵管、增大的子宫、男性的左侧精索

表 8-3 腹部九区分法各区所含的主要脏器

分区	主 要 脏 器
左季肋部	脾、胃、结肠脾区、胰尾、左肾、左肾上腺
右季肋部	肝右叶、胆囊、结肠肝区、右肾、右肾上腺
左侧腹部	降结肠、空肠或回肠、左肾
右侧腹部	升结肠、空肠、右肾
左髂部	乙状结肠、淋巴结、女性左侧卵巢和输卵管、男性左侧精索
右髂部	盲肠、阑尾、回肠下端、淋巴结、女性右侧卵巢及输卵管、男性右侧精索
上腹部	胃、肝左叶、十二指肠、胰头、胰体、横结肠、腹主动脉、大网膜
中腹部（脐部）	十二指肠、空肠、回肠、下垂的胃或横结肠、肠系膜及淋巴结、输尿管、腹主动脉、大网膜
下腹部	回肠、乙状结肠、输尿管、胀大的膀胱、女性增大的子宫

第二节 视　诊

　　检查腹部时，不要急于触诊而忽略视诊。要按照体格检查的原则，准确、全面地进行视诊。进行腹部视诊前，嘱患者排空膀胱，取低枕仰卧位，两手自然置于身体两侧，充分暴露全腹（暴露时间不宜过长，以免腹部受凉），其他部分应适当遮盖。光线宜充足而柔和，从前侧方射入视野，有利于观察腹部表面的器官轮廓、包块、肠型和蠕动波等。医生站立于患者右侧，按顺序自上而下地观察腹部。腹部视诊的主要内容有腹部外形、呼吸运动、腹壁皮肤、腹壁静脉、胃肠型和蠕动波以及疝等。

一、腹 部 外 形

　　注意腹部外形是否对称，有无全腹或局部的膨隆或凹陷，有腹水或腹部包块时，还应测量腹围。正常人腹部外形可表现为腹部平坦、腹部饱满和腹部低平，其意义见表8-4。

表 8-4　正常人腹部外形及意义

外形	意 义
腹部平坦	其前腹壁大致处于肋缘至耻骨联合同一平面或略微低凹，多见于正常成人平卧时
腹部饱满	前腹壁稍高于肋缘与耻骨联合的平面，多见于肥胖者或小儿
腹部低平	前腹壁稍低于肋缘与耻骨联合的平面，多见于消瘦者及老年人

（一）腹部膨隆

　　平卧时前腹壁明显高于肋缘与耻骨联合的平面，外观呈凸起状，称腹部膨隆（abdominal protuberance）。可见于生理状况如肥胖、妊娠，或病理状况如腹水、腹内积气、巨大肿瘤等。

　　1. 全腹膨隆　弥漫性膨隆之腹部呈球形或椭圆形，除了见于生理情况，如肥胖、足月妊娠外，还可见于病理情况，其原因与临床意义见表8-5。

表 8-5　病理性全腹膨隆的原因与临床意义

原因	临 床 意 义
腹腔积液	① 平卧时腹壁松弛，液体下沉于腹腔两侧，致使腹部扁平而宽，称为蛙腹（frog belly），且腹部外形随着体位变化而改变
	② 腹膜有炎症或肿瘤浸润时，腹部呈尖凸型，称为尖腹（apical belly）
	③ 常见于肝硬化门脉高压症、结核性腹膜炎、心力衰竭等
腹内巨大包块	巨大的卵巢囊肿、畸胎瘤等
肠内积气	各种原因的肠梗阻或肠麻痹
气腹	胃肠穿孔、治疗性人工气腹等

　　为观察全腹膨隆的程度和变化，需要测量腹围。①嘱患者排尿后平卧，用软尺经脐绕腹一

周,测得的周长即为腹围(脐周腹围)。②测其腹部最大周长(最大腹围)。定期测量腹围可以观察腹腔内容物(如腹水)的变化。

2. 局部膨隆 腹部局部膨隆常因肿大的脏器、腹内肿瘤或炎性包块、胃肠胀气以及腹壁上的包块和疝等引起。视诊时应注意膨隆的部位、外形,是否随呼吸而移位或随体位而改变,有无搏动。腹部局部膨隆的常见病因见表8-6。

表8-6 腹部局部膨隆的常见病因

部 位	常 见 病 因
左季肋部	脾大、结肠脾曲肿瘤、巨结肠
右季肋部	肝大(肿瘤、脓肿、淤血等)、胆囊肿大、结肠肝曲肿瘤
侧腹部	多囊肾、巨大肾上腺肿瘤、肾盂大量积水或积脓
左髂部	降结肠及乙状结肠肿瘤、干结粪块
右髂部	回盲部结核或肿瘤、crohn 病、阑尾周围脓肿
上腹部	肝左叶肿大、胃癌、胃扩张(如幽门梗阻、胃扭转)、胰腺肿瘤或囊肿
中腹部(脐部)	脐疝、腹部炎症性包块(如结核性腹膜炎致肠粘连)
下腹部	子宫增大(妊娠、子宫肌瘤等)、膀胱胀大

局部膨隆有时可由于腹壁上的包块(如皮下脂肪瘤、结核性脓肿等),而非腹腔内病变所致。其鉴别方法是嘱患者仰卧位作屈颈抬肩动作,使腹壁肌肉紧张,如膨隆更加明显,说明病变位于腹壁上。反之,病变在腹腔内。不同形状的膨隆常常提示不同的病因(表8-7)。

表8-7 不同形状膨隆的临床意义

形 状	临 床 意 义
圆形	囊肿、肿瘤或炎性包块(后者有压痛亦可边缘不规则)
长形	肠管病变,如肠梗阻、肠扭转、肠套叠、巨结肠
膨隆有搏动	腹主动脉上面的脏器或包块传导其搏动
随体位变更而移位	游走的脏器(肾、脾等)、带蒂肿物(卵巢囊肿)、大网膜或肠系膜上的包块
随腹压或体位而变化	可复性疝

(二)腹部凹陷

仰卧位时前腹壁明显低于肋缘与耻骨联合的平面,称为腹部凹陷(abdominal retraction)。

1. 全腹凹陷 主要见于消瘦和脱水者。严重凹陷的前腹壁几乎贴近脊柱,肋弓、髂嵴和耻骨联合显露,使腹外形如舟状,称为舟状腹(scaphoid abdomen)。常见于结核病、恶性肿瘤等慢性消耗性疾病。吸气时出现腹部凹陷见于膈麻痹和上呼吸道梗阻等。

2. 局部凹陷 较少见。多由于手术后腹壁瘢痕收缩所致,患者立位或加大腹压时更明显。

二、呼吸运动

正常人呼吸时腹壁上下起伏,即为呼吸运动,男性及小儿以腹式呼吸为主,成年女性以胸式呼吸为主。腹式呼吸减弱常因腹膜炎症、腹水、急性腹痛、腹腔内巨大包块或妊娠等引起。腹式呼吸消失常见于胃肠穿孔所致急性腹膜炎或膈麻痹等。腹式呼吸增强不多见,常为癔症性呼吸或胸腔疾病(大量积液等)。

三、腹壁静脉

正常人腹壁皮下静脉一般不显露,较瘦或皮肤白皙者才隐约可见。皮肤较薄而松弛的老年人也可见静脉显露,显露的静脉一般较直、不迂曲。另外,腹壁静脉显露也见于腹压增高(如腹水、腹腔巨大包块和妊娠等)。

门静脉高压所致的循环障碍,或上、下腔静脉回流受阻而有侧支循环形成时,腹壁静脉显而易见或迂曲变粗,称为腹壁静脉曲张。

1. 静脉血流方向　正常人腹壁静脉血流方向在脐水平线以上,自下而上经胸壁静脉和腋静脉流入上腔静脉,脐水平线以下自上而下经大隐静脉流入下腔静脉。

(1) 门静脉高压:腹壁曲张的静脉常以脐为中心向四周放射,血流经脐静脉而流入腹壁浅静脉流向四方(图 8-4)。

(2) 下腔静脉阻塞:曲张的静脉大多分布在腹壁两侧,脐水平以下腹部浅静脉血流方向由下而上(图 8-5)。

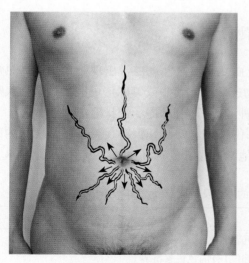

图 8-4　门静脉高压时腹壁浅静脉血流分布和方向

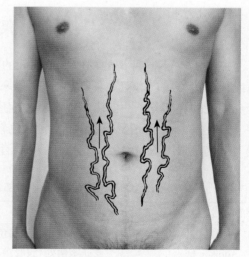

图 8-5　下腔静脉阻塞时腹壁浅静脉血流分布和方向

(3) 上腔静脉阻塞:脐水平以上的曲张静脉的血流方向由上而下。

2. 检查方法

(1) 选择一段无分支的腹壁静脉,医生将一只手的示指和中指并拢压在静脉上,然后示指紧压静脉向外滑动,挤出该段静脉内血液,至一定距离后,中指紧压不动,放松示指,看静脉是否充盈,如迅速充盈,则血流方向是从放松的一端流向紧压手指的一端。

(2) 采用同样的方法,放松中指,即可看出血流方向(图 8-6)。

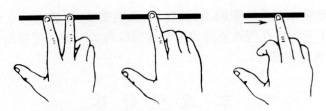

图 8-6　检查静脉血流方向示意图

四、胃肠型和蠕动波

正常人腹部一般看不到胃和肠的轮廓及蠕动波,腹壁菲薄或松弛的老年人、经产妇或极度消瘦者可能见到胃肠型或蠕动波。

胃肠道发生梗阻时,梗阻近端的胃或肠段饱满而隆起,可显出各自的轮廓,称为胃型或肠型,同时伴有该部位的蠕动加强,可以看到蠕动波。胃蠕动波自左肋缘下开始,缓慢地向右推进,到达右腹直肌旁(幽门区)消失,此为正蠕动波。有时也可见到自右向左的逆蠕动波。

肠梗阻时可看到肠蠕动波,小肠梗阻的蠕动波多见于脐部,严重梗阻时腹中部可见多层梯形肠型和明显蠕动波,伴高调肠鸣音或呈金属音调。结肠远端梗阻时肠型多位于腹部周边。肠麻痹时蠕动波则消失。

五、腹壁其他情况

1. 皮疹　不同种类的皮疹提示不同的疾病,充血性或出血性皮疹常出现于发疹性高热疾病或某些传染病(如麻疹、猩红热、斑疹伤寒)及药物过敏等。紫癜或荨麻疹可能系过敏性疾病全身表现的一部分。一侧腹部或腰部的疱疹(沿脊神经走行分布)提示带状疱疹。

2. 色素　正常情况下,腹部皮肤颜色较暴露部位稍淡。妇女妊娠时在脐与耻骨之间的中线上有褐色素沉着,常持续至分娩后逐渐消退。其他常见腹部色素沉着的临床意义见表 8-8。

表 8-8　腹部色素沉着的原因及特点

原因	特点
血色病	腹部散在点状深褐色的色素沉着
Addison 病	皮肤皱褶处(腹股沟、系腰带部位)有褐色色素沉着
急性坏死型胰腺炎	左腰部皮肤呈蓝色(血液自腹膜后间隙渗到侧腹壁皮下,称为 Grey-Turner 征)
腹腔内大出血	脐周或下腹部皮肤发蓝(Cullen 征),见于宫外孕破裂或急性坏死型胰腺炎
多发性神经纤维瘤	腹部和腰部不规则的斑片状色素沉着

3. 腹纹　腹纹多分布于下腹部,常见腹纹及其临床意义见表 8-9。

4. 瘢痕　腹部瘢痕多为外伤、手术或皮肤感染的遗迹,对诊断和鉴别很有帮助。患者的某些特定部位的手术瘢痕常提示其手术史。如右下腹 McBurney 切口瘢痕标志阑尾手术,右上腹直肌旁切口瘢痕标志胆囊手术,左上腹弧形切口瘢痕标志脾切除术等。腹部常见手术切口瘢痕见图 4-8。

表 8-9　常见腹纹及其临床意义

腹纹	临床意义
白纹	因腹壁真皮结缔组织因张力增高裂开所致,呈银白色条纹,可见于肥胖者
妊娠纹	真皮层结缔组织因张力增高而断裂所致,位于下腹部和髂部,条纹处皮肤较薄,在妊娠期呈淡蓝色或粉红色,产后则转为银白色而长期存在
紫纹	是皮质醇增多症的常见征象,除下腹部和臀部外,还可见于股外侧和肩背部,呈紫色

5. 疝　腹部疝多为腹腔内容物经腹壁或骨盆壁的间隙或薄弱部分向体表突出而形成,以腹外疝多见。脐疝见于婴幼儿、经产妇或大量腹水患者;白线疝见于先天性腹直肌两侧闭合不良者;切口疝见于手术瘢痕愈合不良;股疝多见于女性,男性腹股沟斜疝可下降至阴囊。

6. 脐部　脐凹内的分泌物呈浆液性或脓性、有臭味,多为炎性所致;分泌物呈水样、有尿味,为脐尿管未闭的征象;脐部溃烂可能为化脓性或结核性病变;脐部溃疡坚硬、固定而突出,多为肿瘤所致。

7. 上腹部搏动　上腹部搏动大多由腹主动脉的搏动传导而来,可见于消瘦的正常人,也可见于腹主动脉瘤、肝血管瘤以及由三尖瓣关闭不全和二尖瓣狭窄所致的右心室增大。

8. 腹部体毛　男性胸骨前的体毛可向下延伸达脐部。男性阴毛的分布多呈三角形,尖端向上,可沿前正中线直达脐部。女性阴毛为倒三角形,上缘为一水平线,止于耻骨联合上缘处,界限清楚。腹部体毛增多或女性阴毛呈男性型分布见于皮质醇增多症和先天性肾上腺增生症。腹部体毛稀少见于垂体前叶功能减退症、黏液性水肿和性腺功能减退症。

第三节　触　诊

触诊是腹部检查的主要方法,对腹部体征的认知和疾病的诊断具有重要意义。腹膜刺激征、腹部包块和脏器肿大等体征主要是靠触诊发现的。腹部触诊的方法有浅部触诊法、深部触诊法、滑行触诊法、双手触诊法,有时甚至采用冲击触诊法,腹部触诊的注意事项见表 8-10。

表 8-10　腹部触诊注意事项

注意事项
① 患者排尿后取低枕仰卧位,双手自然置于身体两侧,两腿屈起并稍分开,使腹肌放松
② 患者张口缓慢腹式呼吸,吸气时膈向下而腹部隆起,呼气时腹部自然下陷
③ 医生站立于患者右侧,前臂与腹部表面在同一水平
④ 医生的手要温暖,指甲剪短,先以全手掌放于腹壁上部,使患者适应片刻,然后以轻柔动作自左下腹开始逆时针方向检查。原则是先触诊健康部位,逐渐移向病变区域,并进行比较
⑤ 检查肝脏、脾脏时,也可分别取左、右侧卧位,检查肾脏时也可取坐位或立位
⑥ 边触诊边观察患者的反应与表情,对精神紧张或有痛苦者给予安慰和解释,亦可边触诊边与患者交谈,转移其注意力而减轻腹肌紧张

一、腹壁紧张度

正常人腹壁有一定张力,但触之柔软,较易压陷,称为腹壁柔软。有些人(尤其儿童)因不习惯触摸或怕痒而发笑,使腹肌自主性痉挛,称为肌卫增强。在适当诱导或转移注意力后可消失。某些病理情况可使全腹或局部腹肌紧张度增加或减弱。

(一)腹壁紧张度增加

1. 局部腹壁紧张度增加 局部腹壁紧张度增加多由于脏器炎症波及腹膜所致。

2. 全腹壁紧张度增加 全腹壁紧张度增加多由弥漫性腹膜受刺激所致,常见于:①肠胀气、气腹或大量腹水时腹壁紧张度可增加,但无腹肌痉挛,也无压痛。②急性胃肠穿孔或脏器破裂所致的急性弥漫性腹膜炎,腹膜受刺激而导致腹肌痉挛,腹壁紧张度明显增加,甚至强直如木板,称为板状腹(board-like rigidity)。③结核性腹膜炎、癌性腹膜炎或其他慢性病变,由于病变发展缓慢,对腹膜的刺激较缓和,且有腹膜增厚和肠管、肠系膜粘连,使腹壁柔软但有抵抗力,不易压陷,称为揉面感(dough kneading sensation)或柔韧感。

(二)腹部紧张度减低

腹壁松软无力,失去弹性,多因腹肌张力降低或消失所致。全腹紧张度减低见于慢性消耗性疾病、大量放腹水之后、经产妇、老年体弱者。腹壁紧张度消失见于脊髓损伤、重症肌无力。局部腹壁紧张度减低较少见。

二、压痛及反跳痛

1. 压痛 正常腹部被触诊时不会引起疼痛,腹部有压痛(tenderness)提示腹壁或腹腔内有病变,或其他疾病牵扯腹膜。腹壁病变比较表浅,当抓捏腹壁或仰卧位抬头屈颈时可使腹肌紧张而压痛明显;如为腹腔内病变,因腹肌收缩而压痛不明显。腹部的压痛点及临床意义见表8-11。

表 8-11 腹部的压痛点及临床意义

压痛点	部 位	临床意义
胆囊点	右锁骨中线与肋缘交界处	胆囊病变
McBurney 点	脐与右髂前上棘连线的中、外 1/3 交界处	阑尾病变
季肋点	第 10 肋前端	肾脏病变
肋脊点	第 12 肋骨与脊柱的交角(肋脊角)的顶点	肾盂肾炎、肾结石、肾结核、肾脓肿
肋腰点	第 12 肋骨与腰肌外缘夹角的顶点	肾盂肾炎、肾结石、肾结核、肾脓肿
上输尿管点	脐水平的腹直肌外缘	输尿管结石、结核或炎症
中输尿管点	髂前上棘水平的腹直肌外缘	输尿管结石、结核或炎症

2. 反跳痛 当触诊患者腹部出现压痛后,医生用并拢的 2~3 个手指压于原处稍停片刻,使压痛感觉趋于稳定,然后突然将手抬起,如此时患者感觉疼痛加重,并常伴有痛苦表情或呻吟,称为反跳痛(rebound tenderness)。反跳痛是壁腹膜已受炎症累及的征象,提示局部或弥漫性

腹膜炎。腹膜炎患者常有腹肌紧张、压痛与反跳痛,称为腹膜刺激征(peritoneal irritation sign)。当炎症未累及壁腹膜时,可仅有压痛而无反跳痛。

三、脏 器 触 诊

(一)肝脏触诊

肝脏触诊主要是了解肝脏下缘的位置和肝脏的质地、表面、边缘及搏动等。触诊肝脏时,患者取仰卧位,两膝关节屈曲,使腹壁放松,并做较深呼吸动作以使肝脏在膈下移动。

1. 触诊方法　触诊肝脏可采用单手触诊法、双手触诊法和钩指触诊法(图8-7,图8-8)。钩指触诊法适用于儿童和腹壁薄软者。触诊时,医生站在患者右肩旁,面向其足部,将右手置于其右前胸下部,第2~5指弯成钩状。嘱患者深呼吸,医生随其深吸气而进一步屈曲指关节,使指腹容易触及肝下缘。

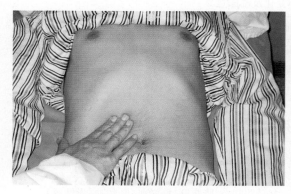
图8-7　肝脏单手触诊法

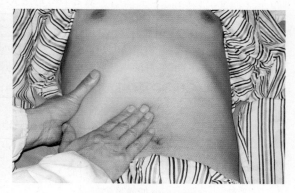
图8-8　肝脏双手触诊法

2. 注意事项

(1) 从髂前上棘水平开始触诊。

(2) 右手置于腹直肌外缘稍外侧。

(3) 以示指前端桡侧指腹触诊肝脏。

(4) 配合呼吸运动,且于吸气时手指抬起的速度一定要慢于腹壁抬起的速度。

(5) 如右上腹部饱满,可能为肝大所致,但当示指上移到肋缘仍未触及肝脏边缘时,手指可能在肝脏表面,此时应将手远离肋缘,或自髂前上棘平面开始触诊。

(6) 对大量腹水的患者可采用冲击触诊法。

(7) 横结肠、腹直肌腱划、右肾下极易误为肝下缘。

(8) 肝大者应与肝下移鉴别。肝下移是指肝下缘超出正常范围,但同时伴有肝上界的下移,在右锁骨中线上肝脏的上下径为9~11cm。肝下垂常见的原因有肺气肿、右侧胸腔大量积液和内脏下垂等。

3. 触诊内容　在触及肝大时,应详细描述其大小、质地、表面情况及边缘、压痛等(表8-12)。肝脏大小变化的临床意义见表8-13,肝脏质地分级及其临床意义见表8-14,不同肝脏边缘和表面状态临床意义见表8-15,肝脏搏动的临床意义见表8-16。

表 8-12　肝脏触诊的内容与评价

内容	评价
大小	① 肝脏是否增大及增大程度,是否是肝脏下移
	② 正常人肝脏触不到,但腹壁松软的瘦长体型者可在深吸气时于肋弓下触及肝下缘,但小于1cm;剑突下也可触及,但小于3cm(腹上角较锐者,小于5cm)
质地	肝脏质地分为质软、质韧和质硬,正常肝脏质地柔软,不同肝脏疾病的质地可有变化
表面及边缘	表面是否光滑、有无结节,边缘是否整齐及厚薄。正常肝脏表面光滑、边缘整齐、厚薄一致
压痛	正常肝脏无压痛,肝大时因肝脏包膜受到牵拉或包膜因炎症反应,肝脏有压痛或触痛
搏动	正常肝脏及因炎症、肿瘤等引起的肝大不伴有搏动。当肝大压迫腹主动脉或右心室增大到向下挤压肝脏时,可出现肝脏搏动
肝区摩擦感	正常肝脏无摩擦感。肝周围炎时,肝表面和邻近的腹膜可因纤维素性渗出物而变粗糙,二者相互摩擦所产生的震动可用手感知

表 8-13　肝脏大小变化及临床意义

大小变化	临床意义
弥漫性肝大	肝炎、肝淤血、脂肪肝、早期肝硬化、Budd-Chiari 综合征、白血病、血吸虫病,华支睾吸虫病等
局限性肝大	肝脓肿、肝肿瘤及肝囊肿(包括肝棘球蚴病、囊虫病)等
肝脏缩小	急性和亚急性重型肝炎及肝硬化晚期,提示病情极为严重

表 8-14　肝脏质地分级及其临床意义

质地	触诊手感	临床意义
质软	如触撅起的口唇	正常人
质韧	如触鼻尖	急慢性肝炎、脂肪肝、肝淤血、肝脓肿(囊性感)
质硬	如触前额	肝硬化、肝癌

表 8-15　不同肝脏边缘和表面状态临床意义

边缘和表面	临床意义
边缘整齐且厚薄一致、表面光滑	正常人
边缘圆钝	脂肪肝、肝淤血
边缘不规则,表面不光滑,呈不均匀的结节状	肝癌、多囊肝、肝棘球蚴病
表面呈大块状隆起	巨块型肝癌、肝脓肿
呈明显分叶状	肝梅毒

表 8-16　肝脏搏动的临床意义

搏动	原理	触诊感	临床意义
单向性	为传导性搏动,系肝脏传导了其下面的腹主动脉的搏动所致	手掌置于肝脏表面有被垂直推向上的感觉	肝脏增大压迫腹主动脉
扩张性	右心室的收缩搏动通过右心房、下腔静脉而传导至肝脏,使其呈扩张性	两手掌于肝脏左、右叶上面,可感到两手被推向两侧的感觉	肝脏本身的搏动,见于三尖瓣关闭不全

由于肝脏病变的性质不同,物理性状也各异,故触诊时必须逐项仔细检查,认真体验,综合判断其临床意义。不同肝脏疾病肝脏触诊特点见表8-17。

表 8-17　不同肝脏疾病肝脏触诊特点

疾病	触 诊 特 点
急性肝炎	轻度肝大,表面光滑,边缘钝,质稍韧,但有充实感及压痛
肝淤血	明显肝大,且其大小随着淤血程度变化较大,表面光滑,边缘圆钝,质韧,可有压痛,肝颈静脉回流征阳性
脂肪肝	表面光滑,质软或稍韧,无压痛
肝硬化	早期肝大,晚期缩小,质较硬,边缘锐利,表面可能触到小结节,无压痛
肝癌	肝脏逐渐增大,质地坚硬如石,边缘不整齐,表面高低不平,可有大小不等的结节或巨块,压痛和叩痛明显

（二）胆囊触诊

正常胆囊隐存于肝脏之后,不能触及,当胆囊增大超过肝缘及肋缘时,可在右肋缘下、腹直肌外缘触及一个梨形或卵圆形、张力较高的包块,并随呼吸上下移动。常用的触诊方法有单手滑行触诊法和钩指触诊法。当胆囊增大未超过肋缘下,不能触及时,可采用 Murphy 征检查胆囊。医生的左手掌平放于患者右肋下部,以拇指指腹钩压胆囊点(图 8-9),嘱患者缓慢深吸气,在吸气过程中发炎的胆囊下移时碰到用力按压的拇指,即可引起疼痛,此为胆囊触痛。如因剧烈疼痛而致吸气终止,称为 Murphy 征阳性,提示胆囊有炎症。引起胆囊病变的原因及特点见表8-18。

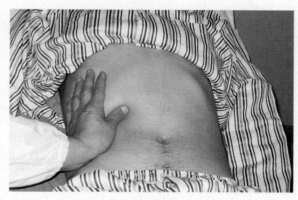

图 8-9　Murphy 征检查方法

表 8-18　引起胆囊病变的原因及特点

原因	特 点
急性胆囊炎	增大的胆囊呈囊性感,可有明显压痛
胆囊结石、胆囊炎	增大的胆囊呈实性感,有或无压痛
胆总管结石	胆囊常不增大(多因胆囊有慢性炎症、囊壁纤维化而皱缩),可有明显黄疸
胰头癌	由于胰头癌压迫胆总管导致胆管阻塞,黄疸进行性加重,胆囊显著增大,但无压痛(Courvoisier 征)

（三）脾脏触诊

触诊脾脏常采用双手触诊法(图 8-10,图 8-11),也可采用钩指触诊法。脾脏明显增大时,单手触诊稍用力即可触到。正常脾脏不能触及,周围脏器病变(如内脏下垂、左侧胸腔积液、气胸)可使脾下移。除此以外如能触及脾脏则为脾大。脾大应与腹部其他脏器或包块相鉴别,

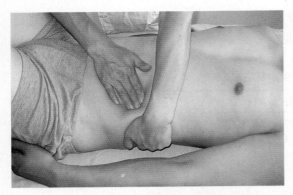

图 8-10　脾脏触诊法（仰卧位）

如增大的左肾、肝左叶，结肠脾曲包块、胰尾部囊肿等。触到脾脏应注意其大小、质地、边缘、表面、有无压痛、摩擦感、有无切迹等。脾切迹为其特征，有鉴别诊断价值。脾大时应测量 3 条线以判断其大小（图 8-12，表 8-19）。脾大分度及临床意义见表 8-20。

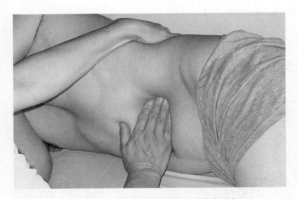

图 8-11　脾脏触诊法（右侧卧位）

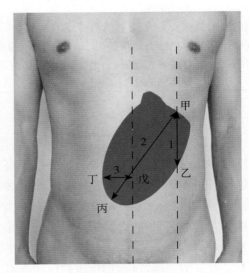

图 8-12　脾大测量法

表 8-19　脾大的测量线及评价

测量线	评价
第 1 线（甲乙线）	左锁骨中线与左肋缘交点至脾下缘的距离，轻度脾大只做第 1 线
第 2 线（甲丙线）	左锁骨中线与左肋缘交点至脾脏最远点的距离
第 3 线（丁戊线）	脾右缘至前正中线的最大距离（脾右缘超过前正中线以"+"表示，未超过以"-"表示）

表 8-20　脾大的分度及临床意义

分度	标　准	临床意义
轻度	深吸气时脾下缘不超过肋下 2cm	急性和慢性肝炎、伤寒、细菌性心内膜炎、粟粒性结核、急性疟疾、败血症
中度	深吸气时脾下缘超过肋下 2cm，但不超过脐水平	肝硬化、慢性淋巴细胞白血病、慢性溶血性黄疸、淋巴瘤等
高度	深吸气时脾下缘超过脐水平或前正中线（巨脾）	慢性粒细胞白血病、黑热病、慢性疟疾、骨髓纤维化

（四）肾脏触诊

触诊肾脏一般采用双手触诊法（图 8-13），患者取仰卧位或立位。卧位时，嘱患者两腿屈曲并做较深呼吸。医生站立于患者右侧,以左手掌托住患者右腰部向上托起。右手掌平放在患者的右上腹部,手指方向大致平行于右肋缘而稍横向。于患者吸气时双手夹触肾脏。如触及光滑钝圆的脏器,可能为肾下极。如能在双手间触及更大部分,则略能感到其蚕豆状外形,且患者常有酸痛或类似恶心的不适感。触诊左肾时,医生左手越过患者而托住左腰部,右手掌横置于患者的左上腹部触诊左肾。

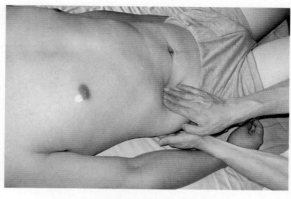

图 8-13　肾脏触诊法(双手触诊法)

如患者腹壁较厚或触诊不协调,以致右手难以压向后腹壁时,可采用以下方法:患者吸气时,用左手向前冲击后腰部,如肾下移至两手之间时,则右手有被顶推的感觉;与此相反,也可用右手推向左手方向做冲击动作,左手也可有同样的感觉而触及肾脏。

正常人的肾脏一般不易触及,有时可触及右肾下极。身材瘦长者、肾下垂、游走肾或肾脏代偿性增大时,肾脏较易触及。在深吸气时能触及 1/2 以上的肾脏即为肾下垂。有时右侧肾下垂易误认为肝大,左侧肾下垂易误认为脾大,应注意鉴别。如肾下垂明显并能在腹腔各个方向移动时称为游走肾。肾脏增大的原因及触诊感觉见表 8-21。

表 8-21　肾脏增大的原因及触诊感觉

病因	触诊感觉
肾盂积水或积脓	肾脏质地柔软而富有弹性,有时有波动感
多囊肾	肾脏不规则增大,有囊性感
肾肿瘤	表面不平,质地坚硬

(五) 膀胱触诊

膀胱触诊多采用单手触诊法。正常膀胱位于盆腔内,不易触及。当膀胱增大,超出耻骨联合上缘时才能触及到。膀胱增大最常见的原因为尿路梗阻、脊髓病变所致的尿潴留。若膀胱增大为尿液潴留所致,其形状呈扁圆形或圆形、囊性、较固定。按压时有尿意,排尿或导尿后缩小或消失,借此可与妊娠期子宫、卵巢囊肿及直肠包块相鉴别。

(六) 胰脏触诊

胰脏位于腹膜后,且其位置深而柔软,故不能触及。正常胰腺在上腹部相当于第 1、2 腰椎处,胰头及胰颈约于中线偏右,而胰体、胰尾在中线左侧。当胰脏有病变时,可在上腹部出现相应的体征(表 8-22)。

四、腹部包块

正常腹部可触及到腹直肌肌腹和腱划、腰椎椎体、骶骨岬、乙状结肠粪块、横结肠及盲肠等结构,其特点见表 8-23。

表 8-22 胰腺病变腹部体征及原因

体　征	原　因
上腹中部或左上腹横行呈带状压痛伴有肌紧张,并涉及左腰部	胰腺炎
起病急,同时有左腰部皮下淤血而发蓝	急性坏死型胰腺炎
上腹部触及质硬而无移动的横行条索状肿物	慢性胰腺炎
上腹部触及坚硬块状,表面不光滑似有结节肿物	胰腺癌,癌发生于胰头部可出现胆汁淤积性黄疸及胆囊增大而无压痛
上腹部肝缘下或左上腹部触到囊性肿物	胰腺假性囊肿

表 8-23 正常腹部可触及的结构及特点

结构	特　点
腹直肌肌腹及腱划	① 多见于腹肌发达者,中上腹部可触到腹直肌肌腹,隆起略呈圆形或方块状,较硬,其间有横行凹沟(腱划) ② 仰卧位抬头使腹肌紧张时更明显,可与肝脏及腹腔内肿物区别
腰椎椎体及骶骨岬	① 多见于消瘦及腹壁薄软者,在脐附近中线位可触到骨样硬度的包块,自腹后壁向前突出,有时可触到其上有搏动 ② 易将其误为后腹壁肿瘤
乙状结肠粪块	① 滑行触诊法常可触到(特别是内存粪便时)光滑索条状、无压痛、可被推动的包块。当有干结粪块潴留时,可触及类圆形或较粗索条包块,有轻压痛 ② 易误为肿瘤。于排便或洗肠后包块移位或消失,则为粪块
横结肠	① 见于较瘦者,上腹部可触到中间下垂的横行索条,光滑柔软,滑行触诊时可推动 ② 横结肠可下垂达脐部或以下时,呈"U"字形,其上、下缘均可触及
盲肠	多数人在 McBurney 点稍上内部位可触到盲肠。正常时触之如圆柱状,其下部为梨状扩大的盲端,稍能移动,表面光滑,无压痛

　　腹部包块包括肿大或异位的脏器、炎性包块、囊肿、增大的淋巴结,以及良性和恶性肿瘤、胃内结石和肠内粪块等。触诊腹部包块应注意的内容见表 8-24。不同部位腹部包块的原因见表 8-25。

表 8-24 触诊腹部包块的内容及评价

内容	评　价
部位	某些部位的包块常来源于该部位的脏器,但有些包块可在腹腔内游走,部位不定
大小	凡触及包块均应测量其大小(上下径、左右径、前后径),或用公认的实物作比喻,如鸡蛋、拳头、核桃、蚕豆等
形态	应注意包块的形状、轮廓、边缘和表面状态。规则圆形、表面光滑的包块多为良性,以囊肿、淋巴结居多;不规则、表面凹凸不平且坚硬者多为恶性肿瘤、炎性肿物或结核性包块
质地	实质性:质地柔软、中等硬度或坚硬,多见于肿瘤、炎症或结核。囊性:质地柔软,多为囊肿或脓肿
压痛	有明显压痛的包块多为炎性包块,无痛性包块多为肿瘤性
移动度	随呼吸而上下移动的包块多为肝、脾、肾、胃或其肿物;移动度大的包块多为带蒂肿物或游走的脏器;局部炎性包块、脓肿及腹膜后壁的肿瘤一般不能移动

表 8-25 不同部位腹部包块的原因

部位	原因
右上腹部	①肝炎、肝占位性病变。②急性胆囊炎、胆囊积液、胆囊癌。③结肠肝曲癌
上腹部	①胃占位性病变、胃黏膜严重脱垂。②胰腺癌、胰腺脓肿、胰腺囊肿。③血吸虫性肝纤维化、肝左叶肿瘤
左上腹部	①脾大。②胰体、胰尾肿瘤，囊肿。③结肠脾曲肿瘤
右腰部	①右肾下垂或游走肾。②右肾积水、多囊肾。③右肾及右肾上腺肿瘤。④升结肠肿瘤
脐部	①肠系膜淋巴结结核。②小肠肿瘤。③腹主动脉瘤
左腰部	①左肾下垂及游走肾。②左肾积水、多囊肾。③左肾及左肾上腺肿瘤。④降结肠肿瘤
右下腹部	①慢性阑尾炎包块。②增生性肠结核。③Crohn 病。④右侧卵巢肿瘤
下腹部	①膀胱肿瘤。②子宫肿瘤
左下腹部	①直肠或乙状结肠癌。②左侧卵巢肿瘤
广泛性、难定位	①结核性腹膜炎。②腹膜转移癌。③肠套叠、肠扭转

五、液波震颤

当腹腔内有大量游离液体时,如用叩诊法检查腹部,可感到液波震颤(fluid thrill)或波动感(fluctuation)。患者取平卧位,医生以左手掌面贴于患者一侧腹壁,右手四指并拢屈曲,用指端叩击对侧腹壁(或以指端冲击触诊),如有大量液体,则贴于腹壁的手掌有被液体波动冲击的感觉,即波动感。

为防止腹壁本身的震动传至对侧,可让另一人(或患者本人)将手掌尺侧缘压于脐部腹中线上,可阻止腹壁振动的传导(图 8-14)。液波震颤不如移动性浊音灵敏,腹腔游离液体超过 3000~4000ml 以上时才能检查出液波震颤。

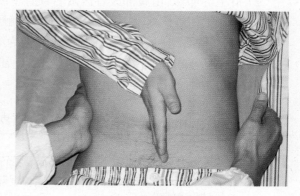

图 8-14 液波震颤检查法

六、振 水 音

当胃内有多量液体及气体存留时可出现振水音(succussion splash)。检查时患者取仰卧位,医生以一耳凑近上腹部,同时以冲击触诊法振动胃部(左上腹部),即可听到气体、液体撞击的声音,也可将听诊器膜型胸件置于上腹部进行听诊。

正常人在餐后或饮用大量液体时可出现振水音,但若在清晨空腹或餐后 6~8 小时以上仍有此音,则提示幽门梗阻或胃扩张。

第四节 叩 诊

腹部叩诊的主要目的在于叩诊某些脏器的大小和了解有无叩击痛,胃肠道充气,腹腔内有无积气、积液和包块等。腹部叩诊可采用直接叩诊法和间接叩诊法,但一般采用间接叩诊法。

一、腹部叩诊音

正常情况下,由于胃、小肠、结肠中有气体,所以腹部大部分区域叩诊为鼓音,只有肝、脾所在的部位叩诊为浊音或实音。当肝、脾等脏器极度增大、腹腔内有肿瘤或大量腹水时,腹部鼓音区缩小。当胃肠道高度胀气或胃肠道穿孔导致气腹时,则鼓音区明显扩大。

二、脏器叩诊

1. 肝脏叩诊

(1) 肝界的叩诊:

1) 肝上界叩诊:沿右锁骨中线、右腋中线和右肩胛线,由肺区向腹部叩诊。当由清音转为浊音时,即为肝上界(肝脏相对浊音界),再向下叩诊 1~2 肋间,则浊音变实音,则为肝脏绝对浊音界(肺下界)。

2) 肝下界叩诊:由腹部鼓音区沿右锁骨中线或前正中线向上叩诊,由鼓音变浊音时,即为肝下界。一般情况下,叩诊法确定的肝下界较触诊法高 1~2cm。

匀称体型者肝上下界在右锁骨中线分别为第 5 肋间、右肋下缘,肝上下径为 9~11cm;在右腋中线分别为第 7 肋间、第 10 肋间水平;在右肩胛线肝上界为第 10 肋间。矮胖体型者肝上下界均可高一肋间,瘦长体型者肝上下界均可低一肋间。肝浊音界变化的临床意义见表 8-26。

表 8-26　肝浊音界变化的临床意义

浊音界	临 床 意 义
扩大	肝癌、肝脓肿、肝炎、肝淤血、多囊肝、膈下脓肿
缩小	急性重型肝炎、肝硬化、胃肠胀气
消失(代之以鼓音)	急性胃肠穿孔、明显胃肠胀气、间位结肠、全内脏倒位
上移	右肺纤维化、右下肺不张、气腹
下移	肺气肿、右侧张力性气胸

(2) 肝区叩击痛:医生的左手掌置于右前胸下部,右手握拳叩击左手背(图 8-15)。正常肝脏无叩击痛,肝脓肿、急性肝炎或肝癌时可有叩击痛。

2. 胆囊叩诊　胆囊被肝脏遮盖,不能用叩诊方法检查其大小,仅能检查胆囊区有无叩击痛。胆囊区叩击痛为胆囊炎的重要体征。

3. 脾脏和胃泡鼓音区叩诊

(1) 脾脏叩诊:脾脏叩诊宜采用轻叩法,并在左侧腋中线上叩诊。正常人在左腋中线第 9~11 肋叩到脾脏浊音区,其长度约 4~7cm,前方不超过腋前线。

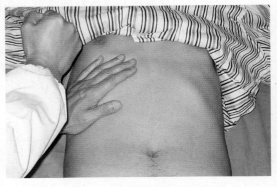

图 8-15　肝区叩击痛检查方法

（2）胃泡鼓音区叩诊：胃泡鼓音区（Traube 区）位于左前胸下部肋缘以上，约呈半圆形，为胃底穹隆含气而形成。其上界为膈、肺下缘，下界为肋弓，左界为脾脏，右界为肝左缘。正常情况下有胃泡鼓音区，其大小则受胃内含气量和周围器官病变的影响。

胃泡鼓音区与脾浊音区变化的临床意义见表 8-27。

表 8-27　胃泡鼓音区与脾浊音区变化的临床意义

鼓音区/浊音区	临 床 意 义
胃泡鼓音区缩小或消失	中度及重度脾大、左侧胸腔积液、心包积液、肝左叶增大，也见于急性胃扩张或溺水患者
脾浊音区扩大	各种原因所致的脾大
脾浊音区缩小	左侧气胸、胃扩张、肠道内气体过多

4. 肾脏叩诊　采用间接叩诊法检查肾脏有无叩击痛。患者取坐位或侧卧位，医生的左手掌平放在患者的脊肋角处（肾区），右手握拳用由轻到中等力量叩击左手背（图 8-16）。正常时肾区无叩击痛，当有肾炎、肾盂肾炎、肾结石、肾结核及肾周围炎时，肾区有不同程度的叩击痛。

5. 膀胱叩诊　在耻骨联合上方进行膀胱叩诊，主要用于判断膀胱膨胀的程度。由于耻骨上方有肠管存在，叩诊呈鼓音。当膀胱内有尿液充盈时，耻骨上方叩诊呈圆形浊

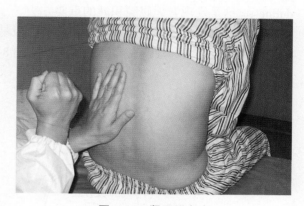

图 8-16　肾区叩击痛

音区，而妊娠时增大的子宫、子宫肌瘤、卵巢囊肿也可呈浊音。排尿或导尿后浊音区转为鼓音区，即为尿潴留所致的膀胱增大。腹水时耻骨上方也可呈浊音，但浊音区的弧形上缘凹向脐部，而膀胱增大浊音区的弧形上缘凸向脐部。

三、移动性浊音

当腹腔内有 1000ml 以上的腹水，由于重力的作用，仰卧位时液体多积聚在腹腔两侧，此处叩诊浊音，而腹中部由于含气的肠管在液面浮起而叩诊呈鼓音。医生自腹中部脐平面开始向患者左侧腹部叩诊，发现浊音时，板指固定不动，嘱患者右侧卧位，再叩诊，如呈鼓音，表明有浊音移动。同样方法向右侧腹部叩诊，以核实浊音是否移动（图 8-17，图 8-18，图 8-19）。这种随体位改变而出现浊音区变化的现象，称为移动性浊音（shifting

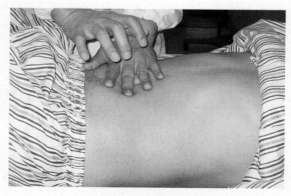

图 8-17　移动性浊音检查方法（仰卧位）

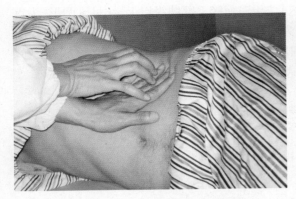

图 8-18 移动性浊音检查方法（右侧卧位）

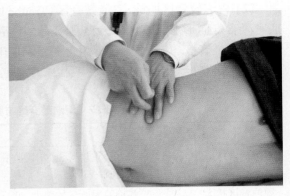

图 8-19 移动性浊音检查方法（左侧卧位）

dullness），这是发现有无腹腔积液的重要方法。

肠管内有大量液体潴留和巨大卵巢囊肿极易误为腹水，前者也可有移动性浊音，但常伴有肠梗阻体征。巨大卵巢囊肿与腹水的鉴别见图 8-20、表 8-28。

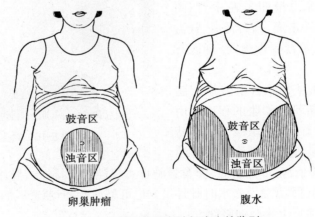

卵巢肿瘤   腹水

图 8-20 巨大卵巢囊肿与腹水的鉴别

表 8-28 巨大卵巢囊肿与腹水的鉴别

鉴别点	巨大卵巢囊肿	腹水
浊音区	仰卧位常在腹中部	仰卧位在腹两侧
鼓音区	仰卧位常在腹两侧	仰卧位在腹中部
移动性浊音	无	有
尺压实验	阳性（硬尺压在腹壁上，硬尺发生节奏性跳动）	阴性

如果腹水量少，用移动性浊音不能查出时，可让患者取肘膝位，使脐部处于最低部位。由侧腹部向脐部叩诊（图 8-21），如由鼓音转为浊音，提示有腹水（水坑征阳性）。也可让患者取站立位，如下腹部积有液体叩诊则呈浊音，液体的上界呈一水平线，在此水平线上为浮动的肠管，叩诊呈鼓音。

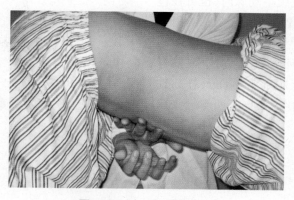

图 8-21 水坑征检查方法

第五节 听 诊

将听诊器膜型胸件置于腹壁上,全面听诊腹部各区,尤其注意上腹部、脐部、右下腹部及肝、脾各区。听诊内容主要有肠鸣音、血管杂音和摩擦音等。

一、肠 鸣 音

肠蠕动时肠管内气体和液体随之而流动,产生一种断断续续的咕噜声(或气过水声)称为肠鸣音(bowel sound)。通常以右下腹部作为肠鸣音听诊区,在正常情况下,肠鸣音大约每分钟4~5次。其频率、声响和音调变异较大,餐后频繁而明显,休息时稀疏而微弱,只有靠医生的经验来判断是否正常。异常肠鸣音的特点及临床意义见表8-29。

表 8-29 异常肠鸣音的特点及临床意义

肠鸣音	特 点	临床意义
活跃	肠蠕动增强时,肠鸣音每分钟达10次以上,为音调不特别高亢的一阵快速的隆隆声	急性胃肠炎、服用泻药或胃肠道大出血,早期肠梗阻
亢进	肠鸣音每分钟达10次以上,且肠鸣音响亮、高亢,甚至呈叮当声或金属音	机械性肠梗阻
减弱	数分钟才听到1次	老年性便秘、腹膜炎、低血钾症、胃肠动力低下
消失	持续听诊3~5分钟后还未听到1次肠鸣音,且刺激(用手指轻叩或搔弹)腹壁后仍无肠鸣音	弥漫性腹膜炎、麻痹性肠梗阻

二、血 管 杂 音

腹部血管杂音有动脉性和静脉性杂音,腹中部收缩期杂音(喷射性)常提示腹主动脉瘤或狭窄;左右上腹部收缩期杂音常提示肾动脉狭窄;收缩期杂音在左右下腹部提示髂动脉狭窄。

左叶肝癌压迫肝动脉或腹主动脉时,也可在包块部位闻及吹风样杂音或连续性杂音。腹部动脉性杂音的听诊部位见图8-22。

门脉高压侧支循环形成,特别是腹壁静脉曲张时,在脐部或上腹部常可闻及静脉性杂音,呈连续性的嗡鸣声,无收缩期与舒张期性质。

三、摩 擦 音

在脾梗死、脾周围炎、肝周围炎或胆囊炎累及局部腹膜等情况下,可于深呼吸时于各相应部位听到摩擦音,严重时可触及摩擦感。腹膜纤维渗出性炎症时亦可在腹壁听到摩擦音。

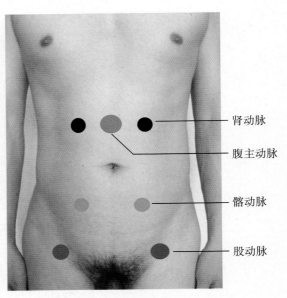

肾动脉
腹主动脉
髂动脉
股动脉

图 8-22　腹部动脉性杂音的听诊部位

第六节　腹部常见疾病的主要症状和体征

一、胃、十二指肠溃疡

1. 症状　胃、十二指肠溃疡也称消化性溃疡,上腹部疼痛是其主要的症状,胃、十二指肠溃疡腹痛的特点见表8-30。

表 8-30　胃、十二指肠溃疡腹痛的特点

内容	特　　点
部位	① 胃溃疡:疼痛多位于中上腹部,也可位于剑突下或剑突下偏左处
	② 十二指肠溃疡:疼痛多位于中上腹部,也可位于脐上方或脐上偏右处
	③ 十二指肠球部后壁溃疡:疼痛可放射至腰背部,疼痛范围多为数厘米直径大小
性质	① 常为持续性钝痛、胀痛、灼痛、饥饿痛等
	② 急性发作时亦可有剧痛,如绞痛或刀割样痛
	③ 当溃疡穿透至浆膜层或穿孔,即可出现持续性剧痛
节律性	典型的消化性溃疡的疼痛与进餐有一定关系
	① 胃溃疡的疼痛多在餐后1~2小时,至下一餐前消失,呈进餐—疼痛—缓解的规律
	② 十二指肠溃疡的疼痛多发生在两餐之间,持续至下一次进餐后缓解,呈疼痛—进餐—缓解的规律,又称空腹痛。也可出现夜间痛,或在深夜及凌晨时发生疼痛,服制酸药或进食后疼痛可缓解
	③ 少数患者无上述典型节律性疼痛症状
慢性反复发作	① 溃疡好发季节为秋冬或冬春之交,与寒冷有明显关系

续表

内容	特 点
	② 溃疡愈合后容易复发,可每年定期发作,延续数年至数十年,每次发作持续数周至数月不等
影响因素	过度紧张、劳累、焦虑、忧郁、饮食不慎、气候变化、烟酒刺激和药物影响等因素可使消化性溃疡症状加剧。休息、进食和服制酸药物等可使症状减轻
其他症状	常有餐后腹胀、反酸、嗳气、流涎、恶心、呕吐、食欲减退、体重减轻等症状。极少数患者可无任何症状,常以出血或穿孔为首发症状就诊

2. 体征

(1) 视诊:患者多为瘦长体型,腹上角呈锐角。出血时可见全身皮肤、黏膜及结膜苍白。

(2) 触诊:上腹部常有固定而局限的压痛,压痛部位多与溃疡的位置一致。胃溃疡的压痛在上腹部偏左,十二指肠在上腹部偏右。后壁穿孔则相应背部可有明显压痛,前壁穿孔则出现急性腹膜炎的体征。

(3) 叩诊:多无变化。

(4) 听诊:多无变化。

二、肝 硬 化

肝硬化是一种肝细胞弥漫损害引起弥漫性纤维组织增生和结节形成,导致以肝功能严重减退和门静脉高压为特点的常见慢性肝病。

1. 症状 肝硬化起病隐匿,进展缓慢,肝脏又有较强的代偿功能,所以在肝硬化发生后一段较长时间,甚至数年内并无明显症状及体征。临床上将肝硬化分为代偿期和失代偿期,但两期间的分界并不明显或有重叠的现象。代偿期肝硬化症状较轻微,常缺乏特征性,可有食欲减退、腹胀、恶心、大便不规则等消化系统症状及乏力、头晕、消瘦等全身症状。失代偿期肝硬化时上述症状加重,并可出现水肿、腹水、黄疸、皮肤黏膜出血、发热、肝性脑病、无尿等症状。

2. 体征

(1) 视诊:肝病面容,皮肤、巩膜多有黄染,面部、颈部和上胸部可见蜘蛛痣,可有肝掌,皮肤可有瘀点、瘀斑,男性乳房发育。如有腹水者全腹膨隆、腹壁静脉曲张、腹式呼吸减弱,可见脐疝。

(2) 触诊:早期肝增大,表面尚光滑。晚期肝缩小,质地变硬,表面不光滑,可触及结节。边缘锐利,常无压痛。脾脏轻度至中度大,下肢可出现水肿。

(3) 叩诊:可有移动性浊音。

(4) 听诊:门脉高压明显时,可在脐上部曲张静脉处闻及静脉嗡鸣音。脾周围炎时在左上腹部可闻及摩擦音。

三、急性腹膜炎

当腹膜受到细菌感染或化学物质如胃液、胰液、肠液、胆汁等的刺激时,可发生腹膜急性炎症,称为急性腹膜炎(acute peritonitis)。

1. 症状　急性弥漫性腹膜炎常见于消化性溃疡急性穿孔和外伤性胃肠穿孔。主要表现为突然发生的上腹部持续性剧烈疼痛,一般以原发病灶处最显著,腹痛迅速扩展至全腹,于深呼吸、咳嗽和转动体位时疼痛加剧。常伴有呕吐,开始是因腹膜受炎症刺激而致反射性恶心呕吐,呕吐物为胃内容物,有时带有胆汁。后期出现麻痹性肠梗阻,呕吐为持续性,呕吐物可有肠内容物,伴有恶臭。全身表现可有发热及毒血症,严重者可出现血压下降、休克等征象。

急性局限性腹膜炎常常发生于病变脏器的部位,如急性阑尾炎时腹膜炎可局限于右下腹;急性胆囊炎时腹膜炎可局限于右上腹。疼痛多呈持续钝痛,且局限于病变部位。

2. 体征

(1) 视诊:急性危重病容,强迫仰卧位,两下肢屈曲,呼吸浅快,呼吸运动减弱或消失。当出现肠麻痹时全腹可膨隆。

(2) 触诊:典型的腹膜炎三联征,即腹肌紧张、压痛、反跳痛。局限性腹膜炎时病变部位可出现局限性腹膜炎三联征,弥漫性腹膜炎则遍及全腹。局部已形成脓肿或炎症使附近的大网膜及肠祥粘连成团时,则可在该处触及明显压痛的包块。

(3) 叩诊:若胃肠穿孔且膈下有游离气体时,肝脏浊音界缩小或消失。腹腔内有较多游离液体时,则移动性浊音阳性。

(4) 听诊:肠鸣音减弱或消失。

四、急性阑尾炎

急性阑尾炎是指阑尾的急性炎症性病变,是外科最常见的急腹症。

1. 症状　腹痛是主要症状,早期为上腹部或脐周疼痛(内脏神经痛),4~6 小时后炎症波及浆膜和壁腹膜,则出现定位清楚的右下腹疼痛(躯体神经痛)。患者常有恶心、呕吐、便秘、腹泻及轻度发热等症状。

2. 体征　病程早期在上腹部或脐周有模糊不清的轻压痛,起病数小时后右下腹 McBurney 点(阑尾点)有显著而固定的压痛和反跳痛,这是诊断阑尾炎的重要依据。加压左下腹并突然松手时,可引起右下腹痛,称为结肠充气征(rovsing sign)阳性,这是由于结肠内气体倒流刺激发炎的阑尾所致。患者取左侧卧位,两腿伸直,当使右腿被动向后过伸时发生右下腹痛,称为腰大肌征阳性,提示阑尾位于盲肠后位。当阑尾炎进展至坏死穿孔后,右下腹压痛和反跳痛更明显,并伴局部腹肌紧张。形成阑尾周围脓肿时可触及有明显压痛的包块。

五、肠 梗 阻

肠梗阻(intestinal obstruction)是肠内容物在肠道内通过受阻所致的一种临床常见急腹症。根据其发生的原因可分为机械性肠梗阻、动力性肠梗阻和血管性肠梗阻。

1. 症状

(1) 机械性肠梗阻:梗阻近端肠壁平滑肌产生强烈收缩,患者有剧烈的阵发性绞痛,约数分钟 1 次。

(2) 小肠梗阻:腹痛的程度较大肠梗阻严重,常伴有呕吐。早期为反射性,吐出物为发病前所食食物。以后呕吐则按梗阻部位的高低而有所不同。

（3）高位梗阻：呕吐发生早，次数多，如高位小肠梗阻（十二指肠和上段空肠），早期频繁呕吐胃液、十二指肠液、胰液及胆汁，呕吐量大。低位小肠梗阻呕吐出现较晚，先吐胃液和胆汁，以后吐出小肠内容物，棕黄色，有时带粪臭味。由于肠道气体和液体积聚而引起腹胀，以上腹部和中腹部最明显。结肠梗阻时很少出现呕吐。

（4）完全性肠梗阻：除早期可排出大肠内积存的少量气体和粪便外，一般均无排气排便。晚期伴有腹腔感染时可有畏寒、发热等症状。

（5）麻痹性肠梗阻：主要表现为腹胀及胀痛感，不发生绞痛，严重时可有呕吐。

2. 体征

（1）视诊：重症病容，表情痛苦，脱水貌，呼吸急促；腹部膨隆，机械性肠梗阻可见肠型及肠蠕动波。

（2）触诊：腹肌紧张度增高伴有压痛，脉搏增快，有时可有反跳痛。

（3）叩诊：高度肠胀气时，腹部鼓音区扩大。

（4）听诊：机械性肠梗阻时肠鸣音明显亢进，呈金属音调；机械性肠梗阻转变为麻痹性肠梗阻时，肠鸣音减弱或消失。

六、腹 部 包 块

腹部包块是一种常见的腹部体征。包块可位于腹壁上、腹腔内或腹膜后，诊断有时困难，必须认真体格检查，并结合各方面有关的临床资料综合分析，加以鉴别诊断。腹部包块的常见病因见表8-31。

表8-31 腹部包块的常见病因

分类	常 见 病 因
炎症性	肝炎、胆囊积液、阑尾脓肿、回盲部结核、盆腔结核、肾结核等引起脏器增大或形成包块
肿瘤性	肝癌、胆囊癌、胃癌、结肠癌、卵巢癌、子宫肌瘤、肾癌、卵巢囊肿、白血病浸润脾脏
梗阻性	幽门梗阻、肝淤血、肠套叠、尿潴留、肾盂积水
先天性	多囊肾、肝囊肿
寄生虫性	肝棘球蚴病、肠蛔虫症、晚期血吸虫病致脾大
其他	脂肪肝、肝糖原累积症、腹壁疝、腹壁纤维瘤、脂肪瘤、游走脾、游走肾

1. 症状 炎性包块常伴有低热，包块部位有疼痛。良性包块病程较长，生长速度缓慢，不伴全身其他症状。恶性包块生长速度较快，可伴有食欲减退、消瘦、贫血。

2. 体征

（1）全身检查：应注意一般情况，营养状况，有无贫血，黄疸等。还应注意身体其他部位有无相似的包块，有无锁骨上窝、腋窝、直肠膀胱窝的淋巴结肿大和恶性肿瘤转移征象等。

（2）腹部包块的位置：首先应区别包块来自腹壁上或腹腔内，可采用屈颈抬肩的动作，使腹肌收缩紧张，如包块更明显则位于腹壁上；如包块变得不清楚，则位于腹腔内。其次应区别包块来自腹腔内或腹膜后，可用肘膝位进行检查，如包块更为清楚，且活动度增加有下垂感，提示包块位于腹腔内；如包块不如仰卧位清楚，包块位置深而固定，无下垂感，则提示包块位于腹膜后,如胰腺等。腹部包块位置与腹部各区分布的相应脏器病变有一定关系。

(3) 包块的特点:包块边缘清楚,表面光滑无明显压痛、质地柔软、中等、可活动的多为良性肿瘤、脏器增大或囊肿。包块外形不规则,表面呈结节状,质坚硬,位置较固定者,多为恶性肿瘤。边缘不清且有轻度压痛的包块,可能为炎性包块。多个结节、互相粘连则多见于腹腔结核。

(苌新明)

 本章小结

　　腹部检查是体格检查中最基本的检查,掌握腹部检查技术,尤其是触诊是体格检查的最基本的要求。本章主要介绍了腹部检查,尤其是腹部触诊的方法与内容等。通过对腹部检查的学习,使同学们初步掌握腹部(各脏器)检查方法,特别是触诊的内容与方法,对诊断和鉴别诊断消化系统疾病具有重要意义。

复习题

1. 简述腹部膨隆的常见原因与临床意义。
2. 触及肝脏时,应描述哪些内容?
3. 简述肠鸣音增强、减弱的临床意义。
4. 简述腹壁紧张度增加的原因。
5. 简述脾脏增大的分度。
6. 触诊腹部包块时应注意哪些内容?
7. 简述肝脏浊音界变化的临床意义。

第 九 章

生殖器、肛门与直肠检查

学习目标

1. 知识与技能
(1) 掌握生殖器、肛门与直肠的检查内容和方法;
(2) 熟悉生殖器、肛门与直肠常见疾病的主要症状和体征。
2. 过程与方法　通过实验室练习、临床见习,提高对生殖器、肛门和直肠检查方法与内容的认识,及其在诊断疾病中的作用。
3. 职业价值、态度、行为和伦理　敬业精神和伦理道德行为是医疗实践的核心。通过学习生殖器、肛门与直肠检查,医学生应充分认识学习医学职业基本要素的重要性,并树立正确的职业价值观。

　　生殖器、肛门与直肠检查是全身体格检查的重要组成部分,对临床诊断有重要价值。因此,在临床实践中,决不能忽视对生殖器、肛门与直肠的检查。在男医生给女患者进行生殖器、肛门与直肠检查时,一定要有第三人(医生或护士)在场陪伴,以免发生不必要的误会。

第一节　男性生殖器检查

　　男性生殖器包括阴茎、阴囊、前列腺和精囊(图 9-1),阴茎是由三个管性可勃起海绵体组成的圆柱体。阴茎分为阴茎体和阴茎龟头(glans of penis)两部分,阴茎远端膨大的部分称为阴茎龟头,阴茎体与阴茎龟头之间为龟头颈(neck of glans)。正常成人阴茎长约 7~10cm。阴囊内有睾丸、附睾和精索。

　　请患者褪去腰臀部衣物并覆以被单,医生带好无菌手套,分别检查患者仰卧位、站立位时的生殖器有无异常。

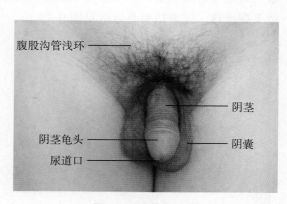

图 9-1　男性生殖器

一、视　诊

1. 阴毛　男性青春期发育的分期(Tanner 分期)见表 9-1。男性阴毛较头发粗糙,呈三角形分布,尖端向上。可沿前正中线直达脐部。老年人阴毛稀疏、灰白;有些疾病,特别是内分泌疾病患者的阴毛缺如、稀少或呈女性分布。注意检查阴毛处皮肤有无破损或寄生虫。

表 9-1　男性 Tanner 分期

青春期	男　　性
1	无阴毛或生殖器变化
2	阴毛开始生长(腋毛约在 2 年后开始生长)、阴囊皮肤变粗糙、睾丸增大(多为 11~12 岁)
3	阴毛增加、变黑,阴茎变长,青春期乳房发育(多在 12~13 岁)
4	弯曲变硬的阴毛遍布阴部,阴囊皮肤变黑,阴茎增大增长,身高生长迅速(多在 13~14 岁)
5	粗硬的阴毛遍布于阴部,长至大腿,成人型生殖器(多在 15 岁)

2. 阴茎

(1) 包皮:阴茎的皮肤在龟头颈前向内翻转覆盖于阴茎表面称为包皮(prepuce)。成人包皮不应该掩盖尿道口,翻起后应露出阴茎龟头。①若包皮翻起后不能露出阴茎龟头和尿道外口称为包茎(phimosis),多为先天性包皮口狭窄或炎症、外伤后粘连所致。②若包皮超过阴茎龟头,但翻起后能露出尿道口和阴茎头,称为包皮过长(prepuce redundant)(图 9-2)。

(2) 阴茎龟头和龟头颈:将包皮上翻暴露出阴茎龟头和龟头颈,观察其颜色、有无破损、充血、水肿、炎症及结节等,注意阴茎龟头有无包皮垢、乳酪样分泌物。正常阴茎龟头红润、光滑、无结节及红肿。①阴茎癌:有硬结伴有暗红色溃疡,易出血或融合成菜花状。②下疳(chancre):龟头颈处有单个椭圆形、质硬的溃疡。③尖锐湿疣:龟头颈处有淡红色小丘疹,融合成蕈样乳突状突起。

(3) 尿道口:观察尿道口有无红肿、分泌物、溃疡以及有无狭窄。正常尿道口黏膜红润、清洁、无分泌物。①尿道口红肿、有分泌物或溃疡,且有触痛,多见于淋球菌或其他病原体感染所致的尿道炎。②尿道口狭窄多由先天性畸形或炎症粘连所致。③尿道口位于阴茎腹面多由尿道下裂所致。尿道口检查方法见图 9-3。

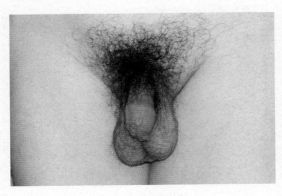

图 9-2　包皮过长

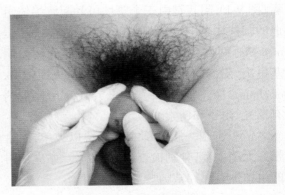

图 9-3　尿道口检查方法

（4）阴茎大小与形态：阴茎大小依据年龄和发育过程而有明显差别。成人阴茎过小呈婴儿型，见于垂体功能或性腺功能不全。儿童期阴茎过大呈成人型，见于性早熟。

3. 阴囊　正常阴囊有 2 个囊腔，每个囊内有精索、睾丸和附睾。嘱患者自己移开阴茎暴露阴囊，以便观察其大小，并展开阴囊表面观察其皮肤有无肿胀、疣、红肿、溃疡、静脉曲张等。正常阴囊皮肤呈深暗色而多皱褶，阴囊常见的皮肤病变与评价见表 9-2。

表 9-2　阴囊常见的皮肤病变及评价

病变	评　价
阴囊湿疹	阴囊皮肤增厚呈苔藓样，并有小鳞片，或皮肤呈暗红色、糜烂，有大量浆液渗出，有时有软痂，伴有顽固性奇痒
阴囊水肿	阴囊皮肤水肿而绷紧，可为全身性水肿的一部分，或由局部炎症、过敏反应、静脉血或淋巴液回流受阻所致
阴囊象皮肿	阴囊皮肤水肿粗糙、增厚如象皮样，为淋巴管炎或淋巴管受阻所致

二、触　　诊

1. 阴茎　用拇指和示指检查阴茎，正常阴茎质略实、皮肤光滑可推动。触诊阴茎时应注意有无触痛和结节，在无症状的患者中，特别是年轻人，也不应忽视对阴茎的触诊。阴茎的触诊方法见图 9-4。

2. 阴囊

（1）阴囊疝：一侧或双侧阴囊肿大，触之有囊样感，是由于腹腔内脏器经腹股沟管下降至阴囊所致。仰卧位时可消失，站立位或增加腹压时可再度出现。

（2）鞘膜积液：阴囊肿大，触之有水囊样感，透光试验显示橙红色均质的半透明状，而阴囊疝或睾丸肿瘤则不透光。

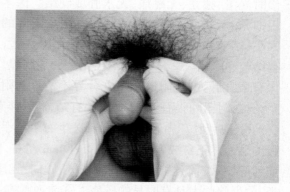

图 9-4　阴茎触诊方法

3. 睾丸　睾丸左右各一，左侧低于右侧。长约 3.5~5cm，呈椭圆形，质实、表面光滑柔韧，并可在阴囊内自由移动（睾丸约在耻骨结节下方大于 4cm 的位置）。医生用双手拇指、示指和中指触诊睾丸，并两侧对比（图 9-5）。注意其大小、形状、硬度、有无触痛及缺如等。①急性睾丸肿痛、压痛明显者常见于急性睾丸炎、外伤、流行性腮腺炎、淋病等。②慢性睾丸肿痛多由结核引起。③一侧睾丸肿大、质硬并有结节，应考虑为睾丸肿瘤或白血病细胞浸润。④睾丸萎缩见于流行性腮腺炎或外伤后遗症及精索静脉曲张。⑤睾丸过小常为先天性或内分泌疾病所致。⑥阴囊内睾丸缺如，或睾丸下降不全（睾丸与耻骨结节的距离小于 4cm），即睾丸隐藏在腹股沟管内、阴茎根部或会阴等处，称为隐睾症（cryptorchism）。隐睾症以一侧多见，也可双侧。

4. 精索　左右阴囊内各有 1 条精索，位于附睾上方，呈柔软的条索状、圆形结构，无触痛、结节。医生用拇指、示指从附睾到腹股沟环触诊精索（图 9-6），注意有无结节、肿胀、触痛等。①精索呈串珠样肿胀见于输精管结核。②精索有挤压痛，且局部皮肤红肿，多见于精索的急

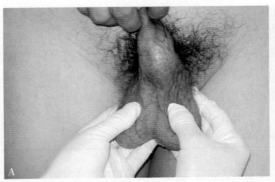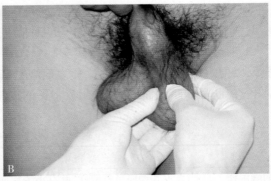

图 9-5　触诊睾丸方法

性炎症。③靠近附睾的精索有结节,常由血吸虫病所致。④精索有蚯蚓样感则为精索静脉曲张。

5. 附睾　绝大多数附睾(epididymis)位于睾丸后外侧,约 7% 的附睾在睾丸的前方,称之为前倾性附睾。附睾分为头、体、尾三部分。触诊时光滑、独立、无触痛、无水肿或硬结。医生用拇指、示指和中指触诊附睾,应注意附睾的大小、结节和触痛。①慢性附睾炎:附睾肿大,有结节和触痛。②急性附睾炎:附睾肿痛明显,伴有睾丸肿大,且附睾和睾丸分界不清。③附

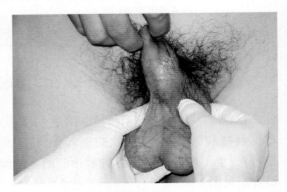

图 9-6　精索触诊方法

睾结核:附睾肿胀而无压痛,质硬有结节感,伴有输精管增粗,且呈串珠样改变。

6. 前列腺　患者取肘膝位,医生右手戴手套,并涂以润滑剂。将示指缓缓插入肛门,并向腹侧触诊。正常成人前列腺距肛门 4cm 左右,质韧而有弹性,左右两叶之间有中央沟。①良性前列腺肥大:前列腺肿大,表面光滑、质韧,无压痛及粘连,中央沟变浅或消失。②急性前列腺炎:前列腺肿大且有明显的压痛。③前列腺癌:前列腺肿大、质硬、表面有结节。前列腺肿大分度见表 9-3。

表 9-3　前列腺肿大的分度

分度	评价
Ⅰ度	前列腺突入直肠的距离为 1~2cm,中央沟变浅
Ⅱ度	前列腺突入直肠的距离为 2~3cm,中央沟消失
Ⅲ度	前列腺突入直肠的距离为 >3cm,中央沟明显隆起,手指触不到其上缘

第二节　女性生殖器检查

女性生殖器检查包括视诊和触诊,触诊方法有双合诊、三合诊和肛腹诊。女性生殖器检查

应注意:①患者取截石位,仰卧于检查台上。②排空小便。③防止交叉感染。④未婚女性一般行肛腹诊。

一、视 诊

观察外阴的发育、阴毛的多少及分布、外阴和阴道有无红肿,外阴皮肤色泽、前庭大腺是否肿大,有无畸形或肿瘤等,阴道口、处女膜状态,阴道前后壁有无膨出。

1. 阴毛　女性阴毛分布(Tanner 分期)见表 9-4。成熟女性的阴毛呈倒三角形分布,上缘为一水平线,止于耻骨联合上缘处。阴毛稀少或缺如见于席汉综合征或性腺功能减退症。阴毛明显增多呈男性分布,多由于肾上腺功能亢进所致。

表 9-4　女性阴毛分布(Tanner 分期)

青春期	女 性
1	无阴毛或乳房发育
2	阴唇两侧出现长、直、软的阴毛(腋毛约在 2 年后开始生长)(多在 11~12 岁)
3	阴毛增多、变黑、变硬、较弯曲,稀少,分布于阴阜(多在 11~12 岁)
4	弯曲变硬的阴毛分布于整个阴阜(多在 12~13 岁)
5	粗壮的阴毛遍布于阴部及接近大腿内侧近端(多在 14~15 岁)

2. 大阴唇　经产妇两侧大阴唇常分开,绝经后呈萎缩状,局部受伤易形成血肿。

3. 小阴唇　小阴唇有红肿、疼痛见于炎症;局部色素脱失见于白斑症;若有结节、溃烂,则可能为恶性肿瘤。

4. 阴蒂　阴蒂过小见于性功能发育不全,阴蒂过大则多为两性畸形或雄激素水平过高。

5. 阴道前庭　阴道口两侧红肿、疼痛或有脓液溢出,则可能为前庭大腺脓肿。未开始性生活者处女膜多完整,已婚者有处女膜裂痕,经产妇仅余残痕。

6. 阴道　正常阴道黏膜呈浅红色、柔软、光滑,检查时应注意其有无瘢痕、包块、分泌物、出血及子宫颈情况。

二、触 诊

1. 阴道　注意阴道的紧张度。

2. 子宫　正常成人未孕子宫长约 7.5cm,宽 4.0cm,厚 2.5cm;产后子宫增大,触之较韧,光滑无压痛。子宫体积匀称性增大多见于妊娠,非匀称性增大见于各种肿瘤。

3. 输卵管　正常输卵管不能触及。输卵管肿胀、增粗或有结节、明显压痛,且常与周围组织粘连、固定,多见于急性、慢性炎症或结核。输卵管明显肿大则多为输卵管积水或积脓。

4. 卵巢　正常卵巢有时可以触及,大约 4cm×3cm×1cm 大小,表面光滑、质软。绝经后卵巢变小、变硬。卵巢增大有压痛见于卵巢炎症;卵巢囊肿时卵巢常有不同程度的肿大。

第三节　肛门与直肠检查

　　肛门与直肠检查以视诊和触诊为主,常辅以内镜检查。为了达到不同的检查目的,常需要患者采用不同的体位,肛门与直肠检查常用的体位、特点及适用范围见图 9-7、9-8 和表 9-5。肛门与直肠检查所发现的病变如包块、溃疡等应按时钟方向进行记录,并注明患者的体位。胸膝位时肛门后正中点为 12 点,前正中点为 6 点;而仰卧位时的时钟位则与此相反。

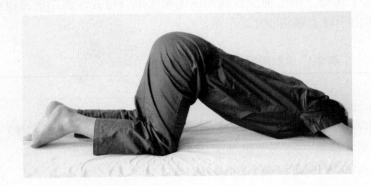

图 9-7　胸膝位

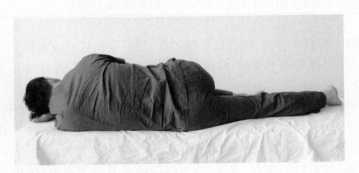

图 9-8　左侧卧位

表 9-5　肛门与直肠检查的常用的体位、特点及适用范围

体位	特　点	适用范围
肘膝位	两肘关节屈曲置于检查台上,胸部尽量靠近检查台,两膝关节屈曲成直角跪于检查台上,臀部抬高	检查前列腺、精囊及内镜检查
左侧卧位	取左侧卧位,右下肢向腹部屈曲,左下肢伸直,臀部靠近检查台右边,医生位于患者的背后进行检查	检查病重、年老体弱或女性患者
仰卧位或截石位	仰卧于检查台上,臀部垫高,两下肢屈曲、抬高并外展	检查重症体弱患者、膀胱直肠窝,也可进行直肠双合诊
蹲位	下蹲呈排大便的姿势,屏气向下用力	检查直肠脱出、内痔及直肠息肉

一、视　诊

　　仔细观察肛门及其周围皮肤与皱褶,注意有无皮肤损伤、脓血、黏液、肛裂、瘢痕、外痔、瘘

管口、溃疡或脓肿等。正常肛门周围颜色较深,皱褶呈放射状。收缩肛门括约肌时皱褶更明显,做排大便动作时皱褶变浅。常见的肛门和直肠病变及评价见表9-6。

表9-6 常见的肛门和直肠病变及评价

病变	评价
肛门闭锁	多见于新生儿先天性畸形
肛门狭窄	多见于新生儿先天性畸形,或因感染、外伤或手术瘢痕所致
肛门瘢痕	瘢痕多见于外伤或手术后
肛门红肿及压痛	肛门周围红肿及压痛见于肛门周围炎症或脓肿
肛裂	肛管下段深达皮肤全层的纵行及梭行裂口或感染性溃疡。肛门常见裂口,并有明显压痛
痔	直肠下端黏膜下或肛管边缘皮下的内痔静脉丛或外痔静脉丛扩大或曲张所致的静脉团。①内痔:在肛门内口可见紫红色包块,排便时可突出肛门外。②外痔:在肛门外口可见包块。③混合痔:具有内痔和外痔的特点
肛瘘	直肠、肛管与肛门周围皮肤相通的瘘管。肛门周围皮肤有瘘管开口,可触及硬结
直肠脱垂	肛管、直肠,甚至乙状结肠下端的肠壁部分或全层向外翻而脱出肛门外。请患者蹲位、屏气做排便动作时,可见紫红色球状突出物,停止屏气时突出物可回复至肛门内

二、触 诊

肛门和直肠的触诊通常称为肛诊或直肠指诊。①患者取仰卧位、左侧卧位或肘膝位。②医生右手戴手套或右手示指戴指套,并涂以润滑剂。③将示指置于肛门外口轻轻按摩,待肛门括约肌放松后,再缓缓将示指插入肛门、直肠内(图9-9)。检查内容有:感受肛门及括约肌的紧张度,检查肛管及直肠的内壁有无压痛、黏膜是否光滑,有无包块及搏动感。男性还可触及前列腺及精囊,女性还可触及子宫颈、子宫和输卵管等。

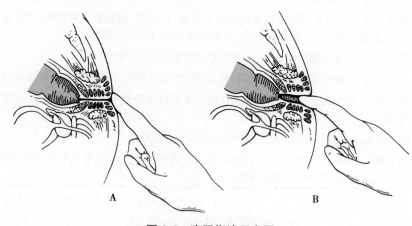

A B

图9-9 直肠指诊示意图

直肠指诊的异常改变有:①剧烈疼痛见于肛裂及感染。②触痛伴搏动感见于肛门、直肠周围脓肿。③柔软、光滑而有弹性的包块多为直肠息肉。④坚硬、凹凸不平的包块多见于直肠癌。⑤指套表面带有黏液、脓液或血液多见于黏膜损伤或炎症,必要时取黏液或脓液进行显微镜检查或细菌检查,以明确诊断。

第四节 生殖器、肛门与直肠常见疾病的主要症状和体征

一、男性生殖器常见皮损

男性生殖器常见的皮损有疣、溃疡、丘疹、鳞屑和脓肿等,这些皮损可单发、多发,可伴有疼痛或无疼痛,可以是局限性的,也可并发于其他部位。在检查前应密切注意观察患者的衣服,尤其是内裤是否合适,另外,要观察生殖器皮损与其他部位皮损是否类似等。男性生殖器常见皮损的原因与特点见表9-7。

表 9-7 男性生殖器常见皮损的原因与特点

原因	皮损特点
龟头炎	与包皮炎同时出现,包皮刺激症状 2~3 天后可引起阴茎、龟头的溃疡,水肿、流脓,病情严重者可出现阴囊坏疽
Bowen 病	无痛性癌前病变。阴茎、阴囊或其他部位出现褐红色、有鳞屑、边缘清晰的皮损,皮损中心有溃疡
软下疳	突发于腹股沟内侧或阴茎的一个或多个皮损,短时间内(24 小时)变为小的丘疹,再变为直径小于 2cm、形状不规则的痛性、极易出血的溃疡,其底部覆盖灰黄色渗出物
疖	红色、有尖、中心有脓的皮损(毛囊的炎性反应),有压痛、肿胀。进一步发展变为坚硬、疼痛的小结,逐渐变大、破溃,流出脓液和坏死组织
生殖器疱疹	阴囊、阴茎(或肛周、肛门)部位出现无痛性水疱,水疱破裂变为广泛的、表浅的、疼痛的溃疡,伴有红肿、压痛和淋巴结大
生殖器疣	首先出现于包皮下、尿道口(很少出现于阴囊)的成簇、肉色乳头状肿物,再扩散至会阴部及肛周,逐渐长成 10cm 的有蒂包块,呈菜花状,常伴有肿胀、恶臭
黏膜白斑病	癌前病变,位于阴囊的白色、有鳞屑的片状皮损,伴有皮肤增厚、龟裂
阴虱病	位于耻骨区域、腹部、腹股沟区的红色、瘙痒的疱疹,阴毛上常附有灰白色的虱卵
阴茎癌	阴茎龟头或包皮的无痛性溃疡,伴有恶臭分泌物或局部疼痛,逐渐扩大破坏阴茎组织,伴有淋巴结大
疥疮	螨虫引起的阴囊、阴茎皮肤上的疥疮结痂或较大的疱疹
梅毒	阴茎龟头、龟头颈的单个硬化性溃疡(也可出现在肛周、口腔),有锐利的边缘,基底部光滑,有淡黄色分泌物,常伴有腹股沟淋巴结病

二、阴囊肿胀或包块

当睾丸、附睾有异常变化,或阴囊皮肤水肿、阴囊包块,以及全身性疾病等,均可导致阴囊肿胀或出现包块,同时也可累及阴茎,阴囊肿胀或包块可发生于任何年龄。在体格检查时,要特别注意生殖器的大小、颜色,病变的性质与部位,以及触痛等。阴囊水肿的原因与特点见表9-8,阴囊内包块或肿胀的原因与特点见表9-9。

表 9-8 阴囊水肿的原因与特点

原因	特 点
右心衰竭	阴囊、阴茎水肿,常伴有下肢凹陷性水肿、腹水、颈静脉压升高、轻度肝大
肝衰竭	阴囊或阴茎水肿,常伴有腹腔静脉侧支循环形成,男性女性化、蜘蛛痣、肝掌
布 - 加综合征	阴囊或阴茎水肿,常伴有肝大、下肢凹陷性水肿、腹部和下肢静脉扩张
富尼埃坏疽	急性阴囊或阴茎水肿、疼痛,阴茎和阴囊以外无水肿,常伴有隐睾症
特发性阴囊水肿	发生迅速,患侧呈粉红色,一般在 24 小时内消失

表 9-9 阴囊内包块或肿胀的原因与特点

原因	特 点
附睾囊肿	无痛性阴囊肿胀,位于附睾的头部
附睾炎	阴囊肿胀,有分散的结节,伴有阴囊和腹股沟疼痛,阴囊皮肤温度升高,呈红色、干燥、薄片状
睾丸鞘膜积液	进行性、无痛性阴囊肿胀,呈柔软的囊性或坚硬有张力,可触及圆形无痛性包块,透光试验阳性
急性睾丸炎	腮腺炎、梅毒或结核可引起睾丸炎,突发性的一侧或双侧睾丸疼痛、肿胀,常伴有乏力、发热、寒战、下腹痛及阴囊发热
阴囊钝性外伤	阴囊肿胀、淤斑,可呈暗蓝色,有明显的疼痛
精囊囊肿	突然或逐渐出现小的、不固定的无痛性囊性包块,位于睾丸上方、后方,透光试验阳性
睾丸扭转	突发的睾丸及其周围肿胀,和剧烈疼痛的包块,触痛明显,患侧睾丸位置可抬高,多见于青春期前,也可继发于睾丸恶性肿瘤
睾丸肿瘤	无痛性、光滑、坚硬的包块,伴有阴囊肿胀及阴囊下坠感
精索静脉曲张	精索中"蠕虫样袋",位于睾丸的后侧,左侧较右侧多发,抬高阴囊或躯干前倾时肿胀缩小
腹股沟直疝	包块自直疝三角(Hesselbach 三角)底部进入阴囊,可还纳。但嵌顿时不能还纳,且有疼痛和触痛
腹股沟斜疝	包块自腹股沟浅环(superficial inguinal ring)进入阴囊,可还纳,但嵌顿时不能还纳,且有疼痛和触痛

三、女性外阴常见病变

女性外阴病变是指外阴出现包块、结节、丘疹、水疱、溃疡等,可发生于外阴的任何部位。但是,只有在外阴瘙痒、排尿困难或性交困难,以及进行妇科检查时才被发现。女性外阴常见病变的原因与特点见表 9-10。

表 9-10 女性外阴常见病变的原因与特点

原因	特 点
基底细胞癌	多见于绝经后女性,病变中央有溃疡,凸起,边界苍白
良性囊肿	① 表皮包含性囊肿:最常见,主要位于大阴唇的、圆形、无症状包块,偶有发红、压痛
	② 前庭大腺囊肿:单侧、张力高、无压痛,但易在小阴唇触及的包块。性交、走路时导致不适,甚至性交困难。逐渐产生疼痛及触痛,并可出现外阴红肿及畸形

续表

原因	特　点
软下疳	一处或多处边界不规则的溃疡,基底部常有渗出,扩散后腹股沟淋巴结肿大、有压痛
生殖器疣	主要分布于外阴、阴道及子宫颈的成簇、肉色乳头状无痛性疣,逐渐长大形成蒂,呈菜花状,常伴有肿胀、瘙痒、红斑、黏液脓性分泌物
腹股沟肉芽肿	孤立、边界不规则的无痛性丘疹或斑疹,溃烂后逐渐凸起,呈颗粒状、易碎的红色病变,边缘较脆
单纯疱疹	子宫颈、阴唇、肛周、阴道或口腔部位出现成串的充满液体的水疱,破溃之后形成溃疡或糜烂
下疳	外阴、阴道、子宫颈孤立的丘疹、糜烂,基底部清晰、边缘隆起的硬结,常形成溃疡
镰状细胞癌	① 原位癌:多见于绝经前,外阴部有红色或白色边缘的隆起、渗液、结痂或孤立的损伤 ② 浸润癌:多见于绝经后,有外阴瘙痒、疼痛、包块等,随着肿瘤扩散,侵入阴道、肛门、尿道等,可导致出血、流脓、排尿困难等
白塞综合征	外阴部多发性、痛性糜烂或溃疡,常伴有反复发作的口疮、口腔或双侧颊黏膜溃疡

（刘成玉）

 本章小结

　　生殖器、肛门与直肠检查是全身体格检查的重要组成部分,对临床诊断有重要价值。因此,不能忽视对生殖器、肛门与直肠的检查。本章主要介绍了生殖器、肛门与直肠检查的内容与方法等。通过对生殖器、肛门与直肠检查的学习,使同学们初步掌握生殖器、肛门和直肠的检查方法,对诊断和鉴别诊断生殖器系统、肛门和直肠疾病具有重要意义。

　　复习题

1. 简述前列腺肿大的分度。
2. 简述常见阴囊皮肤病变的特点。
3. 简述直肠指诊的异常改变的临床意义。
4. 简述女性外阴常见病变的原因及特点。
5. 简述阴囊包块的原因及特点。
6. 简述睾丸触诊异常变化及临床意义。

第 十 章

脊柱与四肢检查

体格检查是脊柱与四肢最主要和最基本的检查方法。在充分暴露被检查部位及其对称部位后，采取视诊、触诊、动诊和量诊进行检查，必要时也要采取叩诊和听诊，按照视、触、动、量顺序，先上后下、先主动后被动，先远处后患处（遇到局部有肿胀、疼痛或畸形部位时）进行详细检查。有时局部表现也可能是全身疾病的反应，因此，在进行局部检查时，也不能忽视全身检查。

第一节　脊　柱　检　查

脊柱是人体支撑体重、维持躯干姿势的重要支柱，也是躯干活动的枢纽。脊柱病变多表现为活动受限、局部疼痛、姿势或形态异常等。检查脊柱时，患者取坐位或站立位，按照视诊、触诊和叩诊顺序进行。

但是，对颈椎损伤或疑似损伤的患者，必须用牢固的颈套限制颈部的活动，并立即对颈部进行检查。对脊柱损伤或疑似损伤的患者，在进行移动或检查前，必须用一木板对脊柱进行固定制动，以免造成进一步的损伤。

一、脊柱的体表标志

脊柱由 7 个颈椎、12 个胸椎、5 个腰椎、5 个骶椎和 4 个尾椎组成。脊柱体表标志及意义见表 10-1。

表 10-1　脊柱体表标志及意义

标　　志	意　　义
第 2 颈椎棘突	从枕骨结节向下的第一个骨性标志
第 7 颈椎棘突	特别长，颈前屈时更明显（也称为隆椎）
两肩胛冈内端连线	双上肢自然下垂，肩胛冈内端连线通过第 3 胸椎棘突
第 3 胸椎棘突下缘	约平第 3、4 胸椎椎间隙水平
两侧肩胛下角连线	通过第 7 胸椎棘突，平第 8 胸椎椎体
第 3 腰椎横突	腰肌两侧可触及的最长横突，约平第 3 腰椎椎体
两侧髂嵴最高点连线	通过第 4 腰椎椎体下部，或第 4、5 腰椎椎间隙
两侧髂后上棘连线	通过第 5 腰椎与第 1 骶椎棘突之间
骶髂关节	通过第 2 骶椎与第 3 骶椎椎间隙
耻骨结节	与大转子在同一水平线上
坐骨结节连线	通过臀肌皱襞中点

二、脊柱弯曲度

1. 生理性弯曲　正常人直立时，脊柱从侧面观察有 4 个生理性弯曲（S 状弯曲），即颈椎稍向前凸，胸椎稍向后凸，腰椎明显前凸，骶椎则明显后凸。检查方法：①患者取站立位或坐位，医生用手指沿脊椎的棘突尖，以适当的压力往下划压，划压后皮肤出现 1 条红色充血痕，以此痕为标准，观察脊柱有无侧弯。②患者取站立位或坐位，侧面观察脊柱有无前后突出畸形。正常人脊柱无侧弯、无前后凸出畸形。

2. 脊柱病理性变形

(1) 颈椎变形：颈侧偏见于先天性斜颈。患者头向一侧倾斜，患侧胸锁乳突肌隆起。

(2) 脊柱后凸：脊柱过度后弯称为脊柱后凸（kyphosis），也称为驼背（gibbus）。脊柱后凸的原因和特点见表 10-2。

表 10-2　脊柱后凸的原因和特点

原因	特　　点
佝偻病	坐位时胸段呈明显均匀性向后弯曲，仰卧位时弯曲可消失。多见于儿童
脊柱结核	病变常在胸椎下段或腰段，形成特殊的成角畸形。多见于青少年
强直性脊柱炎	胸段呈弧形（或弓形）后凸，常有脊柱强直性固定，仰卧位时不能伸直，多见于成年人
脊柱退行性变	椎间盘退行性萎缩，骨质退行性变，胸、腰椎后凸曲线增大。多见于老年人
脊柱压缩性骨折	外伤造成脊柱压缩性骨折，导致脊柱后凸，见于任何年龄
脊柱骨软骨炎	胸段下部均匀性后凸，多见于青少年

(3) 脊柱前凸：脊柱过度向前凸出弯曲称为脊柱前凸（lordosis）。其特点为：①发生在腰椎

部位。②腹部明显向前突起。③臀部明显向后突出。主要见于妊娠晚期、大量腹水、腹腔巨大肿瘤、第 5 腰椎向前滑脱、水平骶椎(腰椎角 >34°)、髋关节结核、先天性髋关节脱位等。

(4) 脊柱侧凸:脊柱离开后正中线向左或向右偏曲称为脊柱侧凸(scoliosis)。根据侧凸的部位可分为胸段、腰段侧凸以及胸腰段联合侧凸;根据侧凸的性质可分为姿势性侧凸和器质性侧凸,其原因和特点见表 10-3。

表 10-3　脊柱侧凸的原因和特点

类型	原因	特点
姿势性侧凸	①代偿性:一侧下肢明显短于另一侧下肢。②生理性坐姿、立姿势不良。③坐骨神经性侧凸。④脊髓灰质炎后遗症	脊柱结构无异常,改变体位可使侧凸纠正
器质性侧凸	先天性脊柱发育不良、肌肉麻痹、营养不良、慢性胸膜增厚、胸膜粘连、肩部或胸部畸形	改变体位不能使侧凸纠正

三、脊柱活动度

正常人脊柱有一定的活动度,颈椎、腰椎活动度最大,胸椎活动度较小,骶椎、尾椎几乎无活动性。正常人在直立位、骨盆固定的情况下,脊柱的活动度见表 10-4。

表 10-4　脊柱活动度

脊柱	前屈	后伸	左右侧弯	旋转(一侧)
颈椎	35°~45°	35°~45°	45°	60°~80°
胸椎	30°	20°	20°	35°
腰椎	75°	30°	35°	8°
全脊柱	128°	125°	73.5°	115°

注:由于年龄、运动训练以及脊柱结构等因素,脊柱活动度存在着较大的个体差异。

检查脊柱活动度时,嘱患者作前屈、后伸、侧弯、旋转等动作,以观察脊柱的活动情况及有无改变。

颈椎活动度受限常见于:①颈部肌纤维组织炎及韧带受损;②颈椎病;③颈椎结核或肿瘤浸润;④颈椎外伤、骨折或关节脱位。

腰椎活动受限常见于:①腰部肌纤维组织炎及韧带受损;②腰椎椎管狭窄;③椎间盘突出;④腰椎结核或肿瘤;⑤腰椎骨折或脱位。

四、脊柱压痛与叩击痛

1. 压痛
(1) 患者取坐位,身体稍向前倾。
(2) 医生以右手拇指从枕骨粗隆开始,自上而下逐个按压脊柱棘突及椎旁肌肉,观察有无压痛。

　　正常人每个棘突及椎旁肌肉均无压痛。如果有压痛,提示压痛部位可能有病变,并以第7颈椎棘突骨性标志计数病变椎体的位置。

　　2. 叩击痛

　　(1) 直接叩击法:用中指或叩诊锤垂直叩击各椎体的棘突(图10-1),多用于检查胸椎、腰椎。但脊椎病变,特别是颈椎骨关节损伤,应慎用此法。

　　(2) 间接叩击法:患者取坐位,医生将左手掌置于患者头部,右手半握拳以小鱼际肌部位叩击左手背,观察脊柱有无疼痛(图10-2)。脊柱叩击痛阳性见于脊柱结核、脊柱骨折及椎间盘突出症等,且叩击痛的部位多为病变部位。

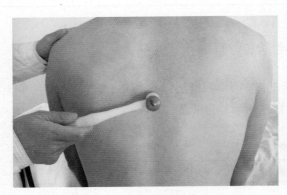

图 10-1 脊柱直接叩击法

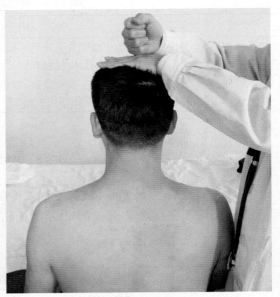

图 10-2 脊柱间接叩击法

五、脊柱检查的几种特殊试验

(一) 颈椎检查的特殊试验

　　1. Jackson 压头试验　患者取端坐位,医生双手重叠放于其头顶部,向下加压,如患者出现颈部疼痛,或上肢放射痛即为阳性,多见于颈椎病及颈椎间盘突出症。

　　2. 前屈旋颈试验(Fenz 征)　嘱患者头颈部前屈,并左右旋转,如果颈椎感觉疼痛则为阳性,提示颈椎小关节退行改变。

　　3. 颈静脉加压试验(压颈试验,Naffziger 试验)　患者取仰卧位,医生以双手指按压患者两侧颈静脉,如其颈部及上肢疼痛加重,为根性颈椎病。这是由于脑脊液回流不畅,引起蛛网膜下腔压力增高所致。压颈试验也常用于检查坐骨神经痛,颈部加压时若下肢症状加重,则提示坐骨神经痛源于腰椎管内病变,即根性疼痛。

　　4. 旋颈试验　患者取坐位,头略后仰,并自动向左、右做旋颈动作。如患者出现头昏、头痛、视力模糊等症状,提示椎动脉型颈椎病。因转动头部时椎动脉受到扭曲,加重了椎 - 基底动脉供血不足,头部停止转动,症状随即消失。

(二) 腰骶椎检查的特殊试验

　　1. 摇摆试验　患者取平卧位,屈膝、屈髋,双手抱于膝前。医生手扶患者双膝,左右摇摆,如腰部疼痛为阳性多见于腰骶部病变。

2. 拾物试验 将一物品放在地上,嘱患者拾起。正常人可两膝伸直,腰部自然弯曲,俯身将物品拾起。如患者先以一手扶膝蹲下,腰部挺直地用手接近物品,此即为拾物试验阳性。多见于腰椎病变,如腰椎间盘突出症、腰肌损伤及炎症。

3. 直腿抬高试验(Lasegue 征) 患者取仰卧位,双下肢伸直。医生一手置于患者一侧大腿伸侧,另一手握其踝部,将该侧下肢抬高(屈曲髋关节),询问患者有何不适、何时出现不适,并两侧对比(图 10-3)。正常人下肢可抬高至 70°以上。如果抬高不足 40°出现疼痛,且疼痛放射至大腿和小腿后外侧,则为阳性,见于腰椎间盘突出症,也可见于单纯性坐骨神经痛。如果抬高大于 40°出现疼痛,有或无放射痛,则见于腰椎间盘突出症、坐骨神经痛、腰部骨骼肌损伤。

在直腿抬高试验阳性时,缓慢降低患肢高度,待放射痛消失。再被动背屈患侧踝关节以牵拉坐骨神经,如出现放射痛称为加强试验阳性。

4. 屈颈试验(Linder 征) 患者取坐位,双下肢伸直。医生一手置于患者胸前,另一手置于枕后,缓慢、用力使其颈前屈,若出现下肢放射痛则为阳性。见于腰椎间盘突出症。屈颈活动牵拉神经根,加重了突出的椎间盘对神经根的压迫,而出现下肢放射痛。为了减轻疼痛,患者常不自主屈膝。

5. 股神经牵拉试验 患者取俯卧位,髋关节、膝关节完全伸直。医生将其一侧下肢抬起,使髋关节过伸,如大腿前方出现放射痛为阳性(图 10-4),可见于高位腰椎间盘突出症(L_{2-3} 或 L_{3-4})。髋关节过伸动作加剧了股神经本身及组成股神经的 L_{2-4} 神经根的紧张度,加重了对受累神经根的压迫,而出现放射痛。

6. 腰骶关节试验 患者取仰卧位,上下肢伸直。将患者髋关节和膝关节过度屈曲,臀部离开床面,使腰部被动前屈(图 10-5)。如有疼痛则为阳性,提示腰部

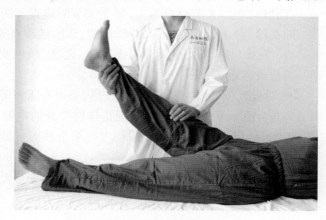
图 10-3 直腿抬高试验

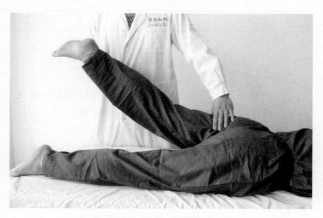
图 10-4 股神经牵拉试验

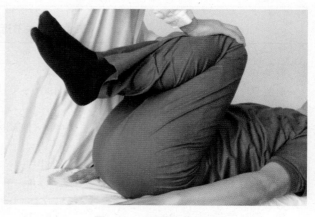
图 10-5 腰骶关节试验

211

软组织损伤或腰骶椎病变,腰椎间盘突出症则为阴性。

第二节 四 肢 检 查

四肢检查以关节检查为主,每个关节的检查方法各不相同。但是,一般遵守一个常用的顺序,即视诊、触诊、动诊、量诊、特殊试验、诊断性检查等。

1. 视诊　仔细观察关节有无肿胀、淤伤、颜色变化或水肿等,肌肉是否萎缩,关节是否变形、错位或缩短。

2. 触诊　触诊检查关节是否发热,是否有压痛等。

3. 动诊　评估关节运动范围是骨科检查的重要一环,并通过对比健侧和患侧来评估偏离正常状态的程度,关节运动受限程度几乎全部因机械原因所引起,所以关节运动是病变评估的确切指标。

4. 量诊　测量肢体长度、肢体周长以及关节活动度等。

关节运动及关节运动范围见表 10-5、表 10-6。

表 10-5　关节运动

运动	定义	举例
屈	离开 0 位点的运动	大多数关节
伸	回到 0 位点的运动	大多数关节
背屈	向背面方向运动	踝、趾、腕、指关节
跖(掌)屈	向足底(或掌面)方向运动	踝、趾(腕、指)关节
内收	向中线方向运动	肩关节、髋关节、掌指关节、跖趾关节
外展	离开中线方向运动	肩关节、髋关节、掌指关节、跖趾关节
内翻	足底面向内转动	距跟关节及跗骨间关节
外翻	足底面向外转动	距跟关节及跗骨间关节
内旋	将四肢前表面向内旋转	肩关节、髋关节
外旋	将四肢前表面向外旋转	肩关节、髋关节
旋前	掌面朝下的运动	肘关节、腕关节
旋后	掌面朝上的运动	肘关节、腕关节

表 10-6　关节运动范围

关节	屈	伸	侧面弯曲	旋转
肩关节	180°	50°	180°(外展)	50°(内收)
肘关节	150°	180°	80°(旋前)	80°(旋后)
掌指关节	90°	20°		
髋关节	90°(伸膝时)	30°(伸膝时)	40°	45°
	120°(屈膝时)		45°(外展)	30°(内收)
膝关节	135°	0~10°		
踝关节	50°	15°		
距跟关节			20°(内翻)	10°(外翻)
第一跖趾关节	40°	65°~75°		

一、上　肢

1. 肩关节　正常肩关节两侧对称，双肩呈弧形。①肩关节弧形轮廓消失、肩峰突出，呈方肩，见于肩关节脱位、三角肌萎缩。②两肩关节一高一低，短颈耸肩，见于先天性肩胛高耸症及脊柱侧弯。③锁骨骨折时，其远端下垂，肩部突出畸形，形成肩章状肩，见于外伤性肩锁关节脱位。常见肩关节畸形见图 10-6。

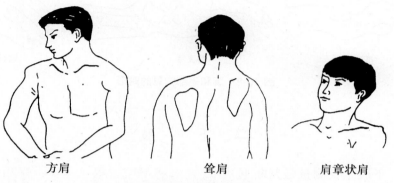

方肩　　　　　　　　　耸肩　　　　　　　　肩章状肩

图 10-6　常见肩关节畸形

2. 肘关节　正常肘关节双侧对称，伸直时肘关节轻度外翻约 5°~15°（前臂与上臂纵轴的夹角），称为携物角（图 10-7）。肘关节伸直时，肱骨内上髁、外上髁及尺骨鹰嘴在同一条直线上；屈肘时，此三点的连线为一等腰三角形。如果关节脱位时此解剖关系发生改变。肘关节检查时应注意双侧肘窝是否饱满、肿胀。

3. 腕关节及手　正常腕关节背伸 35°~60°，掌屈 50°~60°，桡、尺侧均偏斜 30° 左右。手的轻度损伤即可造成手的功能障碍。常见手、腕畸形及其临床意义见表 10-7 和图 10-8。

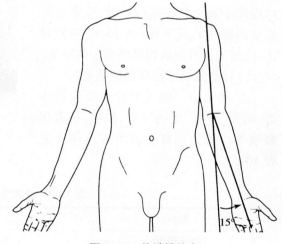

图 10-7　前臂携物角

表 10-7　常见手、腕畸形及其临床意义

畸形	临床意义
腕垂症	桡神经损伤
猿掌	正中神经损伤
爪形手	尺神经损伤、进行性肌萎缩
餐叉样畸形	colles 骨折
杵状指（趾）	手指或脚趾末端增生、肥厚、增宽，指（趾）甲从根部到末端拱形隆起呈杵状，见于慢性肺脓肿、支气管扩张和肺癌、发绀型先天性心脏病、肝硬化等
匙状甲	指甲中央凹陷，边缘翘起，指甲变薄，表面有粗糙的条纹，常见于缺铁性贫血等

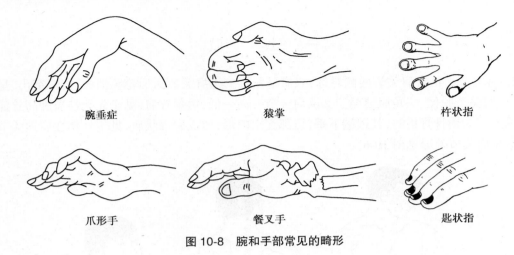

腕垂症	猿掌	杵状指
爪形手	餐叉手	匙状指

图 10-8　腕和手部常见的畸形

二、下　　肢

1. 长度　下肢全长测量是判断下肢是否缩短的最有价值的单项检查,但是,其结果本身不能判断病变的位置。将皮尺金属头置于髂前上棘,拉紧皮尺量至内踝中心或下缘(图 10-9),两侧对比,反复测量直到取得准确恒定的结果。应注意骨盆倾斜可影响测量结果。

2. 髋关节　髋关节检查要注意步态、畸形、肿胀、皮肤皱褶、包块、窦道和瘢痕等。髋关节常见的畸形及评价见表 10-8。

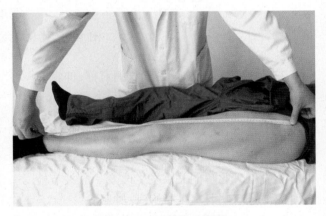

图 10-9　下肢长度测量

表 10-8　髋关节常见的畸形及评价

类型	评价
内收畸形	一侧下肢超越躯干中线,向对侧偏移,且不能外展
外展畸形	下肢离开中线,向外侧偏移,不能内收
旋转畸形	仰卧位时,髌骨及踇趾向内外侧偏斜

检查髋关节的试验

(1)"4"字试验:患者取仰卧位,双下肢伸直。将一侧下肢屈曲,并使其外踝置于对侧髌骨上方,并用手下压其膝部,若同侧髋关节出现疼痛即为阳性(图 10-10)。"4"字试验包括髋关节屈曲、外展和外旋三种运动,阳性说明髋关节有病变或内收肌痉挛。

(2)托马斯征(Thomas 征):患者取仰卧位,充分屈曲一侧髋关节、膝关节,并使大腿紧贴腹壁,同时,使腰部紧贴于床面(图 10-11)。嘱患者将另一下肢伸直平放,若患者伸直的下肢不能

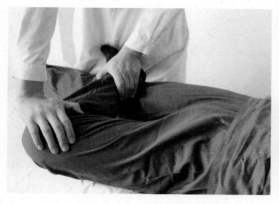

图 10-10 "4"字试验

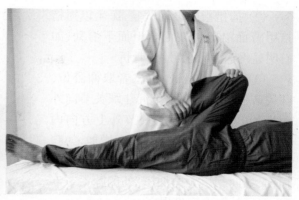

图 10-11 托马斯征

平放在床上，或伸直下肢时身体向前移动，胸椎从床上抬起或腰部弓起，称 Thomas 征阳性，提示髋部病变和腰肌挛缩。

3. 膝关节 检查膝关节时应脱去长裤，两侧对比观察。正常膝关节活动范围较大，屈膝时脚跟可以接触臀部。膝关节畸形的特点及临床意义见图 10-12 和表 10-9。

检查膝关节也应注意膝关节是否肿胀。膝关节肿胀见于：①膝关节积液：膝关节均匀性肿胀，双侧膝眼消失并突出。②髌上囊内积液：髌骨上方明显隆起。③髌前滑囊炎：髌骨前面明显隆起。④膝关节结核：膝关节呈梭形膨大。⑤半月板囊肿：关节间隙附近有突出物。

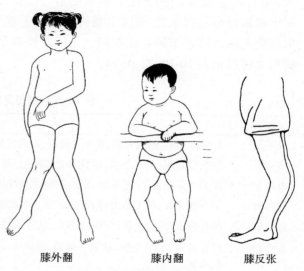

膝外翻　　膝内翻　　膝反张

图 10-12 常见的膝关节畸形

表 10-9 膝关节畸形的特点及临床意义

畸形	特点	临床意义
膝外翻	直立时双腿并拢，两膝能并拢而两踝距离增宽，小腿向外偏斜，双下肢呈"X"状	佝偻病
膝内翻	直立时双腿并拢，两踝能并拢而两膝间距增大，小腿向内偏斜，膝关节向内形成角度，双下肢呈"O"状	佝偻病
膝反张	膝关节过度后伸形成向前的反屈状	小儿麻痹后遗症、膝关节结核

检查膝关节的试验：

（1）浮髌试验：患者取仰卧位，双下肢伸直放松。医生用一手的拇指和中指在髌骨上方压迫髌上囊，另一手拇指和中指在髌骨下方，将液体挤入关节腔内，示指反复垂直按压髌骨（但示指不能离开髌骨皮肤），在髌上囊处有浮动感，可以感到下压时髌骨碰触关节面，松开时髌骨浮起，即为浮髌试验阳性，提示膝关节内有中等量以上的积液（图 10-13）。

（2）拇指指甲滑动试验：医生以拇指指甲背面沿髌骨表面自上而下滑动，如有明显疼痛，可疑为髌骨骨折。

（3）侧方加压试验：患者取仰卧位，膝关节伸直。医生一手握住踝关节向外侧推抬，另一手置于膝关节外上方向内侧推压，使内侧副韧带紧张度增加，如膝关节内侧疼痛为阳性，提示内侧副韧带损伤，如向相反方向加压，外侧膝关节疼痛，提示外侧副韧带损伤。

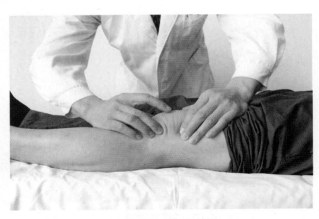

图 10-13　浮髌试验

4. 踝关节与足　检查时应将鞋袜脱去，左右对比观察。首先在不负重的情况下观察足弓是否正常、踝关节是否肿胀。正常跟腱两侧呈凹陷状（肥胖女性不明显），凹陷消失或隆起提示踝关节肿胀或积液。足印对检查足弓、足的负重点及足宽很重要。常见的足部畸形及特点见表 10-10、图 10-14。

表 10-10　常见足部畸形及特点

畸形	特　点
扁平足	足纵弓塌陷，脚跟外翻，前半足外展，形成足旋前畸形。横弓塌陷，前足增宽，足底前部形成胼胝
高弓足	足纵弓高起，横弓下陷，足背隆起，脚趾分开
马蹄足	踝关节跖屈，前半足着地，常由跟腱挛缩或腓总神经麻痹所致
跟足畸形	足不能跖屈，踝关节背伸，行走和站立时脚跟着地
足内翻	跟骨内旋，前足内收，足纵弓增高，站立时足不能踏平，外侧着地。常见于小儿麻痹后遗症
足外翻	跟骨外旋，前足外展，足纵弓塌陷，舟骨突出，扁平状，跟腱延长线落在跟骨内侧，见于胫前胫后肌麻痹

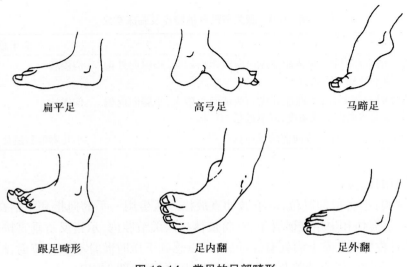

扁平足　　　　　　高弓足　　　　　　马蹄足

跟足畸形　　　　　足内翻　　　　　　足外翻

图 10-14　常见的足部畸形

第三节　脊柱与四肢常见疾病的主要症状和体征

一、上　肢　痛

上肢痛常由肌肉和骨骼疾病所致,但也可见于其他区域疼痛反射。疼痛发作可以是突然的或缓慢的,可以是持续性的或间歇性的。疼痛通常发生在肩部、肘部和腕关节部位,但以肩部最常见,肩峰下撞击综合征和旋转肩袖撕裂是其最常见的原因。上肢痛的原因与临床特点见表 10-11,表 10-12,表 10-13。

表 10-11　肩部疼痛的原因与临床特点

原因	临床特点
冈上肌腱炎	疼痛位于三角肌下部,肩外展至 60°以上、内旋超过头部或穿衣时三角肌处出现疼痛,夜间痛或用肩着床睡觉时疼痛加重,多见于 40 岁以上
肩胛下滑囊炎	剧烈疼痛,可放射至上臂、前臂,运动明显受限,上举物体或梳头时加重,肩胛下囊区压痛,伴红肿、皮温增高。多见于 40 岁以下
肱二头肌肌腱炎	肩关节前方疼痛,夜间加重。肱二头肌肌腱长头处有压痛,前臂旋后抗阻力动作时前肩部疼痛,外展、前屈不受限
钙化性肌腱炎	突然疼痛,且肩关节各方向运动均出现疼痛,可触及钙化团块。多由旋转肩袖撕裂发展而来
肩袖撕裂	突发疼痛,在伤后 6~12 小时内三角肌区疼痛最明显,疼痛常频发。上肢悬吊放松时疼痛减轻。肩关节运动受限、冈上肌、冈下肌萎缩,肱骨大结节处有压痛
小圆肌或冈下肌肌腱炎	肩部弥漫性疼痛,无颈部、上肢放射痛,上肢下垂时疼痛减轻。肩关节外旋抗阻力动作时疼痛,可向肱骨后方放射
肩胛下肌腱炎	肩部弥漫性疼痛,无颈部、上肢放射痛,上肢下垂时疼痛减轻。肩关节内旋抗阻力动作时疼痛
冻结肩	疼痛缓慢发生,可放射至颈部、上臂、肘部;肩关节和肩锁关节外展、旋转、前屈、伸直运动受限,固定时间长时疼痛加重。肩关节各个方向运动受限
获得性损伤综合征	肱二头肌肌腱和(或)冈上肌腱炎,缓慢发展为肩胛下囊炎和肩锁关节炎,伸肘、前屈肩关节时疼痛,多见于篮球、游泳和网球运动员
纤维组织炎综合征	冈上肌外缘、肱骨外上髁、冈上肌靠近肩胛骨内侧缘不自主疼痛,常伴有失眠、弥漫性肌肉骨骼疼痛和多处压痛,服用三环类抗抑郁药有效
颈椎体及脊髓病变	颈后部疼痛,放射至肩后部、上臂、前臂,神经支配区疼痛和感觉减退

表 10-12　肘部疼痛的原因与临床特点

原因	临床特点
网球肘	肱骨外上髁处疼痛,放射至前臂背部,肱骨内上髁炎时肘背部疼痛,内外上髁处有压痛,腕背伸、前臂旋后抗阻力动作时疼痛加重,常见于 40 岁以上的网球、高尔夫球运动员
鹰嘴滑囊炎	肘背部红肿热痛,滑囊处有压痛,常有发热
桡骨小头脱位	前臂旋前、伸直位突然被牵拉时出现肘部疼痛,可触及脱位的桡骨小头,多见于儿童

表 10-13　腕部和手疼痛的原因与临床特点

原因	临 床 特 点
De Quervain 病	即桡骨茎突狭窄性腱鞘炎,腱鞘炎累及拇长展肌和拇短伸肌所致。拇指根部疼痛,握拳无力,屈曲拇指时疼痛加重
指屈肌腱腱鞘炎	第 3、4 指指根部疼痛,与手指的屈曲位固定有关,掌腱膜或腱鞘无痛性增厚
胸廓出口综合征	过度外展患肢或觉醒状态下出现手部疼痛、肌肉萎缩、麻木感,上臂举过头部或上臂放置于颈后睡觉之后加重,桡动脉搏动减弱,多见于中年女性
腕管综合征	腕、手和前臂疼痛、麻木,夜间痛,大鱼际肌萎缩,Tinel 征和 Phalen 征阳性,成年女性多见
第一掌指骨关节炎	拇指根部和大鱼际肌处疼痛,提、抓物品,解扣子和扭转门把手时疼痛加重

二、下 肢 痛

下肢痛的原因很多,成人下肢痛最常见于肌肉或韧带损伤,儿童下肢痛的原因可能是关节或软组织病变,软组织病变最常见的原因是不规律的或过度劳累的活动与创伤。所以,为了准确诊断,必须明确疼痛的来源(关节的、非关节的),还要注意疼痛发生的时间与规律等。成人下肢痛的原因及临床特点见表 10-14,儿童下肢痛的原因及临床特点见表 10-15。

表 10-14　成人下肢痛的原因及临床特点

原因	临 床 特 点
肌肉、韧带损伤	突然发作的疼痛,关节肿胀,关节缝处压痛,麦氏征阳性(提示半月板撕裂),不经常锻炼者或过度劳累者突然运动或劳累时加重
关节退行性病变	缓慢起病,髋关节、膝关节疼痛,晨僵。常伴有其他关节疼痛和晨僵、跛行。站立位、负重和下楼梯时加重,适当活动后疼痛减轻。多见于 40 岁以上(外伤者除外)
腰椎间盘突出症	急性起病,臀部及大腿后外侧疼痛,有时呈撕裂样,既往无大的创伤史,常伴有感觉异常、感觉迟钝、肌无力等。举重、旋转、扭动后伸、咳嗽时加重,脊柱、下肢屈曲和卧床时减轻,直腿抬高试验阳性。多见于 40 岁以上
前筋膜室综合征	疼痛性跛行、紧缩感,有时肌肉萎缩,感觉异常,活动后疼痛加重,休息时疼痛减轻,胫骨内侧缘有压痛
静脉曲张	一侧或两侧小腿弥漫性疼痛,夜间重,常伴有水肿、淤血等,抬高下肢疼痛减轻,可有或无迂曲的静脉
血栓性静脉炎	单侧肢体发病,静息痛,伴有肿胀、压痛、皮温高,可触及条索状物,足着地时疼痛加重,既往有静脉炎史或口服避孕药
动脉供血不足	常单侧起病,行走时小腿疼痛。主-髂动脉病变时髋关节间歇性跛行,小腿、脚趾、脚跟静息时疼痛提示严重的动脉供血不足,行走时疼痛加重,休息或放低下肢时疼痛减轻。动脉搏动减弱,抬高下肢皮肤苍白,放低时皮肤紫红,皮温下降。多见于 50 岁以上,糖尿病患者发病年龄较小
椎管狭窄	行走或活动时小腿疼痛,伴有感觉异常、背部和臀部疼痛。足背动脉搏动良好,有短暂性神经缺失症状,多见于老年男性
痛风	急性起病,足部及膝关节剧烈疼痛(髋部很少发生),有创伤后疼痛加重,关节皮温高、肿胀,男性多见

表 10-15 儿童下肢痛的原因与临床特点

原因	临 床 特 点
髋关节骨骺炎	单侧髋部疼痛,常放射至膝内侧,伴有跛行。有防痛步态、特伦德伦堡步态(臀肌麻痹时的摇摆步态),多见于 4~7 岁儿童
膝关节骨骺炎	胫骨结节处疼痛、肿胀,股四头肌抵抗外力下收缩时疼痛加重,休息时疼痛减轻。多见10~15 岁儿童
髌骨软骨软化症	髌骨下极及相邻髌韧带疼痛,跑、跳、蹲时疼痛加重,安静的站立或行走时疼痛减轻。屈伸膝关节时有摩擦感,多见儿童和青少年
外伤	关节与软组织肿胀,局部有压痛,有防痛步态,休息 2~3 周好转,多有运动、外伤史
生长痛	非关节性、双侧、与活动无关的大腿、小腿、膝后部间歇性肌痛,主要发生在下午(也可发生于熟睡时),体格检查无异常

三、足 痛

足痛一般是由于穿不合适的鞋子、局部病变、畸形或牵涉痛等所造成的,也可由于创伤、不恰当的或过度劳累的体力活动和运动等引起的肌肉或韧带损伤所致,儿童足痛较少见。足痛的检查应该从脊柱开始,逐渐向远端检查。仔细检查局部颜色、皮温、毛发脱落、肿胀以及腰痛等,同时还要检查腰部和下肢。不同人群不同部位足部疼痛的原因见表 10-16,足痛的临床特点见表 10-17。

表 10-16 不同人群不同部位足部疼痛的原因

疼痛部位	儿童	青少年	成年人
脚跟痛	跟骨骨骺炎	跟骨外生骨疣,滑囊炎	跖腱膜炎
足背和足内侧痛	骨软骨炎	楔骨外生骨疣,腓侧扁平足	扁平足,骨关节炎,类风湿性关节炎
踇趾痛	鞋和长袜紧,踇趾甲内翻	踇趾僵硬早期,踇外翻,滑囊炎,趾甲疾病	踇外翻,踇囊炎,踇趾僵硬,痛风,趾甲疾病
前足痛	足疣	行军骨折,Freiberg 病,高弓足,足疣	跖骨前部疼痛症,跖间神经瘤,高弓足,类风湿性关节炎,痛风,足疣,跗管综合征

表 10-17 足痛的临床特点

病因	临 床 特 点
肌肉和韧带劳损	疼痛位于劳损部位,局部有压痛,多见于创伤、过度劳累的体力劳动,不经常运动者突然运动活跃
足劳损	足钝痛(特别是前足),前足在负重下变宽。多见于老年人、肥胖者。穿新鞋、高跟鞋,长时间站立可诱发
足疣和胼胝	跖骨表面痛,足底有胼胝,在负重下疼痛加重
慢跑者足	脚跟灼热痛,足弓痛,踇趾后方感觉迟钝,多见于慢跑者
跟骨刺和跖腱膜炎	离脚跟背部至少 2.25cm 的脚跟底部疼痛,在负重和背屈脚趾时加重
跟腱炎或跟腱断裂	跟腱表面疼痛,跟腱处触痛、肿胀,创伤、奔跑时加重

续表

病因	临床特点
根骨骨突炎	脚跟背部疼痛,跟腱止点处压痛,跑、跳时加重,多见青少年
动脉供血不足	脚跟或脚趾静息时疼痛,皮温低、脉搏减弱、脚跟皮肤角化多见老年人、糖尿病患者
痛风	急性剧烈的踇趾疼痛,跖趾关节疼痛,也可出现其他脚趾和关节疼痛,皮温高、皮肤紫罗兰色改变,触痛、关节肿胀。创伤可加重疼痛。多见于 40 岁以上男性,绝经后女性

(刘成玉)

本章小结

　　脊柱是人体支撑体重、维持躯干姿势的重要支柱,也是躯干活动的枢纽。本章主要介绍了脊柱与四肢检查的内容与方法等。通过对脊柱与四肢检查的学习,使同学们初步掌握脊柱与四肢的检查方法,对诊断和鉴别诊断脊柱、四肢疾病具有重要意义。

复习题

1. 如何进行脊柱的体表定位?
2. 简述脊柱活动受限的临床意义。
3. 对脊柱损伤或疑似损伤患者检查前应注意什么?
4. 简述直腿抬高试验的意义。
5. 简述常见的足部畸形及特点。

第十一章

神经系统检查

神经系统检查包括脑神经、运动神经、感觉神经、神经反射、自主神经功能的检查。神经系统检查比较复杂,要求准确性高,在获得患者充分配合下,必须耐心细致地检查,尽可能查出准确可靠的体征,避免误诊。

第一节　脑神经检查

脑神经(cranial nerves)共有 12 对,按其功能可分为三类:①特殊感觉神经:嗅神经、视神经、位听神经。②单纯运动神经:动眼神经、滑车神经、展神经、副神经、舌下神经。③混合神经(兼有运动和感觉功能):三叉神经、舌咽神经、面神经、迷走神经。检查脑神经应按先后顺序进行,并注意左右对比,以免重复或遗漏。脑神经的功能及损伤后的临床表现见表 11-1。

表 11-1　脑神经功能及损伤后的临床表现

脑神经	功　能	损伤后临床表现
Ⅰ:嗅神经	嗅觉	嗅觉丧失
Ⅱ:视神经	视觉	全盲
Ⅲ:动眼神经	眼球运动,晶状体调节,瞳孔收缩	复视,上睑下垂,瞳孔散大、调节反射消失
Ⅳ:滑车神经	眼球运动	复视
Ⅴ:三叉神经	面部、头皮、牙齿的感觉,咀嚼运动	面部麻木,咀嚼肌肌力减弱
Ⅵ:展神经	眼球运动	复视

续表

脑神经	功　　能	损伤后临床表现
VII:面神经	味觉,腭、外耳的感觉,泪腺、下颌下腺、舌下腺的分泌,面部表情	舌前 2/3 味觉丧失,口干,泪腺丧失分泌功能,面肌瘫痪
VIII:位听神经	听觉,平衡	耳聋,耳鸣,头晕,眼球震颤
IX:舌咽神经	味觉,咽、耳的感觉,上抬腭,腮腺的分泌	舌后 1/3 味觉丧失,咽麻痹,口部分发干
X:迷走神经	味觉,咽、喉、耳感觉,吞咽,发声,心脏、腹部、脏器的交感神经	吞咽困难,声音嘶哑,上腭麻痹
XI:副神经	发声,头、颈、肩的运动	声音嘶哑,头、颈、肩肌肉无力
XII:舌下神经	舌的运动	舌无力,萎缩

1. 嗅神经　检查前应先观察患者鼻腔是否通畅,以排除局部鼻黏膜病变。检查时请患者闭目,并用手指压住一侧鼻孔,将具有挥发性、但无刺激性气味的物品(如松节油、薄荷水、牙膏、香皂等)置于另一侧鼻孔下,嘱患者说出所嗅到的气味,采用相同方法检查对侧。如一侧不能区分测试物品气味,则为同侧嗅觉减退或丧失,嗅觉减退或丧失可分为单侧或双侧。

2. 视神经　视神经检查包括视力、视野和眼底检查。

3. 动眼、滑车、展神经　动眼神经、滑车神经和展神经因共同支配眼球运动,又合称眼球运动神经,可同时检查。

检查时,医生将示指置于患者眼前 30cm 处,并嘱患者在不转动头部的情况下,随着示指向左、右、上、下、右上、右下、左上、左下 8 个方向移动而转动眼球。如发现眼球运动向内、向上及向下活动受限,以及上睑下垂、调节反射消失,均提示有动眼神经麻痹。如眼球向下及向外运动减弱,则提示滑车神经有损伤。如眼球向外转动障碍则为展神经受损。

4. 三叉神经　三叉神经为混合性脑神经,感觉神经纤维分布在面部皮肤、眼、耳和口腔黏膜;运动神经支配咀嚼肌、颞肌和翼状内外肌。

(1) 面部感觉:可用针、棉签以及冷水和热水试管测试面部皮肤的痛觉、触觉和温度觉,并进行两侧及内外对比,观察患者的感觉反应,并确定感觉障碍区域。

(2) 角膜反射:嘱患者睁眼向一侧注视,以捻成细束的棉絮由侧方轻触其注视方向对侧的角膜,勿触及睫毛,正常反应为被刺激侧迅速闭眼和对侧也出现眼睑闭合反应,前者称为直接角膜反射,后者称为间接角膜反射。如直接反射消失,间接反射存在,提示患侧面神经瘫痪(传出障碍);如直接与间接角膜反射均消失,提示三叉神经病变(传入障碍)。

(3) 运动功能:首先观察患者的咬肌、颞肌有无萎缩,然后双手同时触摸两侧咬肌或颞肌,嘱患者作咬牙及咀嚼动作,注意两侧收缩力是否相等。再嘱患者张口,以上下门齿缝为标准,观察张口时下颌有无偏斜。如一侧三叉神经运动支病变时,该侧翼状肌肌力减弱,张口时下颌偏向患侧。

5. 面神经　面神经为混合性脑神经,支配面部表情肌,司舌前 2/3 味觉以及泪腺、唾液腺的分泌。

(1) 运动功能:首先观察患者两侧额纹、眼裂、鼻唇沟和口角是否对称。嘱患者做睁眼、闭眼、皱眉、示齿、鼓腮、吹哨动作,观察动作是否正常完成,比较两侧面肌收缩是否对称。如一侧面神经周围性(核性或核下性)损伤时,表现为患侧额纹减少、皱眉不能、眼裂闭合不全、鼻唇沟变浅,露齿时口角歪向健侧,鼓腮及吹哨时病变侧漏气。如中枢性(皮质脑干束)损伤时,表现为病灶对侧面部下半部(眼裂以下)表情肌瘫痪。

(2) 味觉:嘱患者伸舌,用棉签分别蘸取糖、盐、奎宁、乙酸溶液涂于舌前部的一侧,不能讲话或缩舌,令其指出事先在纸上写好的"甜、咸、苦、酸"四字之一。每种溶液测试完毕,用温水漱口。采用相同的方法检查对侧并比较。如面神经损伤时舌前 2/3 味觉丧失。

6. 位听神经　位听神经又称前庭蜗神经,是特殊感觉性脑神经,由蜗神经和前庭神经组成。

(1) 听力:测定耳蜗神经的功能。

(2) 前庭功能:可通过旋转试验、外耳道灌注冷水、热水试验,观察有无前庭功能障碍所致的眼球震颤反应减弱或消失。如前庭神经损伤时有眩晕、呕吐、平衡障碍、眼球震颤等症状。

7. 舌咽神经和迷走神经　舌咽神经、迷走神经均为混合性脑神经,与运动神经共同支配软腭、咽、喉、食管上部的横纹肌;感觉神经分布于咽喉部司舌后 1/3 味觉。

(1) 运动功能:询问有无吞咽困难和饮水呛咳等,嘱患者张口,仔细观察其软腭及悬雍垂位置,让患者发"啊"音,检查两侧软腭上抬是否有力,悬雍垂有无偏斜。如一侧软腭上抬减弱,悬雍垂偏向对侧,提示该侧神经受损;如悬雍垂虽居中,但双侧软腭上抬受限,甚至完全不能上抬,提示双侧神经麻痹。

(2) 咽反射:用棉签或压舌板轻触左、右咽后壁黏膜,正常有恶心反应,如有神经损伤者则患侧反射迟钝或消失。

(3) 感觉功能:用棉签轻触两侧软腭和咽后壁黏膜,观察一般感觉。舌后 1/3 味觉检查方法与检查面神经相同。

8. 副神经　副神经为躯体运动性脑神经,支配胸锁乳突肌、斜方肌的随意运动。观察患者有无斜颈或塌肩,嘱患者作耸肩及转头动作时,医生给予一定的阻力,比较两侧肌力的强弱。如副神经受损,同侧胸锁乳突肌及斜方肌萎缩,向对侧转头及同侧耸肩无力。

9. 舌下神经　舌下神经为躯体运动性脑神经,支配舌外和舌内肌群的随意运动。嘱患者伸舌,观察有无伸舌偏斜、舌肌萎缩及肌束颤动。如一侧舌下神经周围性病变,则伸舌偏向患侧伴舌肌萎缩及肌束颤动;如一侧舌下神经核上性病变,则伸舌偏向健侧;如双侧舌下神经麻痹者则不能伸舌。

第二节　运动功能检查

运动功能分为随意运动和不随意运动两种。随意运动是受意识支配的运动,由锥体束调节;不随意运动(不自主运动)是随意肌不自主收缩的运动,由锥体外系和小脑调节。

1. 肌力　肌力(muscle strength)是主动运动时肌肉产生的收缩力,肌力的记录方法常采用0~V级的六级分级法(表 11-2)。嘱患者作肢体关节的伸屈动作,并以阻力抵抗,判断其对阻力的克服力量,注意两侧的对比。

根据不同程度的肌力减退,瘫痪可分为完全性瘫痪(肌力为 0 级)和不完全性瘫痪或轻瘫(肌力 I~IV级)。采用一般检查方法不能确定轻瘫时,可嘱患者将双上肢或双下肢平伸或抬高,持续数十秒钟后,轻瘫侧肢体则逐渐下垂。瘫痪的分类与特点见表 11-3。

表 11-2 肌力的分级

分级	评　价	分级	评　价
0级	完全瘫痪	Ⅲ级	肢体可抬离床面,但不能抵抗阻力
Ⅰ级	可见肌肉轻微收缩,但无肢体运动	Ⅳ级	能抵抗部分阻力
Ⅱ级	肢体能在床上水平运动,但不能抬离床面	Ⅴ级	正常肌力

表 11-3 瘫痪的分类与特点

分类	特　点
不同部位或不同组合	① 单瘫:单一肢体瘫痪,多见于脊髓灰质炎 ② 偏瘫:为一侧肢体(上、下肢)瘫痪,常伴有同侧脑神经损伤,多见于颅内病变或脑卒中 ③ 交叉性偏瘫:为一侧肢体瘫痪及对侧脑神经损伤,多见于脑干病变 ④ 截瘫:为双侧下肢瘫痪,是脊髓横贯性损伤的结果,见于脊髓外伤、炎症等
病变部位不同	① 中枢性瘫(上运动神经元性瘫):一个以上肢体瘫痪,表现为肌张力增高,腱反射亢进,病理反射阳性,无肌萎缩 ② 周围性瘫(下运动神经元性瘫):个别或几个肌群受累,表现为肌张力降低,腱反射减弱,病理反射阴性,明显肌萎缩

2. 肌张力　肌张力(muscle tone)是指肌肉在静止松弛状态下的紧张度。检查时嘱患者肌肉放松,医生根据触摸肌肉的硬度和被动活动的阻力进行判断。

(1) 肌张力增高:肌肉较硬,被动活动时阻力较大。可表现为:①痉挛状态:在被动运动开始时阻力较大,终末时突感阻力减弱,也称为折刀样肌张力增高,见于锥体束损伤。②铅管样强直:在被动运动时,伸、屈肌的阻力同等增加,如同弯曲铅管,见于锥体外系损伤。如在此基础上又伴有震颤,被动伸屈肢体时会有齿轮顿挫样感觉,称齿轮样强直。

(2) 肌张力减弱:肌肉松弛,被动活动时阻力减小,关节活动范围增大。见于下运动神经元病变(如周围神经炎、脊髓前角灰质炎等)、小脑病变和肌源性病变等。

3. 不自主运动　不自主运动(involuntary movement)是指在患者意识清楚的情况下,随意肌不自主收缩所产生的一些无目的的异常动作,多为锥体外系损伤的表现。常见的不自主运动的类型及特点见表 11-4。

表 11-4 常见的不自主运动的类型及特点

类型	特　点
震颤	① 静止性震颤:在静止时明显,有时表现为"搓丸"样,在运动时震颤减轻或消失,伴有肌张力增高,见于帕金森病 ② 动作(意向)性震颤:在静止时消失,运动时明显,愈近目标物愈明显,见于小脑病变等。手指的细小震颤常见于甲亢患者
舞蹈样运动	① 为面部及肢体的一种不规则、无目的、不对称、快速的不自主运动 ② 表现为做鬼脸、转颈、耸肩、手指间断性伸曲、摆手和伸臂等类似舞蹈动作,安静时减轻,睡眠时消失。多见于儿童期脑风湿性病变
手足徐动	为手指或脚趾的一种伸展扭曲动作,表现为重复有规律运动。见于脑性瘫痪、肝豆状核变性等
偏侧投掷运动	为一侧肢体猛烈的投掷样不自主运动,肢体近端明显,故运动幅度大,力量强。见于对侧丘脑底核损伤

4. 共济运动　机体任一动作的完成均依赖于某组肌群协调一致的运动,称为共济运动 (coordination)。小脑、前庭系统、深感觉以及锥体外系共同调节运动的协调与平衡,这些部位的任何病变,尤其是小脑的病变,均可使运动缺乏准确性,称为共济失调(ataxia)。常用的检查试验及临床意义见表 11-5。

表 11-5　共济失调常用的检查试验及临床意义

试验	检查方法	临床意义
指鼻试验	让患者手臂外展伸直,再以示指触摸自己的鼻尖,由慢到快、先睁眼后闭眼重复进行	①小脑病变:同侧指鼻不准。②感觉性共济失调:睁眼指鼻准确,闭眼时出现障碍
跟-膝-胫试验	患者取仰卧位,上抬一侧下肢,将脚跟置于另一下肢膝盖上,再沿胫骨前缘向下移动,先睁眼后闭眼重复进行	①小脑病变:动作不稳定。②感觉性共济失调:闭眼时动作障碍
轮替试验	让患者伸直手掌,并以前臂做快速旋前、旋后动作	共济失调者动作缓慢、不协调
闭目难立征	让患者脚跟并拢站立,闭目,双手向前平伸	①小脑病变:身体摇晃或倾斜。②感觉性共济失调:睁眼能站稳,闭目时站立不稳

第三节　感觉功能检查

检查感觉功能时,患者必须意识清醒,医生应耐心向患者解释检查的目的与方法,以取得主动配合。检查应在安静环境中进行,使患者能认真体验和回答各种刺激的真实感受。嘱患者闭目,以避免主观或暗示作用。检查过程要注意两侧、上下、远近部位的对比,以及不同神经支配区的对比。一般检查顺序是先感觉缺失部位后正常部位。

1. 浅感觉与深感觉　浅感觉与深感觉的检查方法与临床意义见表 11-6。

表 11-6　浅感觉与深感觉的检查方法与临床意义

分类	感觉	检查方法	临床意义
浅感觉	痛觉	用大头针轻刺皮肤,询问患者是否疼痛及疼痛程度,注意两侧对比	痛觉障碍见于脊髓丘脑侧束损伤
	温度觉	用分别盛有热水(40~50℃)或冷水(5~10℃)的玻璃试管接触患者皮肤,嘱其辨别冷、热感	温度觉障碍见于脊髓丘脑侧束损伤
	触觉	用棉签轻触患者的皮肤或黏膜,询问有无感觉	触觉障碍见于脊髓丘脑前束和后索损伤
深感觉	运动觉	嘱患者闭目轻轻夹住患者的手指和脚趾两侧,向上或向下移动,嘱其说出移动的方向	运动觉障碍见于后索损伤
	震动觉	用震动着的音叉(128Hz)柄置于骨突起处,如手指、脚趾、内外踝、膝盖、髂棘、胸骨、桡尺茎突、鹰嘴等处,询问患者有无震动感觉,判断两侧有无差别	震动觉障碍见于后索损伤
	位置觉	嘱患者闭目,移动患者肢体至某一姿势,让其描述该姿势或用对侧肢体模仿	位置觉障碍见于后索损伤

2. 复合感觉 复合感觉是大脑综合分析的结果,也称皮质感觉。

(1) 实体觉:嘱患者闭目,将日常熟悉的物件,如钥匙、硬币、手表等,让患者触摸并说出物体的大小、名称和形状。实体觉功能障碍见于皮质病变。

(2) 定位觉:嘱患者闭目,用棉签轻触皮肤后,让其指出被触部位。定位觉功能障碍见于皮质病变。

(3) 两点辨别觉:嘱患者闭目,用钝脚分规的两脚同时接触皮肤,逐渐缩小两脚间距,直到患者感觉为一点时,测其两脚间距,两侧比较。正常人手指的辨别间距是 2~4mm,手掌 8~12mm,手背 2~3cm,前臂 4cm,前胸 4cm,背部 4~7cm。

第四节 神经反射检查

神经反射是神经活动的基础,是通过完整的反射弧完成的,包括感受器、传入神经元、反射中枢、传出神经元和效应器 5 部分。神经反射检查的结果比较客观,较少受患者意识的影响,但检查时必须要求患者充分合作,避免紧张,体位保持对称、放松,以利反射的引出。同时,检查时操作的部位和力度要一致,并两侧对比,如两侧不对称或两侧明显改变时意义较大。反射改变表现为亢进、增强、正常、减弱、消失和异常反射等。

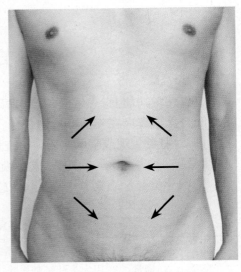

图 11-1 腹壁反射检查方法

一、浅 反 射

浅反射是指刺激皮肤、黏膜或角膜引起的反射。

1. 角膜反射 见本章第一节。

2. 腹壁反射 患者取仰卧,双膝半屈,腹壁放松,医生用钝头竹签沿肋缘、平脐、腹股沟上,由外向内轻划腹壁皮肤(图 11-1)。反射活动表现为腹壁肌肉的收缩。腹壁反射检查结果及临床意义见表 11-7。

表 11-7 腹壁反射检查结果及临床意义

结　　果	临　床　意　义
上腹壁反射消失	胸髓 7~8 节段损伤
中腹壁反射消失	胸髓 9~10 节段损伤
下腹壁反射消失	胸髓 11~12 节段损伤
双侧上、中、下部反射均消失	昏迷和急性腹膜炎患者
一侧上、中、下部腹壁反射均消失	同侧锥体束损伤,肥胖、老年及经产妇由于腹壁过于松弛也会出现腹壁反射减弱或消失

3. 提睾反射 用钝头竹签由上而下轻划股内侧上部皮肤,可引起同侧提睾肌收缩,睾丸

上提（图 11-2）。如一侧反射减弱或消失见于锥体束损伤；如双侧反射消失为腰髓 1~2 节损伤。另外，腹股沟疝、阴囊水肿等局部病变也可影响提睾反射。

4. 跖反射　用钝头竹签由后向前轻划脚底外侧至小趾跟部再转向踇趾根部。正常反应为脚趾跖屈。如反射消失为骶髓 1~2 节损伤。

5. 肛门反射　用钝头竹签轻划肛门周围皮肤，可引起肛门外括约肌收缩。反射消失为骶髓 4~5 节或肛尾神经损伤。

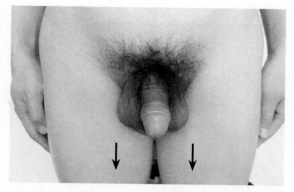

图 11-2　提睾反射检查方法

二、深　反　射

深反射是指刺激肌腱、骨膜等深部感受器完成的反射，又称腱反射。检查时嘱患者合作，肢体肌肉放松。医生采用均等的叩击力量进行检查，并注意两侧对比。

1. 肱二头肌腱反射　患者取坐位或卧位，肘关节自然放松呈屈曲状，医生将左手拇指或中指置于患者肱二头肌腱上，以叩诊锤叩击医生的左拇指或中指（图 11-3）。反射活动表现为肱二头肌收缩，前臂快速屈曲。反射中枢为颈髓 5~6 节段，肌皮神经支配。

2. 肱三头肌腱反射　患者取坐位或卧位，肘关节自然放松呈屈曲状，医生左手轻托其肘部，以叩诊锤叩击鹰嘴上方的肱三头肌肌腱（图 11-4）。反射活动表现为肱三头肌收缩，前臂伸展。反射中枢为颈髓 6~7 节段，桡神经支配。

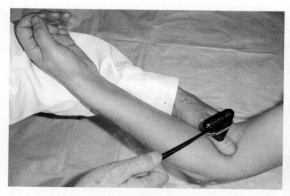

图 11-3　肱二头肌腱反射检查方法（坐位）

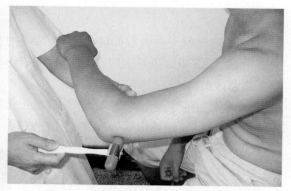

图 11-4　肱三头肌腱反射检查方法（坐位）

3. 桡骨膜反射　患者取坐位或卧位，腕关节自然放松，肘部半屈半旋前位，医生以叩诊锤轻叩桡侧茎突（图 11-5）。反射活动表现为肱桡肌收缩，肘关节屈曲，前臂旋前和手指屈曲。反射中枢为颈髓 5~8 节段，桡神经支配。

4. 膝反射　患者取坐位时，膝关节屈曲 90°，小腿下垂；患者取卧位时，医生用左手托其双侧腘窝处，使膝关节呈 120° 屈曲，以叩诊锤叩击髌骨下方的股四头肌腱（图 11-6，图 11-7）。反射活动表现为股四头肌收缩，小腿伸展。反射中枢为腰髓 2~4 节段，股神经支配。

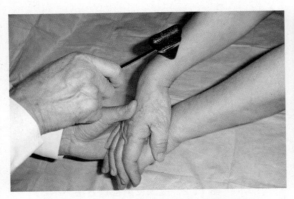

图 11-5　桡骨膜反射检查方法(坐位)

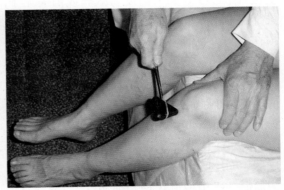

图 11-6　膝反射检查方法(坐位)

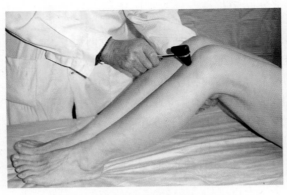

图 11-7　膝反射检查方法(卧位)

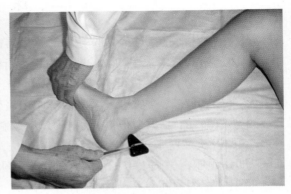

图 11-8　跟腱反射检查方法(仰卧位)

5. 跟腱反射　患者取仰卧位,髋及膝关节稍屈曲,下肢呈外旋,医生用左手将患者足背屈成直角,然后以叩诊锤叩击跟腱(图 11-8)。反应为腓肠肌收缩,足向跖面屈曲。反射中枢为骶髓 1~2 节段。

6. 阵挛　阵挛是腱反射亢进的表现,正常时不出现,当锥体束病变时,突然用力使相关肌肉处于紧张状态时,该组肌肉发生节律性收缩。

(1)髌阵挛:患者取仰卧位,下肢伸直,医生用拇指和示指按住其髌骨上缘,突然快速将髌骨向下推移,保持一定推力(图 11-9)。阳性反应为股四头肌有节律的收缩,使髌骨快速上下移动。

(2)踝阵挛:患者取仰卧位,医生用左手托患者小腿后使膝部呈半屈曲,右手握其脚底快速向上用力使足背屈,保持一定推力(图 11-10)。阳性反应为踝关节节律性地往复伸屈动作。

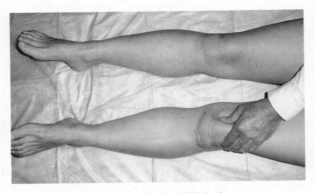

图 11-9　髌阵挛检查方法

三、病 理 反 射

病理反射是指锥体束损伤时,大脑失去了对脑干和脊髓的抑制作用而出现的异常反射。1岁半以内的婴幼儿由于神经系统发育未完善,也可出现这种反射,但不属于病理性变化。常用的病理反射的检查方法与反应见表11-8和图11-11、图11-12、图11-13、图11-14,图11-15。

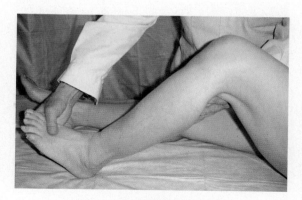

图 11-10 踝阵挛检查方法

表 11-8 常用的病理反射的检查方法与反应

反射	检查方法	反应
Babinski 征	患者取仰卧位,下肢伸直,用钝头竹签沿患者脚底外侧缘,由后向前划至小趾根部,并转向内侧	踇趾背伸、其余四趾扇面展开
Oppenheim 征	患者取仰卧位,医生用拇指和示指沿患者胫骨前缘用力由上向下滑压	踇趾背伸、其余四趾扇面展开
Gordon 征	用手以一定力量捏挤患者的腓肠肌	踇趾背伸、其余四趾扇面展开
Chaddock 征	用钝头竹签在患者外踝下方由后向前轻划至趾跖关节处	踇趾背伸、其余四趾扇面展开
Hoffmann 征	医生左手握住患者腕部,使腕略背屈,以右手示指、中指夹住患者中指节,以拇指迅速弹刮患者的该指指甲	反射中枢为颈髓7~胸髓1节段,正中神经支配。阳性反应为其余四指掌屈动作

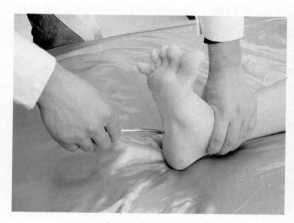

图 11-11 Babinski 征检查方法

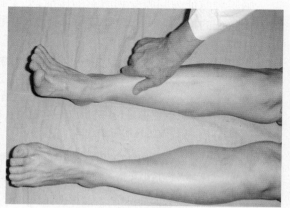

图 11-12 Oppenheim 征检查方法

229

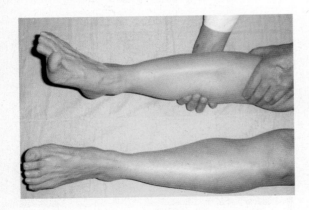

图 11-13　Gordon 征检查方法

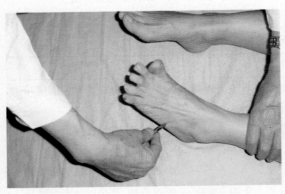

图 11-14　Chaddock 征检查方法

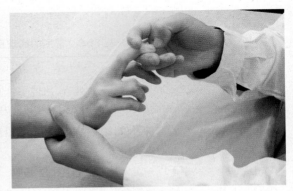

图 11-15　Hoffmann 征检查方法

四、脑膜刺激征

脑膜刺激征为脑膜受到激惹的体征,见于脑膜炎、蛛网膜下腔出血和颅压增高等。常见的脑膜刺激征的检查方法与阳性反应见表 11-9 和图 11-16、图 11-17。

表 11-9　常见的脑膜刺激征的检查方法与阳性反应

脑膜刺激征	检查方法	阳性反应
颈项强直	患者取仰卧位,医生以一手托住其枕部,另一手置于其胸前,做屈颈动作	颈部阻力增加或颈强直
Kernig 征	患者取仰卧位,医生将其一侧下肢髋、膝关节屈曲成直角,再将其小腿抬高伸膝(正常人可达 135°以上)	伸膝受阻并伴有疼痛和屈肌痉挛
Brudzinski 征	患者取仰卧位,下肢伸直,医生一手托起其枕部,另一手按于其胸前	头部屈曲时,双髋与膝关节同时屈曲

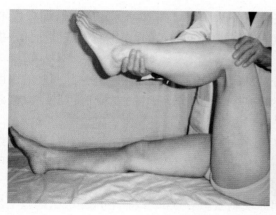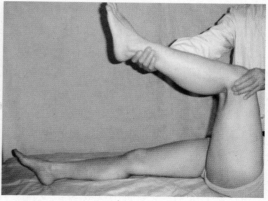

图 11-16　Kernig 征检查方法

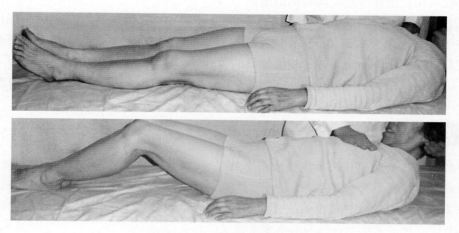

图 11-17　Brudzinski 征检查方法

第五节　自主神经功能检查

自主神经分交感与副交感神经两种,在大脑皮质和下丘脑的调节下,协调整个机体内、外环境的平衡。主要功能是调节内脏、血管与腺体等活动。

1. 一般检查

(1) 皮肤黏膜:观察其色泽、温度、营养和汗液分泌等。有无苍白或发绀、色素沉着、溃疡;有无局部温度升高或降低;有无局部水肿、变硬、粗糙;有无潮湿或干燥。

(2) 毛发、指甲:观察有无毛发增生或脱失;有无指甲变形、变脆或失去光泽等。

(3) 排汗与腺体:观察有无局限性多汗、少汗、无汗;唾液腺、泪腺的分泌情况。

(4) 括约肌功能:观察有无尿潴留、尿失禁;有无便秘、大便失禁等。

2. 自主神经反射

(1) 眼心反射:通过压迫眼球引起脉率轻度减慢的变化过程。嘱患者安静卧床,双眼自然闭合,计数 1 分钟脉率,再嘱患者闭眼后双眼球下移,医生用手指压迫患者双侧眼球(压力不能使患者感到疼痛为限),再计数1分钟脉率。正常情况脉率可减慢10~12次/分钟,如减慢12次以上提示迷走神经功能亢进;如脉率无改变提示迷走神经麻痹;如脉率不减慢或反而加快提示交感神经功能亢进。

(2)卧立位试验:患者在平卧位时计数1分钟脉率,迅速起立再计数1分钟脉率。如由卧位到立位脉率增加超过10~12次/分钟提示交感神经兴奋性增高;由立位到卧位脉率减慢超过10~12次/分钟提示迷走神经兴奋性增高。

(3)皮肤划痕试验:用竹签在皮肤上适度加压划一直线,数秒钟后呈白线条,而后变为红线条,为正常反应。如白线条持续超过5分钟提示交感神经性兴奋增高;如红线条迅速出现并明显增宽隆起提示副交感兴奋性增高或交感神经麻痹。

(4)竖毛反射:竖毛肌由交感神经支配。用冰块刺激患者颈部(或腋下)皮肤,引起竖毛反应,7~10秒时最明显,以后逐渐消失。此反射扩展至脊髓横贯性损伤的平面即停止,根据反射障碍的部位判断交感神经功能障碍的范围。

(5)发汗试验:用碘1.5g、蓖麻油10ml与95%乙醇100ml混匀,涂于皮肤,干燥后再敷以淀粉。皮下注射毛果芸香碱10mg,作用于交感神经节后纤维而引起出汗,导致出汗处皮肤变蓝色。发汗试验用于判断交感神经功能障碍的范围。

(尉杰忠)

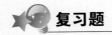 **本章小结**

　　神经系统检查除了传统的体格检查中的视诊、叩诊和触诊之外,还要检查神经系统的特定功能。本章主要介绍了脑神经、运动神经、感觉神经、神经反射、自主神经功能检查的内容与方法等。通过对神经系统检查的学习,使同学们初步掌握神经系统检查方法,对诊断和鉴别诊断神经系统功能障碍具有重要意义。

复习题

1. 简述角膜反射异常的临床意义。
2. 简述肌力的分级。
3. 简述瘫痪的形式与特点。
4. 简述共济失调常用的检查试验及临床意义。
5. 简述腹壁反射检查结果及临床意义。
6. 简述常用的病理反射检查方法及阳性反应。

第十二章

全身体格检查

学习目标 ▶▶▶

1. 知识与技能
(1) 掌握全身体格检查的原则；
(2) 掌握全身体格检查的基本项目；
(3) 掌握全身体格检查中常见的问题。
2. 过程与方法 通过实验室练习、临床见习，提高对全身体格检查的认识，及其在诊断疾病中的作用。
3. 职业价值、态度、行为和伦理 敬业精神和伦理道德行为是医疗实践的核心。通过学习全身体格检查，医学生应充分认识学习医学职业基本要素的重要性，并树立正确的职业价值观。

第一节 全身体格检查的原则

体格检查是一种采用多种检查方法获得患者医学信息的方法，由于操作的局限性，尚无一个例行的检查程序。不同的医生可能倾向于选择一种检查顺序。一般情况下，医生对大多数患者都能进行常规检查或基本检查，且对相同年龄或性别的患者采取的检查方法与顺序大致相同。但是，医生必须掌握有效的、系统的检查，以获得更有效的资料，因此，体格检查必须遵循一些原则。

1. 按部位检查、按系统思考 为了检查方便，减轻患者的痛苦和增加患者的舒适度，医生可按照部位进行体格检查，但必须按照系统进行思考，这对确立准确的诊断十分重要。

2. 检查顺序合理有效 对所有患者都应采取从头到脚的检查顺序(图 12-1 和图 12-2)，以免遗漏检查部位或体征，同时，还能掌握正常变异。科学合理、规范有序的体格检查，既可以最大限度地保证体格检查的效率，又可以减少患者的不适，同时也方便医生的操作。

3. 尽量减少患者体位的变动 过多的、不恰当的体位变动都会增加患者和医生的不适感，且浪费时间。因此，全身体格检查时患者最好只变动 1~2 次体位，且一般应在 30~40 分钟(最好 15 分钟)内完成整个体格检查。

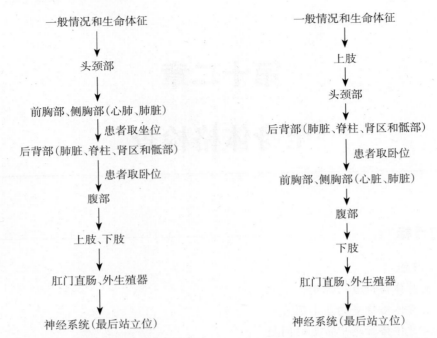

图 12-1　全身体格检查顺序（患者取卧位）　　图 12-2　全身体格检查顺序（患者取坐位）

4. 尊重和保护患者的隐私　在体格检查时，医生要尊重患者的羞怯心理，注意保护患者的隐私。采用专业的、娴熟的检查方法可以得到患者的有效配合与支持，并且可以极大地减少检查较敏感部位（如乳房、生殖器和肛门等）所产生的误会。

5. 局部检查与全身检查相结合　在临床实际工作中，有些患者不需要进行全身体格检查，尤其是对就诊间隔时间较短的复诊患者，或仅有局部病变的患者，只对局部或重点部位进行检查即可达到目的。但是，具体要进行局部体格检查、重点检查，还是进行全身体格检查，一定要结合患者的实际情况，具体问题要具体分析。

6. 保证患者的知情权　在进行体格检查时，要让患者了解体格检查的计划、内容和顺序，及时预见医生的操作，以便有效地配合医生的检查。

7. 与患者有效的沟通与交流　在体格检查时，医生要集中精力观察患者，同时患者也在注意医生的言行。所以，医生要建立与患者的有效沟通和交流，特别注意面部表情与体态语，不要随意发表评论，确保语言交流与非语言交流都能传递有效的医学信息与医学精神，以取得患者的最大信任和配合。

8. 坚持原则但又有灵活性　全身体格检查必须坚持系统全面、合理有序，但还要注意具体操作的灵活性。面对急诊患者、重症患者，在重点检查后，立即着手抢救或治疗，待患者的病情稳定后再补充遗留的内容。对不能坐起患者的背部检查，只能在侧卧状态下进行。肛门直肠、外生殖器的检查应根据病情需要，确定是否检查，如确需检查应注意保护患者的隐私。

9. 检查方法既娴熟又规范　体格检查方法具有很强的技艺性，务求规范合理、娴熟，并应用得当。

10. 手脑并用且用心思考　全身体格检查强调边检查边思考，正确评价检查结果；边检查边沟通交流，以便进一步核实补充检查内容。

第二节 全身体格检查的基本项目

全身体格检查的基本项目是根据全身体格检查的原则而拟定的,按照基本项目进行体格检查,有利于医生养成良好的职业习惯和行为规范,也有利于完成住院病历要求。按照基本项目,反复实践,可以熟能生巧,面对具体情况也能合理取舍,应用自如。

1. 查体准备
(1) 准备和清点检查器械;
(2) 自我介绍(姓名、职称,并进行简短交谈以融洽医患关系);
(3) 医生洗手(最好患者在场)。
2. 一般检查/生命体征 请患者取仰卧位。
(1) 观察发育、营养、面容、表情和意识等一般状态;
(2) 测量体温(腋测法,10分钟);
(3) 触诊桡动脉,至少30秒;
(4) 用双手同时触诊双侧桡动脉,检查其对称性;
(5) 计数呼吸频率,至少30秒;
(6) 测量右上肢血压。
3. 头颈部
(1) 观察头部外形、毛发分布、异常运动等;
(2) 触诊头颅;
(3) 视诊双眼及眉毛;
(4) 分别检查左右眼的近视力(用近视力表);
(5) 检查下睑结膜、球结膜和巩膜;
(6) 检查泪囊;
(7) 翻转上睑、检查上睑、球结膜和巩膜;
(8) 检查面神经运动功能(皱额、闭目);
(9) 检查眼球运动(检查6个方位);
(10) 检查瞳孔直接对光反射;
(11) 检查瞳孔间接对光反射;
(12) 检查集合反射;
(13) 观察双侧外耳及耳后区;
(14) 触诊双侧外耳及耳后区;
(15) 触诊颞颌关节及其运动;
(16) 分别检查双耳听力(采用摩擦手指法);
(17) 观察外鼻;
(18) 触诊外鼻;
(19) 观察鼻前庭、鼻中隔;
(20) 分别检查左右鼻道通气状态;

(21) 检查上颌窦，有无肿胀、压痛、叩痛等；

(22) 检查额窦，有无肿胀，压痛、叩痛等；

(23) 检查筛窦，有无压痛；

(24) 观察口唇、牙、上腭、舌质和舌苔；

(25) 检查颊黏膜、牙、牙龈、口底(借助压舌板)；

(26) 检查口咽部及扁桃体(借助压舌板)；

(27) 检查舌下神经(伸舌)；

(28) 检查面神经运动功能(露齿、鼓腮或吹口哨)；

(29) 检查三叉神经运动支(触双侧嚼肌，或以手对抗张口动作)；

(30) 检查三叉神经感觉支(上、中、下三支)；

(31) 暴露颈部；

(32) 观察颈部外形和皮肤、颈静脉充盈和颈动脉搏动情况；

(33) 检查颈椎屈曲及左右活动情况；

(34) 检查副神经(耸肩及对抗头部旋转)；

(35) 触诊耳前淋巴结；

(36) 触诊耳后淋巴结；

(37) 触诊枕后淋巴结；

(38) 触诊颌下淋巴结；

(39) 触诊颏下淋巴结；

(40) 触诊颈前淋巴结浅组；

(41) 触诊颈后淋巴结；

(42) 触诊锁骨上淋巴结；

(43) 触诊甲状软骨；

(44) 触诊甲状腺峡部(配合吞咽动作)；

(45) 触诊甲状腺侧叶(配合吞咽动作)；

(46) 分别触诊左右颈动脉；

(47) 触诊气管的位置；

(48) 听诊颈部(甲状腺、血管)杂音。

4. 前胸和侧胸部

(1) 暴露胸部；

(2) 观察胸部外形、对称性、皮肤和呼吸运动等；

(3) 触诊左侧乳房(四个象限及乳头)；

(4) 触诊右侧乳房(四个象限及乳头)；

(5) 用右手触诊左侧腋窝淋巴结；

(6) 用左手触诊右侧腋窝淋巴结；

(7) 触诊胸壁弹性、有无压痛；

(8) 检查双侧呼吸动度；

(9) 检查双侧语音震颤；

(10) 检查有无胸膜摩擦感；

(11) 叩诊双侧肺尖;

(12) 叩诊双侧前胸和侧胸;

(13) 听诊双侧肺尖;

(14) 听诊双侧前胸和侧胸;

(15) 检查双侧语音共振;

(16) 观察心尖、心前区搏动(从切线方向观察);

(17) 触诊心尖冲动(两步法);

(18) 触诊心前区;

(19) 叩诊左侧心脏相对浊音界;

(20) 叩诊右侧心脏相对浊音界;

(21) 听诊二尖瓣区(频率、节律、心音、杂音、摩擦音);

(22) 听诊肺动脉瓣区(心音、杂音、摩擦音);

(23) 听诊主动脉瓣区(心音、杂音、摩擦音);

(24) 听诊主动脉瓣第二听诊区(心音、杂音、摩擦音);

(25) 听诊三尖瓣区(心音、杂音、摩擦音)。

上述心脏听诊,先用膜型胸件,再酌情用钟型胸件补充。

5. 背部 请患者取坐位。

(1) 充分暴露背部;

(2) 观察脊柱、胸廓外形及呼吸运动;

(3) 检查胸廓活动度及其对称性;

(4) 检查双侧语音震颤;

(5) 检查有无胸膜摩擦感;

(6) 请患者双上肢交叉;

(7) 叩诊双侧后胸部;

(8) 叩诊双侧肺下界;

(9) 叩诊双侧肺下界移动度(肩胛线);

(10) 听诊双侧后胸部;

(11) 听诊有无胸膜摩擦音;

(12) 检查双侧语音共振;

(13) 触诊脊柱有无畸形、压痛;

(14) 直接叩诊法检查脊柱有无叩击痛;

(15) 检查双侧肋脊点和肋腰点有无压痛;

(16) 检查双侧肋脊角有无叩击痛。

6. 腹部 请患者取仰卧位。

(1) 正确暴露腹部;

(2) 请患者屈膝、放松腹肌,双上肢置于躯干两侧;

(3) 观察腹部外形、对称性、皮肤、脐及腹式呼吸等;

(4) 听诊肠鸣;

(5) 听诊腹部有无血管杂音;

(6) 叩诊全腹；

(7) 叩诊肝上界；

(8) 叩诊肝下界；

(9) 检查肝脏有无叩击痛；

(10) 检查移动性浊音（经脐平面先左后右）；

(11) 浅触诊全腹部（自左下腹开始、逆时针）；

(12) 深触诊全腹部（自左下腹开始、逆时针）；

(13) 训练患者作加深的腹式呼吸 2~3 次；

(14) 在右锁骨中线上单手法触诊肝脏；

(15) 在右锁骨中线上双手法触诊肝脏；

(16) 在前正中线上双手法触诊肝脏；

(17) 检查肝颈静脉回流征；

(18) 检查胆囊点有无压痛；

(19) 双手法触诊脾脏；

(20) 如未能触及脾脏，嘱患者右侧卧位，再触诊脾脏；

(21) 双手法触诊双侧肾脏；

(22) 检查腹部触觉（或痛觉）；

(23) 检查腹壁反射。

7. 上肢

(1) 正确暴露上肢；

(2) 观察上肢皮肤、关节等；

(3) 观察双手及指甲；

(4) 触诊指间关节和掌指关节；

(5) 检查指关节运动；

(6) 检查上肢远端肌力；

(7) 触诊腕关节；

(8) 检查腕关节运动；

(9) 触诊双肘鹰嘴和肱骨髁状突；

(10) 触诊滑车上淋巴结；

(11) 检查肘关节运动；

(12) 检查屈肘、伸肘的肌力；

(13) 暴露肩部；

(14) 视诊肩部外形；

(15) 触诊肩关节及其周围；

(16) 检查肩关节运动；

(17) 检查上肢触觉（或痛觉）；

(18) 检查肱二头肌反射；

(19) 检查肱三头肌反射；

(20) 检查桡骨膜反射；

（21）检查 Hoffmann 征。

8. 下肢

（1）正确暴露下肢；

（2）观察双下肢外形、皮肤、趾甲等；

（3）触诊腹股沟区有无肿块、疝等；

（4）触诊腹股沟淋巴结上群；

（5）触诊腹股沟淋巴结下群；

（6）触诊股动脉搏动（必要时进行听诊检查）；

（7）检查髋关节屈曲、内旋、外旋运动；

（8）检查双下肢近端肌力（屈髋）；

（9）触诊膝关节和浮髌试验；

（10）检查膝关节屈曲运动；

（11）触诊踝关节及跟腱；

（12）检查有无凹陷性水肿；

（13）触诊双足背动脉；

（14）检查踝关节背屈、跖屈运动；

（15）检查双足背屈、跖屈肌力；

（16）检查踝关节内翻、外翻运动；

（17）检查屈趾、伸趾运动；

（18）检查下肢触觉（或痛觉）；

（19）检查膝腱反射；

（20）检查跟腱反射；

（21）检查 Babinski 征；

（22）检查 Oppenheim 征；

（23）检查 Kernig 征；

（24）检查 Brudzinski 征；

（25）检查直腿抬高试验。

9. 肛门直肠（必要时进行检查）

（1）嘱患者取左侧卧位，右腿屈曲；

（2）观察肛门、肛周、会阴区；

（3）戴上手套，示指涂以润滑剂行直肠指诊；

（4）观察指套有无分泌物。

10. 外生殖器（必要时进行检查）

（1）解释检查的必要性，并注意保护隐私；

（2）确认膀胱已排空。

男性：

（3）视诊阴毛、阴茎、龟头颈、阴茎龟头、包皮；

（4）视诊尿道外口；

（5）视诊阴囊，必要时作提睾反射；

（6）触诊双侧睾丸、附睾、精索。

女性：

（3）视诊阴毛、阴阜、大小阴唇、阴蒂；

（4）视诊尿道口及阴道口；

（5）触诊阴阜、大小阴唇；

（6）触诊尿道旁腺、巴氏腺。

11. 共济运动、步态与腰椎运动　请患者取站立位。

（1）指鼻试验（睁眼、闭眼）；

（2）检查双手快速轮替运动；

（3）观察步态；

（4）检查屈腰运动；

（5）检查伸腰运动；

（6）检查腰椎侧弯运动；

（7）检查腰椎旋转运动。

第三节　全身体格检查中常见的问题

全身体格检查是最重要的临床基本能力之一，对医学生来说是相当困难的，必须反复练习、反复实践，不断强化，不断完善，才能使检查全面系统、重点突出、从容流畅、取舍得当。但在全身体格检查中，却常存在一些问题，对于医学生来说，必须克服或纠正，以便形成良好的习惯和正确的思路。

1. 缺乏系统性，准备不充分　缺乏规范系统的训练，对全身体格检查的目的、内容和方法心中无数。缺乏思想准备和组织安排，使检查项目遗漏或重复，检查顺序颠倒。

2. 病史不详细，缺乏重点性　由于病史采集不详细，资料不齐全，导致检查重点不突出或检查重点有误。

3. 站位不准确，体位不规范　在进行体格检查时，医生一般站在患者右侧，并指导患者采取恰当规范的体位。如腹部检查时，患者应采取仰卧位并双下肢屈曲。测量血压时，无论患者取坐位还是卧位，必须注意肘部、血压计水银柱"0"位、心脏的位置。

4. 左右不对比，技术不熟练

（1）左右对比是体格检查的基本原则之一，由于个体不同，其许多检查结果，如呼吸音、心音、脏器大小等缺乏对比性。因此，只有同一个体的对称部位的变化才有对比性。

（2）体格检查的技术不熟悉和重点不掌握，如触诊甲状腺时的两手配合、异常呼吸音、啰音、心脏杂音的鉴别，肝脾触诊时的呼吸配合等。

5. 重理论只会背，轻实践不会做　在体格检查时，有些医学生，甚至临床医生只会动口，不会动手，只会背操作步骤，不会实际操作。另外，叩诊肺部叩不出声音，触诊肝脾不会配合呼吸运动，找不出 McBurney 点，不会测量头围等。

6. 配合不恰当，器械不会用

（1）在体格检查时要注意与患者配合，尤其是对某些脏器检查（如肝脏、脾脏、心脏、肺脏等),一定要配合呼吸、体位或某些动作。如甲状腺的触诊要配合吞咽动作,听诊肺部时要让患者深呼吸,以便有效地检查器官状态等。

(2) 在体格检查时,常采用简单的器械,如听诊器、叩诊锤、压舌板、血压计等。可是在实际操作中,经常发生听诊器耳件戴反、血压计袖带位置不准,不会使用压舌板等情况。

7. 忽视小细节,善始不善终

(1) 在体格检查中,最容易忽略耳、鼻、颈部血管、腋窝、腹股沟、肛门直肠和生殖系统的检查。

(2) 在体格检查中,最容易忽视的是对患者的体贴与关怀,如用冰冷的手直接触诊患者,或用冰冷的听诊器胸件直接听诊患者(没有温暖一下手或听诊器胸件),另外,也缺乏与患者的有效沟通交流。

(3) 检查完毕,不感谢患者的配合,不恢复患者最舒适的体位,不整理患者的衣服或被褥,不整理检查器具等。

(刘成玉)

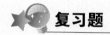 本章小结

全身体格检查是临床医生必备的临床基本能力之一,它是指面对具体病人或受检者所进行的从头到脚、全面系统、井然有序的体格检查。本章主要介绍了全身体格检查的原则、基本项目及常见的问题等。通过学习全身体格检查,使同学们初步掌握全身体格检查的原则与检查方法,对保证体格检查准确、顺利、有效具有重要意义。

复习题

1. 简述全身体格检查的原则。
2. 简述全身体格检查中常见的问题。

第十三章

诊断性检查的选用原则与注意事项

学习目标

1. 知识与技能
(1) 掌握诊断性检查的选用原则与注意事项；
(2) 掌握诊断性检查的作用。
2. 过程与方法　通过临床见习，提高对诊断性检查的认识，及其在诊断疾病中的作用。
3. 职业价值、态度、行为和伦理　敬业精神和伦理道德行为是医疗实践的核心。通过学习诊断性检查的选用原则与注意事项，医学生应充分认识学习医学职业基本要素的重要性，并树立正确的职业价值观。

患者首次看医生的时候几乎都是诊断未明。因此，医生的主要任务是通过病史采集、体格检查判断患者潜在的问题，也就是对患者的诊疗作出合理的决策（即使临床资料不完整或预后不明确）。虽然，医生从病史采集和体格检查中所得到的资料足以对疾病作出诊断，并据此进行相应的治疗，但仍需要更多的资料来完善诊疗计划。此时，临床医生主要依靠的就是诊断性检查（diagnostic tests）。诊断性检查包括实验室检查（laboratory examination）、心电图（electrocardiogram，ECG）检查、脑电图（electroencephalogram，EEG）检查、肌电图（electromyography，EMG）检查、肺功能检查、X 线检查、超声成像（ultrasonography，USG）、内镜检查、放射性核素检查（radionuclide examination）等。

如果选用恰当，诊断性检查的结果会对医生提供很大的帮助，尤其为诊断和鉴别诊断提供重要的依据。有时还可能对组织脏器的功能作出判断，在检查的同时也可进行有效的治疗。

第一节　诊断性检查的作用

1. **筛查疾病**　诊断性检查对疾病的筛查非常重要，可以判断疾病的危险因素和早期发现无症状患者隐藏的疾病等。危险因素的判定允许早期医疗干预，以预防疾病的发生，而早期治疗隐藏的疾病又可降低疾病的发病率和死亡率。

2. **诊断疾病**　诊断性检查有助于诊断或排除无症状性疾病：①在未出现症状和体征时进行早期诊断。②各种疾病可能的鉴别诊断。③确定疾病的分级（期）或是否为活动性。

3. 管理患者　诊断性检查有助于患者的管理:①评估疾病的程度和预后。②监视疾病的发展过程。③监测疾病的复发。④选择药物和调整治疗方案。

第二节　诊断性检查的选用原则

虽然诊断性检查对疾病的筛查、诊断和患者的管理非常重要,但是,由于检查设备和技术要求、检查的难易程度、创伤情况、运用的熟练程度、适应证和禁忌证是否恰当等因素,均可影响检查结果的准确性和应用效果。因此,选择诊断性检查时,应当充分考虑其可能的利弊与成本(表 13-1),并遵循从简单到复杂、一般到特殊、无创到有创、经济到昂贵的原则,选用诊断性检查项目。

表 13-1　诊断性检查的利弊与成本

诊断性检查的利弊与成本
① 与检查有关的潜在不适可造成检查的中断
② 某些诊断性检查具有致病或致死的危险性
③ 某些检查结果可能会要求患者做进一步的检查或定期随访,使患者的经济负担增加、危险性增大或检查的不适感加重
④ 假阳性、假阴性结果可能会导致错误的诊断或进行不必要的再检查,使患者心理创伤加重,甚至采用错误的或不必要的治疗
⑤ 检查费用可能太高,或性价比不合理,造成资源浪费
⑥ 诊断或筛查可以确诊一些尚未被发现的无症状性疾病,增加了诊疗的困惑和患者的负担

1. 从难易度考虑　首选设备要求条件不高、操作技术难度不大,且易于普及、能协助提供诊断意向或有筛查意义的基本检查项目。如患者有倦怠、无力、头晕,面色苍白、唇舌色淡,血压 120/80mmHg,应首先检查外周血液血红蛋白、红细胞指数及红细胞形态变化和尿常规、粪便隐血试验,初步判断出有无贫血及贫血的种类,是否与肾脏疾病、消化道出血有关,以确定下一步检查方向。如患者经常咳嗽、痰中带血,并有长期大量吸烟史,虽然体检无异常发现,亦应首先进行胸部影像学检查,并选择痰液细胞学检查,以排除肺癌的可能。若中年以上患者反复发生劳累后心前区疼痛,应首选心电图检查。

2. 从"成本/效果"考虑　在尽量减少经济负担的前提下,选择能对诊断提供有意义的信息和依据的项目,检查要有针对性(掌握好适应证和禁忌证),不追求高新尖的项目。如女性患者有低热、尿频、尿急,疑为尿路感染,除了检查外周血液白细胞总数外,还可进行尿常规、尿沉渣定量检查、干化学分析和清洁中段尿细菌培养及灵敏度测定等。若尿沉渣中白细胞≥5 个/高倍镜视野,则应考虑尿路感染;若见到白细胞管型,则应诊断上尿路感染,或肾盂肾炎、间质性肾炎。若非离心尿液细菌为 1 个/高倍镜视野或尿沉渣细菌≥20 个/高倍镜视野,提示与该病原菌有关。若尿液干化学分析亚硝酸盐试验阳性,则提示为革兰阴性杆菌所致,虽不能明确是何种细菌引起,但对确定初步诊断还是非常有意义的,此项检查快速、廉价,应为首选。

另外,基因检测的应用越来越广泛,但是,基于症状的诊断性基因检查不同于预测性基因检查,也不同于反映特定疾病易感性的易感基因检查。基因检查还可用于携带者筛查和产前诊断。因此,进行基因检查前一定要详细与患者沟通,充分考虑检查结果对患者的影响。

　　3. 从"风险/效益"考虑　一般应先选择无创性后选择有创性检查,以减少患者的痛苦和创伤。健康体检时发现外周血液白细胞数量减少,如白细胞为$(3.5{\sim}3.8)\times10^9$/L、中性粒细胞65%~70%,既往无特殊用药与射线接触史。为了明确诊断,在进行骨髓细胞学检查前,应先行肾上腺素试验,以确定有无假性白细胞减少症的可能。

　　临床上有些疾病,经过仔细询问病史和体格检查,即可确诊。如患者有反复发作性呼气性呼吸困难,伴有弥漫性哮鸣音,用茶碱类药物治疗有效,即可诊断为支气管哮喘,而不必进行实验室检查、X线胸片与肺功能检查。

　　尽管静脉注射造影剂有一定的风险(尤其是对有过敏史者),但在影像学检查中必不可少。无论如何,应该采用与对待其他药物治疗相同的方式对待静脉造影剂,应用时必须权衡利弊。

　　但是,临床上许多疾病,需要选择诊断性检查,以获得更有效的诊断依据。无创、无痛苦、无风险的检查易为患者接受,但若有创检查属微创、痛苦与风险不大、价格并不昂贵,甚至对诊断至关重要,亦可将其列为首选。如患者有慢性规律性上腹痛,高度提示为消化性溃疡。相关诊断性检查有粪便隐血试验、钡餐透视、胃镜与幽门螺杆菌检查等。胃镜与幽门螺杆菌检查的设备要求、技术难度与费用均较高,但胃镜检查属微创,风险不大,对良性与恶性溃疡诊断的准确性非钡餐透视可比,且活检所取得标本对幽门螺杆菌检查很有价值,对消化性溃疡治疗有指导意义,可谓是诊断消化性溃疡的"金标准"(gold standard)。

　　许多疾病诊断的"金标准"均依靠病理学或介入检查结果支持,这些带有一定风险的有创检查,也应该成为首选的检查方法。

第三节　诊断性检查的注意事项

　　1. 检查前
　　(1) 掌握检查的适应证和禁忌证,无适应证的检查是无效的检查。
　　(2) 选择合理的检查方法。一项好的检查,在疾病存在时检查结果始终是呈阳性的,并对这种疾病具有特异性。合理的检查方法有以下特点:①检查项目具有可操作性,而且可被准确而可靠地重复。②检查的准确性(accuracy)和精确度(precision)已被确认。③与"金标准"对比,已对检查方法设定了可靠的灵敏度(sensitivity)和特异性(specificity)。④花费少、风险低。⑤已建立了恰当的参考值。⑥若检查是一组检查的一部分,该检查的独立作用已被确认。
　　(3) 充分准备患者,加强医患沟通,做好患者的心理工作,并充分准备好所用仪器设备和环境。
　　(4) 尊重患者及家属的知情权,检查前要告知检查的方法、意义及可能存在的危险,并征得患者及家属的同意,取得患者与家属的理解、支持与合作。必要时要与患者及家属签署《检查知情同意书》,并作为重要的医疗文书,妥善保管。

　　2. 检查中
　　(1) 体贴关怀患者。根据检查项目的要求,可与患者适当交谈,以缓解患者的紧张与不安。
　　(2) 注意保护自己。因为患者所有的标本(体液、组织、血液或分泌物)都有潜在的传染性。因此,应要采取必要的措施保护自己,同样也要保护患者和其他人员。

（3）密切观察和详细记录检查结果，以期发现有价值的诊断信息。

（4）检查过程中患者感觉不适或发生意外时，立即查找原因，并积极采取有效的措施予以处理。

3. 检查后

（1）检查完毕，整理好患者的衣服，感谢患者的合作，并根据具体情况将患者送出检查室，交给患者家属或送检的医护人员。

（2）认真分析检查结果，排除干扰因素（内部因素和外界因素），寻找有诊断或鉴别诊断价值的信息。

（3）注意检查的局限性。如胸痛时，若 ECG 正常，并不能 100% 排除心肌梗死。相反，异常检查结果并不一定预示疾病的存在。因此，检查结果必须结合临床资料综合分析。即使检查结果出乎意料，也能在疾病的可能性与结果之间找到平衡点，对诊断做出合理的决策。

（刘成玉）

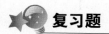

本章小结

　　虽然，医生从病史采集和体格检查中所得到的资料足以对疾病作出诊断，但仍需要更多的资料来完善诊疗计划。此时，医生主要依靠的就是诊断性检查。选用恰当、有效诊断性检查的结果会对医生提供很大的帮助，尤其为诊断和鉴别诊断提供重要的依据。本章主要介绍了诊断性检查的选用原则与注意事项。通过学习诊断性检查的选用原则与注意事项，使同学们初步掌握诊断性检查的选用原则与注意事项，对保证实施合理、有效的诊疗计划具有重要意义。

复习题

1. 简述诊断性检查的选用原则。
2. 简述诊断性检查选用的注意事项。

第十四章

血 液 检 查

学习目标 |||

1. 知识与技能
(1) 掌握血液一般检查的内容与临床意义;
(2) 掌握骨髓检查的内容与临床意义;
(3) 熟悉血型鉴定与交叉配血试验内容与临床意义;
(4) 熟悉溶血性贫血的常用实验室检查内容与临床意义。
2. 过程与方法 通过临床见习,提高对血液检查的认识,及其在诊断疾病中的作用。
3. 职业价值、态度、行为和伦理 敬业精神和伦理道德行为是医疗实践的核心。通过学习血液检查,医学生应充分认识学习医学职业基本要素的重要性,并树立正确的职业价值观。

第一节 血液一般检查

血液一般检查是临床上最常用和重要的检查项目之一,包括血液细胞成分的常规检查(血液常规检查,blood routine test)、网织红细胞计数和红细胞沉降率检查等。传统的血液常规检查仅包括红细胞计数、血红蛋白测定、白细胞计数及其分类计数。近年来,由于血液分析仪的广泛应用,血液常规检查的项目逐渐增多,包括红细胞计数、血红蛋白测定、红细胞形态检查、红细胞平均指数测定和红细胞体积分布宽度测定等;白细胞计数及其分类计数等;血小板计数、平均血小板体积测定和血小板形态检查等。

一、红细胞检查

红细胞由骨髓造血干细胞分化而来,历经原始红细胞、早幼红细胞、中幼红细胞、晚幼红细胞和网织红细胞阶段,最后发育为成熟红细胞。红细胞平均寿命为 120 天,每天约 8% 的衰老红细胞被破坏,健康人红细胞的破坏与生成保持动态平衡,故血液红细胞数量恒定。病理情况下,红细胞在数量、形态、质量等方面均会发生改变,通过对红细胞的检查,可为贫血及有关疾病的诊断提供依据,并可作为病情监测、疗效观察、预后判断的指标。常用的红细胞检查项目与临床应用见表 14-1。

表 14-1　红细胞检查项目与临床应用

检 查 项 目	临 床 应 用
红细胞、血红蛋白、血细胞比容和红细胞平均指数	贫血的诊断与形态学分类
网织红细胞	骨髓造血功能评价
红细胞沉降率	动态观察疾病变化
红细胞、血红蛋白和网织红细胞	放射治疗、化学药物治疗、干扰素、抗生素治疗监测
嗜碱点彩红细胞	职业病防护(重金属中毒监测等)

(一) 红细胞计数及血红蛋白测定

红细胞计数和血红蛋白测定是血液一般检查的基本项目,与血细胞比容结合,常作为诊断贫血、真性红细胞增多症及红细胞增多的主要指标之一。

【参考值】　健康人群红细胞和血红蛋白参考值见表 14-2。

表 14-2　健康人群红细胞和血红蛋白参考值

分组	红细胞($\times 10^{12}$/L)	血红蛋白(g/L)
成年男性	4.0~5.5	120~160
成年女性	3.5~5.0	110~150
新生儿	6.0~7.0	170~200

【临床意义】

1. 生理性变化　红细胞数量及血红蛋白受多种生理因素影响。

(1) 年龄:新生儿出生前,在子宫内长期处在相对性缺氧状态,促红细胞生成素(hemopoietin,EPO)分泌增多,且胎儿骨髓腔内全为红骨髓,因此造血旺盛,红细胞和血红蛋白高于成人;出生后发生生理性溶血,15 天后逐渐降至正常。儿童期由于生长迅速,红细胞和血红蛋白处在较低的水平,至青春期增高。老年人由于造血功能有所减退,红细胞和血红蛋白略有减少。

(2) 性别:由于雄激素有促进造血的作用,且女性受月经、生育、哺乳等影响,因此,男性红细胞和血红蛋白均高于女性。

(3) 妊娠:妊娠中晚期,由于血容量明显增多,导致血液稀释而引起生理性贫血。

(4) 气压:高原居民由于氧分压低,相对缺氧,体内分泌促红细胞生成素增多,引起红细胞和血红蛋白代偿性增多。

2. 病理性变化

(1) 增多:单位容积血液中红细胞数量和血红蛋白浓度高于参考值高限。病理性红细胞增多分为相对性增多和绝对性增多,绝对性增多又分为继发性增多和原发性增多,其临床意义见表 14-3。

表 14-3 红细胞病理性增多的临床意义

分类	临床意义
相对性增多	多见于血液浓缩,如严重呕吐、腹泻、大量出汗、大面积烧伤、慢性肾上腺皮质功能减退、尿崩症、甲状腺功能亢进危象、糖尿病酮症酸中毒
绝对性增多	
继发性	
EPO 代偿性增多	由血氧饱和度减低所引起,增多的程度与缺氧程度成正比,见于阻塞性肺气肿、肺源性心脏病、发绀型先天性心脏病,以及携氧能力低的异常血红蛋白病等
EPO 非代偿性增多	由于某些肿瘤或肾脏疾病引起 EPO 增多,如肾癌、肝细胞癌、卵巢癌、肾胚胎瘤、肾上腺皮质腺瘤、子宫肌瘤以及肾盂积水,多囊肾等
原发性	原因不明的骨髓增殖性疾病,如真性红细胞增多症

(2) 减少:单位容积血液中红细胞数量和血红蛋白浓度低于参考值低限,见于各种原因(造血功能障碍、造血原料不足、红细胞丢失或破坏过多)引起的贫血。①造血物质缺乏所引起的缺铁性贫血和巨幼细胞性贫血。②红细胞丢失过多所引起的失血性贫血。③红细胞破坏增多所引起的溶血性贫血。④骨髓造血功能衰竭所引起的再生障碍性贫血等。当 RBC<1.5×10^{12}/L,Hb<45g/L 时,应考虑输血。根据血红蛋白减少的程度,将贫血分为 4 度(表 14-4)。

表 14-4 贫血程度分级

分度	血红蛋白浓度(g/L)	分度	血红蛋白浓度(g/L)
轻度贫血	男性:90≤Hb<120;女性:90≤Hb<110	重度贫血	30≤Hb<60
中度贫血	60≤Hb<90	极重度贫血	Hb<30

(3) Hb 含量与红细胞数量的关系:Hb 是红细胞的主要成分,红细胞体积与 Hb 含量成比例关系,在急性失血引起的正细胞贫血时,红细胞减少,Hb 也成比例的减少。在某些贫血,红细胞减少与 Hb 的减少可不成比例,如由缺铁和珠蛋白生成障碍所引起的小细胞低色素性贫血,Hb 减少更为显著;由维生素 B_{12} 和叶酸缺乏所引起的巨幼细胞性贫血,属大细胞高色素性贫血,红细胞数量减少更为显著。

(二) 红细胞形态检查

造血系统疾病可影响到红细胞的质量,特别是贫血患者,不仅其红细胞的数量和血红蛋白浓度降低,而且会有相应特异的红细胞形态改变,表现为红细胞大小、形状、染色性质和结构异常。因此,红细胞形态常作为追踪贫血线索的一项重要检查内容,与血红蛋白浓度测定、红细胞计数结果及其他参数相结合可以推断贫血的原因,对贫血的诊断和鉴别诊断有重要的临床价值。

1. 正常红细胞形态 正常红细胞呈双凹圆盘形(biconcave disc),细胞大小均一,平均直径 7.2μm(6.7~7.7μm);瑞-吉染色为淡橙红色,血红蛋白充盈良好,呈正常色素性;有过渡、平滑的向心性淡染,中心部位为生理性淡染区,其大小约为红细胞直径的 1/3;胞质内无异常结构。除健康人外,正常红细胞也可见于急性失血性贫血、部分再生障碍性贫血(aplastic anemia,AA)、部分白血病(leukemia)。正常红细胞形态见图 14-1。

2. 异常红细胞形态

(1) 红细胞大小异常

1) 小红细胞(microcyte):是指直径小于6μm的红细胞,正常人外周血涂片偶见。出现较多染色过浅、淡染区扩大的小红细胞(图14-2),提示血红蛋白合成障碍,见于缺铁性贫血(iron deficiency anemia,IDA)、珠蛋白生成障碍性贫血。遗传性球形红细胞增多症的小红细胞,其血红蛋白充盈度好甚至染色深,生理性中心淡染区消失。长期慢性感染(炎症)继发的单纯小细胞性贫血,仅有胞体偏小而无淡染区增大。

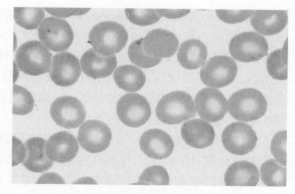

图 14-1 正常红细胞形态(瑞-吉染色)

2) 大红细胞(macrocyte):是指直径大于10μm的红细胞(图14-2)。常见于叶酸及维生素 B_{12} 缺乏所致的巨幼细胞贫血(megaloblastic anemia,MA),也可见于溶血性贫血(haemolytic anemia,HA)、骨髓增生异常综合征(myelodysplastic syndromes,MDS)等。

3) 巨红细胞(megalocyte):是指直径大于15μm的红细胞(图14-3)。常见于巨幼细胞贫血,MDS 时的病态造血不仅能见到巨红细胞,甚至还有直径大于20μm的超巨红细胞(extra megalocyte)。

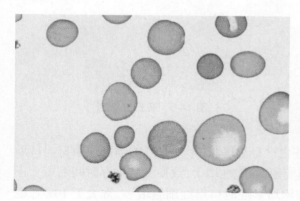

图 14-2 红细胞大小不均

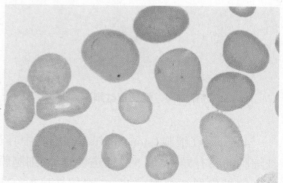

图 14-3 巨红细胞

4) 红细胞大小不均(anisocytosis):是指同一患者的红细胞之间直径相差1倍以上(图14-2)。红细胞大小不均可通过红细胞体积分布宽度(RDW)反映出来。贫血患者常有红细胞大小不均,巨幼细胞贫血时尤为明显,可能与骨髓造血功能紊乱、造血监控与调控功能减弱有关。

(2) 红细胞形状异常

1) 球形红细胞(spherocyte):在血涂片上红细胞直径小于6μm、细胞着色深、无中心淡染区、厚度超过2μm的红细胞。其形成与红细胞膜结构异常有关,且球形红细胞的渗透脆性增加。主要见于遗传性球形红细胞增多症,血涂片中球形红细胞常超过25%。自身免疫性溶血性贫血、新生儿溶血病及红细胞酶缺陷所致的溶血性贫血等也可见到少量球形红细胞。

2) 椭圆形红细胞 (elliptocyte, oval cell): 红细胞呈椭圆形、杆形或卵圆形, 两端钝圆, 长度增大, 宽度缩短。长度可大于宽度 3~4 倍, 最大长度可达 12.5μm, 宽度可为 2.5μm (图 14-4)。椭圆形红细胞形成机制与细胞膜异常有关, 将椭圆形红细胞置于高渗、等渗、低渗溶液或正常人血清内, 其椭圆形保持不变, 正常人血液中约有 1% 的椭圆形红细胞, 遗传性椭圆形红细胞增多症时常超过 25%, 甚至高达 75%。巨幼细胞贫血也易见椭圆形细胞, 偶见于缺铁性贫血、骨髓纤维化、镰形细胞性贫血等。

3) 靶形红细胞 (target cell): 红细胞中心染色较深, 其外围为苍白区域, 而细胞边缘又深染, 形如射击之靶 (图 14-5)。有的红细胞中心深染区与边缘深染区延伸相连成半岛状或柄状称为不典型靶形红细胞。靶形红细胞直径可比正常红细胞稍大, 但厚度变薄, 其体积可正常。主要是由于红细胞内血红蛋白组合和结构发生变异 (HbA 含量贫乏且分布不均) 所致, 且其生存时间仅为正常红细胞的一半或更短。常见于低色素性贫血, 尤其是珠蛋白生成障碍性贫血的靶形红细胞常超过 20%。少量也见于胆汁淤积性黄疸、脾切除后等。但在血涂片制作中, 未及时干燥固定的血涂片也可出现靶形红细胞。

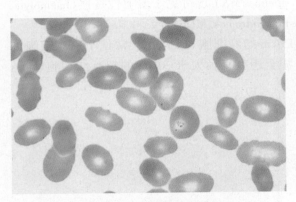

图 14-4 椭圆形红细胞

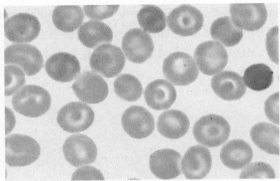

图 14-5 靶形红细胞

4) 口形红细胞 (stomatocyte): 红细胞中心苍白区呈扁平状, 形似张开的嘴巴或鱼口。口形红细胞的膜有异常, 使 Na^+ 通透性增加, 细胞膜变硬, 而脆性增大, 致使细胞生存时间缩短。正常人偶见口形红细胞 (<4%)。遗传性口形红细胞增多症时口形红细胞增多, 常大于 10%。也可见于小儿消化系统疾病引起的贫血、乙醇中毒、某些溶血性贫血及肝病患者等。

5) 镰形红细胞 (sickle cell): 红细胞外形呈镰刀状、线条状, 或呈 L、S、V 形等。其形成机制是在缺氧的情况下, 红细胞所含异常血红蛋白 S (HbS) 溶解度降低, 形成长形或尖形的结晶体, 使细胞膜发生变形。镰形红细胞贫血患者在缺氧的条件下, 血液中可出现大量镰形红细胞。

6) 棘形红细胞 (acanthocyte): 红细胞表面有针状或指状突起, 其间距不等, 突起的长度和宽度不一, 突起的尾端略圆 (图 14-6)。

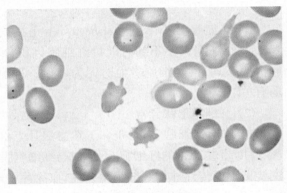

图 14-6 棘形红细胞

多见于遗传性或获得性 β- 脂蛋白缺乏症,其棘形红细胞可高达 70%~80%;也可见于脾切除后、乙醇中毒性肝脏疾病、尿毒症等。棘形红细胞应注意与皱缩红细胞区别。

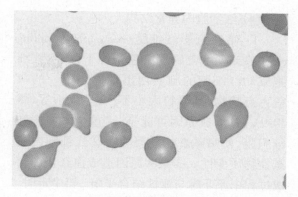

图 14-7　泪滴形红细胞

7) 皱缩红细胞:也称钝锯齿形红细胞,可因制备血涂片不当、高渗等原因引起,红细胞周边呈钝锯齿形,突起排列均匀、大小一致、外端较尖。

8) 泪滴形红细胞(tear drop cell):成熟红细胞形如泪滴样或梨状(图 14-7)。其形成机制尚不清楚,可能是由于红细胞内含有 Heinz 小体或包涵体,或红细胞膜的某一点被粘连而拉长所致,被拉长的红细胞可长可短。正常人偶见泪滴形红细胞,其增多主要见于骨髓纤维化,也可见于某些贫血。

9) 裂片细胞(schistocyte):为红细胞碎片或不完整的红细胞,大小不一,外形不规则,系红细胞通过管腔狭小的微血管所致。正常人血涂片中裂片细胞小于 2%,弥散性血管内凝血(disseminated intravascular coagulation,DIC)、微血管病性溶血性贫血时增多。

10) 红细胞形态不整(poikilocytosis):指红细胞形态发生无规律的明显改变,出现各种不规则的、奇异形状的红细胞,如豆状、梨形、蝌蚪状、麦粒状和棍棒形等,最常见于巨幼细胞贫血。其产生可能与化学因素如磷脂酰胆碱、胆固醇和丙氨酸等有关,也可能是物理因素所致。

(3) 血红蛋白充盈度与着色异常

1) 低色素性(hypochromic):红细胞的生理性淡染区扩大,染色淡薄,甚至有的红细胞仅细胞膜周边着色,称为环形红细胞,说明红细胞内血红蛋白含量明显减少。常见于缺铁性贫血、珠蛋白生成障碍性贫血、铁粒幼细胞性贫血和某些血红蛋白病等。

2) 高色素性(hyperchromic):红细胞生理性淡染区消失,整个红细胞着色较深,而且胞体也大,系胞体内血红蛋白含量增高所致,其平均红细胞血红蛋白含量(MCH)增高,常见于巨幼细胞性贫血。球形红细胞由于其厚度增加,染色后也呈高色素性,但其直径相应缩小,MCH 不增高,见于遗传性球形红细胞增多症。

3) 嗜多色性(polychromatic):瑞 - 吉染色情况下,红细胞呈淡灰蓝色或灰红色,胞体略大于正常红细胞,相当于活体染色的网织红细胞(图 14-8)。由于胞质内尚有少量嗜碱性物质 RNA 与血红蛋白并存,因而呈嗜多色性。正常成人外周血液嗜多色性红细胞为 0.5%~1.5%。嗜多色性红细胞增多提示骨髓红细胞造血功能活跃,以溶血性贫血和急性失血性贫血增多尤为显著。

4) 细胞着色不一(anisochromia):同一血涂片的红细胞中出现色素不一致,即血红蛋白充盈度偏离较大,如同时出现低色素性和正常色素性红细胞,常见于铁粒幼细胞性贫血。

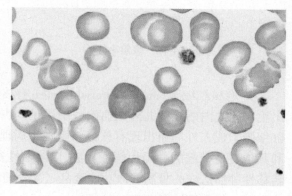

图 14-8　嗜多色性红细胞

(4) 红细胞内异常结构

1) 嗜碱点彩红细胞(basophilic stippling cell):在瑞特-吉姆萨染色条件下,成熟红细胞或幼红细胞的胞质内出现形态不一的灰蓝色点状物,其颗粒大小不一、多少不等(图14-9)。其形成原因可能是:①重金属损伤红细胞膜,使嗜碱性物质凝集。②红细胞内嗜碱性物质变性。③某些原因造成血红蛋白合成过程中原卟啉与亚铁结合受阻。铅中毒时,嗜碱点彩细胞明显增多。因此,嗜碱点彩红细胞常作为铅中毒诊断的筛选指标。在其他

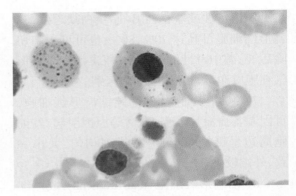

图 14-9　嗜碱点彩红细胞

各类贫血中也可见到嗜碱点彩红细胞,其增多常表示骨髓造血功能旺盛且有紊乱现象。正常人血涂片极少见到嗜碱点彩红细胞(1/10 000)。

2) 豪焦小体(Howell-Jolly body):又称为染色质小体(图14-10)。成熟红细胞或幼红细胞的胞质内含有1个或多个直径为 $1\sim2\mu m$ 的暗紫红色圆形小体,为核碎裂或核溶解后所剩残余部分。可见于脾切除术后、无脾症、脾萎缩、脾功能低下、红白血病和某些贫血患者,在巨幼细胞贫血时更易见到。

3) 卡波环(Cabot ring):在红细胞的胞质中出现的紫红色细线圈状结构,呈环形或"8"字形(图14-11)。其产生的原因可能是:①核膜的残余物,卡波环提示核分裂异常。②纺锤体的残余物(电镜下可见此时形成纺锤体的微细管着色点异常)。③胞质中脂蛋白变性所致。卡波环常与豪焦小体同时存在,可见于白血病、巨幼细胞贫血和脾切除后等。

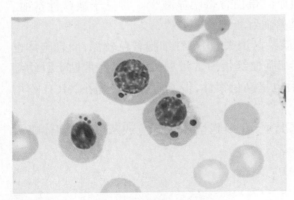

图 14-10　豪焦小体

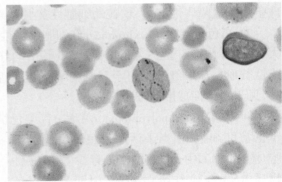

图 14-11　卡波环

4) 有核红细胞(nucleated erythrocyte):有核红细胞即幼稚红细胞(图14-12)。正常情况下,出生1周之内的婴幼儿外周血涂片中可见到少量有核红细胞,而正常成人外周血涂片无有核红细胞。成人外周血出现有核红细胞则为病理现象,主要见于:①增生性贫血,如溶血性贫血和其他贫血引起的骨髓代偿性释放,以溶血性贫血时最为多见。②造血系统恶性疾病或骨髓转移性肿瘤造成的骨髓释放功能紊乱。③骨髓纤维化的髓外造血和脾切除后的监视滤血功能丧失等。④严重缺氧。

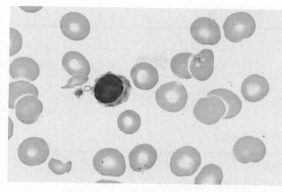

图 14-12 外周血液有核红细胞

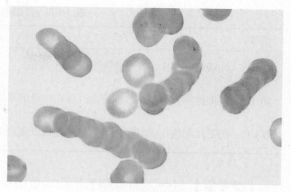

图 14-13 红细胞缗钱状形成

（5）红细胞排列异常

1）红细胞缗钱状形成（rouleaux formation）：当血浆纤维蛋白原和球蛋白含量增高时，可使红细胞表面负电荷降低，减弱红细胞之间的相互排斥力而互相连接呈缗钱状（图 14-13）。常见于多发性骨髓瘤等。

2）红细胞自凝现象（self-agglutinating）：血涂片上红细胞出现聚集、凝集成堆或成团现象，多见于冷凝集素综合征和自身免疫性溶血性贫血等。红细胞自凝现象应与血涂片较厚引起的红细胞堆积相区别，红细胞自凝在涂片较薄处也存在。

（三）血细胞比容测定

血细胞比容（hematocrit，Hct，HCT）是指一定体积的全血（毛细血管或静脉血）中红细胞所占体积的相对比例。HCT 的高低与红细胞数量、平均体积及血浆量有关，主要用于贫血、真性红细胞增多症和红细胞增多的诊断、血液稀释和血液浓缩变化的测定、计算红细胞平均体积和红细胞平均血红蛋白浓度等。

【参考值】 成年男性：0.40~0.50；成年女性：0.37~0.48；儿童：0.33~0.42；新生儿：0.47~0.67。

【临床意义】 HCT 的临床意义与红细胞计数相似。HCT 减低是诊断贫血的指标，若红细胞数量正常，血浆量增加，为假性贫血；HCT 增加可因红细胞数量绝对增加或血浆量减少所致。

1. 增高 HCT 是评价血液稀释程度的可靠指标，常作为脱水患者的补液依据；凡引起红细胞绝对或相对增高的病因均可引起 HCT 增高，真性红细胞增多症患者 HCT 可高达 0.60 以上，甚至达 0.80。

2. 减低 HCT 减低见于贫血和血液稀释。由于贫血原因不同，HCT 减低的程度与红细胞数量、血红蛋白浓度不完全一致，常将三者结合起来，计算红细胞的三种平均值，用于贫血的形态学分类。

（四）红细胞平均指数

红细胞平均指数包括红细胞平均体积（mean corpuscular volume，MCV）、红细胞平均血红蛋白量（mean corpuscular hemoglobin，MCH）和红细胞平均血红蛋白浓度（mean corpuscular hemoglobin concentration，MCHC）。红细胞平均指数根据 RBC、Hb 及 HCT 测定结果计算（表 14-5）。红细胞平均指数有助于深入认识红细胞特征，为贫血的鉴别诊断提供线索。

表 14-5　红细胞平均指数的计算

指数	含　义	计算公式	单位
MCV	红细胞群体中单个红细胞体积的平均值	$MCV = \dfrac{Hct}{RBC(\times/L)} \times 10^{15}$	飞升(fl)，$1fl=10^{-15}L$
MCH	红细胞群体中单个红细胞血红蛋白含量的平均值	$MCH = \dfrac{Hb(g/L)}{RBC(\times/L)} \times 10^{12}$	皮克(pg)，$1pg=10^{-12}g$
MCHC	测定红细胞比容时被压紧的红细胞血红蛋白浓度	$MCHC = \dfrac{Hb(g/L)}{Hct}$	g/L

【参考值】　不同人群红细胞平均指数的参考值不同(表 14-6)。

表 14-6　不同人群红细胞平均指数的参考值

分组	MCV(fl)	MCH(pg)	MCHC(g/L)
新生儿	86~120	27~36	250~370
1~3 岁	79~104	25~32	280~350
成人	80~100	26~34	320~360

【临床意义】　贫血的形态学分类取决于红细胞计数、血红蛋白浓度和 HCT 的准确性。红细胞平均指数仅反映红细胞群体平均情况,对一些早期贫血(如缺铁性贫血)诊断的灵敏度较低。缺铁性贫血和轻型珠蛋白生成障碍性贫血都表现为小细胞低色素性贫血,但缺铁性贫血的红细胞明显大小不均。因此,对贫血患者进行红细胞形态的检查是十分重要的。综合分析 MCV,MCH,MCHC 三个平均值,可用于贫血的细胞形态学分类(表 14-7)。

表 14-7　贫血形态学分类及临床意义

贫血类型	MCV	MCH	MCHC	临 床 意 义
正细胞性贫血	正常	正常	正常	急性失血性贫血、急性溶血性贫血、再生障碍性贫血、白血病等
大细胞性贫血	增高	增高	正常	叶酸、维生素 B_{12} 缺乏或吸收障碍
单纯小细胞性贫血	降低	降低	正常	慢性炎症、尿毒症
小细胞低色素性贫血	降低	降低	降低	慢性失血性贫血、缺铁性贫血、珠蛋白生成障碍性贫血等

(五)网织红细胞计数

网织红细胞(reticulocyte,Ret,RET)是介于晚幼红细胞和成熟红细胞之间不完全成熟的红细胞,胞质中残存多少不等的嗜碱性物质 RNA,经新亚甲蓝或煌焦油蓝等碱性染料活体染色后,RNA 被染成蓝色的网点状结构,故名 Ret(图 14-14)。正常情况下,外周血液红细胞从 Ret 到成熟红细胞,需要经历 1 天的时间,而贫血时则成熟时间延长,需要 2 天。

【参考值】　Ret 绝对数:成人和儿童,$(24~84)\times10^9/L$。Ret 百分数:成人和儿童,0.5%~1.5%;新生儿,2.0%~6.0%。

【临床意义】　Ret 计数是反映骨髓造血功能重要、灵敏的指标,对贫血的诊断、鉴别诊断及疗效观察等具有重要意义。

1. 评价骨髓增生能力

（1）Ret 增多：表示骨髓造血旺盛，见于各种增生性贫血，溶血性贫血增多尤为显著。

（2）Ret 减少：是无效造血的指征，见于非增生性贫血、慢性病性贫血。

2. 贫血疗效观察的指标

（1）增生性贫血和巨幼细胞性贫血经抗贫血治疗有效时，Ret 增高先于 RBC 和 Hb，于治疗 2~3 天 Ret 即见升高，7~10 天达高峰，2 周以后逐渐降至正常水平。此时，红细胞、

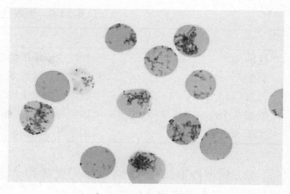

图 14-14　网织红细胞

血红蛋白开始升高，这一现象称为网织红细胞反应（reticulocyte reaction），提示贫血得到纠正。

（2）再生障碍性贫血，经一般抗贫血治疗无效，Ret 不增高，若有效则 Ret 逐渐回升乃至轻微增高。

3. 骨髓移植后监测　骨髓移植后第 21 天，如 Ret 大于 $15 \times 10^9/L$，常表示无移植并发症。

4. 放疗和化疗的监测　机体接受放疗、化疗后，如出现骨髓抑制，Ret 降低；停止治疗，骨髓功能恢复后 Ret 逐渐恢复。

（六）红细胞沉降率

红细胞沉降率（erythrocyte sedimentation rate，ESR），简称血沉，是指在规定条件下，离体抗凝全血中的红细胞自然下沉的速率，血沉变化的影响因素较多（表 14-8）。血沉是传统且应用较广的指标，虽然特异性差，但仍然具有一定的临床参考价值。血沉主要用于观察病情的动态变化、区别功能性与器质性病变、鉴别良性与恶性肿瘤等。

表 14-8　影响 ESR 测定的因素

变化	因素	评　价
加快	血浆因素	纤维蛋白原，γ 球蛋白和异常克隆性免疫球蛋白，α、β 球蛋白，胆固醇和三酰甘油增高
	红细胞因素	大红细胞容易形成缗钱状，使 ESR 加快；各种原因的贫血
	感染因素	某些病毒、细菌、药物、代谢产物和异常抗体等中和了红细胞表面的负电荷
	药物因素	输入葡萄糖、聚乙烯吡咯烷酮、白明胶药物等
	标本及物理条件	标本溶血、血沉管倾斜、温度过高
减慢	血浆因素	清蛋白、糖蛋白及磷脂酰胆碱等增高，抑制红细胞缗钱状形成
	红细胞因素	红细胞数量增加、红细胞大小不均或球形、镰形细胞增多时，不利于缗钱状形成
	物理条件	血沉管不干净或血柱含气泡、温度过低

【参考值】　魏氏法：男性 0~15mm/h；女性 0~20mm/h。

【临床意义】

1. 血沉增快

（1）生理性血沉增快：血沉受年龄、月经周期、妊娠等影响（表 14-9）。

表 14-9　生理性血沉增快的意义

状　态	意　义
性别	女性由于纤维蛋白含量高,血沉较男性快
新生儿	红细胞数量较多,血沉(≤2mm/h)较慢
儿童(<12岁)	红细胞数量生理性低下,血沉稍快
妊娠3个月~产后3周妇女	因生理性贫血、胎盘剥离、产伤和纤维蛋白原含量增高,可使血沉增快
大于50岁	由于纤维蛋白原含量逐渐增高,可使血沉增快

(2)病理性血沉增快:对于鉴别疾病和动态观察病情变化具有一定参考价值,病理性血沉增快的临床意义见表14-10。

表 14-10　病理性血沉增快的临床意义

疾病	临 床 意 义
组织损伤	如严重创伤和大手术后、心肌梗死后3~4天血清急性时相反应蛋白迅速增多
恶性肿瘤	与肿瘤组织坏死、纤维蛋白原增高、感染和贫血有关
炎症疾病	急性细菌性感染(急性时相反应蛋白迅速增多)、风湿病活动期(抗原抗体复合物增加)、结核病活动期、风湿热活动期(纤维蛋白原明显增高)、HIV感染(血清标志物阳性伴血沉增快是AIDS早期预测指标)
自身免疫病	结缔组织疾病,血沉与C-反应蛋白、类风湿因子、抗核抗体等具有相似的灵敏度
高球蛋白血症	多发性骨髓瘤、巨球蛋白血症、SLE、肝硬化、慢性肾炎、免疫球蛋白增高
高胆固醇血症	动脉粥样硬化、糖尿病、黏液性水肿、原发性家族性高胆固醇血症
其他	退行性疾病、巨细胞性动脉炎和风湿性多肌瘤

2. 病理性血沉减慢　真性红细胞增多症、低纤维蛋白原血症、充血性心力衰竭、红细胞形态异常等。

(七)红细胞体积分布宽度测定

红细胞体积分布宽度(red cell volume distribution width,RDW)是红细胞体积异质性的参数,即反映红细胞大小不均的客观指标。RDW多采用RDW-CV和RDW-SD表示。RDW-CV是红细胞在体积分布曲线上1SD的分布宽度与MCV的比值$\left(CV=\dfrac{SD}{\bar{X}}\right)$。RDW-SD是独立于MCV的RDW表示方法,是以红细胞分布的峰值相当于100%,其20%界限的分布宽度,以fl表示。

【参考值】　RDW-CV 11.5%~14.5%,RDW-SD(42±5)fl。

【临床意义】

1. 用于贫血的形态学分类　不同病因引起的贫血,红细胞形态学特点不同,根据MCV、RDW对贫血进行形态学分类见表14-11,对贫血的鉴别诊断有一定的参考价值。

表 14-11　根据 MCV、RDW 的贫血形态学分类

MCV	RDW	贫血类型	常 见 疾 病
增高	正常	大细胞均一性	部分再生障碍性贫血、MDS等
	增高	大细胞不均一性	巨幼细胞性贫血
正常	正常	正常细胞均一性	再生障碍性贫血、白血病、失血性贫血、某些慢性肝肾疾病性贫血等

续表

MCV	RDW	贫血类型	常 见 疾 病
减低	增高	正常细胞不均一性	早期缺铁性贫血、混合型营养缺乏性贫血等
	正常	小细胞均一性	轻型珠蛋白生成障碍性贫血
	增高	小细胞不均一性	缺铁性贫血

2. 用于缺铁性贫血的诊断、鉴别诊断和疗效观察 缺铁性贫血和轻型 β- 珠蛋白生成障碍性贫血均表现为小细胞低色素性贫血,缺铁性贫血患者 RDW 增高,而珠蛋白生成障碍性贫血患者 88% 为正常。缺铁性贫血患者在缺铁潜伏期时 RDW 即有增高,治疗后贫血已得到纠正,RDW 仍未降至正常水平,可能反映体内贮存铁尚未完全补足,故 RDW 对缺铁性贫血治疗中的动态监测可能有一定的价值。

二、白细胞检查

外周血液的白细胞检查是临床血液一般检查的重要项目之一,其主要适应证有:感染、炎症、组织损伤或坏死、中毒、贫血、结缔组织病、骨髓抑制(电离辐射、细胞毒药物、免疫抑制剂、抗甲状腺药物等)、恶性肿瘤、白血病、骨髓增殖性疾病和淋巴组织增殖性疾病等。

(一)白细胞计数与细胞分类计数

白细胞计数(white blood cell count)是测定单位体积的外周血液白细胞总数。白细胞分类计数(differential leukocyte count,DLC)是指各种白细胞的比值(百分率)和绝对值。由于不同类型的白细胞具有不同的生理功能,不同因素可导致其数量或形态发生变化。因此了解白细胞分类或形态的变化,比了解白细胞总数更能反映机体的生理或病理状态。白细胞分类计数的目的在于观察白细胞增多症、白细胞减少症、感染、中毒、恶性肿瘤、白血病或其他造血系统疾病的白细胞变化情况。

【参考值】 不同人群白细胞计数的参考值不同(表 14-12),成人白细胞分类计数参考值见表 14-13。

表 14-12 不同人群白细胞计数的参考值

人群	参考值	人群	参考值
成人	$(4\sim10)\times10^9/L$	新生儿	$(15\sim20)\times10^9/L$
儿童	$(5\sim12)\times10^9/L$	6 个月 ~2 岁	$(11\sim12)\times10^9/L$

表 14-13 成人白细胞分类计数参考值

细胞	比值	百分率(%)	绝对值($\times10^9/L$)
中性杆状核粒细胞(Nst)	0.01~0.05	1~5	0.04~0.50
中性分叶核粒细胞(Nsg)	0.50~0.70	50~70	2.00~7.00
嗜酸性粒细胞(E)	0.005~0.050	0.5~5	0.05~0.50
嗜碱性粒细胞(B)	0~0.01	0~1	0~0.10
淋巴细胞(L)	0.20~0.40	20~40	0.80~4.00
单核细胞(M)	0.03~0.08	3~8	0.12~0.80

【临床意义】 在白细胞总数中,中性粒细胞占绝大多数,故其数量的增多或减少可直接影响白细胞总数的变化,白细胞总数变化的临床意义与中性粒细胞数量变化的临床意义基本一致。但是,淋巴细胞、嗜酸性粒细胞等数量上的改变也会引起白细胞总数的变化。因此,临床上若出现白细胞总数与中性粒细胞的数量关系不相一致的情况,还应具体情况具体分析。

1. 中性粒细胞

(1) 中性粒细胞生理性变化:中性粒细胞生理性增多一般多为暂时性的,去除影响因素后可恢复正常。这种变化与内分泌因素有关,主要是由于边缘池的白细胞进入循环池增多所致。增多的粒细胞大多为成熟的中性分叶核粒细胞,淋巴细胞和单核细胞也增多,通常白细胞质量不会改变。中性粒细胞生理性变化的意义见表 14-14。

表 14-14 中性粒细胞生理性变化的意义

状态	生 理 变 化
年龄	出生时白细胞总数为 $(15\sim20)\times10^9/L$,出生 6~12 小时达 $(21\sim28)\times10^9/L$,然后逐渐下降,1 周时平均为 $12\times10^9/L$,婴儿期白细胞维持在 $10\times10^9/L$ 左右。6~9 天中性粒细胞与淋巴细胞大致相等,以后淋巴细胞逐渐增多,至 2~3 岁后又逐渐降低,而中性粒细胞逐渐增高,至 4~5 岁两者又基本相等,以后逐渐增高至成人水平
日间变化	安静及放松时较少,进餐和活动后较多;午后高于清晨;一天之间变化可相差 1 倍
运动、疼痛和情绪	剧烈运动、剧痛和情绪激动时白细胞数量显著增多,可达 $35\times10^9/L$,刺激停止后较快恢复到原有水平
妊娠、分娩	经期及排卵期白细胞可略增多;妊娠期轻度增高,可达 $15\times10^9/L$;分娩时因疼痛、出血和产伤等刺激可达 $35\times10^9/L$,产后 2 周内可恢复正常
吸烟	吸烟者平均白细胞总数高于非吸烟者30%,可达 $12\times10^9/L$,重度吸烟者可达 $15\times10^9/L$

(2) 中性粒细胞病理性增多:中性粒细胞病理性增多可分为反应性增多和异常增生性增多。

1) 反应性增多:是机体对各种病理因素刺激产生应激反应,机体动员骨髓贮存池的粒细胞释放和(或)边缘池的粒细胞进入循环池所致,以成熟的分叶核粒细胞或较为成熟的杆状核粒细胞增多为主。反应性白细胞(中性粒细胞)增多的原因见表 14-15。其中急性感染及炎症是反应性白细胞(中性粒细胞)增多的最常见的原因。某些严重感染者可出现类白血病反应(leukemoid reaction),需与白血病相鉴别(表 14-16)。

表 14-15 反应性白细胞(中性粒细胞)增多的原因

类别	病 因
急性感染	细菌、某些病毒、真菌、螺旋体、立克次体及寄生虫感染等(白细胞增高最常见的原因)
炎症	支气管炎、肾炎、肾盂肾炎、结肠炎、风湿性关节炎、风湿热、胰腺炎、甲状腺炎、皮炎等
组织损伤	严重外伤、大手术、大面积烧伤、急性心肌梗死(急性心肌梗死后 1~2 天,白细胞常明显增多,且可持续 1 周左右,借此可与心绞痛鉴别)
血细胞破坏	严重血管内溶血(红细胞破坏产物刺激骨髓释放)
急性失血	消化道大出血、脾破裂、宫外孕破裂等(白细胞显著增高是早期诊断内出血的重要指标)
急性中毒	急性安眠药中毒、农药中毒、糖尿病酮症酸中毒及尿毒症等
恶性肿瘤	非造血系统恶性肿瘤,特别是肝癌、胃癌和肺癌等(与肿瘤的坏死性产物促使骨髓贮存池粒细胞的释放、肿瘤细胞产生促粒细胞生成素有关)

表 14-16　中性粒细胞型类白血病反应与慢性粒细胞白血病的鉴别诊断

鉴别点	类白血病反应	慢性粒细胞白血病
明确的病因	有原发疾病	无
临床表现	原发病症状明显	消瘦、乏力、低热、盗汗、脾明显肿大
白细胞计数及分类计数	中度增多,大多数 <100×10⁹/L,以分叶核及杆状核粒细胞为主,原始粒细胞少见	显著增多,典型患者常 >100×10⁹/L,可见各发育阶段粒系细胞(与骨髓象相似)
粒细胞中毒性改变	常明显	不明显
嗜酸及嗜碱性粒细胞	不增多	常增多
红细胞及血小板	无明显改变	早期患者轻至中度贫血,血小板可增多,晚期均减少
骨髓象	一般无明显改变	极度增生,粒系细胞常占90%以上,以中幼粒、晚幼粒为主,早幼粒 + 原粒 <10%
中性粒细胞碱性磷酸酶	积分显著增高	积分显著减低,甚至为 0
Ph 染色体	无	可见于 90% 以上的患者

【相关链接】 类白血病反应是指机体对某些刺激因素所产生的类似白血病表现的血象反应。外周血液白细胞大多明显增高,并可出现数量不等的幼稚细胞。当病因去除后,类白血病反应也逐渐消失。引起类白血病反应的病因很多,以感染及恶性肿瘤最多见,其次为急性中毒、外伤、休克、急性溶血或出血、大面积烧伤、过敏及电离辐射等。不同原因可引起不同细胞类型的类白血病反应。

根据外周血液白细胞总数的多少,类白血病反应可分为白细胞增多性和白细胞不增多性两型,以前者为多见;按增多的细胞类型则可分为中性粒细胞型、嗜酸性粒细胞型、淋巴细胞型和单核细胞型。在中性粒细胞型、淋巴细胞型、单核细胞型等类白血病反应中,白细胞总数不超过 10×10⁹/L,但外周血液出现较多该种类型的幼稚细胞,即为白细胞不增多性类白血病反应。

2)异常增生性增多:是造血干细胞克隆性疾病,由造血组织中粒细胞大量异常增生并释放到外周血所致,主要见于白血病、骨髓增殖性疾病。

(3)中性粒细胞病理性减少:中性粒细胞减少的病因很多(表 14-17,表 14-18)。临床表现随着病因及粒细胞减少的严重程度而不同。当粒细胞 <1.0×10⁹/L 时极易发生感染;当粒细胞 <0.5×10⁹/L 时,严重感染及疾病复发的危险性增加。患者出现发热、咽痛、口腔溃疡等症状,甚至引起败血症。临床上应根据病史鉴别是粒细胞缺乏引起的感染,还是严重感染所致的粒细胞缺乏。

表 14-17　中性粒细胞减少的原因

类别	原因
感染	病毒、革兰阴性杆菌(伤寒)、某些原虫感染,以病毒感染常见
造血系统疾病	再生障碍性贫血、PNH、骨髓转移癌、巨幼细胞性贫血、粒细胞缺乏症等
理化损伤	接触放射线、氯霉素、抗肿瘤药物、苯、有机磷、汞、铅等
脾功能亢进	脾淋巴瘤、脾血管瘤、肝硬化、门静脉或脾静脉栓塞、心力衰竭、类脂质沉积病等
自身免疫疾病	ITP、自身免疫性溶血性贫血、新生儿同种免疫性粒细胞减少症、SLE、类风湿性关节炎等

表 14-18　引起中性粒细胞减少的药物

类别	名　称
镇痛抗炎药	氨基比林、保泰松、对乙酰氨基酚、喷他佐辛、吲哚美辛、阿司匹林、非那西丁、金盐
抗生素	氯霉素、头孢菌素、青霉素、链霉素、庆大霉素、异烟肼、利福平、对氨基水杨酸
磺胺药	磺胺、磺胺嘧啶、磺胺甲基异噁唑、磺胺-6-甲氧嘧啶、磺胺林、磺胺噻唑
抗糖尿病药	氯磺丙脲、甲苯磺丁脲
抗甲状腺药	卡比马唑、丙硫氧嘧啶、甲巯咪唑
抗癌药	环磷酰胺、白消安、甲氨蝶呤、5-氟尿嘧啶、长春新碱、氮芥、别嘌呤醇、秋水仙素
抗疟疾药	奎宁、伯氨喹、朴疟喹啉
抗忧郁药	多塞平、去忧敏、阿米替林、丙米嗪
镇静、催眠药	苯巴比妥、氯氮䓬、戊巴比妥钠、氯氮平
降压利尿药	依他尼酸、汞利尿剂、双氢克尿噻、乙酰唑胺、氨苯蝶啶、甲基多巴
心血管药	卡托普利、奎尼丁、普鲁卡因胺、托卡胺、氟卡尼
其他	有机砷、安非他明、青霉胺、苯海拉明、普鲁卡因、维A酸、米帕林、甲硝唑

2. 嗜酸性粒细胞　嗜酸性粒细胞在外周血液所占比例不大(0.5%~5%)。嗜酸性粒细胞主要作用是抵制嗜碱性粒细胞和肥大细胞合成与释放活性物质,吞噬其释出颗粒,并分泌组胺酶以破坏组胺,限制过敏反应,并参与对蠕虫的免疫反应,其增减对于疾病的诊断有很重要的意义。

(1)生理性变化:糖皮质激素对嗜酸性粒细胞的影响很大,它能抑制组胺的产生,阻止骨髓释放嗜酸性粒细胞,并促使血液中嗜酸性粒细胞向组织转移,从而导致外周血液嗜酸性粒细胞减少。因此,正常人嗜酸性粒细胞可因一天之内肾上腺糖皮质激素分泌的改变而有波动,如白天低、晚上高,上午波动较大、下午恒定;情绪激动、劳动、饥饿等,可引起交感神经兴奋,通过腺垂体产生促肾上腺皮质激素(ACTH),使肾上腺分泌糖皮质激素,因而引起嗜酸性粒细胞减少。

(2)嗜酸性粒细胞增多:外周血液嗜酸性粒细胞绝对值 $>0.5\times10^9/L$。常见于过敏性疾病及寄生虫感染,亦常见于某些恶性肿瘤、骨髓增殖性疾病。

(3)嗜酸性粒细胞减少:指外周血液嗜酸性粒细胞绝对值 $<0.05\times10^9/L$。主要见于:①长期使用糖皮质激素、ACTH和肾上腺皮质功能亢进者。②急性传染病早期、大手术及烧伤等应激状态时,因糖皮质激素分泌增多使嗜酸性粒细胞减少,但恢复期嗜酸性粒细胞逐渐增多。故嗜酸性粒细胞持续减少,甚至消失,提示病情严重。

3. 嗜碱性粒细胞　嗜碱性粒细胞主要参与超敏反应。嗜碱性粒细胞胞质中含有大小不等的嗜碱性颗粒,这些颗粒中含有丰富的组胺、肝素、慢反应物质等。嗜碱性粒细胞计数常用于慢性粒细胞白血病与类白血病反应的鉴别以及观察变态反应。

(1)嗜碱性粒细胞增多:指外周血液嗜碱性粒细胞绝对值 $>0.1\times10^9/L$。嗜碱性粒细胞增多的临床意义见表14-19。

(2)嗜碱性粒细胞减少:嗜碱性粒细胞在外周血液很少,其减少无临床意义,可见于过敏性休克、促肾上腺皮质激素或糖皮质激素应用过量以及应激反应等。

4. 淋巴细胞　淋巴细胞主要分为T细胞、B细胞和自然杀伤细胞三大类。淋巴细胞是人体主要的免疫细胞,观察其数量的变化有助于了解机体的免疫功能状态。

表 14-19　嗜碱性粒细胞增多的临床意义

类别	临床意义
过敏性和炎症性疾病	食物、药物、吸入性过敏性反应;溃疡性结肠炎、荨麻疹、红皮病、风湿性关节炎等,可伴有白细胞或中性粒细胞增多
嗜碱性粒细胞白血病	少见类型的急性白血病。白细胞数量可正常或增高,嗜碱性粒细胞可达30%~80%,伴幼稚型增多
骨髓增殖性疾病	①慢性粒细胞白血病、真性红细胞增多症、原发性骨髓纤维化、原发性血小板增多症等。嗜碱性粒细胞轻度增多可作为骨髓增殖性疾病的一个早期征象。②外周血液嗜碱性粒细胞达 10%~20% 是慢粒的特征之一,若嗜碱性粒细胞突然 >20%,提示病情恶化
内分泌疾病	糖尿病、甲状腺功能减退症、雌激素治疗等
其他	重金属中毒、系统性肥大细胞增多症、放射线损伤等

（1）淋巴细胞增多:指外周血淋巴细胞绝对值增高（成人 >4.0×10⁹/L;儿童:4 岁以上 >7.2×10⁹/L、4 岁以下 >9.0×10⁹/L）。淋巴细胞数量受某些生理因素的影响,如午后和晚上比早晨高;出生 1 周后婴儿淋巴细胞可达 50% 以上,可持续至 6~7 岁,后逐渐降至成人水平。病理性淋巴细胞增多的原因及临床意义见表 14-20。

表 14-20　病理性淋巴细胞增多的原因和临床意义

原因	临床意义
感染性疾病	典型急性细菌感染的恢复期,某些病毒所致急性传染病,某些慢性感染如结核病恢复期或慢性期等
造血系统疾病	急性淋巴细胞白血病和慢性淋巴细胞白血病急性期以原始及幼稚淋巴细胞增多为主;慢性淋巴细胞白血病以成熟淋巴细胞增多为主
组织移植术后	排斥前期淋巴细胞绝对值增高,可作为监测组织或器官移植排斥反应的指标之一
其他	再生障碍性贫血、粒细胞减少症及粒细胞缺乏症时淋巴细胞相对增高
药物	阿司匹林、氟哌啶醇、铅、左旋多巴、苯妥英

（2）淋巴细胞减少:指外周血淋巴细胞绝对值减低（成人 <1.0×10⁹/L）。凡是导致中性粒细胞显著增高的各种病因,均可导致淋巴细胞相对减少。淋巴细胞绝对减少主要见于应用肾上腺糖皮质激素、烷化剂、抗淋巴细胞球蛋白等的治疗以及放射线损伤、免疫缺陷性疾病、丙种球蛋白缺乏症等。

5. 单核细胞　单核细胞具有诱导免疫反应、吞噬和杀灭某些病原体、清除损伤或已死亡的细胞、抗肿瘤活性及调节白细胞生成等多种功能。一般单核细胞减少无临床意义。单核细胞增多是指外周血单核细胞绝对值 >0.8×10⁹/L。婴幼儿及儿童单核细胞可增多,属于生理性增多。单核细胞病理性增多的原因与临床意义见表 14-21。

（二）外周血液白细胞的形态改变及核象变化

血涂片染色后,各种类型白细胞的形态学特点各不相同。在病理状态下,除白细胞计数和分类计数发生变化外,其形态有时也会发生改变。计算各种白细胞比例及观察白细胞形态的变化,对诊断疾病和观察疗效具有重要的意义。

表 14-21 单核细胞病理性增多的原因及临床意义

原因	临床意义
感染	急性感染恢复期、慢性感染,如巨细胞病毒、疱疹病毒、结核分枝杆菌、布氏杆菌等感染、亚急性细菌性心内膜炎、伤寒、严重的浸润性和粟粒性肺结核
结缔组织病	SLE、类风湿关节炎、混合性结缔组织病、多发性肌炎、结节性动脉炎
造血系统疾病	急性、慢性单核细胞或粒-单核细胞白血病,淋巴瘤、多发性骨髓瘤、慢性淋巴细胞白血病、MDS、恶性组织细胞病、组织细胞增多症等
恶性疾病	胃癌、肺癌、结肠癌、胰腺癌
胃肠道疾病	乙醇性肝硬化、局限性回肠炎、溃疡性结肠炎、口炎性腹泻
其他	化疗后骨髓恢复、骨髓移植后、粒细胞-单核细胞集落刺激因子治疗、药物反应、烷化剂中毒

1. 外周血液正常白细胞形态特征 见表 14-22 和图 14-15。

表 14-22 外周血液正常白细胞形态特征

细胞	直径(μm)	形态	胞质	胞核	染色质
Nst	10~15	圆形	粉红色。颗粒量多、细小、均匀、紫红色	弯曲呈杆状、带状、腊肠样	粗糙,深紫红色
Nsg	10~15	圆形	粉红色。颗粒量多、细小、均匀、紫红色	分 2~5 叶。杆状 5%~8%,2 叶 30%~35%,3 叶 40%~50%,4 叶 15%~20%,5 叶 <0.5%,6 叶 0%	粗糙,深紫红色
E	13~15	圆形	着色不清。颗粒橘黄、粗大、整齐排列、均匀充满胞质	多分 2 叶,眼镜形	粗糙,深紫红色
B	10~12	圆形	着色不清。颗粒紫黑色、量少、大小不均、排列杂乱、可盖于核上	核形因颗粒遮盖而不清晰	粗糙,深紫红色
L	6~15	圆形或椭圆形	透明、淡蓝色、多无颗粒,大淋巴细胞可有少量粗大、不均匀紫红色颗粒	圆形、椭圆形、肾形	深紫红色,粗糙成块,核外缘光滑
M	12~20	圆形、椭圆形或不规则形	半透明、灰蓝色或灰红色。颗粒细小、尘土样紫红色	肾形、山字形、马蹄形、扭曲折叠不规则形	疏松网状,淡紫红色,有膨胀和立体起伏感

注:Nst:中性杆状核粒细胞;Nsg:中性分叶核粒细胞;E:嗜酸性粒细胞;B:嗜碱性粒细胞;L:淋巴细胞;M:单核细胞

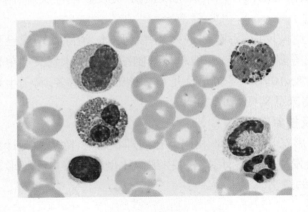

图 14-15 外周血液正常白细胞形态

2. 中性粒细胞毒性变化 在严重的化脓性感染、败血症、急性中毒、恶性肿瘤和大面积烧伤等病理情况下,中性粒细胞可发生大小不均、中毒颗粒、空泡形成、杜勒小体和退行性变等形态改变(表 14-23),这些形态变化对观察病情变化和判断预后有一定意义。

表 14-23 中性粒细胞毒性变化及临床意义

毒性变化	形态特征	临床意义
大小不均	细胞体积大小相差悬殊,不均一性增大	常见于某些病程较长的化脓性炎症,与内毒素等因素作用于骨髓内早期中性粒细胞,使其发生顿挫性不规则分裂、增殖有关
中毒颗粒	胞质中出现比正常中性颗粒粗大、大小不等、分布不均的紫黑色或深紫褐色颗粒	常见于严重感染及大面积烧伤等情况。中毒指数愈大,感染、中毒的情况愈严重
空泡变性	胞质或胞核可出现 1 个或数个空泡	常见于严重感染、败血症等
杜勒小体	胞质中保留的局部嗜碱性区域,呈圆形、梨形或云雾状,染天蓝色或灰蓝色,直径 0.1~2μm,最大可达 5μm,单个或多个,常位于细胞边缘	常见于严重感染、妊娠、MDS 等
退行性变	胞体肿大、结构模糊、边缘不清晰、核固缩、核肿胀和核溶解(染色质模糊、疏松)等现象	常见于衰老和病变的细胞

3. 中性粒细胞的核象变化 中性粒细胞在骨髓中由原始细胞发育至成熟的中性粒细胞,胞核经历了由圆形到出现凹陷、变成杆状、最后分叶的变化。正常人外周血液中的中性粒细胞主要以分叶核为主,杆状核小于 5%,无原始和幼稚细胞。病理情况下,中性粒细胞核象可发生核左移或核右移(图 14-16)。

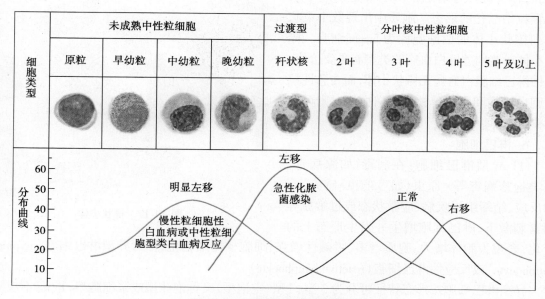

图 14-16 中性粒细胞核象变化

(1) 核左移:外周血液中性粒细胞杆状核增多(>5%),有时还可出现晚幼粒、中幼粒或早幼粒等幼稚细胞时称为核左移。核左移常见于各种病原体所致的感染、急性溶血、急性中毒和白血病。

核左移可同时伴白细胞总数增多或减少以及细胞出现毒性变等形态改变。核左移伴白细胞总数增高提示骨髓造血功能旺盛,释放功能好,是机体具有一定抵抗力的表现,如急性化脓性感染、急性中毒、急性溶血和急性失血。核左移伴白细胞数量减少为机体抵抗力低的表现,与骨髓功能受到一定程度的抑制有关,常见于伤寒、再生障碍性贫血、粒细胞缺乏症等。根据杆状核及幼稚细胞多少,将核左移分为轻、中、重三度(表14-24)。

表 14-24 核左移类型及意义

类型	杆状核	细 胞	临 床 意 义
轻度	>5%	仅见杆状核粒细胞	感染轻,抵抗力强
中度	>10%	杆状核,少量中性晚幼粒、中幼粒细胞	感染严重,抵抗力较强
重度	>25%	杆状核,更幼稚的早幼粒细胞,甚至原粒细胞	中性粒细胞型类白血病反应

(2) 核右移:外周血液中5叶核以上的中性粒细胞 >3% 称核右移,严重核右移常伴白细胞总数减少,是造血功能衰退的表现。核右移常见于巨幼细胞性贫血、内因子缺乏所致的恶性贫血、感染、尿毒症或 MDS 等,应用抗代谢药物治疗肿瘤时也会出现核右移。在炎症恢复期,一过性核右移是正常现象,但在进展期突然出现核右移是预后不良的征兆。

4. 巨多核中性粒细胞 细胞胞体较大,直径达 16~25μm,核分叶过多,常超过5叶,甚至在10叶以上,核染色质疏松。常见于巨幼细胞性贫血或应用抗代谢药物治疗后。

5. 棒状小体(Auer bodies) 白细胞胞质中出现的红色细杆状物质,1个或数个,长约1~6μm,称为棒状小体(图 14-17),是初级嗜天青颗粒结晶化的形态。胞质中出现数个束状排列棒状小体的白细胞称为 faggot 细胞。棒状小体对鉴别急性白血病的类型有重要价值。急性淋巴细胞白血病无棒状小体,而在急性粒细胞白血病和急性单核细胞白血病时则可见到棒状小体。

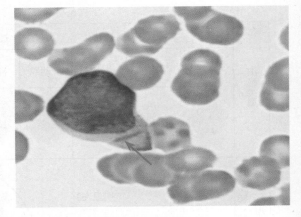

图 14-17 棒状小体

6. 淋巴细胞

(1) 异型淋巴细胞:在病毒(如腺病毒、人类疱疹病毒等)、原虫(如弓形虫)感染,药物反应、结缔组织疾病、应激状态或过敏原等因素刺激下,淋巴细胞增生并发生形态上的变化,表现为胞体增大、胞质增多、嗜碱性增强、细胞核母细胞化,称为异型淋巴细胞(atypical lymphocyte)或反应性淋巴细胞(reactive lymphocyte)。

异型淋巴细胞按形态特征可分为3型:Ⅰ型(空泡型)又称泡沫型或浆细胞型,Ⅱ型(不规则型)又称单核细胞型,Ⅲ型(幼稚型)又称未成熟细胞型或幼淋巴细胞型。

健康人外周血液偶见异型淋巴细胞。异型淋巴细胞增多主要见于传染性单核细胞增多症、病毒性肝炎、流行性出血热、湿疹等病毒性疾病和过敏性疾病。另外,EBV、巨细胞病毒、HIV、β-链球菌、梅毒螺旋体、弓形虫等感染和接种疫苗,也可引起外周血液异型淋巴细胞增多。

(2) 卫星核淋巴细胞:淋巴细胞主核旁有1个游离的卫星小核称为卫星核(satellite nucleus)淋巴细胞。因染色体损伤,丧失着丝点的染色单体或其片段在有丝分裂末期,未进入子代细胞遗传物质体系内而形成。常见于接受较大剂量电离辐射、核辐射之后,或其他理化因素、抗癌药物等造成的细胞损伤。常作为致畸、致突变的客观指标之一。

三、血小板检查

血小板是由骨髓造血组织中的巨核细胞产生,具有维持血管内皮完整性以及黏附、聚集、释放、促凝和血块收缩等功能。

(一) 血小板计数

血小板(platelet,PLT)计数是计数单位容积的血液中血小板的数量。血小板计数是止血、凝血检查最常用的筛查试验之一,血小板计数的目的是辅助出血性疾病的诊断、了解骨髓增生情况、手术前准备等。

【参考值】 $(100\sim300)\times10^9/L$。

【临床意义】

1. 生理性变化 血小板数量随着时间和生理状态的不同而变化,午后略高于早晨;春季低于冬季;平原居民低于高原居民;月经前减低,月经后增高,妊娠中晚期增高,分娩后减低;运动、饱餐后增高,休息后恢复;静脉血的血小板计数较毛细血管血高10%。另外,某些药物也可引起血小板变化。

2. 病理性血小板减少和增多 血小板数低于 $100\times10^9/L$ 称为血小板减少。血小板数超过 $400\times10^9/L$ 为血小板增多。血小板减少是引起出血的常见原因。当血小板计数为 $(20\sim50)\times10^9/L$ 时,可有轻度出血或手术后出血;低于 $20\times10^9/L$ 可有较严重的出血;低于 $5\times10^9/L$ 时可导致严重出血。病理性血小板减少和增多的原因及意义见表14-25。

表 14-25 病理性血小板减少和增多的原因及意义

变化	原因	临床意义
减少	生成障碍	急性白血病、再生障碍性贫血、骨髓肿瘤、放射性损伤、巨幼细胞性贫血等
	破坏过多	ITP、脾功能亢进、SLE 等
	消耗过多	DIC、血栓性血小板减少性紫癜等
	分布异常	脾大、血液被稀释等
	先天性	新生儿血小板减少症、巨大血小板综合征等
	其他	某些细菌和病毒感染,如伤寒、败血症和麻疹等
增多	原发性	慢性粒细胞白血病、原发性血小板增多症、真性红细胞增多症等
	反应性	急性化脓性感染、大出血、急性溶血、肿瘤等
	其他	外科手术后、脾切除等

(二)血小板形态检查

1. 正常血小板形态　正常血小板胞体为圆形、椭圆形或不规则形,直径 2~3μm。胞质淡蓝色或淡红色,中央含细小的嗜天青颗粒。新生血小板体积大,成熟者体积小。中型血小板约占 44%~49%,小型占 33%~47%,大型占 8%~16%,巨型占 0.7%~2%。在血涂片上往往散在或成簇分布(图 14-18)。

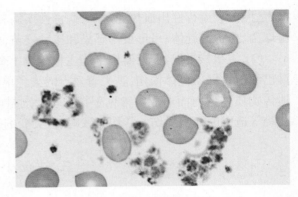

图 14-18　正常血小板

2. 异常血小板形态　血小板形态、聚集性和分布情况对判断、分析血小板相关疾病具有重要的意义。

(1) 大小异常:血小板明显的大小不均,巨大血小板主要见于 ITP、粒细胞白血病、血小板无力症、巨大血小板综合征、MDS 和脾切除后等。小血小板主要见于缺铁性贫血、再生障碍性贫血、ITP 等。

(2) 形态异常:正常人血小板为成熟型,也可看到少量形态不规则或畸形血小板,但所占比值一般少于 2%,颗粒过多、过少的血小板一般不超过 7%。异常血小板的比值超过 10% 时才考虑有临床意义。正常幼稚型血小板增多见于急性失血后,病理性幼稚型血小板增多见于特发性和反应性血小板疾病。当骨髓巨核细胞增生旺盛时,尤其是 ITP 出现血小板减少危象和粒细胞白血病时,可以见到大量蓝色的、巨大的血小板。

(3) 聚集性和分布异常:功能正常的血小板在外周血涂片上常可聚集成团或成簇。特发性血小板增多症和血小板增多的慢性粒细胞白血病,血小板可呈大片聚集(图 14-19)。再生障碍性贫血和 ITP 时血小板明显减少,聚集成团的情况减少。血小板无力症则不出现聚集成堆的血小板。

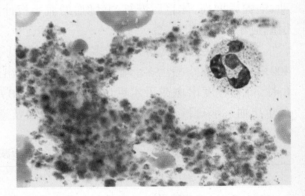

图 14-19　血小板聚集

(三)平均血小板体积测定

血小板平均体积(mean platelet volume, MPV)代表单个血小板的平均体积。

【参考值】　6.8~13.5fl。

【临床意义】　MPV 的大小与血小板的多少呈非线性负相关,在分析 MPV 的临床意义时,应结合血小板的变化。MPV 对研究血小板寿命和转换率、黏附和聚集功能、巨核细胞生成血小板及血小板的成熟等均有一定意义。

(1) 鉴别血小板减少的病因:①由于破坏增多引起血小板减少时,MPV 增大。②由于骨髓受损导致血小板减少时,MPV 下降。③由于血小板在外周血液分布异常所致血小板减少时,MPV 正常。

(2) 作为骨髓功能恢复的早期诊断指标:①当骨髓功能衰竭时,MPV 减小早于血小板减少,骨髓抑制越严重,MPV 越小。②当骨髓功能恢复时,MPV 增大并先于血小板数量增高。

(3) 作为出血程度的监护指标:有出血倾向者 MPV 显著低于无出血倾向者,即使是严重血小板数下降者,如 MPV>6.4fl,出血发生率亦低。

(4)其他:血栓前状态或血栓性疾病时,MPV 常增大。

(四)血小板体积分布宽度和血小板比积

血小板体积分布宽度(platelet distribution width,PDW)可反映血小板体积大小的离散度,用所测单个血小板体积大小的变异系数(CV%)表示。血小板比积(plateletcrit,PCT)是指血小板占全血体积的百分比,可根据 MPV 和 PLT 数经过计算而得到结果,即 PCT=MPV×PLT。

【参考值】 PDW:14.75%~17.25%。PCT:成人,0.108%~0.282%;儿童,0.221%~0.406%。

【临床意义】 PDW 是反映血小板体积大小是否均匀的参数,单独分析无参考意义,必须与血小板的其他指标结合起来分析才具有诊断价值。①慢性淋巴细胞白血病和糖尿病患者 PLT、MPV、PCT、PDW 均正常。②急性髓细胞白血病化疗、巨幼细胞性贫血和恶性贫血等 PLT、MPV 均降低,而 PDW 增高。③慢性粒细胞白血病 PLT、MPV、PCT、PDW 均增高。④脑血管病等 PDW 增高。

四、血细胞直方图

血细胞直方图(hemocyte histogram)即细胞体积分布图形,横坐标表示细胞体积大小,纵坐标为细胞的相对数量。体积以飞升(fl)为单位。直方图对判断结果的可信度及对某些疾病的诊断、疗效观察有重要意义。

(一)白细胞体积分布直方图

白细胞可以根据体积大小区分为三个群,分别为淋巴细胞区(小细胞群)、单个核细胞区(中间细胞群)和中性粒细胞区(大细胞群)。白细胞体积分布直方图的图形变化无特异性(表14-26),细胞分群只是根据细胞体积大小来区分,在一个群体中,可能以某种细胞为主,如小细胞区主要是淋巴细胞,大细胞区以中性粒细胞为主。由于细胞体积之间有交叉,同一群细胞中可以包括多种细胞,其中任何一种细胞增多均可使直方图产生相应的变化(图14-20,图14-21,图14-22,图14-23)。因此,白细胞直方图的变化只是粗略判断细胞比例的变化,或有无明显的异常细胞,提示需要进一步显微镜检查,进行细胞分类计数及形态观察。

表 14-26　白细胞直方图变化的主要原因

直方图变化	主要原因
淋巴细胞峰左侧异常	有核红细胞、血小板聚集、巨大血小板、未溶解红细胞、疟原虫、冷凝集蛋白、脂类颗粒、异型淋巴细胞
淋巴细胞峰右移,与单个核细胞峰左侧相连并抬高	急性淋巴细胞白血病、慢性淋巴细胞白血病、异型淋巴细胞
单个核细胞峰抬高增宽	原始或幼稚细胞、浆细胞、嗜酸性粒细胞、嗜碱性粒细胞、单核细胞增多
单个核细胞峰与中性粒细胞峰之间异常	未成熟的中性粒细胞、异常细胞亚群、嗜酸性粒细胞增多
中性粒细胞峰右移、抬高、增宽	中性粒细胞增多
直方图多区出现异常	以上多种原因

(二)红细胞体积分布直方图

正常红细胞直方图在 36~360fl 内分布 2 个细胞群体。从 50~125fl 区域有一个两侧对称、

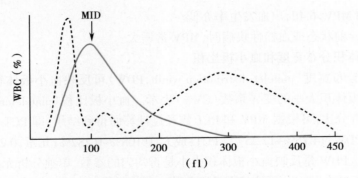

图 14-20 原始、幼稚白细胞增多直方图

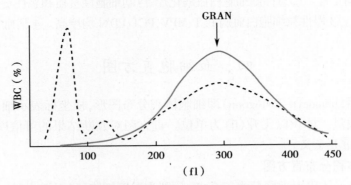

图 14-21 淋巴细胞减少和中性粒细胞增多直方图

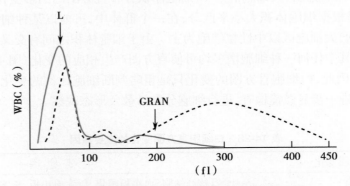

图 14-22 淋巴细胞增多和中性粒细胞减低直方图

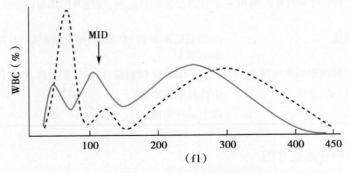

图 14-23 中间细胞（单个核细胞）群增多直方图

较狭窄的曲线,为正常大小的红细胞区,从 125~200fl 区域有另一个低而宽的曲线,为大红细胞、网织红细胞区。与白细胞直方图不同,某些贫血时红细胞直方图有其特点,若结合其他参数分析,对鉴别诊断具有一定的价值。观察时应注意图形峰位置、峰底宽度、峰顶形状、有无双峰出现(表 14-27,图 14-24~ 图 14-26)。

表 14-27　血细胞分析仪红细胞直方图的临床应用

可能原因	贫血类型	MCV	峰底	RDW	血涂片检查
缺铁性贫血	小细胞不均一性	减小	变宽	增大	小细胞为主,大小不一
缺铁性贫血经治疗有效时,铁粒幼细胞性贫血	小细胞不均一性	减小	变宽,可有双峰	明显增大	小细胞为主,大小明显不一
轻型珠蛋白生成障碍性贫血	小细胞均一性	减小	基本不变	正常	小细胞为主,大小较一致
溶血性贫血、白血病前期、再生障碍性贫血	大细胞均一性	增大	基本不变	正常	大细胞为主,大小较一致
巨幼细胞贫血,叶酸、维生素 B_{12} 治疗初期	大细胞不均一性	增大	变宽	增大	大细胞为主,大小不一
巨幼细胞贫血,叶酸、维生素 B_{12} 治疗有效时	大细胞不均一性	增大	变宽,可有双峰	明显增大	大细胞为主,大小明显不一
慢性病、急性失血、再生障碍性贫血、骨髓发育不良	正细胞均一性	不变	基本不变	正常	细胞形态正常,大小一致
血红蛋白异常、再生障碍性贫血	正细胞不均一性	不变	变宽	增大	细胞形态正常,大小不一
早期或混合性营养不良		不变	明显变宽	明显增大	细胞形态正常,大小明显不一

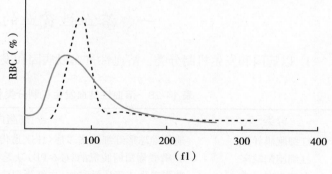

图 14-24　小红细胞且大小不均直方图

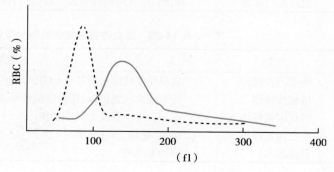

图 14-25　巨红细胞且大小不均直方图

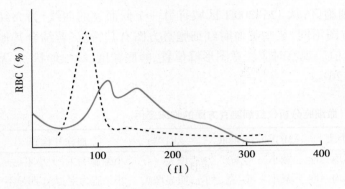

图 14-26 巨幼细胞性贫血治疗有效直方图（呈双峰）

（三）血小板体积分布直方图

正常血小板直方图呈峰偏向左侧的偏态曲线，分布在 2~30fl 之间，与血小板相当大小的其他颗粒也可计在其内。血小板直方图可反映血小板数量（PLT）、血小板平均体积（MPV）、血小板分布宽度（PDW）和血小板比容（PCV）等参数。

（吴晓蔓）

第二节　溶血性贫血的常用实验室检查

溶血性贫血（hemolytic anemia，HA）是由于某些原因造成红细胞寿命缩短，破坏增加，超过了骨髓造血代偿能力所致的一类贫血。正常红细胞平均存活时间为 120 天，衰老红细胞在单核-巨噬细胞系统破坏，红细胞的破坏与生成处于动态平衡。当有轻微溶血时，由于骨髓有强大的代偿功能，可不表现出贫血，此时称溶血性疾病。

一、溶血性贫血的分类

1. 以病因和发生机制分类　溶血性贫血以病因和发生机制分类见表 14-28 和表 14-29。

表 14-28　溶血性贫血发生机制分类（细胞内在因素）

分类	细胞内在因素
红细胞膜异常	遗传性球形红细胞增多症（HS）、遗传性椭圆形红细胞增多症（HE）、PNH 等
红细胞酶缺陷	6-磷酸葡萄糖脱氢酶（G-6-PD）缺乏、丙酮酸激酶（PK）缺乏等
血红蛋白异常	珠蛋白生成障碍性贫血、血红蛋白病

表 14-29　溶血性贫血发病机制分类（细胞外在因素）

分类	细胞外在因素
免疫因素损伤	自身免疫性溶血性贫血（AIHA）、新生儿溶血症和血型不合的输血等
机械性损伤	行军性血红蛋白尿、微血管病性溶血性贫血、人造心瓣膜等
理化因素损伤	铅、苯、汞中毒及大面积烧伤
生物因素损伤	疟疾、蛇毒、败血症等
其他因素	脾功能亢进

2. 以溶血的部位分类

(1) 血管内溶血:溶血发生在血液循环内,占溶血性贫血的少数,多为急性溶血,其症状严重,以获得性溶血性贫血多见。

当发生血管内溶血时,血红蛋白(Hb)直接释放入血,血液游离 Hb 增高,引起血液及尿液发生一系列的改变:①形成血红蛋白血症,使血浆变红。②血浆 Hb 首先与结合珠蛋白(Hp)结合,形成大分子复合物,不能从肾脏排出,被单核-巨噬系统摄取,降解形成胆红素,可引起血液非结合胆红素增高、尿液尿胆原增高。同时,Hp 被结合后,血浆 Hp 可降低或消失。③当 Hp 全部与 Hb 结合完后,由于游离 Hb 的相对分子质量小,经肾小球滤过形成血红蛋白尿,使尿液颜色变成酱油色或红葡萄酒色。同时,一部分进入肾小管的 Hb 能被肾小管重吸收,并被分解为含铁血黄素沉积于肾上皮细胞,当上皮细胞脱落后进入尿液而被检出,此为慢性血管内溶血的诊断指标之一。④血浆游离 Hb 还可被氧化形成高铁血红素,高铁血红素与血浆清蛋白结合,形成高铁血红素清蛋白,这是血管内溶血的一个重要诊断指标。

(2) 血管外溶血:溶血发生在单核-巨噬系统内称血管外溶血,红细胞主要在脾内破坏,占溶血性贫血的大多数,多为慢性过程,可呈急性发作,常伴有脾大,以遗传性溶血性贫血多见。其特点为脾大、黄疸,血浆 Hp 减少,尿胆原强阳性,一般无 Hb 尿,尿含铁血黄素为阴性。

血管内和血管外两种溶血并不能严格机械地划分,在某些疾病时两者可同时存在。

二、溶血性贫血的诊断

诊断是否有溶血和贫血一般不困难,但由于溶血性贫血是一类复杂的贫血,其发生机制和病因各异,因此要查找病因和鉴别诊断较为困难。溶血性贫血实验检查的目的:①证明是否有溶血和贫血。②鉴别溶血是在血管内还是血管外。③查找溶血的原因。

1. 确定溶血 溶血以红细胞寿命缩短、破坏增加和骨髓红细胞代偿性增生同时存在为特征,因而从红细胞寿命测定、红细胞破坏增多、红细胞增生活跃等方面查找证据。

(1) 红细胞寿命测定:通常使用 ^{51}Cr 标记患者的红细胞,再注入患者体内,逐日观察标记红细胞的放射性消失率,记录其成活曲线,计算出红细胞寿命。也可利用放射性核素参加红细胞生成,测定放射性在红细胞中的消失时间,从而检测到红细胞寿命。

(2) 红细胞破坏过多:红细胞破坏后,Hb 浓度降低,出现较多的红细胞碎片(红细胞形态异常),血液中游离 Hb 浓度增加、血清结合珠蛋白下降、间接胆红素增加,尿胆原阳性、尿含铁血黄素试验阳性等。

(3) 骨髓红细胞系统代偿性增生:Ret 明显增多,骨髓红系增生明显活跃,粒红比例降低或倒置。

2. 鉴别溶血部位 根据患者的临床特征和实验室检查结果可对两者进行鉴别(表 14-30)。

表 14-30　血管内溶血与血管外溶血的鉴别

特征	血管内溶血	血管外溶血
病因	获得性多见	遗传性多见
红细胞主要破坏场所	血管内	单核-巨噬细胞系统
病程	多为急性	常为慢性,急性加重

续表

特征	血管内溶血	血管外溶血
贫血、黄疸	常见	常见
肝、脾大	少见	常见
红细胞形态异常	正常或轻微异常	明显异常
红细胞脆性改变	变化小	多有改变
血浆游离血红蛋白	增加	正常或轻度增高
高铁血红素清蛋白	增加	正常
血红蛋白尿	常见	无或轻度
尿含铁血黄素	慢性可见	一般阴性
骨髓再障危象	少见	急性溶血加重时可见
乳酸脱氢酶	增高	轻度增高

3. 查找溶血原因 依据病史找线索,注意患者的年龄、种族、职业、病史、饮食、药物史、家族遗传史、婚姻史、生育史等。从血液常规检查到病因诊断各种试验结合起来进行综合分析。尤其要仔细观察外周血液红细胞形态,如球形红细胞、椭圆形红细胞、口形红细胞、靶形红细胞和镰形红细胞等。

遗传性溶血性贫血表现为红细胞膜结构异常、酶异常和血红蛋白异常,红细胞渗透脆性试验可作为遗传性溶血性贫血病因诊断的过筛试验。①脆性增高提示红细胞膜异常,此时要特别注意结合红细胞的形态学变化。②脆性正常提示红细胞酶异常,应进一步测定红细胞酶类的活性。③脆性降低提示血红蛋白异常,应进一步做血红蛋白电泳。

三、溶血性贫血的筛查

溶血性贫血时,由于红细胞寿命缩短和破坏增多,测定血浆游离血红蛋白、血清结合珠蛋白、高铁血红素清蛋白和尿含铁血黄素等红细胞在血管内破坏的证据,可作为诊断溶血性贫血的过筛试验,以鉴别溶血的部位是在血管内还是血管外。

(一)血浆游离血红蛋白

常用邻-联甲苯胺法检测。血红蛋白中的亚铁血红素有类似过氧化物酶的作用,催化过氧化氢释放新生态氧,使无色的邻-联甲苯胺氧化为蓝色。根据显色的深浅,即可测出血浆游离血红蛋白浓度。

【参考值】 0~40mg/L。

【临床意义】 正常情况下,血浆中大部分Hb与结合珠蛋白结(Hp)合,仅有微量游离Hb。测定血浆游离Hb可判断红细胞的破坏程度。游离Hb明显增高是判断血管内溶血的指征。蚕豆病、PNH、阵发性寒冷性血红蛋白尿症、冷凝集素综合征、溶血性输血反应等Hb明显增高;自身免疫性溶血性贫血、珠蛋白生成障碍性贫血的Hb可轻至中度增高。血管外溶血、红细胞膜缺陷Hb不增高。

(二)血清结合珠蛋白

用乙酸纤维薄膜电泳法检测。Hp具有结合游离Hb的能力,于待测血清中加入一定量的血红蛋白,使之与待测血清中的 Hp 形成 Hp-Hb 复合物;再通过电泳法将结合的 Hp-Hb 复合物与未结合的 Hb 分开,测定 Hp-Hb 复合物浓度,可测得血清 Hp 浓度。

【参考值】 0.5~1.5gHb/L。

【临床意义】 正常情况下,血浆 Hb 与 Hp 结合形成复合物,在单核 - 巨噬细胞系统和肝内清除。溶血时血浆 Hb 与 Hp 结合增多,使血清 Hp 减少,测定血清 Hp 浓度可反映溶血的程度。

1. Hp 减低 常见于各种溶血,尤其是血管内溶血。严重肝病、先天性无珠蛋白血症、传染性单核细胞增多症等 Hp 也明显减低,此时不能以该指标判断有无溶血。

2. Hp 增高 常见于感染、创伤、SLE、恶性肿瘤、激素治疗、妊娠(Hp 为急性时相反应蛋白)。此时如 Hp 正常,不能排除合并溶血的可能。

(三)血浆高铁血红素清蛋白

血浆清蛋白和特异性的血红素结合蛋白(hemopexin,Hx)均能结合血红素。但血红素与 Hx 的亲和力远高于清蛋白,当 Hp 和 Hx 均耗尽后,高铁血红素与清蛋白结合形成高铁血红素清蛋白,后者与硫化铵形成一个易识别的铵血色原,用分光光度计或光谱仪在 558nm 处测得一最佳吸收区带。

【参考值】 阴性。

【临床意义】 严重血管内溶血时血浆高铁血红素清蛋白为阳性。

四、红细胞膜缺陷的检查

(一)红细胞渗透脆性试验

渗透脆性试验是检查红细胞对低渗溶液抵抗能力的试验。根据不同浓度低渗盐溶液中红细胞溶血的情况,判断其对低渗盐溶液的抵抗能力。红细胞对低渗盐溶液的抵抗能力与其表面积与容积的比值有关,比值小说明红细胞容积已胀大,对低渗抵抗力小,渗透脆性增加;反之抵抗力增大,渗透脆性降低。

【参考值】 简易半定量法,开始溶血:3.8~4.6g/L NaCl 溶液;完全溶血:2.8~3.2g/L NaCl 溶液。

【临床意义】

1. 渗透脆性增加 主要见于遗传性球形红细胞增多症、遗传性椭圆形红细胞增多症和部分自身免疫性溶血性贫血。

2. 渗透脆性降低 主要见于珠蛋白生成障碍性贫血、血红蛋白病、低色素性贫血,胆汁淤积性黄疸、脾切除术后等。

(二)红细胞孵育渗透脆性试验

正常人的红细胞经孵育处理后,其渗透脆性变化不明显,而细胞膜有缺陷或某些酶缺陷的红细胞,由于其葡萄糖和 ATP 很快被消耗,孵育后脆性明显增加。

【参考值】 未孵育 50% 溶血:4.00~4.45g/L NaCl 溶液;37℃孵育 24 小时 50% 溶血:4.65~5.90g/L NaCl 溶液。

【临床意义】 本试验用于轻型遗传性球形红细胞增多症和非球形红细胞溶血性贫血的诊断和鉴别诊断。脆性增加见于轻型遗传性球形红细胞增多症和遗传性非球形红细胞溶血性贫血。脆性减低见于珠蛋白生成障碍性贫血、缺铁性贫血、镰形细胞贫血和脾切除术后。

五、红细胞酶缺陷的检查

(一)高铁血红蛋白还原试验

高铁血红蛋白还原试验(MHb-RT)是在血液中加入亚硝酸盐,使红细胞中的亚铁血红蛋白氧化成高铁血红蛋白,正常红细胞的 G-6-PD 催化戊糖旁路使 NADP(氧化型辅酶Ⅱ)变成NADPH(还原型辅酶Ⅱ),通过亚甲蓝的递氢作用使高铁血红蛋白(Fe^{3+})还原成亚铁血红蛋白(Fe^{2+}),利用比色法观察其还原的比率。当 G-6-PD 缺乏时,由于 NADPH 生成减少或缺乏,高铁血红蛋白不被还原或还原速度减慢,使高铁血红蛋白还原率下降。

【参考值】 高铁血红蛋白还原率≥75%(脐带血≥77%)。

【临床意义】 G-6-PD 缺乏时,高铁血红蛋白还原率下降。中间缺乏(杂合子)者还原率为31%~74%,严重缺乏(半合子或纯合子)者 <30%。

(二)变性珠蛋白小体生成试验

向 G-6-PD 缺乏症患者的血液中加入乙酰苯肼,于 37℃ 孵育 2~4 小时,使血红蛋白变性,用煌焦油蓝等碱性染料染色后,观察红细胞内珠蛋白小体的生成情况,计算含 5 个及以上珠蛋白小体红细胞的百分率。

【参考值】 含 5 个及以上珠蛋白小体的红细胞一般 <30%。

【临床意义】 变性珠蛋白小体主要是由于 α、β 珠蛋白链的病变而引起溶解度和稳定性降低所致,是一种变性血红蛋白颗粒,一般附着在细胞膜上,故又称血红蛋白包涵体。变性珠蛋白小体多发生于敏感个体服用药物或接触化学物质后所致的血红蛋白变性,也见于不稳定血红蛋白病。G-6-PD 缺乏症含变性珠蛋白小体的红细胞常高于 45%,故可作为 G-6-PD 缺乏的筛查试验。G-6-PD 活性正常时,含变性珠蛋白小体的红细胞减少;G-6-PD 活性减低时,含变性珠蛋白小体的红细胞增多;伯氨喹型溶血性贫血含变性珠蛋白小体的红细胞也可增多。

(三)葡萄糖-6-磷酸脱氢酶荧光斑点试验和活性测定

在 G-6-PD 和 $NADP^+$ 存在下,G-6-PD 能使 NADP 还原成 NADPH,后者在紫外线照射下发出荧光。NADPH 的吸收峰在 340nm 波长处,可通过单位时间生成 NADPH 的量来测定 G-6-PD 活性。

【参考值】 正常人荧光很强,其酶活性为:(8.34±1.59)U/gHb(37℃)(ICSH 推荐的 Glock 与 McLean 法);(12.10±2.09)U/gHb(37℃)(WHO 推荐的 Zinkham 法)。G-6-PD 缺陷者的荧光很弱或无荧光;杂合子或某些 G-6-PD 变异者可有轻度到中度荧光。

【临床意义】 G-6-PD 缺陷见于蚕豆病、伯氨喹型药物性溶血性贫血。利用此试验可对高发区域人群或疑诊的新生儿进行筛查。

(四)丙酮酸激酶荧光斑点试验和活性测定

丙酮酸激酶(PK)在二磷酸腺苷(ADP)存在的条件下,催化磷酸烯醇丙酮酸(PEP)转化成丙酮酸,在还原型辅酶 I(NADH)存在时,丙酮酸被乳酸脱氢酶(LDH)转化为乳酸。若标记荧光于 NADH 上,此时有荧光的 NADH 变为无荧光的 NAD^+,在长波紫外线的照射下,检测以上过程荧光消失的时间可反映 PK 的活性。

【参考值】 PK 活性斑点在 25 分钟内消失,酶活性为(15.00±1.99)U/gHb。

【临床意义】 荧光斑点不消失或时间延长说明 PK 活性缺乏;中间缺乏(杂合子)时,荧光于 25~60 分钟消失;严重缺乏(纯合子)时,荧光 60 分钟不消失。

六、珠蛋白生成异常的检查

(一)血红蛋白电泳

血红蛋白电泳即根据不同的血红蛋白带有的电荷不同,其等电点也不同,将其置于一定的 pH 缓冲液中,当缓冲液的 pH 大于 Hb 的等电点时,其带负电荷,电泳时在电场中向阳极泳动;反之,Hb 带正电荷向阴极泳动,经一定电压和时间的电泳,可分离出各自的区带,对电泳出的各区带进行电泳扫描,可进行各种血红蛋白的定量分析。

【参考值】

1. pH 8.6 TEB 缓冲液乙酸纤维薄膜电泳　HbA>95%、HbF<2%、HbA$_2$ 为 1.0%~3.1%。pH 8.6 TEB 缓冲液适合于检出 HbA、HbA$_2$、HbS、HbC,但 HbF 不易与 HbA 分开,HbH 与 Hb Barts 不能分开和显示,应再选择其他缓冲液进行电泳分离。

2. pH 6.5 TEB 缓冲液乙酸纤维薄膜电泳　主要用于 HbH 和 Hb Barts 的检出。HbH 等电点为 5.6,在 pH 6.5 TEB 缓冲液中电泳时泳向阳极,Hb Barts 则在点样点不动,而其余的血红蛋白都向阴极移动。

【临床意义】

1. 发现异常区带　通过与正常人血红蛋白电泳图谱进行比较,可发现异常血红蛋白区带,如 HbH 、HbE、Hb Barts、HbS、HbD 和 HbC 等。

2. 诊断疾病　HbA$_2$ 增多见于 β- 珠蛋白生成障碍性贫血,为杂合子的重要诊断指标。HbE 病时也在 HbA$_2$ 区带位置处增加,含量较高(在 10% 以上)。HbA$_2$ 轻度增高亦可见于肝病、肿瘤和某些造血系统疾病。

(二)胎儿血红蛋白酸洗脱试验

胎儿血红蛋白(HbF)具有抗碱和抗酸作用,其抗酸能力比 HbA 强。将血涂片于酸性缓冲液中孵育,含 HbF 的红细胞不被酸洗脱,可被伊红染成红色,而含 HbA 的红细胞可被酸洗脱,不能被伊红着色。

【参考值】　正常血涂片含 HbF 的着色红细胞 <2%,孕妇可有轻度增加。

【临床意义】　珠蛋白生成障碍性贫血着色细胞增多,重型患者大多数红细胞染成红色,轻型患者可见少数染成红色的红细胞。遗传性胎儿血红蛋白持续综合征红细胞均染红色。

(三)抗碱血红蛋白

HbF 具有比 HbA 更强的抗碱作用,将待检的溶血液与一定量的 NaOH 溶液混合,作用 1 分钟后加入半饱和硫酸铵中止碱变性反应。HbF 抗碱变性作用强,存在于上清液中,而 HbA 变性沉淀。取上清液于 540nm 处测定吸光度,即可测定 HbF 浓度。此试验也称为碱变性试验,其检查的是抗碱血红蛋白,除 HbF 外,Hb Barts 和部分 HbH 也具有抗碱能力,可通过电泳进行鉴别。

【参考值】　成人 <2%,新生儿 <40%。

【临床意义】

1. HbF 绝对增多　珠蛋白生成障碍性贫血时 HbF 增加,重型者达 30%~90%,中间型常为 5%~30%,轻型小于 5%。遗传性胎儿血红蛋白持续综合征患者 HbF 可高达 100%。

2. HbF 相对增多 见于骨髓纤维化、白血病、浆细胞瘤等恶性疾病及再生障碍性贫血、PNH、卟啉病等。

3. HbF 生理性增加 多见于孕妇及新生儿。

七、自身免疫性溶血性贫血的检查

(一) 抗人球蛋白试验

以抗人球蛋白抗体检测红细胞表面和血清中有无不完全抗体的试验,称抗人球蛋白试验(Coombs 试验)。检测红细胞表面有无不完全抗体的试验为直接抗人球蛋白试验(DAGT),检测血清中有无不完全抗体的试验为间接抗人球蛋白试验(IAGT),以前者最常用。

【参考值】 直接、间接抗人球蛋白试验均阴性。

【临床意义】

1. 直接抗人球蛋白试验 阳性见于新生儿溶血病(患儿的红细胞在胎儿时已被母体的不完全抗体致敏);自身免疫性溶血性贫血(患者的红细胞被自身不完全抗体致敏),如淋巴瘤、白血病、某些感染性疾病等导致的免疫性溶血性贫血;某些药物诱发的免疫性溶血性贫血(如甲基多巴、青霉素等);结缔组织病等亦可呈阳性反应。当抗体与抗原结合有剩余时直接与间接试验均为阳性。

2. 间接抗人球蛋白试验 常用于检查 Rh 和 ABO 血型不合妊娠母亲血清中的不完全抗体。

(二) 冷凝集素试验

冷凝集素为 IgM 类完全抗体,在低温时可使自身红细胞、O 型红细胞或与受检者血型相同的红细胞发生凝集。凝集反应的最适温度为 0~4℃,当温度回升到 37℃时凝集消失。

【参考值】 抗红细胞抗原的 IgM 冷凝集素效价≤1∶32(4℃)。

【临床意义】 冷凝集素试验阳性见于冷凝集素综合征(>1∶1000)。支原体肺炎、传染性单核细胞增多症、肝硬化、淋巴瘤及多发性骨髓瘤患者亦可增高,但不超过 1∶1000。

八、阵发性睡眠性血红蛋白尿的检查

(一) 酸化血清溶血试验

酸化血清溶血试验(ham test),在 pH 6.4~6.6 的酸化血清中,补体易被激活;在此条件下,PNH 患者体内补体敏感的红细胞易被破坏而发生溶血,而正常人的红细胞不被溶解。将血清加热至 56℃ 30 分钟灭活补体后,血清则失去溶血作用。

【参考值】 阴性。

【临床意义】 酸化血清溶血试验是 PNH 的确证实验,阳性主要见于 PNH。该试验假阳性和假阴性均较少见,但患者若多次输血,可使补体敏感的红细胞相对减少,可呈弱阳性或阴性。某些自身免疫性溶血性贫血患者发生严重溶血时也偶呈阳性,如果血清加热破坏补体后,试验结果由阳性转变为阴性,则更支持 PNH 的诊断。

(二) 蔗糖溶血试验

PNH 患者因红细胞膜有缺陷,且对补体敏感,在低离子强度的蔗糖溶液中,血清补体与红细胞膜的结合加强,造成对补体敏感红细胞膜的损伤,表现为溶血,而正常红细胞则不发生溶血。

【参考值】 阴性。

【临床意义】 蔗糖溶血试验较酸化血清溶血试验灵敏,但特异性较差,是诊断 PNH 的简易过筛试验。再生障碍性贫血、巨幼细胞性贫血和自身免疫性溶血性贫血患者也可出现阳性,必要时需做酸化血清溶血试验加以鉴别。

第三节 血型鉴定与交叉配血试验

血型(blood group)是血液成分中以血型抗原为表现形式的一种遗传性状,由血型基因决定,是人类血液的主要特征之一。与人类输血关系最密切的是 ABO 血型系统,其次是 Rh 血型系统。人类白细胞和血小板既有与红细胞相同的抗原,也有其自己特有的抗原。血型鉴定与交叉配血是保证输血安全的主要措施。

一、红细胞血型系统

(一)ABO 血型系统

1. 分型原则 1900 年 Landsteiner 发现并提出 ABO 血型系统,根据红细胞上是否存在 A、B 抗原,将 ABO 血型分为 A、B、O、AB 四种血型表型(表 14-31)。

表 14-31 ABO 血型系统的基本分型

血型	红细胞膜上抗原	血浆中抗体	基因型
A	A	抗 B	A/A 或 A/O
B	B	抗 A	B/B 或 B/O
O	无	抗 A、抗 B	O/O
AB	A、B	无	A/B

2. 血型抗原 ABO 血型抗原既存在于红细胞膜上,也存在于许多组织细胞膜和体液、分泌物中,又称为血型物质,以唾液中含量最丰富,其次为血浆、胃液、精液、羊水,但脑脊液中无 ABH 抗原。其中 A、B 及 H 基因间接控制着 A、B 抗原的形成,A、B 抗原为特异性抗原,H 抗原是 A、B 抗原的前身物质,无特异性,任一血型均含 H 抗原,以 O 型含量最多。ABH 抗原在胎儿 37 天时即可产生,在 5~6 周胎儿红细胞上即可检出,出生时其敏感性仅为成人的 20%,20 岁左右达高峰,老年时抗原性有所下降。血型物质存在的意义在于可辅助鉴定 ABO 血型和预测胎儿血型,中和天然性抗体,鉴别抗体性质等。

ABO 血型因抗原结构和性能或抗原位点的差异,同一血型可形成若干亚型,其中以 A 亚型最重要,主要是 A_1 和 A_2,约占全部 A 亚型的 99.9%。A_1 亚型红细胞上具有 A_1 和 A 抗原,血清只含抗 B;A_2 亚型红细胞上只有 A 抗原,血清中除含抗 B 外,约有 1%~2% 的人含抗 A_1。A_1B 亚型红细胞上具有 A_1、A 和 B 抗原,血清中无抗体;A_2B 亚型红细胞上具有 A 和 B 抗原,约有 25% 的人血清中含有抗 A_1。B 型人血清含抗 A 和抗 A_1,抗 A 可凝集 A_1、A_2 型红细胞,抗 A_1 只凝集 A_1 型红细胞。B 亚型较少见,且抗原性弱,临床意义不大。

3. 血型抗体　ABO血型抗体按其来源可分为天然抗体和免疫性抗体。天然抗体主要由自然界中与A、B抗原类似的物质,在无察觉的免疫刺激下产生,以IgM为主;免疫性抗体主要由母婴血型不合的妊娠或血型不合的输血产生,以IgG为主。IgM型抗体的相对分子质量大,不能通过胎盘,与红细胞凝集的最适温度为4~25℃;IgG型抗体的相对分子质量小,能通过胎盘,可引起新生儿溶血,与红细胞凝集的最适温度为37℃。人出生后3~6个月ABO血型抗体才能被检出,青春期达到高峰,持续终生,但其效价随年龄增长而逐渐降低。新生儿血清的抗体通常是来自母体的IgG,偶尔也有胎儿自身产生的IgM。

4. 血型鉴定　用已知标准血清鉴定红细胞上的未知抗原称正定型,用已知标准红细胞鉴定被检血清所含抗体称反定型。临床常用的检查方法有试管法和凝胶微柱法。ABO血型正反定型试验结果判断见表14-32。

表14-32　ABO血型正反定型试验结果判断

血型	标准血清 + 被检红细胞（正定型）			标准红细胞 + 被检血清（反定型）		
	抗A（B血清）	抗B（A血清）	抗AB（O血清）	A红细胞	B红细胞	O红细胞
A	+	−	+	−	+	−
B	−	+	+	+	−	−
O	−	−	−	+	+	−
AB	+	+	+	−	−	−

注:"+"为凝集;"−"为不凝集

5. 临床意义

(1) 血型鉴定是安全输血的首要步骤,经交叉配血相容后,方能输血,否则于首次输血即可发生严重的输血反应。若A亚型患者不规则抗A_1效价较高时,还应选择输同亚型血,或选择输O型红细胞。

(2) ABO血型抗原广泛分布于人体器官、组织、血管内皮细胞表面,器官移植时要力求受体和供体间ABO血型一致,否则因血型不合极易引起排斥反应,导致移植失败。

(3) IgG型抗体能通过胎盘,可引起新生儿溶血病,但病情较轻,且与胎次无关,以O型母亲怀上A型或B型胎儿多见。

(4) 可用于亲缘鉴定、法医学鉴定以及某些相关疾病的调查。

(二) Rh血型系统

Rh血型系统是最复杂的红细胞血型系统之一,Rh血型系统由Karl Landsteiner和Alexander Wiener于1940年发现的。由于Rh血型系统的遗传多态性,导致该系统的血清学表现复杂,表型频率极不平衡。Rh血型系统的命名方式主要有Fisher-Race命名法、Winer假说和Rosenfield的基因数字表达3种。国际输血协会红细胞抗原命名专业组以Rosenfield的基因数字表达为基础,规范了Rh血型系统的字母/数字表达方式。

1. 抗原　1986年Tippett提出,1992年至今已由cDNA、PCR等技术证实,Rh血型为双结构基因遗传。Rh血型系统抗原强度仅次于ABO血型系统的A抗原及B抗原。目前已知Rh抗原有40多种,与临床关系最为密切的有5种,按抗原强弱依次为D>E>C>c>e。D抗原最强,分布最广,在输血中也更具有临床意义。临床上已习惯将含D抗原的红细胞称Rh阳性,不含

D 抗原的红细胞称 Rh 阴性。据调查,我国人群中 Rh 阴性率汉族 <1%,维吾尔族约 4.9%,布依族约 8.7%,苗族约 12.3%。

Rh 亚型主要为弱 D 抗原(也称 D" 型),为抗原的质正常而量少的 RhD 抗原。其特点是能被某批次人抗 D 血清凝集,而与另批次人抗 D 血清却完全不凝集,因此,D" 型易被误定为 Rh 阴性。若将 D" 型血输给 D 阴性患者,则可能产生抗 D,D" 型人接受 D 阳性血也可能会产生抗 D。故 D" 型人若作为受血者应输 Rh 阴性血,作为献血者应视为 Rh 阳性。

2. 抗体 天然 Rh 抗体极少,绝大多数 Rh 抗体是由输血或妊娠刺激机体免疫系统产生的 IgG 型免疫性抗体,如抗 E、抗 Cʷ,但在免疫应答早期也可有部分 IgM。Rh 血型抗体主要有 5 种,即抗 D、抗 E、抗 C、抗 c、抗 e,以抗 D 最常见。

3. 血型鉴定 在临床输血中,一般只进行 D 抗原鉴定,凡被检红细胞和抗 D 血型凝集者为 Rh 阳性,不凝集为 Rh 阴性。鉴定 Rh 血型的常用方法有酶介质法、低离子强度溶液试验、抗人球蛋白试验、聚凝胺试验及人源盐水介质抗 D 试验。

4. 临床意义 正常人血清一般不存在 Rh 抗体,首次血型不合的输血不会发生输血反应,但可致敏红细胞,当再次输注时即可发生输血反应。因此,提倡每次输血前均须同时进行 ABO 和 Rh 血型鉴定,以确保输血安全。由 Rh 引起的新生儿溶血病,多从第二胎开始发病,且随着胎次的增加而病情加重,以 RhD 阴性母亲孕育 RhD 阳性胎儿多见。

二、其他血型系统

除上述红细胞血型系统外,人类还有许多其他血型系统的抗原和抗体,常见的有人类白细胞抗原(human leucocyte antigen,HLA)、血小板血型系统、血清蛋白抗原等,其中较为重要的是 HLA。

HLA 是糖蛋白抗原,又称为组织相容抗原、移植抗原和组织抗原。该抗原不仅存在于白细胞上,还存在于其他许多组织细胞上,是调控人体特异性免疫应答和决定疾病易感性个体差异的主要基因系统,在破坏表达外来抗原的靶细胞方面具有重要作用。通过 HLA 配型可提高移植物的存活率;对 HLA 的研究有助于提高成分输血的疗效,防止输血反应的发生;HLA 还可以作为一种遗传标记用于有关疾病及人类遗传学的研究。

三、交叉配血试验

1. 概念 配血试验是检查供血者、受血者血液中是否含有不相合的抗原和抗体成分。将供血者红细胞与受血者血清的反应称主侧,供血者血清与受血者红细胞的反应称次侧,两者合称为交叉配血。交叉配血是输血前必须进行的检查项目,其目的是:①防止 ABO 血型鉴定错误。②发现不规则抗体。③发现 ABO 血型以外的配血不合。目前以微柱凝胶免疫试验、聚凝胺配血法较好,除能检出 IgM、IgG 抗体外,还能发现引起溶血性输血反应的大多数抗体。

2. 结果判断 受血者配血试验的血液标本必须是输血前 3 天之内的标本。同型配血主侧、次侧均无凝集、无溶血,表示配血相合,可以输血;异型配血(指 O 型血输给其他型或 AB 型接受少量其他型血),主侧无凝集、无溶血,次侧有凝集,无溶血,表示可以输少量该血液(一般不超过 200ml)。

四、新生儿溶血病的检查

新生儿溶血病(hemolytic disease of the newborn,HDN)是指由于母子血型不合所引起的一种同种免疫性溶血性疾病。血型血清学检查是诊断的关键,分为以下3个步骤。

1. 证明母子间血型不合　检查产妇及其丈夫 ABO、Rh 血型,检查患儿血型时宜用抗人球蛋白试验,以避免免疫性抗体遮断作用的影响。

2. 证明产妇血清中含有抗患儿红细胞的免疫性抗体

(1) ABO-HDN:应先中和破坏产妇血清天然抗体后,再检查免疫性抗体。

(2) Rh-HDN:可直接检查免疫性抗体。

3. 证明患儿红细胞已受抗体的损害

(1) 直接抗人球蛋白试验:即检查患儿红细胞上是否已吸附免疫性抗体,适用于除 ABO 血型以外的 HDN。

(2) 释放试验:即经加热(ABO-HDN)或加乙醚(Rh-HDN)后,吸附在红细胞表面的免疫性抗体能从红细胞上释放出来,取释放液(含抗体)加红细胞做间接抗人球蛋白试验,阳性表示患儿红细胞上吸附有免疫性抗体。

(3) 游离抗体检查:即用间接抗人球蛋白试验法检查患儿血浆中有无来自母体的游离抗体。以上为患儿血型血清学"三项试验",以前两项最重要。

五、临床输血

输血在临床上已成为必不可缺少的治疗手段,要做到安全而有效的输血,首先要全面了解患者的病情,进行综合分析,再决定是否输血。治疗过程中能不输血的最好不输血,对于必须进行输血治疗的,也尽可能使用成分输血,以达到高效、安全、经济。

1. 全血输注　是指血液全部成分的输注,包括血细胞、血浆、抗凝剂及保存液。又分为新鲜全血(whole blood)和保存全血。一般 60kg 体重的患者输 1 个单位(200ml)全血或红细胞可提升血红蛋白 5g/L。

输全血的评价:①全血 4℃保存后,FⅤ、FⅧ活性消失,粒细胞和血小板已丧失活性及功能。②全血中所含血小板与白细胞引起的抗体,再输血时可引起反应。③血浆中存在白细胞或血小板抗体的患者输入全血,常引起发热性输血反应。④器官移植患者输全血,可因白细胞和血小板 HLA 抗原产生同种免疫和排斥反应。⑤滥用全血,对血容量正常的患者,特别是对老人、儿童或心脏功能衰竭患者,易造成其心脏或循环超负荷。因此,目前全血输注已逐渐减少,代之以成分输血。

2. 成分输血　成分输血(blood components)是指采用物理或化学的方法将血液中各种有效成分分离,分别制成高纯度或高浓度的血液制剂,然后根据患者的病情变化,补充患者所需血液成分的输血方法。常用的成分输血有:①红细胞制品,临床常用的有少浆血、浓缩红细胞、羧甲淀粉或晶体盐红细胞、少白细胞红细胞、洗涤红细胞、冷冻红细胞、照射红细胞等。②血小板输注。③粒细胞和单个核细胞输注。④血浆及血浆蛋白制剂等。

成分输血的评价:①合理使用,提高疗效。患者需要什么成分,就补充什么。例如:血小

板为 $10×10^9/L$、有严重出血患者,要将血小板提高到 $50×10^9/L$,以控制出血。若输全血则需 3000ml 以上才能达到止血水平,如输单采血小板,只需 180~200ml 即可达到治疗目的。②安全,减少输血反应及降低输血传染病。③有利于保存血液中的各种成分,达到血液成分各自的治疗效果。④经济,既可节省宝贵的血液,又可减少经济负担。成分输血所占比例是衡量一个国家、一个地区输血水平的重要标志。

3. 输血原则 输血可以挽救生命。但是,输血也可能导致急性或迟发性并发症,传播输血相关传染病,包括艾滋病、肝炎、梅毒、疟疾等。输血的安全性和有效性取决于两个要素:血液和血液制品的安全、临床合理应用血液和血液制品。在决定给患者输血或血液制品前,重要的是必须进行输血的风险性评估。输血应注意:①受血者血红蛋白水平不是决定输血的唯一指标,应根据临床症状进行综合评估后决定是否需要输血。②常规鉴定 ABO 和 Rh 血型,输血前复查血型并做交叉配血试验。③强调同型配血,婴幼儿禁忌异型配血。④强调成分输血,禁用血浆补充血容量或补充营养,禁止输红细胞制品时搭配输血浆,避免或慎输粒细胞。⑤大量输血时,献血员与献血员之间须进行配血试验。

(张纪云)

第四节 血清铁及其代谢产物检查

一、血 清 铁

血清铁(serum iron),即与转铁蛋白结合的铁,其含量不仅取决于血清铁的含量,还受转铁蛋白的影响。

【参考值】 ①男性:11~30μmol/L,女性:9~27μmol/L。②儿童:9~22μmol/L。

【临床意义】 血清铁降低见于:①铁缺乏,如缺铁性贫血。②慢性失血,如月经过多、消化性溃疡、恶性肿瘤、慢性炎症等。③需求增多,如婴幼儿生长期、哺乳、妊娠等。④其他,如严重感染、肝硬化、尿毒症、恶性肿瘤等。血清铁增高可见于溶血性贫血、再生障碍性贫血、巨幼红细胞性贫血、急性肝炎、铅中毒、血色病和铁剂治疗中等。

二、血 清 转 铁 蛋 白

转铁蛋白(transferrin,Tf)是血浆中能与 Fe^{3+} 结合的球蛋白,每分子 Tf 可与 2 个 Fe^{3+} 结合,将铁转运到骨髓和体内其他需铁组织,起到转运铁的作用。体内仅 1/3 的 Tf 呈铁饱和状态。

【参考值】 28.6~51.9μmol/L(2.5~4.3g/L)。

【临床意义】 Tf 增高常见于妊娠期、应用口服避孕药、慢性失血及铁缺乏。Tf 减低常见于:①铁粒幼细胞性贫血、再生障碍性贫血。②营养不良、重度烧伤、肾衰竭。③遗传性转铁蛋白缺乏症。④急性肝炎、慢性肝损伤及肝硬化等。

三、血清总铁结合力

正常情况下,血清铁仅能与 1/3 的 Tf 结合,未能与铁结合的 2/3Tf 称为未饱和铁结合力。总铁结合力(total iron binding capacity,TIBC)是指每升血清中 Tf 所能结合的最大铁量,即血清铁与未饱和铁结合力之和。

【参考值】　①男性:50~77μmol/L。②女性:54~77μmol/L。

【临床意义】　TIBC 增高常见于缺铁性贫血、红细胞增多症、妊娠后期、急性肝炎等。TIBC 减低见于肝硬化、慢性肝损伤、肾病综合征、肝脏疾病等。

四、血清转铁蛋白饱和度

血清转铁蛋白饱和度(transferrin saturation,Tfs)简称铁饱和度,反映达到饱和铁结合力的 Tf 所结合的铁量,以血清铁占 TIBC 的百分率表示。常用于功能铁缺乏和铁过度负荷的诊断。

【参考值】　33%~55%。

【临床意义】　Tfs 增高见于:①铁利用障碍,如再生障碍性贫血、铁粒幼细胞性贫血。②血色病(hemochromatosis):Tfs 大于 70% 为诊断血色病的可靠指标。Tfs 减低常见于缺铁或缺铁性贫血。

五、血清铁蛋白

铁蛋白(serum ferritin,SF)是去铁蛋白(apoferritin)和铁核心 Fe^{3+} 形成的复合物,铁核心 Fe^{3+} 具有强大的结合铁和贮备铁能力。作为判断体内贮存铁最灵敏指标之一,其含量变化常作为诊断缺铁或铁负荷过量的依据。因恶性肿瘤细胞能合成或分泌铁蛋白,SF 也被认为是一种肿瘤标志物。

【参考值】　①男性:15~200μg/L。②女性:12~150μg/L。

【临床意义】　SF 增高见于:①体内贮存铁增加:原发性血色病、继发性铁负荷过大。②铁蛋白合成增加:炎症、肿瘤、白血病、甲状腺功能亢进症等。③贫血:溶血性贫血、再生障碍性贫血、恶性贫血(pernicious anemia)。④组织释放增加:肝坏死、慢性肝病等。SF 减低常见于缺铁性贫血、大量失血、长期腹泻、营养不良等。

六、红细胞内游离原卟啉

在血红蛋白合成过程中,原卟啉与铁在铁络合酶的作用下形成血红素。当铁缺乏时,原卟啉与铁不能结合形成血红素,导致红细胞内的游离原卟啉(free erythrocyte protoporphyrin,FEP)增多,或在络合酶作用下形成锌原卟啉(znic protoporphyrin,ZPP)。

【参考值】　①男性:0.56~1.00μmol/L。②女性:0.68~1.32μmol/L。

【临床意义】　FEP 增高常见于缺铁性贫血、铁粒幼细胞性贫血、PNH、铅中毒等。FEP 减低见于巨幼细胞性贫血、恶性贫血和血红蛋白病等。

缺铁性贫血为小细胞低色素性贫血。临床上常需要与铁粒幼细胞性贫血、珠蛋白生成障碍性贫血和慢性病性贫血鉴别。几种小细胞低色素性贫血的鉴别见表 14-33。

表 14-33　小细胞低色素性贫血的鉴别

鉴别项目	缺铁性贫血	铁粒幼细胞性贫血	珠蛋白生成障碍性贫血	慢性病性贫血
年龄	中、青年	中老年	儿童	不定
性别	女性	不定	不定	不定
病因	缺铁	铁利用障碍	Hb 异常	缺铁或铁利用障碍
网织红细胞	正常或增高	正常或增高	正常或增高	正常
血清铁蛋白	减低	增高	增高	正常或增高
血清铁	减低	增高	增高	减低
总铁结合力	增高	正常或减低	正常	减低
转铁蛋白饱和度	减低	增高	增高	正常或减低
细胞外铁	减低	增高	增高	增高
贮存铁	减低	正常或增高	增高	增高
铁粒幼细胞	减低	环形铁粒幼细胞 >15%	增高	减低
HbA_2	减低或正常	减低或正常	增高	减低

（粟　军）

第五节　骨髓细胞学检查

　　骨髓细胞学检查包括骨髓细胞形态学、骨髓细胞化学、骨髓细胞免疫学、骨髓细胞遗传学和骨髓细胞分子生物学检查等。骨髓细胞学检查是诊断许多造血系统疾病的重要手段之一，通过骨髓细胞学检查可以了解骨髓细胞的数量、分布、形态、结构及有无异常细胞等，从而协助诊断疾病、观察疗效和判断预后。

一、临床应用和标本采集

（一）临床应用

　　当骨髓造血异常时，外周血液血细胞的数量、形态和功能出现异常变化，可通过 CBC 及血涂片血细胞形态的变化反映出来，但骨髓细胞的数量和形态出现异常则更为特异。因此，骨髓细胞学检查是造血系统及相关疾病诊断、鉴别诊断和疗效观察的重要手段之一。骨髓细胞学检查的临床应用及评价见表 14-34。

表 14-34　骨髓细胞学检查的临床应用及评价

应用	评价
诊断造血系统疾病	对巨幼细胞性贫血、白血病、类脂质沉积病、多发性骨髓瘤、海蓝组织细胞增生症有决定性诊断价值
协助诊断某些疾病	① 造血系统疾病：再生障碍性贫血、溶血性贫血、缺铁性贫血、粒细胞缺乏症、ITP 等 ② 某些感染性疾病：疟疾、黑热病、弓形体病等 ③ 恶性肿瘤的骨髓转移：肺癌、乳腺癌、前列腺癌、胃癌等发生骨髓转移

（二）标本采集

1. 适应证和禁忌证　骨髓细胞学检查是有创伤性检查,因此,必须掌握好骨髓细胞学检查的适应证和禁忌证(表 14-35)。

表 14-35　骨髓细胞学检查的适应证和禁忌证

适 应 证	禁 忌 证
① 原因不明的肝、脾、淋巴结大	① 血友病和有明显出血倾向患者
② 原因不明的发热、恶病质	② 外周血液检查能确诊者
③ 原因不明的骨痛、骨质破坏和紫癜	③ 妊娠中晚期孕妇做骨髓穿刺应慎重
④ 外周血液血细胞一系、二系或三系增多(或减少),外周血出现幼稚细胞	
⑤ 造血系统疾病定期复查、化疗后疗效观察	

2. 标本采集　骨髓细胞学检查可通过骨髓穿刺(或活检)术获取标本。

（1）选择穿刺部位:①成人和儿童首先选择髂后(或髂前)上棘,其次为胸骨和棘突。②2 岁以下儿童最好选择胫骨。对于再生障碍性贫血患者,由于其造血具有"向心"性分布特点,其穿刺部位以胸骨最佳,其次是棘突,髂骨最差。

（2）采集标本量:采集骨髓液 0.2ml,最多不超过 0.5ml(以防骨髓液被稀释而影响检查结果)。

（3）制备骨髓涂片:制备 6~8 张骨髓涂片,同时送检 2~3 张血涂片。

二、血细胞发育过程中形态演变的一般规律

血细胞从原始到成熟的发育过程是连续的,其形态学变化有一定的规律性,掌握其规律性对认识细胞有重要价值。各系血细胞的发育大致分为原始、幼稚和成熟三个阶段,红系和粒系的幼稚阶段又分为早幼、中幼和晚幼三个时期。血细胞发育过程中形态演变的一般规律见表 14-36。

表 14-36　血细胞发育过程中形态演变的一般规律(Wright 染色)

项目	要点	演 变 规 律
细胞体积与形状		由大变小,但巨核细胞系由小变大,早幼粒细胞比原粒细胞略大
细胞质	含量	由少变多,淋巴细胞变化不明显
	颜色	由深蓝变为浅蓝或淡红
	颗粒	从无到有,从非特异性到特异性。但红细胞系始终无颗粒
细胞核	大小和形态	由大变小,由圆形变为不规则或分叶,但巨核细胞由小变大,红细胞胞核始终是圆形直至最后消失
	染色质	由细致、疏松变为粗糙、致密或凝集成块,着色由浅变深(随 DNA 含量增多而加深)
	核仁	从有到无,从清晰、模糊不清至消失(核仁是原始细胞的标志,但有核仁的细胞不一定是原始细胞)
	核膜	从不明显变为明显
核/质比值		由大变小,但巨核细胞系相反

三、血细胞的正常形态学特征

在光学显微镜下,经 Wright 或 Giemsa 染色的血细胞形态学特征见表 14-37~ 表 14-42。骨髓中还可以见到网状细胞、内皮细胞、纤维细胞、组织嗜碱细胞、成骨细胞、破骨细胞及一些退化的细胞等。

表 14-37 红细胞系统细胞形态特征

细胞	特　征
原红细胞	体积与形状:直径 15~22μm,圆形或椭圆形,细胞边缘常有瘤状突起
	胞核:圆形,居中或稍偏位,约占细胞直径的 4/5。染色质呈颗粒状(较粗),核仁 1~3 个,呈暗蓝色,界限不甚清晰
	胞质:量较多,深蓝色,不透明,有时核周围着色浅形成淡染区,胞质内不含颗粒
早幼红细胞	体积与形状:直径 11~20μm,圆形或椭圆形,可见瘤状突起
	胞核:圆形,占细胞的 2/3 以上,居中或稍偏位。染色质开始凝集成小块状,核仁消失
	胞质:量稍多,不透明深蓝色,有时较原红细胞更深,可见核周淡染区,不含颗粒
中幼红细胞	体积与形状:呈圆形,直径 8~18μm
	胞核:圆形,约占细胞的 1/2。染色质成团块状或粗索状,似车轮状排列
	胞质:量较多,因内含血红蛋白逐渐增多,可呈着色不均匀的不同程度的嗜多色性
晚幼红细胞	体积与形状:圆形,直径 7~12μm
	胞核:圆形,居中,占细胞 1/2 以下。染色质呈大块状或固缩成团,呈紫褐色或紫黑色
	胞质:量多,呈均匀的淡红色或极淡的灰紫色

表 14-38 粒细胞系统细胞形态特征

细胞	特　征
原粒细胞	体积与形状:呈圆形或椭圆形,直径 11~18μm
	胞核:较大,占细胞 2/3 以上,圆形或椭圆形,居中或略偏位。染色质呈淡紫红色,细颗粒状,排列均匀平坦如薄沙。核仁 2~5 个,呈淡蓝色或无色
	胞质:量少,呈透明天蓝色,绕于核周,不含颗粒或有少量颗粒
早幼粒细胞	体积与形状:圆形或椭圆形,胞体较原粒细胞大,直径 12~22μm
	胞核:大,圆形或椭圆形,居中或偏位。染色质聚集呈粗网状,核仁可见或消失
	胞质:量较多,呈淡蓝色或蓝色,核周的一侧可出现淡染区。胞质内有嗜天青颗粒
中性中幼粒细胞	体积与形状:圆形,直径 10~18μm
	胞核:开始变扁平或稍呈凹陷,占细胞 1/2~2/3。染色质凝聚成粗索状或小块状,核仁消失
	胞质:量多,淡红色,内含细小、分布均匀、淡紫红色的特异性中性颗粒
嗜酸性中幼粒细胞	体积与形状:直径 15~20μm
	胞核:与中性中幼粒细胞相似
	胞质:充满粗大、均匀、排列紧密、有折光感的橘红色特异性嗜酸性颗粒
嗜碱性中幼粒细胞	体积与形状:直径 10~15μm
	胞核:与上述细胞相似,但轮廓不清,染色质结构模糊

续表

细胞	特 征
晚幼粒细胞	胞质:含有数量不多、大小不一但较粗大、分布散乱的紫黑色特异性嗜碱性颗粒,颗粒也可覆盖在细胞核上 体积与形状:呈圆形或椭圆形,直径 10~16μm 胞核:明显凹陷呈肾形,但其凹陷程度一般不超过假设核直径的一半。核染色质粗糙呈粗块状,排列紧密 胞质:量多,呈淡红色,内含不同的特异性颗粒

表 14-39 淋巴细胞系统细胞形态特征

细胞	特 征
原淋巴细胞	体积与形状:圆形或椭圆形,直径 10~18μm 胞核:大,圆形或椭圆形,稍偏位。核染色质细致,呈颗粒状,在核膜内层及核仁周围有浓集现象。核仁多为 1~2 个,小而清楚,呈淡蓝色或无色 胞质:量少,呈透明天蓝色,不含颗粒
幼淋巴细胞	体积与形状:圆形或椭圆形,直径 10~16μm 胞核:圆形或椭圆形,有时可有浅的切迹。染色质较致密粗糙,核仁模糊或消失 胞质:量较少,淡蓝色,一般无颗粒,或可有数颗深紫红色嗜天青颗粒
大淋巴细胞	体积与形状:呈圆形,直径 13~18μm 胞核:圆形或椭圆形,偏于一侧或着边。染色质常致密呈块状,深染呈深紫红色 胞质:丰富,呈透明天蓝色,可有少量大而稀疏的嗜天青颗粒
小淋巴细胞	体积与形状:圆形或椭圆形,直径 6~10μm 胞核:圆形或椭圆形,或有切迹,核着边,染色质粗糙致密呈大块状,染深紫红色 胞质:量极少,仅在核的一侧见到少量淡蓝色胞质,有时似裸核,一般无颗粒

表 14-40 浆细胞系统细胞形态特征

细胞	特 征
原浆细胞	体积与形状:圆形或椭圆形,直径 15~20μm 胞核:圆形,占细胞 2/3 以上,常偏位。染色质呈粗颗粒网状,紫红色。核仁 2~5 个 胞质:量多,呈灰蓝色,不透明,胞核一侧可有半圆形淡染区,无颗粒
幼浆细胞	体积与形状:多呈椭圆形,直径 12~16μm 胞核:圆形,占细胞 1/2,偏位。染色质开始聚集,深紫红色,可呈车轮状排列,无核仁 胞质:量多,呈不透明灰蓝色,近核处有淡染区,可见空泡,偶有少数嗜天青颗粒
浆细胞	体积与形状:圆形或椭圆形,直径 8~20μm 胞核:圆形,偏位。核染色质凝聚成块,深染,排列呈车轮状 胞质:丰富,呈不透明深蓝色或蓝紫色,胞核一侧常有明显的淡染区。常见小空泡

表 14-41　单核细胞系统细胞形态特征

细胞	特征
原单核细胞	体积与形状:直径 15~25μm,圆形或椭圆形,边缘常不整齐,可有伪足状突起
	胞核:较大,圆形或椭圆形。染色质纤细疏松呈网状,淡紫红色。核仁 1~3 个
	胞质:丰富,呈浅灰蓝色,半透明如毛玻璃样,无颗粒
幼单核细胞	体积与形状:圆形或不规则形,直径 15~25μm,边缘可有伪足状突起
	胞核:圆形或不规则形,可有凹陷、切迹、扭曲或折叠。染色质稍粗,淡紫红色。核仁模糊或消失
	胞质:量多,呈灰蓝色,胞质内可见许多细小、分布均匀的淡紫红色嗜天青颗粒
单核细胞	体积与形状:直径 12~20μm,圆形或不规则形,边缘常见伪足状突起
	胞核:不规则,常呈肾形、马蹄形、笔架形、“S”形等,并有明显扭曲折叠。染色质疏松细致,呈淡紫红色丝网状
	胞质:丰富,呈淡灰蓝色或淡粉红色,可见多数细小、分布均匀、细尘样淡紫红色颗粒
吞噬细胞	体积与形状:直径 15~50μm,有时可至 80μm。细胞外形呈圆形、椭圆形或不规则形
	胞核:圆形、椭圆形、肾形或不规则形,偏位。染色质较粗、深染,或疏松、淡染,呈网状结构。可见核仁或无核仁
	胞质:丰富,呈不透明灰蓝色或蓝色,不含颗粒或有少量嗜天青颗粒,常见小空泡

表 14-42　巨核细胞系统细胞形态特征

细胞	特征
原始巨核细胞	体积与形状:圆形或椭圆形,胞体较大,直径 15~30μm
	胞核:大,占细胞的极大部分,呈圆形或椭圆形。染色质呈深紫红色,粗粒状,排列紧密。可见 2~3 个核仁
	胞质:量较少,呈不透明深蓝色,边缘常有不规则突起
幼稚巨核细胞	体积与形状:圆形或不规则形,胞体明显增大,直径 30~50μm
	胞核:开始分叶,核形不规则。染色质凝聚呈粗颗粒状或小块状。核仁模糊或消失
	胞质:量增多,蓝色或灰蓝色,近核处可见淡蓝色或淡红色淡染区,有少量嗜天青颗粒
颗粒型巨核细胞	体积与形状:明显增大,直径 50~70μm,甚至达 100μm,外形不规则
	胞核:明显增大,高度分叶,形态不规则,分叶常层叠呈堆积状。染色质粗糙,排列致密呈团块状,呈深紫红色
	胞质:极丰富,呈淡紫红色,充满大量细小紫红色颗粒,边缘处可见颗粒聚集成簇,但无血小板形成
产血小板型巨核细胞	体积与形状:大,胞体直径 40~70μm,有时达 100μm
	胞核:巨大、不规则,核分叶后常重叠,核染色质呈条索状或块状
	胞质:丰富,淡蓝色,颗粒明显聚集成簇,有血小板形成,胞质边缘部分已裂解为血小板脱落,使细胞边缘不完整
巨核细胞裸核	产血小板型巨核细胞的胞质裂解成血小板完全脱落后,仅剩细胞核时,称为裸核

四、骨髓细胞学检查的内容与正常骨髓象特征

1. 骨髓检查内容

(1) 骨髓涂片低倍镜检查：包括标本取材、染色是否满意、判断骨髓增生程度、估计巨核细胞系统增生情况及观察有无异常细胞等。

骨髓增生程度通常用有核细胞与成熟红细胞的比值来估计骨髓中有核细胞绝对或相对数量，可分为 5 级。骨髓增生程度分级及其临床意义见表 14-43。由于用穿刺法吸取骨髓，骨髓标本只有稀释的可能，绝无浓缩的机会，所以，当骨髓增生程度介于两级之间时，应上提一级。

表 14-43　骨髓增生程度分级及其临床意义

骨髓增生程度	有核细胞与成熟红细胞的比	有核细胞均数 /HP	临床意义
增生极度活跃	1:1	>100	各型白血病
增生明显活跃	1:10	50~100	各型白血病、增生性贫血
增生活跃	1:20	20~50	正常骨髓、某些贫血
增生减低	1:50	5~10	再生障碍性贫血（慢性型）
增生极度减低	1:200	<5	再生障碍性贫血（急性型）

(2) 骨髓涂片油镜检查：计数 200~500 个有核细胞，按各系统、各阶段细胞分类并计算百分率，观察各系统增生程度和各阶段细胞质量的变化；观察是否有异常细胞及寄生虫等。

(3) 血涂片检查：对血涂片进行有核细胞分类计数和形态学观察；同时注意观察成熟红细胞的形态变化；观察是否出现异常细胞及寄生虫等。

(4) 计算粒 / 红比值：即计算粒系细胞与有核红细胞的比值（granulocyte/erythrocyte, G∶E）。各阶段粒细胞百分率总和与各阶段有核红细胞百分率总和之比称为粒红比值，正常值为 (2~4)∶1。G∶E 变化的临床意义见表 14-44。

表 14-44　粒红比值变化的临床意义

G∶E 比值	临　床　意　义
正常	① 正常骨髓象
	② 粒、红两系平行增多（红白血病）或减少（再生障碍性贫血）
	③ 病变未累及粒、红两系的疾病，如多发性骨髓瘤、ITP、骨髓转移癌等
增高	可由粒系增多或红系减少所致
	① 急性或慢性粒细胞白血病
	② 急性化脓性感染、中性粒细胞性类白血病反应
	③ 纯红细胞性再生障碍性贫血
减低	可由粒系减少或红系增多所致
	① 粒细胞系减少，如粒细胞减少（或缺乏）症
	② 红细胞系增多，如多种增生性贫血、真性或继发性红细胞增多症

(5) 骨髓象分析:将检查结果与正常骨髓象比较,作出描述性判断。

(6) 填写报告单:根据骨髓象和(或)血象所见,结合临床资料,提出初步诊断意见。

2. 正常骨髓象特征 正常骨髓象特征见表 14-45。

表 14-45 正常骨髓象特征

项目	特 征
骨髓增生程度	增生活跃,G：E 比值为(2~4)：1
粒细胞系统	占有核细胞 40%~60%,其中原粒细胞 <2%,早幼粒细胞 <5%,中性中、晚幼粒细胞约各占 10%,杆状核粒细胞明显多于分叶核粒细胞,嗜酸性粒细胞 <5%,嗜碱性粒细胞 <1%。各阶段细胞形态无明显异常
红细胞系统	占有核细胞 20% 左右。其中原红细胞 <2%,早幼红细胞 <5%,中、晚幼红细胞约各占 10%。各阶段细胞形态无明显异常
巨核细胞系统	巨核细胞 7~35 个 / 片(1.5cm×3cm)。其中,原巨核细胞 0~5%,幼巨核细胞 0~10%,主要是颗粒型和产血小板型巨核细胞,血小板散在或成簇分布。细胞形态无明显异常
淋巴细胞系统	占有核细胞 20%(小儿可达 40%),主要是成熟淋巴细胞
单核及浆细胞	单核细胞 <4%,浆细胞 <2%,大多为成熟阶段细胞,且细胞形态无明显异常
其他细胞	可见少量内皮细胞、成骨细胞、吞噬细胞、组织嗜碱细胞等,分裂象细胞少见,无其他异常细胞及寄生虫

五、常用血细胞化学染色

血细胞化学染色是运用化学或生物化学技术对骨髓涂片或血涂片细胞进行染色,通过显微镜观察细胞内外化学成分的呈色、分布和变化,了解血细胞的功能,有助于造血系统疾病的诊断、鉴别诊断、疗效观察及预后判断。

(一) 过氧化物酶染色

过氧化物酶(peroxidase,POX)主要存在于粒细胞系和单核细胞系中,通过染色对急性淋巴细胞白血病(ALL)与急性非淋巴细胞白血病(ANLL)、急性粒细胞白血病(AML)与急性单核细胞白血病(AMOL)的鉴别有重要价值。

【染色结果】

1. 粒细胞 分化差的原粒细胞为阴性,分化好的原粒细胞至中性成熟粒细胞均呈阳性,且细胞越成熟,阳性反应越强;嗜酸粒细胞呈强阳性反应;嗜碱粒细胞多为阴性反应。

2. 单核细胞 大多数细胞呈阴性或弱阳性,其阳性颗粒少而细小。

3. 淋巴细胞、浆细胞、红细胞及巨核细胞系统均呈阴性反应。

【临床意义】 过氧化物酶染色主要用于急性白血病类型的鉴别。AML 多呈阳性反应,急性早幼粒细胞白血病呈强阳性反应;AMOL 多呈弱阳性反应;ALL 呈阴性反应。

(二) 中性粒细胞碱性磷酸酶染色

血细胞的碱性磷酸酶(alkaline phosphatase,ALP)主要存在于成熟的中性粒细胞胞质中。当细菌感染和某些造血系统疾病时,中性粒细胞碱性磷酸酶(neutrophil alkaline phosphatase, NAP)活性常出现显著变化,故 NAP 染色具有独特的临床价值。NAP 染色的目的有:①细菌性和病毒性感染的鉴别。②慢性粒细胞白血病与中性粒细胞型类白血病反应的鉴别。③真性红细胞增多症与继发性红细胞增多症的鉴别。④再生障碍性贫血与 PNH 的鉴别。

【染色结果】 成熟中性粒细胞呈阳性反应。阳性反应为胞质中出现灰色到棕黑色颗粒，反应强度分为 5 级（表 14-46）。阳性结果以阳性百分率和阳性积分值（各种程度的阳性细胞百分率之和）报告。

表 14-46 中性粒细胞碱性磷酸酶染色强度分级

强度	染 色 结 果
–	胞质呈淡红色
1+	胞质呈淡灰色，无颗粒或有少量细小灰黑色颗粒
2+	胞质呈均匀一致的灰黑色或出现较粗的棕黑色颗粒
3+	胞质中充满棕黑色颗粒，但密度较低
4+	胞质中充满粗大的棕黑色颗粒，致使全部胞质呈深黑色，可遮盖胞核

【参考值】 成人 NAP 阳性率 <40%，积分值为 40~80。

【临床意义】 NAP 活性变化的临床意义见表 14-47。

表 14-47 NAP 活性变化的临床意义

NAP 活性增高	NAP 活性减低	NAP 活性增高	NAP 活性减低
严重的化脓性感染	病毒性感染	真性红细胞增多症	继发性红细胞增多症
类白血病反应	慢性粒细胞白血病慢性期	急性淋巴细胞白血病	急性粒细胞白血病
再生障碍性贫血	PNH		

（三）糖原染色

糖原染色又称过碘酸-Schiff 反应（PAS），如果急性白血病的 PAS 染色结果典型，可辅助细胞系列判断，但是实际上 PAS 染色结果常不典型。PAS 染色在恶性红系疾病中常呈阳性（尤其是强阳性，意义更大），但有时也呈阴性。所以，PAS 阴性不能排除恶性红系疾病的可能性；而在大多数良性红系疾病中常呈阴性，但少数患者也可出现阳性。

【染色结果】 粒系细胞自早幼粒细胞至中性分叶核粒细胞均呈阳性反应，且细胞越成熟，阳性程度越强；少数淋巴细胞、幼稚单核细胞、单核细胞、巨核细胞和血小板也可呈阳性反应。红细胞系统、原粒细胞、原单细胞呈阴性反应。

【临床意义】

1. 红细胞系统异常的鉴别诊断 红血病或红白血病、MDS 呈强阳性反应，再生障碍性贫血、巨幼细胞贫血呈阴性反应。

2. 急性白血病类型的辅助鉴别 AML、AMOL 和 ALL 的 PAS 表现形态不一致，有利于鉴别。

（四）铁染色

骨髓中存储于幼稚红细胞外的铁称为"细胞外铁"，一般以含铁血黄素的形式存在于单核-吞噬细胞胞质中。中、晚幼红细胞和成熟红细胞中贮存的铁颗粒，称为"细胞内铁"，可通过普鲁士蓝反应检查细胞内铁和细胞外铁。

铁染色的适应证为缺铁性贫血、铁粒幼细胞性贫血、MDS、感染性贫血的诊断与鉴别诊断。

【染色结果】

1. 细胞外铁　观察骨髓小粒中存在于巨噬细胞内的铁，阳性反应为骨髓小粒上有浅蓝绿色均匀无形物质，或呈蓝色或深蓝色的小珠状、粗颗粒状或蓝黑色的小块物质。根据阳性反应可将细胞外铁分为"−、1+、2+、3+、4+"5级（表14-48）。

表 14-48　细胞外铁强度分级及评价

强度	评价
−	骨髓小粒无蓝色显现（提示骨髓贮存铁缺乏）
1+	有少量铁颗粒，或偶见少量铁小珠
2+	有较多的铁颗粒和铁小珠
3+	有很多铁颗粒、小珠和少数蓝黑色小块
4+	有极多的铁颗粒和小珠，并有很多密集成堆的小块

2. 细胞内铁　细胞内铁为幼稚红细胞内的铁。细胞内含铁的幼稚红细胞称为铁粒幼细胞(sideroblast)；若铁颗粒超过10个，围绕幼稚红细胞核周围2/3以上者，则称为环形铁粒幼细胞(ringed sideroblast)；含有铁颗粒的成熟红细胞称为铁粒红细胞。

【参考值】　细胞外铁为1+~2+。细胞内铁为20%~90%。

【临床意义】

1. 鉴别缺铁性贫血与非缺铁性贫血　铁染色是目前诊断缺铁性贫血及指导铁剂治疗的一种可靠和实用的方法。缺铁性贫血的骨髓细胞外铁减少甚至消失，铁粒幼细胞减少。铁剂治疗后，幼稚红细胞内出现铁小粒，而细胞外铁需要贫血纠正后一段时间内才会出现。而巨幼细胞性贫血、溶血性贫血、再生障碍性贫血等非缺铁性贫血的细胞外铁和铁粒幼细胞正常或增多。感染性贫血时，细胞外铁正常或增多，但铁粒幼细胞减少，提示幼红细胞摄铁能力障碍。

2. 诊断铁粒幼细胞贫血　铁粒幼细胞贫血(sideroblast anemia)时，由于血红素合成障碍，铁利用不良，细胞外铁显著增多，并出现环形铁粒幼细胞（常大于幼稚红细胞的15%，这是诊断铁粒幼细胞贫血的重要依据）。

3. 诊断MDS　MDS中的难治性贫血伴环形铁粒幼细胞增多(refractory anemia with ringed sideroblasts，RARS)，铁粒幼细胞明显增多，并且环形铁粒幼细胞大于幼红细胞的15%以上，铁粒红细胞也显著增多。

（五）酯酶染色

酯酶存在于不同的白细胞中，根据不同的底物显示的酯酶活性，可将酯酶分为3种：萘酚AS-D氯乙酸酯酶、α-乙酸萘酚酯酶、α-丁酸萘酚酯酶。萘酚AS-D氯乙酸酯酶为粒系细胞所特有，又称为特异性酯酶(specific esterase，SE)。α-乙酸萘酚酯酶可存在于多种细胞中，故称为非特异性酯酶(non-specific esterase，NSE)。α-丁酸萘酚酯酶主要存在于单核系细胞中，故称为单核细胞酯酶。酯酶染色对识别不同细胞、诊断与鉴别诊断急性白血病有一定价值。

【染色结果】　酯酶染色结果见表14-49。

表 14-49　酯酶染色结果

细胞	萘酚 AS-D 氯乙酸酯酶染色	α- 乙酸萘酚酯酶染色	α- 丁酸萘酚酯酶染色
原始粒细胞	阴性 / 阳性	阴性 / 弱阳性	阴性
早幼粒细胞	较强阳性 / 强阳性	阴性 / 阳性	阴性
中性粒细胞	阳性 / 较强阳性	阴性 / 弱阳性	阴性
原始单核细胞	阴性 / 弱阳性	阳性 / 较强阳性	阳性 / 较强阳性
幼单核细胞	阴性 / 弱阳性	强阳性	强阳性
淋巴细胞	阴性	阴性 / 弱阳性	阴性 / 弱阳性
幼红细胞	阴性	阴性 / 弱阳性	阴性
巨核细胞与血小板	阴性	强阳性	弱阳性

【临床意义】　酯酶染色主要用于急性白血病的鉴别,其临床意义见表 14-50。

表 14-50　酯酶染色的临床意义

疾病	萘酚 AS-D 氯乙酸酯酶染色	α- 乙酸萘酚酯酶染色	α- 丁酸萘酚酯酶染色
急性原粒细胞白血病	阳性	阴性 / 弱阳性	阴性
急性早幼粒细胞白血病	强阳性	阴性或阳性	阴性
急性单核细胞白血病	阴性 / 弱阳性	阳性 / 强阳性	阳性 / 强阳性

六、细胞免疫分型

细胞免疫分型也称细胞免疫标记(表型)检查,它是采用单克隆抗体及免疫学技术检查细胞膜表面和(或)细胞质存在的特异性抗原,借以分析细胞所属系列,分化程度和功能状态。

(一)检查方法

常用的检查方法有:免疫荧光法、免疫酶染色法、流式细胞术。

(二)细胞免疫分型的临床应用

1. 有助于识别不同系列的细胞　当不能确定细胞所属系列时可用单克隆抗体的不同组合识别细胞系列。

(1) 识别髓系细胞的抗体有:CD_{13}、CD_{14}、CD_{15}、CD_{32}、CD_{33}、CD_{65}、CD_{91}、CD_{156}、CD_{166} 等。

(2) 识别淋巴细胞系列的抗体有:CD_1、CD_2、CD_3、CD_4、CD_5、CD_7、CD_8、CD_9、CD_{10}、CD_{19}、CD_{20}、CD_{52}、CD_{77} 等。

(3) 识别巨核细胞和血小板的抗体有:CD_{41}、CD_{42}、CD_{61} 等。

(4) 识别红细胞系列的抗体:血型糖蛋白 A 或 B。

2. 识别不同的淋巴细胞

(1) 识别成熟 T 淋巴细胞的抗体有:CD_2、CD_3、CD_4、CD_7、CD_8 等。识别成熟 B 淋巴细胞的抗体有 CD_{19}、CD_{20}、CD_{22} 等。

(2) 识别 NK 细胞的抗体有:CD_{16}、CD_{56} 等。

(3) 识别不同的淋巴细胞除检查细胞表面的抗原外,还可以检查细胞表面的受体及细胞表面其他分子,如 TCR、MHC 等。

3. 用于检查 T 淋巴细胞亚群　临床上常用 CD_3、CD_4 和 CD_8 单抗检查全 T(CD_3^+)细胞,并可将外周淋巴器官和血液中 T 细胞分为 TH(CD_4^+,CD_8^-)和 TS(CD_4^-,CD_8^+)两个主要亚群,计算 TH/TS(CD_4^+/CD_8^+)比值作为机体免疫状态、某些疾病诊断、病期分析、监测治疗和判断预后的参数,但影响因素较多。

4. 用于识别不同分化阶段的细胞

(1) CD_{34}^+、CD_{90}^+、Lin^- 被认为是造血干细胞的主要标志。

(2) CD_{34}^+、CD_{33}^+ 为造血干细胞向髓系定向的标志。

(3) CD_{34}^+、TDT^+、CD_{10}^+、CD_7^+ 为 T 淋巴细胞系祖细胞标志。

(4) CD_{34}^+、CD_{19}^+ 为 B 淋巴细胞系祖细胞标志。

5. 有助于识别不同功能状态的细胞　如记忆 T 细胞高表达 $CD_{45}RO$、不表达 $CD_{45}RA$。活化 T 细胞不表达 $CD_{45}RA$,而 CD_{25}、CD_2、$CD_{45}RO$、CD_{54}、CD_{58} 等均强表达。

6. 有助于分离和研究不同系列和不同分化阶段的细胞　用免疫荧光法标记的活细胞可经流式细胞仪或免疫磁珠法分离出来,从而对它们的研究成为可能。

7. 可用于分析各种白血病细胞的免疫表型。

8. 可用于检查白血病微小残留病　完全缓解的白血病患者骨髓细胞中,若出现 CD_{19}、CD_{22}、CD_{10}、CD_7、CD_5、CD_{13}、CD_{37}、CD_{34} 等任何一种抗原阳性,同时伴有 TbT^+,则可诊断微小残留病。

(三) 急性白血病细胞免疫表型特点

1. ALL 与 AML 细胞免疫表型特点　ALL 与 AML 细胞免疫表型见表 14-51。

表 14-51　ALL 和 AML 的免疫表型

疾病	CD_{19}	CD_7	CD_{33}	CD_{13}	HLA-DR	TdT
B-ALL	+	−	−	−	+	−/+
T-ALL	−	+	−	−	−/+	+
AML	−	−/+	+	+	+	−

注:少数 AML(<10%)CD_7 可为阳性;少数 AML(M_1 型)TdT 可为阳性;少数 T-ALL(<10%)可有 HLA-DR 表达。

2. ALL 免疫表型特点　ALL 免疫表型特点见表 14-52。

表 14-52　急性淋巴细胞白血病的免疫表型特点

系　列	亚　型	主要的蛋白标记
B 系列	早期 B 型	$CD19^+$,$CD10^-$
	普通型	$CD19^+$,$CD10^+$
	前 B 型	$CD19^+$,胞质 μ 链$^+$
T 系列	B 细胞型	$CD19^+$,胞膜 Ig^+
	前 T 型	$CD7^+$,$CD2^-$
	T 细胞型	$CD7^+$,$CD2^+$

3. 急性髓细胞白血病免疫表型特点　急性髓细胞白血病免疫学分类见表 14-53。

表 14-53　急性髓细胞白血病的免疫学分类

亚型	典型的蛋白标记	亚型	典型的蛋白标记
M0	CD34,CD33,CD13	M4	CD34,CD33,CD15,CD14,CD13
M1	CD34,CD33,CD13	M5	CD33,CD15,CD14,CD13
M2	CD34,CD33,CD15,CD13	M6	CD33,血型糖蛋白
M3	CD33,CD13（HLA-DR 阴性）	M7	CD33,CD41,CD42,CD61

4. 其他　免疫学分类对于双表型白血病、慢性淋巴细胞白血病(CLL)、毛细胞白血病、慢性粒细胞白血病急变期细胞的分类和诊断也具有重要作用。

七、细胞遗传学分析

血细胞染色体的检查与分析对遗传性造血系统疾病和恶性造血系统疾病的诊断、分型及病因和发病机制的研究有重要价值,也为遗传咨询、优生优育提供依据。

(一) 染色体分析

通常要从 2 个或 2 个以上的细胞分裂象中检出同一条染色体增加或结构异常,3 个或 3 个以上细胞分裂象中有同一条染色体丢失才能作为一个染色体异常克隆。

1. 染色体命名　人体细胞有 46 条染色体,其中常染色体 22 对(44 条),性染色体 1 对(X、Y),男性为 46,XY;女性为 46,XX。根据人类细胞遗传学命名的国际体制(ISCN),按其长短和着丝粒的位置将人类 46 条染色体顺序编号 1~22,并分为 A~G7 个组,X 和 Y 染色体分别归入 C 组和 G 组;根据显带技术在各染色体上的显带特点,将染色体划区分布,一般用 4 个符号代表某一特定区带,例如"2_p^{35}"则表示 2 号染色体短臂 3 区 5 带。

2. 核型分析及书写　核型是指分裂中期体细胞的全套染色体经照相放大后,按 Danvers 体制剪贴、排列起来,就称为染色体核型。核型书写有统一格式,其书写顺序为:染色体数目、性染色体、染色体异常。各项之间以逗号分开,性染色体以大写的 X 与 Y 表示,各染色体核型描述中常用的缩写符号见表 14-54。

表 14-54　染色体核型描述中常用的缩写符号

字母	意义	字母	意义
t	易位	del	缺失
inv	倒位	r	环状染色体
iso 或 i	等臂染色体	−	丢失
ins	插入	+	增加

第 1 括号内是累及染色体的号数,第 2 括号内是累及染色体的区带,其中 p 表示短臂,q 表示长臂。一个完整的核型书写方法如下:45,X,−Y,t(8;21),(q^{22};q^{22})。表示 45 条染色体,丢失了 Y 染色体,第 8 号与第 21 号染色体之间易位,断裂点分别在第 8 号染色体长臂 2 区 2 带和

第 21 号染色体长臂 2 区 2 带。

3. 染色体畸变 包括数目畸变和结构畸变两类。正常人体细胞有 23 对染色体,其中 23 条来自父方,另 23 条来自母方,即含有两个染色体组或称为二倍体(2n)。以二倍体为标准,出现染色体单条、多条或成倍的增减称为染色体数目畸变,其畸变类型有整倍体型和非整倍体型。前者为整组染色体增减,有单倍体、三倍体和四倍体;后者只有少数几条染色体增减。比二倍体数目少的称为亚二倍体,比二倍体数目多的称为超二倍体。结构畸变见核型分析及其书写。

(二)临床常见造血系统疾病的染色体改变

临床常见造血系统疾病的染色体改变见表 14-55。

表 14-55 急性白血病常见的染色体异常

急性白血病	染色体异常	亚型	预后
急性髓细胞白血病	t(8;21)	M_2	预后较好
	t(15;17)	M_3	预后较好
	inv(16);del(16q)	M_4E_0	预后较好
	+8	各种亚型	预后不良
	+21	M_1,M_7	
	+13	双表型	预后不良
	5q-,−5,−7	继发性白血病	预后不良
	t(8;16)	M_{5b}	预后不良
	t(9;22)	M_1 等	预后不良
	t(4;11)*	双表型	预后不良
急性淋巴细胞白血病	t(4;11)*	L_2	预后不良
	t(1;9)	L_1	预后较好
	t(8;14)	L_3	预后不良
	超二倍体	L_1,L_2	预后较好
	t(9;22)	L_1,L_2	预后较好
	t(10;14)	T 细胞型	

*11 号染色体长臂末端可移位至 6,9,10,17 或 19 号染色体

第六节 常见造血系统疾病的血液学特征

一、贫 血

贫血(anemia)是指在单位容积血液中红细胞数量、血红蛋白浓度和(或)血细胞比容(Hct)低于参考值低限。贫血不是一个独立的疾病,而是各系统不同性质疾病的一种共同的症状。故诊断贫血时,首要的是确定贫血发生的原因。

(一)缺铁性贫血

缺铁性贫血(iron deficiency anemia,IDA)典型的血液学特征是呈小细胞低色素性贫血,是国内最常见的贫血。

1. 血象

(1)红细胞、血红蛋白均减少,以血红蛋白减少更为明显(图 14-27)。

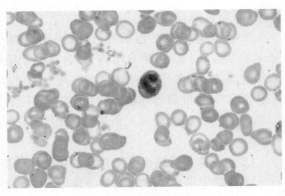

图 14-27　缺铁性贫血血象

(2)轻度贫血时成熟红细胞的形态无明显异常。中度以上贫血才显示小细胞低色素性特征,红细胞体积减小,淡染,中央苍白区扩大。严重贫血时红细胞中央苍白区明显扩大而呈环状,并可见嗜多色性红细胞及嗜碱点彩红细胞增多。

(3)网织红细胞轻度增多或正常。

(4)白细胞和血小板计数一般正常。严重贫血时白细胞和血小板可轻度减少。

2. 骨髓象

(1)骨髓增生活跃或明显活跃。

(2)主要以红系增生为主,粒红比值降低。增生的红系细胞中以中、晚幼红细胞为主,其细胞体积减小,胞质量少,着色偏蓝。有时细胞边缘不整,呈锯齿状,显示胞质发育落后,血红蛋白合成不足。核畸形,晚幼红细胞的核固缩呈小而致密的紫黑色"炭核",表现为"核老质幼"改变。成熟红细胞形态的变化同血象(图 14-28)。

(3)粒细胞系相对减少,但各阶段细胞的比例及形态大致正常。

(4)巨核细胞系正常,淋巴细胞和单核细胞均正常。

(二)溶血性贫血

溶血性贫血(hemolytic anemia,HA)是由于各种原因使红细胞寿命缩短、破坏增加,而骨髓造血功能不能相应代偿时所引起的一类贫血。主要表现为红细胞系明显的代偿性增生。

1. 血象

(1)红细胞、血红蛋白减少,两者呈平行性下降(图 14-29)。

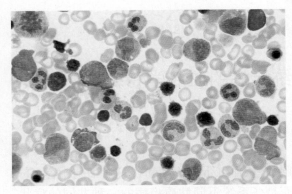

图 14-28　缺铁性贫血骨髓象

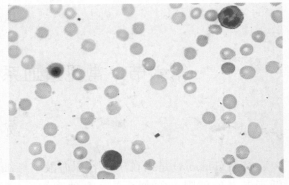

图 14-29　溶血性贫血血象

（2）红细胞大小不均，易见大红细胞、嗜多色性红细胞及有核红细胞（以晚幼红或中幼红细胞为主），可见 Howell-Jolly 小体、Cabot 环、嗜碱点彩红细胞等。不同原因所致的溶血性贫血，有时出现特殊的异形红细胞增多，如球形细胞、靶形红细胞、裂片细胞等，对病因诊断具有一定意义。

（3）网织红细胞增多，尤其是急性溶血时常明显增多。

（4）急性溶血时白细胞和血小板计数常增多。中性粒细胞比例增高，并有中性粒细胞核左移现象。

2. 骨髓象

（1）骨髓增生明显活跃。

（2）红细胞系显著增生，幼红细胞常 >30%，急性溶血时甚至 >50%，粒红比例降低或倒置。各阶段幼红细胞增多，以中、晚幼红细胞增生为主。核分裂型幼红细胞多见。可见幼红细胞边缘不规则突起、核畸形、Howell-Jolly 小体、嗜碱点彩红细胞等。成熟红细胞形态与血象相同（图 14-30）。

（3）粒细胞系相对减少，各阶段细胞的比例及形态大致正常。

（4）巨核细胞系正常，淋巴细胞和单核细胞均正常。

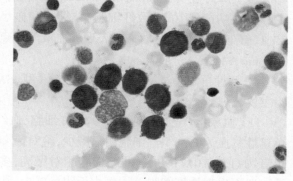

图 14-30　溶血性贫血骨髓象

（三）巨幼细胞贫血

巨幼细胞贫血（megaloblastic anemia，MA）是由于叶酸及（或）维生素 B_{12} 缺乏，使 DNA 合成障碍所引起的一类贫血。其血液学的典型特征是除了出现巨幼红细胞外，粒细胞系也出现巨幼特征及分叶过多。严重时巨核细胞和其他系统血细胞以及黏膜细胞也可发生改变。

1. 血象

（1）红细胞、血红蛋白减少。因发病缓慢，多数患者血红蛋白在 60g/L 以下，甚至在 30~40g/L 以下。

（2）红细胞大小不均，易见椭圆形巨红细胞，并可见嗜多色性红细胞、嗜碱点彩红细胞、Howell-Jolly 小体及 Cabot 环。有时可出现中、晚巨幼红细胞。

（3）网织红细胞正常或轻度增多。

（4）白细胞计数正常或轻度减少。中性分叶核粒细胞呈分叶过多现象，可达 6~10 叶以上，偶见少数幼稚巨粒细胞。

（5）血小板计数正常或减低，可见巨大血小板。

2. 骨髓象

（1）骨髓增生明显活跃（图 14-31）。

（2）红细胞系明显增生，幼红细胞常在

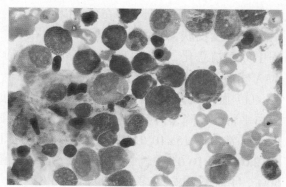

图 14-31　巨幼细胞性贫血骨髓象

40% 甚至 50% 以上,并出现巨幼红细胞,与正常形态的幼红细胞并存。贫血越严重,红系细胞的比例及巨幼红细胞的比值越高,早期阶段的巨幼红细胞所占比例也越高。巨幼红细胞的形态特征为胞体及胞核均增大,核染色质纤细疏松呈细网状,胞质量丰富,细胞核发育落后于胞质,分裂型细胞多见,易见 Howell-Jolly 小体及嗜碱点彩红细胞等。

(3) 粒细胞系相对减少。早期巨粒细胞先于巨幼红细胞出现,以巨晚幼粒细胞及巨杆状核粒细胞多见,分叶核粒细胞有分叶过多现象,具有早期诊断意义。

(4) 巨核细胞数量大致正常或增多,也可出现胞体巨大,核分叶过多,核质发育不平衡现象。

巨幼细胞贫血患者经叶酸治疗后 48~72 小时,骨髓巨幼红细胞可迅速转化为正常幼红细胞,但巨粒细胞常持续数周后才逐渐消失。

(四) 再生障碍性贫血

再生障碍性贫血(aplastic anemia,AA)简称再障,是由于多种原因所致骨髓造血干细胞减少和(或)功能异常,导致红细胞、粒细胞和血小板生成减少的一组综合征。主要临床表现为贫血、感染和出血。根据临床表现和血液学特点可分为急性再障(acute AA,AAA)和慢性再障(chronic AA,CAA)两型。

1. 急性再障(AAA) 又称重型再障Ⅰ型(SAA-Ⅰ),起病急,发展迅速,常以严重出血和感染为主要表现。

(1) 血象:呈全血细胞减少。①红细胞、血红蛋白显著减少,两者平行性下降,呈正细胞正色素性贫血。②网织红细胞明显减少,绝对值 $<0.5\times10^9/L$,甚至为 0。③白细胞明显减少,多数患者为 $(1.0\sim2.0)\times10^9/L$。淋巴细胞相对增高,多在 60% 以上,有时可高达 90% 以上。外周血液一般不出现幼稚细胞。④血小板明显减少,常 $<2.0\times10^9/L$,严重患者常 $<1.0\times10^9/L$。

(2) 骨髓象:AAA 的骨髓损害广泛,骨髓小粒细小,脂肪滴明显增多,多部位穿刺均显示:①骨髓增生明显减低。骨髓小粒呈粗网空架状结构,细胞稀少,造血细胞罕见,大多为非造血细胞。②粒、红两系细胞极度减少,淋巴细胞相对增多,可达 80% 以上。③巨核细胞显著减少,多数患者常无巨核细胞。④浆细胞比例增高。有时还可有肥大细胞(组织嗜碱细胞)、网状细胞增多(图 14-32)。

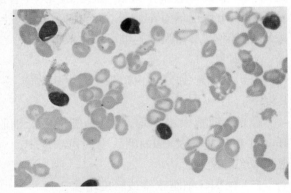

图 14-32　再生障碍性贫血骨髓象

2. 慢性再障(CAA) CAA 起病缓慢,病程进展较平稳,病程较长(多在 4 年以上)。以贫血和轻度皮肤、黏膜出血多见。CAA 在病程中如病情恶化,临床表现及血液学变化与 AAA 相似,则称为重型再障Ⅱ型(SAA-Ⅱ)。

(1) 血象:表现为两系或三系细胞不同程度减少,早期常出现血小板减少:①红细胞、血红蛋白平行性下降,多为中度或重度减低,呈正细胞正色素性贫血。②网织红细胞减少,绝对值低于正常,常 $<15\times10^9/L$,部分患者骨髓呈局灶性增生者,可有轻度增高。③白细胞减少,多在 $(2.0\sim3.0)\times10^9/L$,中性粒细胞减少,但绝对值 $>0.5\times10^9/L$。淋巴细胞相对增高,一般不超过50%。④血小板减少,多在 $(30\sim50)\times10^9/L$。

(2) 骨髓象:CAA 的骨髓中可出现一些局灶性代偿性造血灶,故不同穿刺部位的结果可有一定差异,有时需多部位穿刺检查及配合骨髓活检(骨髓活检对 AA 的诊断价值更大),才能获得较可靠的诊断依据。典型 CAA 的骨髓象特征为:①骨髓多为增生减低。②红系、粒系、巨核系三系细胞均不同程度减少。巨核细胞常在早期就出现减少,治疗有效时恢复最慢,故在诊断上的意义较大。③淋巴细胞相对增多,浆细胞、肥大细胞和网状细胞也可增多,但均比 AAA 少。④有时可有中性粒细胞核左移及粒细胞退行性变等现象,严重患者幼红细胞也可出现类似表现。

如穿刺部位为代偿性造血灶,则骨髓象呈增生活跃,粒系百分率可正常或减低,红细胞百分率常增高,但巨核细胞仍减少或明显减少。

二、白 血 病

(一)急性白血病

急性白血病不论何种类型都具有相似的血液学特点。

1. 血象

(1) 红细胞:红细胞及血红蛋白中度或重度减少,呈正细胞正色素性贫血。成熟红细胞形态无明显异常,少数患者可见红细胞大小不均,或出现幼红细胞。

(2) 白细胞:白细胞计数不定,大多数患者白细胞数量增多,可达 $100×10^9$/L,可出现较多的原始及幼稚细胞,称为白血性白血病(leukemic leukemia);部分患者白细胞数正常或减少,未发现幼稚细胞,称为非白血性白血病(aleukemic leukemia)。

(3) 血小板:早期约半数患者血小板 $<60×10^9$/L,晚期血小板多极度减少。

2. 骨髓象

(1) 骨髓增生明显活跃或极度活跃,白血病性原始细胞增生,呈恶性肿瘤细胞形态学特征,细胞大小相差较大,胞质量少,胞核大,形态不规则,常有扭曲、折叠、切迹、分叶或双核等。核染色质粗糙,核仁明显、数量多,核质发育不平衡。胞质内易见空泡,出现 Auer 小体有助于急性髓细胞白血病的诊断。

(2) 其他系列血细胞均受抑制而减少。

(3) 分裂型细胞和退化细胞增多。ALL 可见"篮细胞"增多;AML 和 AMOL 可见 Auer 小体;急性红白血病可见幼红细胞呈巨幼样变(图 14-33,图 14-34,图 14-35)。

3. 分型 白血病的分型不仅对认识白血病的本质、研究白血病的发病机制和生物学特性具有重要的意义,而且对指导临床治疗和判断预后也具有实用价值。

FAB 分型:1976 年,法(F)、美(A)、英(B)三国协作组提出了急性白血病 FAB 形态学分型方案,提出以原始细胞≥30% 为急性白血病的诊断标准。根据原始细胞的形态学特征,将急性白血病分为急性淋巴细胞白血病(acute lymphocytic leukemia,ALL)和急性髓细胞白血病(acute myeloblastic leukemia,AML)

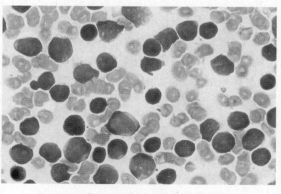

图 14-33 急性淋巴细胞白血病(L_2)骨髓象

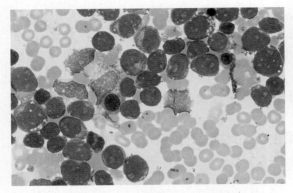

图 14-34 急性淋巴细胞白血病(L₃)骨髓象

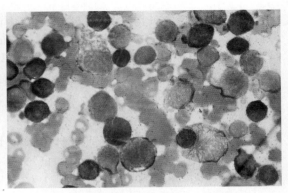

图 14-35 急性髓细胞白血病(M₃)骨髓象

或称急性非淋巴细胞白血病(acute non-lymphocytic leukemia, ANLL)两大类及其亚型(表 14-56 和表 14-57),此后又对 FAB 分型进行了多次的修订与补充。

表 14-56 急性淋巴细胞白血病分型与标准

类型	标 准
L_1	原始和幼稚淋巴细胞以小细胞(直径$\leq 12\mu m$)为主,胞质较少,核型规则,核仁不清楚
L_2	原始和幼稚淋巴细胞以大细胞(直径$>12\mu m$)为主,胞质较多,核型不规则,常凹陷或折叠,核仁明显
L_3	原始和幼稚淋巴细胞以大细胞为主,大小较一致。胞质较多,呈嗜碱性,内有明显的空泡,染色体、核型较规则,核仁清楚

表 14-57 急性髓细胞白血病分型与标准

类型	标 准
M_0	形态学上呈原始细胞特征,胞质透明,嗜碱性,无嗜天青颗粒及 Auer 小体。髓过氧化酶(MPO)及苏丹黑 B 阳性 <3%。电镜下 MPO 阳性,CD_{33} 或 CD_{13}(+)。淋巴细胞抗原为阴性,血小板抗原阴性
M_1	未分化原粒细胞(Ⅰ型 +Ⅱ型)占骨髓非红系细胞(NEC)90% 以上,早幼粒细胞很少,无或罕见中幼粒细胞以下阶段
M_{2a}	原粒细胞(Ⅰ型 +Ⅱ型)占骨髓 NEC 的 30%~89%,单核细胞 <20%,早幼粒细胞以下阶段 >10%
M_{2b}	原始及早幼粒细胞明显增多,以异常的中性中幼粒细胞增生为主,常有核仁,有明显的核质发育不平衡(此类细胞 >30%)
M_3	骨髓中以多颗粒的早幼粒细胞为主,占 NEC 的 30% 以上
M_{3a}	嗜苯胺蓝颗粒粗大,密集或融合(粗颗粒型)
M_{3b}	嗜苯胺蓝颗粒密集而细小(细颗粒型)
M_{4a}	原始和早幼粒细胞增生为主,原、幼单核和单核细胞中占 NEC 的 20% 以上
M_{4b}	原始和幼稚单核细胞增生为主,原始和早幼粒细胞占 NEC 20% 以上
M_{4c}	原始细胞既有粒细胞系,又有单核细胞系特征者占 NEC 30% 以上
M_4EO	除以上特征外,还有粗大而圆的嗜酸颗粒及着色较深的嗜碱颗粒,占 NEC 5%~30%
M_{5a}	未分化型:骨髓中原单核细胞(Ⅰ型 +Ⅱ型)占 NEC 80% 以上
M_{5b}	部分分化型:骨髓中原始和幼稚单核细胞占 NEC 30% 以上,原单核细胞(Ⅰ型 +Ⅱ型)<80%
M_6	骨髓红系 >50%,NEC 中原粒细胞(或原始 + 幼稚单核细胞)Ⅰ型 +Ⅱ型 >30%
M_7	原始巨核细胞≥30%,血小板抗原阳性,血小板过氧化物酶阳性

我国对 AML 的分型标准是在 FAB 分型基础上,结合我国特点作了部分修改(表 14-58)。

表 14-58 我国对 AML 修改的内容

修改的内容
1. 将我国首先提出的亚急性粒细胞白血病列为 M_{2b} 型,原 FAB 分型中的 M_2 型为 M_{2a} 型
2. 将 M_3 分为 M_{3a} 与 M_{3b},即粗颗粒型与细颗粒型,后者即 FAB 分型中的 M_3 变异型
3. 将 M_4 型按粒细胞与单核细胞的比例分为 4 个亚型
① M_{4a} 以原始及早幼粒细胞增生为主,原单、幼单及单核细胞 >20%(NEC)
② M_{4b} 以原单及幼单细胞增生为主,原粒及早幼粒细胞 >20%(NEC)
③ M_{4c} 为具有粒系和单核两系特征的原始细胞≥30%(NEC)
④ M_4EO 的特征与 FAB 分型相同

近几十年来,国际上在白血病 FAB 分型的基础上开展了免疫学、细胞遗传学及分子生物学的研究工作,特别是近年来认识到染色体易位形成的融合基因更能反映急性白血病的生物学本质,从而提出了白血病的 MICM(morphological,immunological,cytogenetical,molecular biology)分型。使白血病的诊断从细胞水平上升到亚细胞水平及分子水平,这不仅对进一步认识白血病的本质、研究白血病发病机制和生物学特性有重要意义,而且对指导临床治疗和判断预后亦具有实用价值。2008 年,WHO 在 2001 年分类方案的基础上又推出了一个新的造血和淋巴组织肿瘤分型方案。该分型应用了 MICM 分型技术,结合临床特点进行分型,力求反映疾病的本质,目前已成为国际上一种新的分型诊断标准。

(二)慢性白血病

慢性白血病包括慢性粒细胞白血病和慢性淋巴细胞白血病,国内以慢性粒细胞白血病为多见。

慢性粒细胞白血病(chronic myelocytic leukemia,CML)为起源于造血干细胞的克隆性增殖性疾病,以粒系细胞增生为主。多见于青壮年,起病缓慢,突出的临床表现为脾明显增大和粒细胞显著增高。细胞遗传学特征为白血病细胞中有恒定的、特征性的 Ph 染色体和 bcr/abl 融合基因。但 CML 病因不清,其自然病程是由慢性期进展为加速期,最后发展成急变期,70% 患者在发病 1~4 年内发生急变。

1. 血象

(1) 红细胞及血红蛋白早期正常或轻度减少,随着病情发展贫血逐渐加重,急变期重度降低,贫血一般为正细胞正色素性,外周血液可见有核红细胞、嗜多色性红细胞及嗜碱点彩红细胞。

(2) 白细胞显著增高为突出表现。疾病早期可在 $(20\sim50)\times10^9/L$,随后显著升高,多数在 $(100\sim300)\times10^9/L$,高者可达 $1000\times10^9/L$ 以上。分类可见各阶段粒细胞,慢性期以中性中幼粒细胞以下阶段为主,尤以中性晚幼粒细胞为多见,原始粒细胞(Ⅰ型+Ⅱ型)<10%,常伴嗜碱性粒细胞和(或)嗜酸性粒细胞增多,单核细胞也可增多。随着病情进展,原始粒细胞(Ⅰ型+Ⅱ型)可增多,加速期可≥10%,急变期可≥20%(图 14-36)。

(3) 血小板早期增多(约见于 1/3~1/2 患者)或正常,加速期和急变期,血小板可进行性下降。

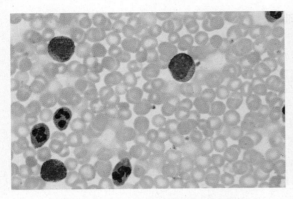

图 14-36　慢性粒细胞白血病血象

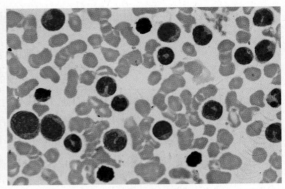

图 14-37　慢性粒细胞白血病骨髓象

2. 骨髓象

(1) 骨髓增生极度活跃。

(2) 慢性期粒细胞系显著增生,常在 90% 以上,粒红比值明显增高。各阶段粒细胞均增多,以中性中幼粒细胞以下阶段为主,中性中幼粒和晚幼粒细胞居多,原粒和早幼粒细胞 <10%。嗜碱性粒细胞和(或)嗜酸性粒细胞明显增多,一般均 <10%。粒细胞常见形态异常,细胞大小不一,核染色质疏松,核质发育不平衡,胞质中出现空泡,分裂象增加等。加速期和急变期,原始细胞逐渐增多,由于 CML 是多能干细胞水平的病变,故可向各种细胞类型的白血病转变,以急粒变最常见,约占 50%~60%,其次为急淋变,约占 20%~30%(图 14-37)。

(3) 红细胞系早期增生,晚期受抑制,成熟红细胞形态无明显异常。

(4) 巨核细胞早期增多,晚期减少,可见小巨核细胞。

三、骨髓增生异常综合征

骨髓增生异常综合征(myelodysplastic syndrome,MDS)是一组造血干细胞克隆性疾病,骨髓出现病态造血。主要表现为难治性慢性进行性外周血液血细胞(一系、二系或三系)减少,而骨髓细胞增生活跃,但发育不良。临床上出现贫血、感染或出血症状,部分患者可进展为急性白血病。

1. 分类　FAB 协作组将 MDS 分为 5 种类型:①难治性贫血(refractory anemia,RA)。②难治性贫血伴环形铁粒幼细胞增多(refractory anemia with sideroblastosis,RA-S)。③难治性贫血伴原始细胞增多(refractory anemia with excess of blasts,RAEB)。④难治性贫血伴原始细胞增多-转化型(refractory anemia with excess of blasts in transformation,RAEB-T)。⑤慢性粒-单核细胞白血病(chronic myelomonocytic leukemia,CMML)。各型的血液学特点见表 14-59。

表 14-59　MDS 各亚型血液学特点(FAB)

亚型	原始粒细胞		骨髓环形铁粒幼细胞(%)*	外周血液单核细胞 ×10⁹/L	Auer 小体#
	骨髓(%)	外周血(%)			
RA	<5	<1	<15	不定	−
RAS	<5	<1	>15	不定	−

续表

亚型	原始粒细胞		骨髓环形铁粒幼细胞(%)*	外周血液单核细胞×10⁹/L	Auer 小体#
	骨髓(%)	外周血(%)			
RAEB	5~20	<5	±	<1	−
RAEB-T	21~29	≥5	±	<1	±
CMML	5~20	<5	±	>1	−

* 占红系细胞的 % ,# 见到 Auer 小体,即使其他条件不符合,亦诊断为 RAEB-T

在 FAB 分型基础上,WHO 对 MDS 的分型进行了几次修订,2008 年 WHO 最新修订的 MDS 的诊断及分型标准(表 14-60),该分类体现了知识更新、理念更新,更加合理、更接近于疾病本质。

表 14-60　WHO MDS 诊断及分型标准(2008 年)

亚　型	血　象	骨　髓　象
RCUD(RA、RN、RT)	单系或两系血细胞减少	单一系列发育异常
	无或偶见原始细胞	原始细胞 <5%
		环形铁粒幼细胞 <15%
RARS	贫血	环形铁粒幼细胞 ≥15%
	无原始细胞	仅红系发育异常
		原始细胞 <5%
RCMD	血细胞减少(2 系或 3 系细胞减少)	2 系或 3 系发育异常细胞 ≥10%
	无或偶见原始细胞	原始细胞 <5%
	无 Auer 小体	无 Auer 小体
	单核细胞 <1×10⁹/L	环形铁粒幼细胞 <15%
RCMD-RS	血细胞减少(2 系或 3 系细胞减少)	2 系或 3 系发育异常细胞 ≥10%
	无或偶见原始细胞	环形铁粒幼细胞 ≥15%
	无 Auer 小体	原始细胞 <5%
	单核细胞 <1×10⁹/L	无 Auer 小体
RAEB-1	血细胞减少	单系或多系发育异常
	原始细胞 <5%	原始细胞 5%~9%
	无 Auer 小体	无 Auer 小体
	单核细胞 <1×10⁹/L	
RAEB-2	血细胞减少	单系或多系发育异常
	原始细胞 5%~19%	原始细胞 10%~19%
	Auer 小体 ±	Auer 小体 ±
	单核细胞 <1×10⁹/L	
MDS-U	血细胞减少	单系或多系发育异常
	无或偶见原始细胞	原始细胞 <5%

续表

亚　型	血　象	骨　髓　象
MDS 5q-	无 Auer 小体 贫血 血小板通常正常或增多 原始细胞 <5%	无 Auer 小体 巨核细胞计数正常至增多伴核分叶过少 原始细胞 <5% 孤立性 5q- 细胞遗传学异常 无 Auer 小体

注:RCUD:难治性血细胞减少伴单一型发育异常(RA 难治性贫血;RN 难治性中性粒细胞减少;RT 难治性血小板减少);RCMD:难治性血细胞减少伴多系发育异常;MDS-U:MDS- 无法分类;MDS 5q-:骨髓增生异常综合征伴孤立 5q 丢失。

2. 血象

(1) 红细胞及血红蛋白不同程度减少,多为正细胞正色素性贫血,也可表现为小细胞性或大细胞性改变。红细胞大小不均及异形,可见椭圆形大红细胞、嗜多色性红细胞、嗜碱点彩红细胞及有核红细胞。网织红细胞减少。

(2) 白细胞计数正常或减少,粒细胞可有形态异常,可见核分叶过多、Pelger-Huet 样畸形、胞质中颗粒减少或缺如、或有异常大颗粒、成熟粒细胞胞质嗜碱性、核质发育不平衡等。可见幼稚粒细胞,或单核细胞增多。

(3) 血小板计数正常或减少,可见巨大或畸形血小板,血小板颗粒减少。

3. 骨髓象　多数患者骨髓增生明显活跃,伴病态造血(图 14-38)。

(1) 红系细胞常明显增生,原红和早幼红细胞增多。幼红细胞多有形态异常,可呈巨幼样变、核形异常,可见双核、多核、核出芽、核分叶状、核碎裂、核质发育不平衡等现象。易见幼红细胞岛,也可有环形铁粒幼细胞增多。

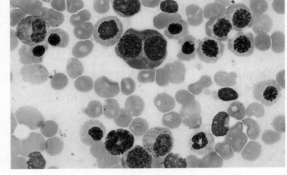

图 14-38　骨髓增生异常综合征骨髓象

(2) 粒系细胞增生活跃或减低,原粒及早幼粒细胞有不同程度增多,伴成熟障碍,可见 Auer 小体。成熟中性粒细胞核分叶过少(Pelger-Huet 样畸形)、分叶过多,胞质颗粒过少,以及巨晚幼粒和巨杆状核等。

(3) 巨核细胞正常或增多。可见小原巨核细胞、多个小圆核巨核细胞、单个大圆核巨核细胞及明显畸形的巨核细胞。易见巨大血小板或畸形血小板。

四、多发性骨髓瘤

多发性骨髓瘤(multiple myeloma,MM)是浆细胞异常增生的恶性疾病。其主要特征是骨髓浆细胞恶性增生,并浸润髓外软组织,以及恶性浆细胞(骨髓瘤细胞)分泌大量 M 蛋白。临床表现为骨痛、病理性骨折、贫血、高黏滞性综合征、肾功能损害及易罹患感染等。

1. 血象

(1) 红细胞及血红蛋白不同程度减少,多属正细胞正色素性贫血,少数可呈低色素性或大细胞性。红细胞常呈缗钱状排列。

（2）白细胞计数正常或减少。分类计数淋巴细胞相对增高，有时可见少数幼粒及幼红细胞。晚期患者有全血细胞减少，可在外周血液中发现骨髓瘤细胞，多为 2%~3%。如果外周血液中出现大量骨髓瘤细胞，绝对值超过 2×10^9/L 者，应诊断为浆细胞白血病。

（3）血小板计数正常或减少。

2. 骨髓象

（1）骨髓增生活跃或明显活跃。

（2）出现典型的骨髓瘤细胞，瘤细胞在数量及形态上相差悬殊。病变早期骨髓瘤病变可呈灶性分布，骨髓瘤细胞少者可为 5%~10%，多者可高达 90% 以上。一般如瘤细胞比例超过 15%~20%，且具有典型的形态异常，则诊断可确立（图 14-39）。

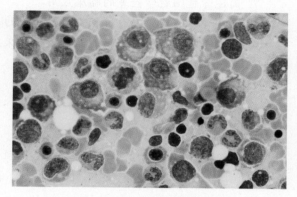

图 14-39　多发性骨髓瘤骨髓象

骨髓瘤细胞的形态与浆细胞系的细胞形态相似，不同患者的骨髓瘤细胞形态可有较大的差异，但其共同特征为：

1）细胞大小不一，一般较大，呈明显的多形性。在骨髓涂片中分布不均，常聚集成簇。

2）细胞呈圆形、椭圆形或不规则形，胞核圆形或椭圆形偏位，核染色质细致疏松，有时凝集成块，但不呈车轮状排列。核仁 1~2 个，大而清楚。多核瘤细胞常见，一般可有 2~4 个，也有多至 5~6 个，甚至 10 个核以上者。

3）胞质丰富，呈不透明灰蓝色、蓝色或深蓝色，核周无淡染区，无颗粒或有少量嗜天青颗粒，常见小空泡。因瘤细胞分泌的免疫球蛋白不同，胞质中可能出现红色粗大包涵体（Russel 小体），有时红色物质充满胞质，使胞质边缘呈火焰状（火焰状细胞），或胞质中充满大量淡蓝色小空泡（Mott 细胞），或形似葡萄状的大空泡（葡萄状细胞）。

（3）粒系、红系及巨核系细胞的比例随着骨髓瘤细胞百分率的高低而不同，可轻度减少或显著减少。

（刘成玉　王元松）

本章小结

　　血液检查是诊断性检查中最基础和最常用的检查，也是目前筛查疾病的首要项目之一。本章主要介绍了血液一般检查、溶血性疾病实验室检查、骨髓细胞学检查等。通过学习血液检查，使同学们初步掌握血液检查指标的选择、参考值与临床意义，为筛查疾病提供有效的检查项目。

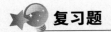复习题 ● ● ●

1. 简述病理性红细胞增多的临床意义。
2. 简述红细胞形状变化的临床意义。
3. 简述血小板增多的临床意义。
4. 简述中性粒细胞增多的临床意义。
5. 简述中性粒细胞毒性变化的临床意义。
6. 简述红细胞孵育渗透脆性试验的临床意义。
7. 简述骨髓细胞学检查的临床应用。
8. 简述骨髓细胞学发育过程中形态变化的一般规律。
9. 什么是粒红比值？简述粒红比值的临床意义。
10. 简述骨髓增生程度的意义。
11. 简述正常骨髓象的特点。

第十五章

血栓与止血一般检查

学习目标 ▌▌▌

1. 知识与技能
(1) 掌握血栓与止血常用筛查试验的内容与临床意义；
(2) 掌握血栓与止血常用筛查试验的临床应用；
(3) 熟悉 DIC 检查项目的选择与诊断标准。
2. 过程与方法　通过临床见习，提高对血栓与止血一般检查的认识，及其在诊断疾病中的作用。
3. 职业价值、态度、行为和伦理　敬业精神和伦理道德行为是医疗实践的核心。通过学习血栓与止血一般检查，医学生应充分认识学习医学职业基本要素的重要性，并树立正确的职业价值观。

　　在生理情况下，人体的凝血、抗凝血与纤维蛋白溶解（纤溶）系统相互作用、相互制约，并受神经-体液的调节，使血液既不溢出血管壁而出血，也不在血管内发生凝固而导致血栓形成。但在病理情况下，凝血活性增强、抗凝血或纤溶功能减弱，可导致血栓前状态或血栓性疾病；反之，就会使机体处于低凝状态而引起出血性疾病。血栓与止血一般检查能够为血栓性与出血性疾病诊断和治疗提供必要依据。

第一节　血栓与止血常用筛查试验

一、血管因素的检查

（一）出血时间

　　在特定条件下，皮肤小血管被刺破后，血液自行流出到自然停止的时间称为出血时间（bleeding time，BT）。BT 与血小板数量和功能、血管壁完整性、血浆中 vWF 等因素有关。目前推荐使用出血时间测定器法（TBT）测定出血时间。

　　【参考值】 TBT:(6.9 ± 2.1)分钟。

【临床意义】

1. BT 延长　主要涉及血小板和血管壁的一期止血缺陷。BT 延长的原因与临床意义见表 15-1。

表 15-1　BT 延长的原因与临床意义

原因	临床意义
血小板数量异常	血小板减少症、原发性血小板增多症
血小板功能缺陷	血小板无力症、巨大血小板综合征
某些凝血因子缺乏	血管性血友病(vWD)、低(无)纤维蛋白原血症和弥散性血管内凝血(DIC)
其他	服用阿司匹林、血浆中抗凝物增多、血管硬化和原发性高血压等

2. BT 缩短　某些严重的血栓性疾病,如 DIC 高凝期、心肌梗死、脑血管病变等。

(二) 血浆 vWF 抗原(vWF：Ag)

【参考值】 ELISA 法:78%~137%。免疫比浊法(血凝仪检测):41%~126%(O 型人群),61%~158%(其他血型人群)。

【临床意义】

1. 降低　vWF：Ag 降低见于 vWD,是诊断 vWD 及其分型的重要指标。

2. 增高　vWF：Ag 增高见于血栓性疾病,如心肌梗死、心绞痛、恶性肿瘤等,其他如剧烈运动、感染性疾病、糖尿病等。

(三) 血浆 vWF 活性(vWF：A)

【参考值】 免疫比浊法(血凝仪检测):38%~125%(O 型人群),50%~170%(其他血型人群)。

【临床意义】 vWF：A 结合 vWF：Ag、FⅧ：C 检查,主要用于 vWD 的分型诊断。

1. 排除诊断　vWF：Ag、vWF：A 和 FⅧ：C 检查结果均在参考值范围内,则基本可排除血友病 A 和 vWD。

2. 诊断 vWD　vWF：Ag、vWF：A 和 FⅧ：C 中有一项测定结果减低,则应计算比值:① vWF：A/vWF：Ag 比值和 FⅧ：C/vWF：Ag 比值均接近于 1.0,可诊断为 vWDⅠ型。② vWF：A/vWF：Ag 比值低于 0.7(建议的 Cut off 值),可诊断 vWD2A、2B、2M 三个亚型。③ FⅧ：C/vWF：Ag 比值低于 0.7,可诊断为 vWD2N 亚型和血友病 A,两者可再用 FⅧ抗原进一步鉴别。

3. 其他　vWF：Ag 与 vWF：A 均增加,且 vWF：A/vWF：Ag≥1.0,见于血栓性疾病。

二、血小板因素的检查

(一) 血小板计数

血小板计数是止血、凝血检查中最基本、最常用的试验之一(见血液检查)。

(二) 血小板黏附试验

【参考值】 玻球法:男 29%~40%;女 34%~45%。玻珠柱法:53%~70%。

【临床意义】

1. 黏附率增高　见于血栓前状态与血栓性疾病,如心肌梗死、心绞痛、脑血栓形成、糖尿病、深静脉血栓形成。

2. 黏附率降低 见于巨大血小板综合征、血小板无力症、尿毒症、肝硬化,服用阿司匹林或双嘧达莫(潘生丁)等药物后。

（三）血小板聚集试验

【参考值】 不同的仪器型号、诱聚剂品种及浓度,可有不同的参考值,且还存在实验室之间的差异。

血小板的最大聚集率:11.2μmol/L ADP:(70 ± 17)%;5.4μmol/L 肾上腺素:(65 ± 20)%;20mg/L 胶原:(60 ± 13)%;1.5g/L 瑞斯托霉素:(67 ± 9)%。

【临床意义】

1. 血小板聚集率降低 见于巨大血小板综合征、血小板无力症、低(无)纤维蛋白原血症、肝硬化、尿毒症、感染性心内膜炎、使用血小板抑制药等。

2. 血小板聚集率增高 见于高凝状态或血栓性疾病、高β-脂蛋白血症、糖尿病、口服避孕药、人工瓣膜和吸烟者等。

（四）血小板释放功能试验

【参考值】 ELISA:β-TG<50μg/L;PF_4<10μg/L;TXB_2(28~124)ng/L。

【临床意义】

1. β-TG、PF_4、TXB_2 增高 提示血小板被激活及其释放反应亢进,见于血栓前状态和(或)血栓性疾病,如心肌梗死、脑梗死、妊娠高血压综合征、糖尿病、尿毒症、DIC、肾病综合征、静脉血栓形成等。

2. β-TG、PF_4 减低 见于血小板 α 颗粒缺乏症。β-TG、PF_4 是血小板 α 颗粒中特有的球蛋白,对血小板激活的特异性强,但标本采集要求严格,易受机体代谢和血小板破坏的影响。

3. TXB_2 减低 见于先天性花生四烯酸代谢障碍性疾病,或服用阿司匹林类药物后。

（五）血块收缩试验

【参考值】 定性试验:37℃,0.5~1 小时开始收缩,24 小时完全收缩。定量试验:37℃,1 小时血块收缩率为 48%~64%。

【临床意义】

1. 血块收缩不良或不收缩 主要与血小板数量减少或功能异常、凝血酶原或纤维蛋白原含量明显减少有关,见于特发性或继发性血小板减少性紫癜,血小板无力症,凝血酶原、纤维蛋白原等严重减少的凝血障碍性疾病,红细胞增多症,异常蛋白血症(如多发性骨髓瘤)等。

2. 血块过度收缩 血块过度收缩见于先天性或获得性因子ⅩⅢ缺乏症、严重贫血等。

（六）血小板相关免疫球蛋白

【参考值】 ELISA 法:PAIgG:$(0~78.8)$ng/10^7 血小板;PAIgA:$(0~2)$ng/10^7 血小板;PAIgM:$(0~7)$ng/10^7 血小板。

【临床意义】 血小板相关免疫球蛋白(PAIg)是免疫性血小板减少性紫癜诊断、疗效观察及预后评估的可靠指标。免疫性血小板减少性紫癜、风湿性疾病患者 PAIg 增高。

（七）血小板膜糖蛋白Ⅱb/Ⅲa 自身抗体

【参考值】 阴性。

【临床意义】 GPⅡb/Ⅲa 自身抗体是免疫性血小板减少性紫癜的诊断指标之一,有助于判断免疫性血小板减少性紫癜患者的疗效和预后。如免疫性血小板减少性紫癜患者抗 GPⅡb/Ⅲa 持续阳性,则疗效差或易复发,发病半年内不能转阴者大多为慢性免疫性血小板减少性紫癜。

血小板同种抗原、PLA、YUK 及 BAK 系统均位于 GPⅡb/Ⅲa 上,故此检测亦适用于血小板同种抗体的检测,是诊断新生儿同种免疫性血小板减少与输血后紫癜的主要指标。

(八) 血小板表面 P- 选择素

【参考值】　全血(780 ± 490)分子数 / 血小板。

【临床意义】　P- 选择素表达增强发生在血小板激活时,见于血栓性疾病,如急性心肌梗死、脑梗死等。

三、凝血因子的检查

(一)凝血酶原时间

37℃条件下,在待检血浆中加入组织凝血活酶(如兔脑浸液)和 Ca^{2+},启动外源性凝血途径,使血浆发生凝固所需的时间即为凝血酶原时间(prothrombin time,PT)。PT 是常用的外源性凝血途径和共同凝血途径的筛查试验之一。手工法和血液凝固仪法均采用 Quick 一步凝固法。

【参考值】　每个实验室必须建立相应的参考区间。

1. 直接报告患者与正常对照 PT 的秒数 PT(秒)　成人 11~13 秒,超过正常对照值 3 秒为异常。

2. 凝血酶原比率(PTR)　即受检者 PT(秒)/ 正常对照 PT(秒),成人 0.85~1.15。

3. 国际标准化比值(INR)　因所用组织凝血活酶试剂的国际敏感度指数(ISI)不同而异,$INR=PTR^{ISI}$。口服抗凝剂治疗监测时,必须使用的报告方式。

4. 凝血酶原活动度(PTA)　70%~130%。

【临床意义】

1. PT 延长　PT 延长见于外源性 FⅡ、FV、FⅦ、FX和纤维蛋白原减低,如为先天性因子的缺乏,则多为单个因子的缺乏,此种情况少见。临床上以获得性因子缺乏多见,且为多个因子的缺乏,可见于 DIC、原发性纤溶亢进、维生素 K 缺乏和肝脏疾病。

2. PT 缩短　PT 缩短见于口服避孕药、高凝状态及血栓性疾病。

3. 治疗监测　INR 是口服抗凝剂(如华法林)治疗的首选监测指标。口服抗凝剂抗凝治疗时,INR 监测结果及其治疗评价见表 15-2。

表 15-2　口服抗凝剂抗凝治疗的 INR 监测结果及其治疗评价

INR	评　价
>4.5	如果 Fg 和 PLT 仍正常,则提示抗凝过度,应减少或停止用药
<4.5	同时伴有 Fg 和(或)PLT 减低时,则见于 DIC 或肝脏疾病等,应减少或停止口服抗凝剂
1.5~2.5	预防深静脉血栓形成,口服抗凝剂达到有效剂量的结果
2.0~3.0	治疗静脉血栓形成、肺栓塞、心脏瓣膜病,口服抗凝剂达到有效剂量的结果
3.0~4.5	治疗动脉血栓栓塞、心脏机械瓣膜置换、复发性系统性栓塞症,口服抗凝剂达到有效剂量的结果

(二)活化部分凝血活酶时间

活化部分凝血活酶时间(activated partial thromboplastin time,APTT)是较灵敏且常用的内源性凝血途径筛选试验。

【参考值】　25~35 秒,超过正常对照值 10 秒为异常。由于使用不同 APTT 试剂,其检测结果存在差异。因此,每个实验室必须建立相应的参考区间。

【临床意义】　APTT 是检测内源性凝血因子是否缺乏的比较灵敏的试验,而且检测 FⅧ、FⅨ的灵敏度比 FⅪ、FⅫ和共同途径中凝血因子更高,能检出 FⅧ:C 小于 25% 的轻型血友病,故已替代试管法凝血时间(clotting time,CLT,CT)。

1. APTT 延长

(1) FⅧ、FⅨ水平降低的血友病甲、乙,FⅪ缺乏症,部分血管性血友病。

(2) 严重的 FⅠ、FⅡ、FⅤ、FⅩ缺乏,如严重肝脏疾病、维生素 K 缺乏症等。

(3) 原发性或继发性纤溶亢进。

(4) 口服抗凝剂、应用肝素等。

(5) 血液循环中存在病理性抗凝物质,如抗 FⅧ或 FⅨ抗体、狼疮样抗凝物等。

2. APTT 缩短　高凝状态和血栓性疾病,如 DIC 高凝期、心肌梗死、深静脉血栓形成等。

(三) 凝血酶时间

凝血酶时间(thrombin time,TT)是反映血浆中纤维蛋白原转变为纤维蛋白的筛查试验之一。TT 延长主要反映纤维蛋白原浓度减少或功能异常以及血液中存在相关的抗凝物质(肝素、类肝素等)。

【参考值】　16~18 秒,超过正常对照值 3 秒为异常。由于试剂中凝血酶浓度不同,其检测结果存在差异。因此,每个实验室必须建立相应的参考区间。

【临床意义】

1. TT 延长

(1) 低(无)纤维蛋白原血症和异常纤维蛋白原血症,其中更多见于获得性低纤维蛋白原血症。

(2) 肝素或类肝素抗凝物质,如肝素治疗、肿瘤和 SLE 等。

(3) 原发性或继发性纤溶亢进(如 DIC)时,由于 FDP 增多对凝血酶有抑制作用,可导致 TT 延长。

2. TT 缩短　一般无临床意义。

3. 溶栓治疗的监测　使用链激酶、尿激酶等溶栓治疗时,TT 维持在其基础值的 1.5~2.5 倍,则可达到较好的治疗效果。

(四) 纤维蛋白原

纤维蛋白原(fibrinogen,Fg)由肝脏合成,是血浆中含量最高的凝血因子。Fg 含量或功能异常均可导致凝血障碍。

【参考值】　成人:2.00~4.00g/L;新生儿:1.25~3.00g/L。

【临床意义】

1. Fg 增高　Fg 是一种急性时相反应蛋白,其增高往往是机体一种非特异性反应。

(1) 感染:毒血症、肺炎、亚急性细菌性心内膜炎等。

(2) 无菌性炎症:肾病综合征、风湿热、风湿性关节炎等。

(3) 血栓前状态与血栓性疾病:糖尿病、急性心肌梗死等。

(4) 恶性肿瘤。

(5) 外伤、烧伤、外科手术后、放射治疗后。

(6) 其他:妊娠晚期、妊娠期高血压综合征等。

2. Fg 减低

(1) 原发性纤维蛋白原减少或结构异常:低(无)纤维蛋白原血症、异常纤维蛋白原血症。

(2) 继发性纤维蛋白原减少:DIC 晚期、纤溶亢进、重症肝炎和肝硬化等。

3. 溶栓治疗的监测   使用链激酶、尿激酶等溶栓治疗时,一般认为 Fg 维持在 1.2~1.5g/L 为宜,若低于 1.0g/L,则有出血的可能。

(五) 血浆 FII、FV、FVII、FX活性

【参考值】   FII:C:(98.0 ± 17.0)%;FV:C:(102.0 ± 31.0)%;FVII:C:(103.0 ± 17.0)%;FX:C:(103.0 ± 19.0)%。

【临床意义】

1. 活性增高   主要见于血栓前状态和血栓性疾病。

2. 活性减低

(1) 肝脏疾病:FVII:C 下降在肝脏疾病的早期即可发生,病情严重时,FII:C、FV:C 和 FX:C 均可下降;FV:C 测定有助于肝移植后的评估。FV:C 测定等在肝移植中有应用价值。

(2) 维生素 K 缺乏和口服抗凝剂:FII:C、FVII:C 和 FX:C 均下降,但 FVII:C 下降最早,依次是 FX:C、FII:C。

(3) DIC:FV:C 下降比较明显,其次是 FX:C 和 FII:C。

(4) 先天性上述因子缺乏较罕见。

(六) 血浆 FVIII、FIX、FXI、FXII活性

【参考值】   FVIII:C:(103.0 ± 25.0)%;FIX:C:(98.0 ± 30.0)%;FXI:C:(100.0 ± 18.0)%;FXII:C:(92.0 ± 20.0)%。

【临床意义】

1. 活性增高   主要见于血栓前状态和血栓性疾病,如静脉血栓形成、肺栓塞、妊娠期高血压综合征、晚期妊娠、口服避孕药、肾病综合征、恶性肿瘤等。

2. 活性减低   血浆 FVIII、FIX、FXI、FXII活性减低的临床意义见表 15-3。

表 15-3   血浆 FVIII、FIX、FXI、FXII活性减低的临床意义

项目	临 床 意 义
FVIII:C	血友病甲(其中重型≤1%;中型 2%~5%;轻型 6%~25%;亚临床型 26%~45%)、血管性血友病(Ⅰ型和Ⅲ型一般在 20%~40%,Ⅱ型可正常)、DIC(肝病并发的 DIC,其 FVIII:C<50%)、血液中存在 FVIII抗体
FIX:C	血友病乙(临床分型同血友病甲)、肝脏疾病、DIC、维生素 K 缺乏症和口服抗凝剂等
FXI:C	FXI缺乏症、DIC、肝脏疾病等
FXII:C	先天性 FXII缺乏症(少见,易发生血栓性疾病)、DIC 和肝脏疾病等

【理论与实践】

(1) 单一因子(如 FVIII)活性增高可使 APTT 缩短,其结果则可能掩盖其他凝血因子缺乏。

(2) 在 FVIII:C、FIX:C、FXI:C 和 FXII:C 测定中,受检血浆按一定比例进行稀释,可以避免一些异常抗凝物干扰,但是一定浓度的肝素、纤维蛋白(原)降解产物(FDP)、自身抗体(如因子抑制物)等,均可引起因子活性的假性降低。

（3）急性时相反应及严重肝实质损伤时，FⅧ：C可明显增加，但在vWF缺陷时，FⅧ：C降低，因此两者需同时测定。

（七）血浆组织因子活性

【参考值】 81.0%~114.0%。

【临床意义】 血浆组织因子活性增高见于内毒素血症、严重创伤、休克、急性呼吸窘迫综合征、急性白血病、DIC等。

（八）血浆FⅩⅢ定性试验

【参考值】 24小时内纤维蛋白凝块不溶解。

【临床意义】 若纤维蛋白凝块在24小时内，尤其在2小时内完全溶解，表示FⅩⅢ缺乏；见于先天性FⅩⅢ缺乏症和获得性FⅩⅢ明显缺乏，后者见于肝病、SLE、DIC、原发性纤溶症、转移性肝癌、恶性淋巴瘤以及存在抗FⅩⅢ抗体等。

（九）血浆凝血因子分子标志物

1. 凝血酶原片段1+2（F_{1+2}）

【参考值】 0.4~1.1nmol/L。

【临床意义】 F_{1+2}升高见于深静脉血栓形成、肺栓塞、DIC及遗传性蛋白C缺乏症等。F_{1+2}减低见于口服抗凝剂患者，可作为口服抗凝剂的监测指标。

2. 纤维蛋白肽A（FPA）

【参考值】 男性不吸烟者$(1.8 \pm 0.6)\mu g/L$；女性不吸烟、未服避孕药者$(2.2 \pm 1.0)\mu g/L$。

【临床意义】 血液中出现FPA表明有凝血酶生成。在恶性肿瘤转移、冠心病、缺血性中风、深静脉血栓形成、DIC、肺栓塞、肾病综合征、大面积烧伤、尿毒症、系统性红斑狼疮、妊娠晚期、妊娠期高血压综合征、肾小球肾炎时FPA明显增高。

3. 凝血酶-抗凝血酶复合物（TAT）

【参考值】 1.0~4.1μg/L。

【临床意义】 TAT含量增高见于血栓形成前期和血栓性疾病，如DIC、深静脉血栓形成、急性心肌梗死等。脑血栓急性期TAT可高出正常值的5~10倍，DIC时TAT升高的阳性率达95%~98%。

四、抗凝物质的检查

（一）血浆抗凝血酶（AT）

【参考值】 AT：A：80.0%~120.0%；AT：Ag：$(0.29 \pm 0.03)g/L$。

【临床意义】

1. 遗传性AT缺乏 可分为两型：①交叉反应物质阴性型（CRM⁻），即抗原与活性均下降。②CRM⁺型，抗原正常，活性下降。遗传性AT缺乏是一种常染色体显性遗传性疾病，本病患病率约1/5000，发病多在10~25岁，患者常在手术、创伤、感染、妊娠或产后发生静脉血栓，并可在多处反复发生血栓。其共同表现是对肝素的亲和力降低，从而对丝氨酸蛋白酶的灭活能力明显减弱。

2. 获得性AT缺乏 获得性AT缺乏的原因与临床意义见表15-4。

表 15-4 获得性 AT 缺乏的原因与临床意义

原　因	临　床　意　义
AT 合成降低	主要见于肝硬化、重症肝炎、肝癌晚期等,常与疾病严重程度相关,可伴发血栓形成
AT 丢失增加	肾病综合征
AT 消耗增加	血栓前期和血栓性疾病,如心绞痛、心肌梗死、脑血管疾病、弥散性血管内凝血、外科手术后、口服避孕药、深部静脉血栓形成、肺梗死、妊娠期高血压综合征等

3. AT 水平增高　见于血友病、白血病和再生障碍性贫血等疾病的急性出血期以及口服抗凝药治疗过程中。在抗凝治疗中,如怀疑肝素治疗抵抗,可测定 AT 来确定。抗凝血酶替代治疗时,首选 AT 测定进行监测。

(二) 血浆蛋白 C 活性及抗原

【参考值】 PC:A:(100.2 ± 13.2)%;PC:Ag:(102.5 ± 20.1)%。

【临床意义】

1. 先天性 PC 缺陷　表现为反复的无明显原因的血栓形成。I 型者 PC:Ag 含量与活性均降低;II 型者 PC:Ag 正常,而活性降低。

2. 获得性 PC 缺陷　弥散性血管内凝血、急性呼吸窘迫综合征、肝衰竭、手术后及口服双香豆素类抗凝剂均可导致 PC:Ag 降低。

3. PC:Ag 含量及活性增高　冠心病、糖尿病、肾病综合征、妊娠后期等常呈代偿性增加。

(三) 血浆蛋白 S 活性及抗原

【参考值】 PS:A:60.0%~130.0%;TPS:77.0%~116.0%;FPS:78.0%~124.0%。

【临床意义】

1. 先天性 PS 缺乏　先天性 PS 缺乏者常伴发严重的深静脉血栓。由于单纯 PS 或 PC 缺乏引起的血栓性疾病并不多见,所以常联合检测 PS 和 PC。另外,单纯 PS 缺乏作为高凝状态的证据比单纯 PC 缺乏的价值更低。

2. 获得性 PS 缺乏　见于肝功能异常、口服双香豆素类抗凝药物。

(四) 血浆组织因子途径抑制物(TFPI)测定

【参考值】 TFPI:A:78.0%~154.0%;TFPI:Ag:40~70ng/ml。

【临床意义】 老年人、妊娠妇女血浆 TFPI 含量增高,而胎儿血浆 TFPI 含量降低。先天性 TFPI 缺乏,易导致血栓形成。TFPI 减少大多数为获得性的。大手术、脓毒血症与 DIC 时可见 TFPI 减少,主要是消耗过多所致。致死性败血症时 TFPI 增多,可能与广泛性血管内皮受损使之释放增加有关。此外,慢性肾衰竭时 TFPI 增多。

(五) FVIII抑制物

【参考值】 无 FVIII抑制物,剩余 FVIII:C 为 100%。

【临床意义】 本法仅限于血友病 A 患者出现抗 FVIII:C 抗体者,对其他原因所致的抗 FVIII:C 抗体者,不灵敏。

(六) 狼疮抗凝物质(LAC)

【参考值】 正常在 28~48 秒,筛查试验检查值/确诊试验检查值的比值:0.8~1.2(因方法不同而异,各实验室须建立各自的参考值)。

【临床意义】 若比值大于 2.0 提示狼疮抗凝物质强阳性;比值 1.5~2.0 提示狼疮抗凝物质

中等程度阳性;比值 1.2~1.5 提示狼疮抗凝物质弱阳性;比值小于 1.2,但筛选试验和确诊试验结果均延长者,需进一步检查 FⅡ、FV、FX的活性或明确其抗体。本试验阳性见于有狼疮抗凝物质存在的患者,如 SLE、自发性流产、某些血栓性疾病。

五、纤维蛋白溶解系统的检查

(一)组织纤溶酶原激活物(t-PA)活性及抗原
【参考值】　t-PA：A:300~600U/L;t-PA：Ag:1.5~10.5μg/L。
【临床意义】
1. t-PA 抗原含量或活性增高　表明纤溶活性亢进,见于原发及继发性纤溶症,如 DIC,也见于应用纤溶酶原激活物类药物。
2. t-PA 抗原含量或活性减低　表示纤溶活性减弱,见于高凝状态和血栓性疾病。

(二)血浆纤溶酶原(PLG)活性及抗原
【参考值】　PLG：A:73.0%~127.0%;PLG：Ag:0.16~0.28g/L。
【临床意义】
1. PLG 增高　表示纤溶活性减低,见于血栓前状态和血栓性疾病。
2. PLG 减低　表示纤溶活性增高,常见于原发性纤溶症和 DIC 外,还见于前置胎盘、胎盘早剥、肿瘤扩散、严重感染、大手术后、重症肝炎、肝硬化、肝移植、门脉高压、肝切除等获得性纤溶酶原缺乏症。
3. PLG 缺陷症　可分为两型:①交叉反应物质阴性型(CRM⁻),即抗原含量与活性均下降。② CRM⁺ 型,抗原含量正常,活性下降。

(三)纤维蛋白(原)降解产物(FDP)
【参考值】　阴性(<5mg/L)。
【临床意义】　FDP 阳性或增高见于原发性纤溶亢进或继发性纤溶亢进,如 DIC、肺栓塞、深静脉血栓形成、恶性肿瘤、肝脏疾病、器官移植排斥反应和溶栓治疗等。

(四)血浆鱼精蛋白副凝试验(3P 试验)
【参考值】　阴性。
【临床意义】　3P 试验阳性见于 DIC 的早期、中期,对 DIC 的确诊很有意义。此外,在溶栓治疗后也呈阳性反应。3P 试验阴性并不能完全排除 DIC,因为 DIC 的晚期(无X碎片)可呈阴性反应。3P 试验可用于原发性纤溶与继发性纤溶的鉴别,前者为阴性,后者为阳性。

(五)血浆 D- 二聚体(D-D)
【参考值】　阴性(<250μg/L)。
【临床意义】　正常人血液 D-D 浓度很低,而在血栓形成与继发性纤溶时显著增高。因此,D-D 是 DIC 实验诊断中特异性较强的指标,并在排除血栓形成中有重要价值。① DIC、深静脉血栓、肺栓塞、脑梗死、心肌梗死、严重肝脏疾病、慢性肾炎、急性白血病等 D-D 增高。② D-D 是诊断深静脉血栓和肺栓塞的主要筛查指标之一。当 D-D 阴性时,可排除深静脉血栓和肺栓塞。③继发性纤溶亢进(如 DIC)D-D 增高,而在原发性纤溶亢进早期 D-D 正常,可作为两者的鉴别指标之一。

第二节　血栓与止血常用筛查试验的临床应用

一、一期止血缺陷筛查试验的选择与应用

　　一期止血缺陷是指血管壁和血小板缺陷所致的出血性疾病,常用筛查试验有 BT 和 PLT,其临床应用见表 15-5。

表 15-5　一期止血缺陷筛查试验及其临床应用

筛查试验结果	临 床 应 用
BT 延长,PLT 减少	血小板数量减少所致的特发性或继发性血小板减少性紫癜
BT 延长,PLT 增多	血小板数量增多所引起的原发性或反应性血小板增多症
BT 延长,PLT 正常	血小板功能异常或某些凝血因子缺陷所引起的出血性疾病。血小板无力症、致密颗粒缺陷症、α 颗粒缺陷症和 PF3 缺陷症等,血管性血友病、低(无)纤维蛋白原血症和异常纤维蛋白原血症等
BT 正常,PLT 正常	由于单纯血管壁通透性和(或)脆性增加所致的血管性紫癜,如过敏性紫癜、单纯性紫癜、异常蛋白血症所致血管性紫癜等

二、二期止血缺陷筛查试验的选择与应用

　　二期止血缺陷是凝血因子缺陷或存在病理性抗凝物质所致的出血性疾病,常用筛查指标有 PT、APTT,其临床应用见表 15-6。另外,APTT、PT 均延长时,可进一步测定 Fg 作为其筛查试验,若 Fg 降低,则多见于继发性纤维蛋白原减少,偶见于原发性纤维蛋白原减少或结构异常。

表 15-6　二期止血缺陷的筛查试验及其临床应用

筛查试验结果	临 床 应 用
APTT 延长,PT 正常	内源性凝血途径缺陷,如血友病甲、乙,FXI缺陷症;血循环中有狼疮样抗凝物、抗 FVIII 或抗 FIX 抗体存在;DIC 时 FVIII、FIX、FXI降低;肝脏疾病时 FIX、FXI减少;口服抗凝剂时 FIX降低等
APTT 正常,PT 延长	外源性凝血途径缺陷,如遗传性和获得性 FVII缺陷症;获得性常见于肝脏疾病、DIC、血循环中有抗 FVII抗体存在和口服抗凝剂等
APTT 延长,PT 延长	由于共同凝血途径缺陷,如遗传性和获得性 FX、FV、凝血酶原(FII)和纤维蛋白原(FI)缺乏症;获得性主要见于肝脏疾病和 DIC 等
APTT 正常,PT 正常	遗传性或获得性 FXIII缺乏症,获得性见于严重肝脏疾病、恶性淋巴瘤、白血病、存在抗 FXIII抗体、自身免疫性溶血性贫血和恶性贫血等

三、纤溶亢进筛查试验的选择与应用

　　纤溶亢进性出血是指纤维蛋白(原)等被纤溶酶降解所引起的出血,常用筛查指标有 FDP、

D-D,其临床应用见表 15-7。另外,也可选用 TT 作为其筛查试验,当纤维蛋白原降低、FDP 阳性或增高时,TT 延长,但要排除肝素或类肝素抗凝物质存在的可能性。

表 15-7　纤溶亢进性出血筛查试验及其临床应用

筛查试验结果	临床应用
FDP 正常,D-D 正常	无纤溶亢进,即出血症状可能与纤溶无关
FDP 阳性,D-D 正常	多为 FDP 假阳性,或原发性纤溶症
FDP 正常,D-D 阳性	多为 FDP 假阴性,或继发性纤溶症
FDP 阳性,D-D 阳性	多为继发性纤溶症,如 DIC、溶栓治疗后

第三节　DIC 检查项目的选择与诊断标准

DIC 是指不同病因导致局部损伤而出现以血管内凝血为特征的一种继发性综合征,它既可由微血管受损引起,又可导致微血管的损伤,严重损伤可导致多脏器功能衰竭。由于 DIC 病因复杂,病情变化快且危重,许多凝血、纤溶实验检查是在动态中相互制约,无法据一而断。因此,目前 DIC 的诊断并无"金标准",临床上对 DIC 的诊断既要探索病因与观察临床症状,又要进行凝血、纤溶等相关实验检查。

一、DIC 检查项目的选择

2001 年全国血栓与止血学术会议上,修订了 DIC 的中国诊断标准。在该标准中,DIC 基本的初筛查验项目有血小板计数、Fg 测定、3P 试验或 FDP 或 D-D 测定、PT 试验等。对于疑难或其他特殊患者,可增加 AT、FⅧ:C 以及凝血、纤溶、血小板活化分子标记物测定。

DIC 检查项目的选择应该遵循循证医学原则。美国 Mulun Yu 等对常用 DIC 的实验项目作了评价,其评价以 PLT<130×10^9/L,PT、APTT、TT 均延长 3 秒以上,Fg<1.5g/L,AT<75%,在未用溶栓治疗情况下 FDP>10mg/L,D-D>0.25mg/L,破碎红细胞(SC)>2% 为异常标准,结果为:在单个试验项目中,以 FDP、D-D、AT、TT、PLT 与 Fg 的诊断效率较高,联合试验中以 FDP+D-D 的诊断效率最高。此外,由于方法学的改进,FDP、D-D 与 AT 均可快速获得结果,所以有专家提出 DIC 实验诊断应以 FDP、D-D、AT 作为基本试验。

二、DIC 的诊断标准

国际血栓与止血学会(ISTH)DIC 科学标准化分会(SSC)征集 17 篇建议稿与 3 次会议的总结,由 Taylor 等 5 位专家撰写,公布了 DIC 的诊断计分标准。ISTH 积分法对显性 DIC 的诊断简单易行。

1. 显性 DIC 的诊断

(1) 危险性评估:患者存在任何一项基础性疾病(表 15-8),可认为 DIC 危险性存在。此时再按照表 15-9 进行检查并计分。

表 15-8 可能伴显性 DIC 的疾病或综合征

疾病或综合征
败血症 / 严重感染（任何微生物）
创伤（多发性创伤、神经损伤、栓塞）
器官损伤（严重胰腺炎）
恶性肿瘤（实体瘤、骨髓增殖 / 淋巴增殖、恶性疾患）
产科异常（羊水栓塞、胎盘早剥）
血管异常（Kasabach-Merritt 综合征、主动脉瘤）
严重肝衰竭
严重中毒或免疫反应（蛇咬伤、药物、输血反应、移植排斥等）

表 15-9 显性 DIC 计分诊断方案

项 目	方 案
1. 危险估算	有无导致显性 DIC 的基础疾病？有则按此表施行，无则弃去此方案
2. 进行试验	PLT、PT、Fg、FDP
3. 计分	
PLT（$\times 10^9$/L）	>100（=0），<100（=1），<50（=2）
Fg 相关产物标记物（sFg/FDP）	无（=0），中度增加（=2），明显增加（=3）
PT 延长	<3 秒（=0），3~6 秒（=1），>6 秒（=2）
Fg 水平	>1.0g/L（=0），<1.0g/L（=1）
4. 总计分	如 ≥5 为显性 DIC，每天重复计分 1 次
	如 <5 为提示非显性 DIC，每天动态观察并重复计分 1 次

（2）基本试验项目：在全球任一基层医院均可开展。纤维蛋白相关标记物（如 sFg/FDP）具体项目、方法、异常值标准可根据当地实验室的具体情况拟订。

（3）ISTH 积分法：积分 >5 符合显性 DIC 的诊断，积分 2~5 可能为非显性 DIC。显性 DIC 计分诊断方案见表 15-9。

2. 非显性 DIC 的诊断

（1）危险性评估：有与 DIC 发生相关的原发病，一般不包含在显性 DIC 的前述因素之内，有则计 2 分，无则为 0 分。

（2）基本试验项目：测定计分，依据动态变化增减。

（3）特殊检查项目：基本试验项目对非显性 DIC 缺乏灵敏度，必须采用更灵敏的分子标志物测定来协助诊断。具体项目可根据实验室的条件而定，常用项目为 AT、PC、TAT、F_{1+2} 等。

（4）ISTH 积分法：每 1~2 天重复 1 次，非显性 DIC 计分诊断方案见表 15-10。

表 15-10　非显性 DIC 计分诊断方案

项　目	计　分
1. 危险估算	患者有无导致 DIC 的基本疾病,有 =2,无 =0
2. 主要标准	
PLT($\times 10^9$/L)	>100(=0),<100(=1)　+ 稳定(=0),下降(=1)
PT	<3 秒(=0),>3 秒(=1)　+ 稳定(=0),延长(=1)
SFg/FDP	正常(=0),升高(=1)　+ 稳定(=0),升高(=1)
3. 特殊标准	
AT	正常(=-1),降低(=1)
PC	正常(=-1),降低(=1)
TAT	正常(=-1),降低(=1)
其他	
4. 总分	

（林发全）

本章小结

　　本章主要内容为血栓与止血常用筛查试验及其一期止血缺陷、二期止血缺陷、纤溶亢进时的选择与应用,DIC 检查项目的选择与诊断标准。通过筛查试验可以对血栓性与出血性疾病诊断方向进行大致的归类,然后,结合患者临床和相关检查资料,有针对性地选择诊断试验,最终为诊断与治疗做出判断。血栓与止血检查结果在一些出血性疾病的诊断中通常具有确诊意义,一些筛查试验也是抗凝和溶栓治疗安全性、有效性监测指标。总之,通过学习血栓与止血一般检查,要求同学们重点掌握血栓与止血常用筛查试验的选择、临床意义与临床应用。

复习题

1. 哪些指标可用于鉴别原发性纤溶亢进症与 DIC ?
2. 对于一个有出血症状的病人,应该做哪些实验室检查以明确病因?

第十六章

排泄物、分泌物及体液检查

第一节　尿液检查

尿液是血液经肾小球滤过，肾小管和集合管重吸收及排泌形成的终末代谢产物。尿液检查是最常用的检查之一，也是泌尿系统疾病诊断、疗效观察及预后判断的首选项目。

尿液检查主要用于：①协助泌尿系统疾病的诊断、病情观察和疗效观察。②协助其他系统疾病的诊断。③职业病防治。④用药的监护。⑤健康人群的普查。但尿液检查也有一定的局限性：①检查结果易受饮食影响。②尿液的各种成分变异和波动范围大。③易被污染。④与其他成分相互干扰。

一、标 本 采 集

(一) 尿液标本采集

尿液标本的正确收集，是保证检查结果准确可靠的前提。患者留取尿液标本之前，医护人员必须对其进行留尿指导。根据检查目的不同，尿液标本可分为晨尿、随机尿、计时尿和特殊尿标本。临床常用的尿液标本及用途见表 16-1。

表 16-1　临床常用的尿液标本及用途

种类	留 尿 要 求	用 途
晨尿	清晨起床后第一次尿标本	浓缩、酸化,有形成分、化学成分含量高。适用于有形成分、化学成分和早孕检查
随机尿	任意时间留取的尿标本	留取方便,标本新鲜易得;但影响因素多。适合于门诊、急诊
3 小时尿	收集上午 6~9 时时段内的尿液	适用于尿液有形成分排泄率检查,如白细胞排泄率等
12 小时尿	晚 8 时排空膀胱并弃去此次尿液,留取至次日晨 8 时最后一次排出的全部尿液	用于 12 小时尿有形成分计数,但其检查结果变化较大,已较少应用
24 小时尿	晨 8 时排空膀胱并弃去此次尿液,留取此后直至次日晨 8 时的全部尿液	化学成分定量检查
餐后尿	午餐后 2 小时的尿标本	适用于检查病理性蛋白尿、糖尿、尿胆原
清洁中段尿	清洗外阴后,不间断排尿,弃去前、后时段的尿液,无菌容器留取中间时段的尿液	微生物培养

（二）尿液标本的保存

尿液标本留取后应及时送检,以免因细菌繁殖或有形成分破坏而影响结果。尿液检查一般应在采集标本后 2 小时内完成检查,最好在 30 分钟内完成。如有特殊情况不能及时检查或需进行特殊检查时,可将尿液标本冷藏或在尿液标本中加入防腐剂。

1. 冷藏　不能立即进行常规检查的尿液标本可进行冷藏保存。4℃冰箱可防止尿液中一般细菌的生长,维持尿液较恒定的弱酸性,并能保持尿液中有形成分及某些成分的生物活性在 6 小时内基本不变。但应注意有些尿液标本冷藏后有盐类析出,影响显微镜检查。

2. 化学防腐　防腐剂可抑制细菌生长,维持尿液的弱酸性。可根据不同的检查目的选择适宜的防腐剂。常用的尿液化学防腐剂的作用、用途、用量及注意事项见表 16-2。

表 16-2　常用的尿液化学防腐剂的作用、用途、用量及注意事项

防腐剂	作用	用量	用途	注意事项
甲醛	固定细胞和管型等	5~10ml/L	有形成分检查	过量可干扰显微镜检查,并使尿糖呈假阳性
甲苯	阻止标本与空气接触,保护化学成分	5~20ml/L	化学成分检查	
麝香草酚	抑制细菌生长,保护有形成分	<1g/L	有形成分和结核分枝杆菌检查	过量可使尿蛋白呈假阳性,并干扰胆色素检查
浓盐酸	保护激素等成分	10ml/L	17-OHCS、17-KS	不能用于常规筛查
碳酸钠	碱化尿液	10ml/24h	卟啉类测定	不能用于常规筛查
冰乙酸	保护 5-HT、VMA	25ml/24h	5-HT、VMA 测定	不能用于常规筛查
氟化钠	防止尿糖酵解		尿糖测定	不能用于常规筛查
硼酸	抑制细菌、保护蛋白质和有形成分	10g/L	蛋白质、尿酸测定	干扰常规筛查的 pH 值

二、尿液的一般检查

尿液的一般检查包括:①一般性状检查,如尿量、气味、外观、比重、酸碱度等。②化学检查,如尿蛋白、尿糖、尿酮体、尿胆原、尿胆红素等。③有形成分(显微镜)检查,如细胞、管型、结晶等。

随着先进检查技术在临床实验室的应用与推广,尿液检查已经由传统的手工法逐渐向自动化分析发展。尿液干化学分析仪和尿液有形成分分析仪能够同时检查尿液中的多种成分,并可快速打印出检查结果,大大提高了尿液检查的灵敏度、准确性和工作效率,但尿液显微镜检查仍然不能完全被自动化分析所替代。

(一)一般性状检查

1. 尿量　正常成人尿量为 1000~2000ml/24h,小儿排尿量按 ml/kg 体重计,明显多于成人,婴幼儿约为成人的 3 倍,学龄前儿童和学龄儿童约为成人的 2 倍。尿量的多少与饮水量及其他途径所排出的液体量有关。

(1)多尿(polyuria):指成人 24 小时尿量超过 2500ml,小儿 24 小时尿量超过 3000ml/24h。

1)生理性多尿:见于习惯性多饮、精神紧张、受寒等。

2)病理性多尿:见于内分泌疾病、肾脏疾病和代谢性疾病等,其原因与发病机制见表 1-67。

(2)少尿与无尿:成人 24 小时尿量少于 400ml(或每小时少于 17ml),学龄前儿童尿量少于 300ml/24h,婴幼儿尿量少于 200ml/24h,称为少尿(oliguria);成人 24 小时尿量少于 100ml,小儿少于 30~50ml,称为无尿(anuria)。少尿与无尿主要由于肾前性、肾性和肾后性等因素所致,其常见的原因与发生机制见表 1-69。

2. 外观　正常人的新鲜尿液呈淡黄色、清澈透明。尿液颜色受食物、药物和尿量等因素影响。尿液放置时间过长可因盐类析出而浑浊。

健康人尿液因含有尿色素(urochrome)、尿胆原(urobilinogen,UBG,URO)、尿胆素(urobilin,URB)及尿卟啉(uroporphyrin)等物质而多呈淡黄色。且生理情况下尿液颜色变化较大:①大量饮水、寒冷时尿量增多则颜色淡;饮水少、运动、出汗等时尿量少而颜色深。食用大量胡萝卜、木瓜等可使尿液呈深黄色,食用芦荟则尿液呈红色。②女性月经血的污染也可使尿液呈红色。③药物对尿液颜色也有一定的影响(表 16-3)。

表 16-3　药物对尿液颜色的影响

药　　物	尿液颜色
乙醇	苍白色
大黄蒽醌	暗红色(碱性)、黄褐色(酸性)
苯酚红	粉红色(碱性)
氯唑沙宗、去铁胺、酚酞	红色、紫色
核黄素、呋喃唑酮、黄连素、牛黄、米帕林、吖啶黄	黄色、深黄色
靛青红、亚甲蓝	蓝色
山梨醇铁、苯、酚、利福平	棕色
左旋多巴、激肽、甲硝唑、氯喹等	暗褐色、黑色
番泻叶、山道年、苯茚二酮等	橙色、橙黄色
酚磺酞、番泻叶、芦荟、氨基匹林、磺胺药等	红色、红褐色
氨基甲酸酯	绿棕色

健康人新鲜尿液清晰透明,但由于含有少量上皮细胞、核蛋白和黏蛋白等物质,放置后可出现微量絮状沉淀。尿液浑浊度与某些盐类结晶、尿液酸碱度、温度改变有关。

常见的病理尿液颜色变化有红色、深黄色、白色等。

(1) 红色:最常见的尿液颜色变化,不同原因所致的红色尿液的鉴别见表 16-4。

表 16-4 红色尿液的鉴别

项目	血红蛋白尿	血尿	肌红蛋白尿	假性血尿
原因	血管内溶血	泌尿生殖系统出血	肌肉组织损伤	卟啉、药物、食物
颜色	暗红色、棕红色甚至酱油色	淡红色云雾状、洗肉水样或混有血凝块	粉红色或暗红色	红葡萄酒色、红色
显微镜检查	无红细胞	大量红细胞	无红细胞	无红细胞
离心上清液	红色	清或微红	红色	红色
上清液隐血试验	阳性	弱阳性或阴性	阳性	阴性
尿蛋白定性试验	阳性	弱阳性或阴性	阳性	阴性

1) 血尿:尿液内含有一定量的红细胞时称为血尿(hematuria)。1L 尿液中含有 1ml 以上血液,且尿液外观呈红色,称为肉眼血尿(macroscopic hematuria)。由于出血量不同,尿液可呈淡红色云雾状、洗肉水样或混有血凝块。在排除女性月经血的污染之外,常见于:①泌尿生殖系统疾病:如炎症、损伤、结石、出血或肿瘤等。②出血性疾病:如血小板减少性紫癜、血友病等。③其他:如感染性疾病、结缔组织疾病、心血管疾病、内分泌代谢疾病、某些健康人剧烈运动后的一过性血尿等。

2) 血红蛋白尿:血管内溶血时血浆游离血红蛋白增多,超过 Hp 结合能力(约 1.3g/L),因其相对分子质量较小,可通过肾小球滤出而形成血红蛋白尿(hemoglobinuria)。尿液呈暗红色、棕红色甚至酱油色。常见于蚕豆病、阵发性睡眠性血红蛋白尿(paroxysmal nocturnal hemoglobinuria,PNH)及血型不合的输血反应、阵发性寒冷性血红蛋白尿(paroxysmal cold hemoglobin,PCH)、行军性血红蛋白尿、免疫性溶血性贫血等。

3) 肌红蛋白尿(myoglobinuria):尿液呈粉红色或暗红色,常见于肌肉组织广泛损伤、变性,如急性心肌梗死、大面积烧伤、创伤等。

4) 卟啉尿(porphyrinuria):尿液呈红葡萄酒色,常见于先天性卟啉代谢异常等。

(2) 深黄色:最常见于胆红素尿(bilirubinuria),尿液呈深黄色,振荡后泡沫仍呈黄色,胆红素定性试验阳性(药物性深黄色尿液振荡后泡沫呈乳白色,胆红素定性试验阴性)。常见于胆汁淤积性黄疸及肝细胞性黄疸。但尿液放置过久后,胆红素被氧化为胆绿素使尿液呈棕绿色。

(3) 白色

1) 乳糜尿:由于泌尿系统淋巴管破裂或深部淋巴管阻塞致使乳糜液或淋巴液进入尿液中,尿液呈乳白色浑浊称为乳糜尿(chyluria)。因淋巴液含量不同,尿液外观呈不同程度的乳白色、乳状浑浊或凝块,有光泽感。乳糜尿常见于丝虫病,也可见于结核、肿瘤、肾病综合征、肾小管变性、胸腹部创伤或某些原因引起肾周围淋巴循环受阻。

2) 脓尿(pyuria):外观呈黄白色或白色,是由于尿液中含有大量白细胞所致,将其放置后可有白色云絮状沉淀。常见于泌尿系统化脓性感染,如肾盂肾炎、膀胱炎、前列腺炎、精囊炎、尿道炎等。

3)结晶尿(crystalluria):外观呈黄白色、灰白色或淡粉红色。主要是由于尿液含有高浓度的盐类结晶所致,以磷酸盐和碳酸盐最常见,其在碱性或中性尿液中呈灰白色浑浊,加酸后磷酸盐溶解无气泡,碳酸盐溶解有气泡;此外,还可见尿酸盐、草酸盐结晶。

(4)黑褐色:见于重症血尿、变性血红蛋白尿,也可见于酪氨酸病、酚中毒、黑尿酸症或黑色素瘤等。

(5)蓝色:主要见于尿布蓝染综合征(blue-diaper syndrome),主要是由尿液中过多的尿蓝母(indican)衍生物靛蓝(indigotin)所致,也可见于尿蓝母、靛青生成过多的某些胃肠疾病。

(6)淡绿色:见于铜绿假单胞菌感染。

新鲜尿液发生浑浊可由盐类结晶、红细胞、白细胞(脓细胞)、细菌、乳糜等引起。浑浊尿产生的原因及特点见表16-5。

表 16-5　浑浊尿的原因及特点

浑　浊	原　因	特　点
灰白色云雾状	盐类结晶(磷酸盐、尿酸盐、碳酸盐结晶)	加酸或加热、加碱,浑浊消失
红色云雾状	红细胞	加乙酸溶解
黄色云雾状	白细胞、脓细胞、细菌、黏液、前列腺液	加乙酸不溶解
膜状	蛋白质、红细胞、上皮细胞	有膜状物出现
白色絮状	脓液、坏死组织、黏液丝等	放置后有沉淀物
乳白色浑浊或凝块	乳糜	外观具有光泽感,乳糜试验阳性

3. 比重　比重(specific gravity,SG)是指 4℃条件下尿液与同体积纯水的重量之比。可用折射仪法、称重法、比重计法测定。正常成人随机尿液标本的比重为 1.015~1.025,婴幼儿的尿比重偏低,空腹晨尿比重一般大于 1.020。尿液比重高低与尿液中可溶性物质含量及尿量有关。连续测定尿比重可初步判断肾小管的浓缩稀释功能。

(1)比重增高:见于出汗过多、脱水、急性肾小球肾炎、肾病综合征、糖尿病等。

(2)比重降低:见于大量饮水、慢性肾小球肾炎、肾小管间质性疾病、慢性肾衰竭、尿崩症等;尿比重固定于 1.010 ± 0.003,提示肾脏浓缩稀释功能丧失。

4. 酸碱度(pH)　正常人的新鲜尿液多呈弱酸性,pH 约 6.5,波动于 4.5~8.0。尿液 pH 受食物、药物和多种疾病的影响。尿液酸碱度的变化与临床意义见表16-6。

表 16-6　尿液酸碱度的变化与临床意义

酸碱度变化	临　床　意　义
pH 降低	进食肉类等高蛋白饮食,服用氯化铵、维生素 C 等酸性药物,酸中毒、高热、糖尿病、痛风等
pH 增高	进食较多蔬菜,服用噻嗪类利尿剂、碳酸氢钠等碱性药物,碱中毒、膀胱炎及肾小管性酸中毒等。另外,尿液放置过久因尿素分解释放氨,可使尿液变碱
药物干预	尿液 pH 可作为用药的一个指标,用氯化铵酸化尿液,可促使碱性药物从尿液中排出;而用碳酸氢钠碱化尿液,可促使酸性药物从尿液中排出

（二）化学检查

目前，临床上通常采用尿液干化学分析仪对尿液化学成分进行检查，不同试带的检查项目、检查原理及灵敏度可存在一定差异。常用干化学试带的检查项目、检查原理及参考值见表 16-7。

表 16-7　常用干化学试带的检查项目、检查原理及参考值

项目	英文缩写	检查原理	参考值
酸碱度	pH	酸碱指示剂	5~7
比重	SG	多聚电解质离子解离法	1.015~1.025
蛋白质	PRO	pH 指示剂的蛋白质误差	阴性（<0.1g/L）
葡萄糖	GLU	葡萄糖氧化酶法	阴性（<2mmol/L）
酮体	KET	硝普钠法	阴性
胆红素	BIL	重氮反应	阴性（<1mg/L）
尿胆原	URO 或 UBG	重氮反应或 Enrich 反应	阴性或弱阳性
亚硝酸盐	NIT	亚硝酸盐还原法	阴性
隐血或红细胞	BLD,ERY 或 OB	血红蛋白的类过氧化物酶活性	阴性（<10 个红细胞 /μl）
白细胞	LEU 或 WBC	中性粒细胞胞质内含酯酶	阴性（<5 个白细胞 /μl）
维生素 C	维生素 C	维生素 C 的还原性	阴性（<10mg/L）

1. 蛋白质　正常情况下，肾小球滤过膜能够有效阻止相对分子质量大于 4 万的蛋白质通过，相对分子质量小于 4 万的蛋白质虽然能够通过肾小球滤过膜，但绝大部分又被肾小管重吸收。因此，尿液蛋白质含量甚微，一般的尿蛋白定性试验检查不出，定性为阴性。若尿液蛋白质含量超过 150mg/24h 尿液，或用定性方法检查呈阳性反应，称为蛋白尿（proteinuria）。

【参考值】　定性试验：阴性；定量试验：≤150mg/24h。

【临床意义】　尿液蛋白质检查主要用于肾脏疾病的诊断、治疗观察、预后判断，也可作为全身疾病的筛查指标。与其他侵入性或技术要求较高的诊断方法相比，尿蛋白检查是一种简单、价廉的辅助诊断方法，在肾脏疾病的筛查和随访中具有非常重要的价值。

蛋白尿几乎是所有肾脏疾病的标志，主要反映肾小球或肾小管损害及肾小球滤过膜受损的程度。

（1）生理性蛋白尿：生理性蛋白尿是指由于各种内、外环境因素引起正常机体生理反应性增多的尿蛋白，可分为功能性蛋白尿和体位性蛋白尿。

1）功能性蛋白尿（functional proteinuria）：是指因剧烈运动（或劳累）、受寒、发热、精神紧张、交感神经兴奋等所致的暂时性蛋白尿。这种蛋白尿与肾血管痉挛或充血导致肾小球毛细血管壁的通透性增加有关。多见于青少年，尿蛋白定性不超过（+），定量不超过 500g/24h。另外，食入较多相对分子质量 7 万以下的蛋白质也会出现暂时性蛋白尿。

2）体位性蛋白尿（postural proteinuria）：又称直立性蛋白尿（orthostatic proteinuria），亦属于生理性蛋白尿。可能是直立时前突的脊柱压迫左肾静脉导致局部静脉压增高而引起，卧位休息后蛋白尿即消失。此种蛋白尿多发生于瘦高体型的青少年，但应注意随访，部分可能是无症

状的肾炎或其他早期肾脏病患者。

（2）病理性蛋白尿：因各种肾脏及肾外疾病所致的蛋白尿，多为持续性蛋白尿。根据尿蛋白的来源又分为：

1）肾小球性蛋白尿（glomerular proteinuria）：各种原因导致肾小球滤过膜受损，血浆蛋白质的滤出量增加，超过了肾小管重吸收能力所致。根据肾小球滤过膜的受损程度和尿蛋白的成分不同分为选择性蛋白尿（selective proteinuria）、非选择性蛋白尿（non-selective proteinuria），两种蛋白尿的鉴别见表 16-8。

表 16-8　选择性蛋白尿与非选择性蛋白尿的鉴别

鉴别点	选择性蛋白尿	非选择性蛋白尿
原因	肾小球损伤较轻	肾小球毛细血管壁有严重破裂损伤
相对分子质量	4 万 ~9 万	高相对分子质量、中相对分子质量
蛋白质种类	清蛋白，或抗凝血酶、转铁蛋白、前清蛋白等	IgG、IgA、IgM 和补体 C_3 等
尿蛋白定性	3+~4+	1+~4+
尿蛋白定量（mg/24h）	>350	300~500
Ig/Alb 清除率	<0.1	>0.5

2）肾小管性蛋白尿（tubular proteinuria）：肾小球滤过功能正常，近端肾小管损害，引起肾小管重吸收蛋白质功能障碍所致的蛋白尿。其特点是以小相对分子质量蛋白（如 α_1、β_2 微球蛋白）为主，清蛋白含量正常或稍增加，蛋白质排出量常在 1000mg/24h 以下，定性检查多为 2+ 以下。见于肾盂肾炎、间质性肾炎、重金属（如汞、镉、铋）中毒、药物（如庆大霉素、多黏菌素 B、磺胺、解热镇痛药等）损害及肾移植术后。

3）混合性蛋白尿（mixed proteinuria）：肾小球和肾小管均受损，兼具上述两种蛋白尿的特点，尿液中同时出现中或小相对分子质量，甚至大相对分子质量的蛋白质。见于各种肾脏疾病的晚期和可同时累及肾小球及肾小管的全身性疾病如糖尿病、系统性红斑狼疮等。

4）溢出性蛋白尿（overflow proteinuria）：由于血浆小相对分子质量的蛋白质异常增加，经肾小球滤出的蛋白质增多，超过了肾小管重吸收能力而导致的蛋白尿。尿蛋白定性试验常为 1+~2+。如溶血性贫血所致的血红蛋白尿、挤压综合征所致的肌红蛋白尿以及多发性骨髓瘤所致的本周蛋白尿（Bence-Jones proteinuria）等。

5）组织性蛋白尿（histic proteinuria）：肾小管代谢产生的蛋白质、肾组织破坏分解的蛋白质和肾小管受炎症或药物刺激分泌的 Tamm-Horsfall 糖蛋白（T-H 糖蛋白）增加所致的蛋白尿。多为小相对分子质量蛋白尿。T-H 蛋白是管型的基质或结石的核心。

6）假性蛋白尿（false proteinuria）：由于尿液混有大量血、脓、黏液等成分而导致蛋白定性呈阳性。一般不伴有肾脏损害，经过治疗后蛋白尿可消失。见于肾脏以下的泌尿道疾病如膀胱炎、尿道炎、尿道出血及尿液内混入阴道分泌物等。

蛋白尿的类型、机制及特点见表 16-9。

表 16-9　蛋白尿的类型、机制及特点

类型	机　制	特　点
肾小球性	肾小球滤过膜受损使其对血浆中蛋白质的屏障作用减弱甚至完全消失	受损较轻时,尿蛋白以中相对分子质量蛋白质,如清蛋白为主;受损较重时,尿液中有大相对分子质量蛋白质如免疫球蛋白,补体等
肾小管性	肾小管受损,重吸收功能障碍	尿蛋白以小相对分子质量蛋白质为主,如 α_1、β_2 微球蛋白等
混合性	肾小球、肾小管同时被病变累及	尿液中有中、小相对分子质量,甚至大相对分子质量蛋白质
溢出性	血浆小相对分子质量蛋白水平升高,被肾小球滤过后超过了肾小管的重吸收能力	以小相对分子质量蛋白质为主
组织性	肾小管受炎症、药物刺激分泌;肾小管代谢产生;肾组织破坏分解	多为小相对分子质量的蛋白质

2. 尿糖　尿糖一般指葡萄糖。正常情况下,葡萄糖属于小分子物质,可自由透过肾小球滤过膜,但可被肾小管全部重吸收。因此,正常人尿液含糖量极少,定性试验为阴性。当血糖浓度超过肾小管的重吸收能力即肾糖阈(8.88mmol/L 或 160mg/dl),或血糖虽正常但肾糖阈降低时,尿液葡萄糖增加,尿糖定性试验阳性,称为糖尿(glycosuria)。

【参考值】　定性试验:阴性;定量试验:0.56~5.00mmol/24h。

【临床意义】　尿糖阳性取决于 3 个因素:①血液中葡萄糖浓度。②每分钟流经肾小球的血浆量。③近端肾小管上皮细胞重吸收葡萄糖的能力(即肾糖阈)。

(1) 血糖增高性糖尿

1) 糖尿病:由糖尿病引起的糖尿最常见。糖尿病患者的胰岛素水平相对或绝对不足,机体不能正常地氧化和利用葡萄糖,血糖浓度升高超过肾糖阈,出现糖尿。

2) 内分泌疾病:如库欣综合征、甲状腺功能亢进、嗜铬细胞瘤、肢端肥大症或巨人症等过量分泌引起血糖升高的激素,出现糖尿。

3) 其他:肝硬化、肝功能不全、胰腺炎、胰腺癌等。

(2) 血糖正常性糖尿:血糖正常,由于肾小管病变导致重吸收葡萄糖的能力降低,即肾糖阈下降而出现糖尿,又称肾性糖尿(renal glucosuria)。见于慢性肾炎、肾病综合征、间质性肾炎和家族性糖尿症等。

(3) 暂时性糖尿:暂时性糖尿的原因与发生机制见表 16-10。

表 16-10　暂时性糖尿的原因与发生机制

原因	发生机制
饮食性糖尿	食糖过多、输注葡萄糖溶液过快或过多可出现暂时性糖尿
精神性糖尿	精神过度紧张、情绪激动,使交感神经兴奋,肾上腺素分泌增多,引起一过性高血糖
妊娠性糖尿	与其肾糖阈下降有关。妊娠末期(或哺乳期妇女)乳腺分泌乳糖旺盛,血中乳糖增多,可出现乳糖尿
应激性糖尿	颅脑外伤、脑血管意外和急性心肌梗死时,肾上腺素或胰高血糖素分泌过多,可出现暂时性高血糖
新生儿糖尿	新生儿肾小管重吸收功能发育不全
药物性糖尿	糖皮质激素、茶碱、咖啡因、大剂量阿司匹林等有升高血糖作用

(4) 非葡萄糖性糖尿：在大量摄入其他糖类之后，或某些先天性疾病和代谢障碍患者尚可出现其他糖尿，如戊糖尿、果糖尿、半乳糖尿和乳糖尿等。哺乳期妇女可发生乳糖尿，肝功能不全患者可出现果糖尿和（或）半乳糖尿，大量进食水果可导致果糖尿、戊糖尿等。

(5) 假性糖尿：尿液中不少物质具有还原性，如维生素 C、尿酸、葡萄糖醛酸以及尿液中某些药物如异烟肼、链霉素、水杨酸、阿司匹林等，可使 Benedict 试剂中氧化高铜还原成氧化低铜，呈阳性反应，此种情况称为假性糖尿。

3. 酮体　酮体（ketone bodies）是脂肪在肝内分解代谢的中间产物，包括 β- 羟丁酸、乙酰乙酸和丙酮 3 种成分。正常人尿液酮体含量极微，定性试验呈阴性。当糖代谢产生的能量不能满足机体需要时，肝对脂肪的氧化分解加速，酮体产生增加，超过肝外组织的氧化能力，使血液酮体浓度升高（酮血症），尿液酮体含量亦随之增高。尿酮体检查呈阳性时，称为酮尿（ketonuria）。

【参考值】　阴性。

【临床意义】　尿液酮体检查主要用于糖代谢障碍和脂肪不完全氧化的判断与评价。尿液酮体阳性的原因与评价见表 16-11。

表 16-11　尿液酮体阳性的原因与评价

原因	评价
糖尿病性酮症	糖尿病酮症酸中毒时，由于糖利用减少，分解脂肪产生酮体增加而引起酮症。但糖尿病酮症者肾功能严重障碍而肾阈值增高时，尿酮体亦可减少，甚至完全消失
非糖尿病性酮症	如感染性疾病、严重呕吐、剧烈运动、腹泻、长期饥饿、禁食、全身麻醉后等均可出现酮尿
中毒	如氯仿、乙醚麻醉后，磷中毒等，尿液酮体也可呈阳性
药物等因素	服用某些降糖药或大量饮酒时可出现尿酮体阳性

由于检查酮体的多数方法仅能检查乙酰乙酸和丙酮，对 β- 羟丁酸不灵敏；加之不同的病因或疾病的不同时期可使酮体中各成分的相对含量不同。因此，尿酮体阳性程度并不一定与疾病的严重程度一致，临床医生在分析结果时应密切结合临床。

4. 尿胆红素与尿胆原　结合胆红素从尿液排出为尿胆红素（urine bilirubin）；结合胆红素排入肠道转化为尿胆原，尿胆原与空气接触后变成尿胆素，尿胆红素、尿胆原和尿胆素三者称为尿三胆。

【参考值】　尿胆红素：定性阴性，定量≤2mg/L；尿胆原：定性为阴性或弱阳性，定量≤10mg/L。

【临床意义】　尿胆原、尿胆红素检查主要用于黄疸的鉴别，其变化特点见表 16-12。

表 16-12　不同类型黄疸尿胆原和尿胆红素的变化特点

指标	正常人	溶血性黄疸	肝细胞性黄疸	胆汁淤积性黄疸
尿液颜色	浅黄	深黄	深黄	深黄
尿胆原	弱阳性 / 阴性	强阳性	阳性	阴性
尿胆素	阴性	阳性	阳性	阴性
尿胆红素	阴性	阴性	阳性	阳性

5. 亚硝酸盐 当尿液有硝酸盐存在,且有含硝酸盐还原酶的病原微生物增殖时,尿液的硝酸盐可被还原为亚硝酸盐,故尿亚硝酸盐定性试验可作为泌尿系统感染的筛查指标之一。

尿液常见的含硝酸盐还原酶的病原生物有大肠埃希菌属、克雷伯杆菌属、变形杆菌、葡萄球菌属、假单胞菌属等。但是,尿亚硝酸盐定性试验阳性有 2 个条件:①尿液中有硝酸盐。②感染的病原生物具有硝酸盐还原酶。因此,本试验阴性并不能完全排除泌尿系统的感染。

6. 白细胞 目前多数尿液干化学试带与淋巴细胞不反应,只能测到尿液中的中性粒细胞。

7. 维生素 C 尿液中含高浓度维生素 C 时,可使试带法葡萄糖、隐血试验、胆红素、亚硝酸盐和白细胞检查结果呈假阴性。因此,目前多数尿液干化学试带都含维生素 C 项目,其目的是为了便于临床医生对检查结果进行正确分析。

(三) 有形成分检查

尿液有形成分检查是指利用显微镜或尿液自动化分析仪,对尿液有形成分如细胞、管型、结晶、细菌等进行鉴定。根据是否对尿液进行离心,可分为未离心尿液直接涂片检查和离心尿液取沉渣检查;根据是否染色可分为非染色检查和染色检查。需要进行显微镜检查的指征见表 16-13。

表 16-13 需要进行显微镜检查的指征

需要进行显微镜检查的指征
① 医生提出显微镜检查要求
② 需要显微镜检查尿有形成分的疾病(如泌尿系统疾病、糖尿病、应用免疫抑制剂患者及妊娠妇女等)
③ 任何一项尿液理学、化学检查结果异常
④ 尿液干化学检查红细胞、白细胞、蛋白质和亚硝酸盐 4 项中有一项异常者,都应进行显微镜检查,并以显微镜检查结果为准

【参考值】 尿液有形成分的参考值见表 16-14。

表 16-14 尿液有形成分的参考值

检查方法	红细胞(RBC)	白细胞(WBC)	上皮细胞	管型	结晶
未离心尿液直接涂片	0~ 偶见 /HPF	0~2/HPF	少	0~ 偶见 /LPF	少
离心后取沉渣涂片	0~3/HPF	0~5/HPF	少	0~1/LPF	少
定量检查	0~5/μl	0~10/μl	—	0~1/μl	—

【临床意义】

1. 红细胞 尿液中新鲜的红细胞呈浅黄色、双凹圆盘形;在高渗尿液中,红细胞常皱缩成颜色较深的桑葚形或星形,称为棘细胞(prickle cell);在低渗尿液中,红细胞吸水胀大,血红蛋白逸出,形成大小不等的空环形,称为红细胞淡影(blood shadow)。

【参考值】 ①直接涂片检查法:0~ 偶见 /HPF。②离心尿液检查法:0~3 个 /HPF。

【临床意义】 离心尿液中红细胞增多,超过 3 个 /HPF,且外观无血色者,称为镜下血尿(microscopic hematuria)。根据红细胞形态变化可将尿液中红细胞分为三种类型:

(1) 均一性红细胞:红细胞大小较一致,形态不超过两种,又称为非肾小球源性红细胞(图 16-1),主要见于肾小球以外部位的泌尿系统的出血,如尿路结石、损伤,出血性膀胱炎、血友病、剧烈活动等。

(2) 非均一性红细胞：红细胞大小不等,有两种以上形态变化,主要是由于红细胞通过病理改变的基底膜时受到挤压,并受各段肾小管不同 pH 和渗透压的影响,以及介质张力、代谢产物等的作用所致,又称为肾小球源性红细胞(图 16-2)。多见于肾小球肾炎、肾盂肾炎、肾结核、肾病综合征,此时多伴有蛋白尿和管型。

(3) 混合性红细胞：以上 2 种红细胞混合存在。

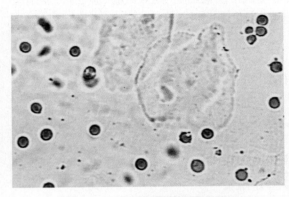

图 16-1　均一性红细胞(未染色)

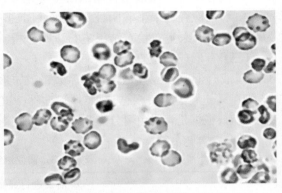

图 16-2　非均一性红细胞(未染色)

2. 白细胞和脓细胞　尿液中的白细胞主要是中性粒细胞(图 16-3)。在新鲜尿液中其形态与血液白细胞一致;在炎症过程中被破坏或死亡的白细胞称为脓细胞(pus cell);在低渗尿液中,中性粒细胞吸水肿胀,胞质内的颗粒呈布朗分子运动,由于光的折射,在油镜下可见灰蓝色发光现象,称为闪光细胞(glitter cell)。

【参考值】　①直接镜检:0~3 个 /HPF。②离心镜检:0~5 个 /HPF。

【临床意义】　尿液白细胞检查主要用于泌尿系统感染的诊断。如果尿液白细胞增多,

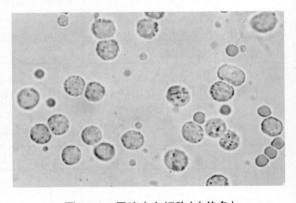

图 16-3　尿液中白细胞(未染色)

超过 5 个 /HPF,称为镜下脓尿(microscopic pyuria)。尿液白细胞增多的原因及特点见表 16-15。

表 16-15　尿液白细胞增多的原因及特点

原因	特点
肾盂肾炎	白细胞明显增多,常伴有小圆上皮细胞、白细胞管型等。急性肾盂肾炎常见闪光细胞
膀胱炎	白细胞增多,常伴有小圆上皮细胞、大圆上皮细胞,但无管型
肾移植排异反应	淋巴细胞和单核细胞增多
药物性急性间质性肾炎、新月形肾小球肾炎	单核细胞增多
阴道炎、宫颈炎和附件炎	白细胞增多常伴有大量鳞状上皮细胞

3. 上皮细胞　尿液中的上皮细胞主要来自肾小管的肾小管上皮细胞,肾盂、输尿管、膀胱和尿道近膀胱段等处的移行上皮细胞,输尿管下部、膀胱、尿道、阴道表层的鳞状上皮细胞(图16-4,图16-5,图16-6,图16-7)。

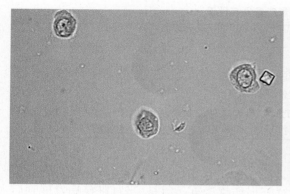

图16-4　肾小管上皮细胞(未染色)

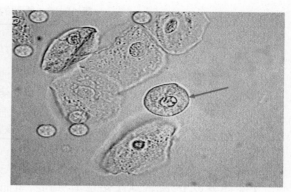

图16-5　表层移行上皮细胞

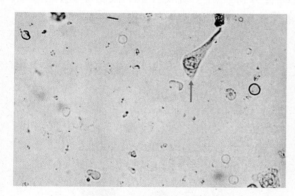

图16-6　中层移行上皮细胞

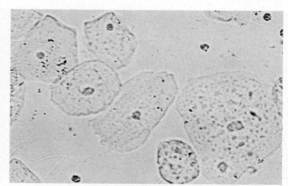

图16-7　鳞状上皮细胞(未染色)

【参考值】　①肾小管上皮细胞:无。②移行上皮细胞:无或偶见。③鳞状上皮细胞:男性偶见,女性为 3~5 个/HPF。

【临床意义】　尿液上皮细胞检查对泌尿系统疾病有定位诊断的价值。

(1) 肾小管上皮细胞增多:提示肾小管有病变,见于急性肾小球肾炎、急进性肾炎、肾小管坏死性病变。慢性肾炎时肾小管上皮细胞发生脂肪变性,胞质内充满脂肪颗粒,甚至覆盖于核上,称为脂肪颗粒细胞(fatty granular cell)或复粒细胞(compound granular cell)。慢性肾盂肾炎、肾小球硬化症以及肾移植术后急性排异反应时也可看到此细胞。肾小管上皮细胞对估计肾炎的活动性和泌尿系统疾病定位诊断有价值,并有助于肾病综合征单纯型与肾炎型的鉴别。

(2) 移行上皮细胞增多:提示泌尿系统相应部位病变,膀胱炎、肾盂肾炎时明显增多,并伴有白细胞增多。

(3) 鳞状上皮细胞增多:尿道炎时大量出现或成片出现,并伴有白细胞或脓细胞。

4. 管型　管型(cast)是蛋白质、细胞及其崩解产物在肾小管、集合管内凝固而成的圆柱形

蛋白聚体,是尿沉渣中最有诊断价值的病理性成分。构成管型的主要成分有由肾小管分泌的
Tamm-Horsfall 蛋白(T-H 蛋白)、血浆蛋白、各种细胞及其变性的产物等。管型形成所具有的 4
个条件见表 16-16。

表 16-16   管型的形成条件与评价

条件	评价
原尿中有清蛋白、T-H 蛋白	是构成管型的基质
肾小管有浓缩和酸化尿液能力	浓缩可使形成管型的蛋白质浓度增高,酸化则促进蛋白质进一步变性凝聚
尿流缓慢,有局部性尿液淤积	有足够的停留时间使各种成分凝聚
具有可供交替使用的肾单位	有利于管型的形成与排泄,即处于休息状态肾单位的尿液淤积,有足够的时间形成管型,当该肾单位重新排尿时,已形成的管型可随尿排出

【参考值】 偶见透明管型。

【临床意义】 管型的体积越大、越宽,表明肾脏损伤越严重。但是,当肾脏疾病发展到后
期,可交替使用的肾单位、肾小管和集合管浓缩稀释功能完全丧失后,则不能形成管型。所以,
管型的消失是病情的好转还是恶化,应结合临床综合分析。由于组成管型的成分不同,尿液中
可见到形态各异的管型(图 16-8~ 图 16-14)。尿液常见管型的组成成分及意义见表 16-17。

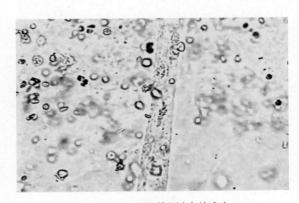

图 16-8   透明管型(未染色)

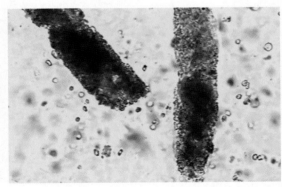

图 16-9   粗颗粒管型(未染色)

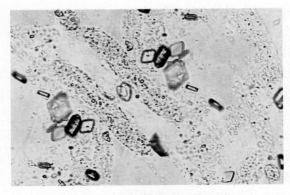

图 16-10   细颗粒管型(未染色)

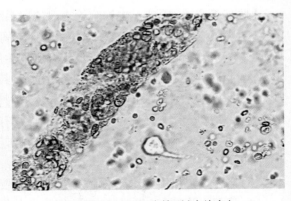

图 16-11   红细胞管型(未染色)

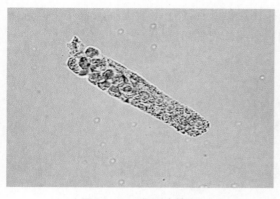

图 16-12　白细胞管型

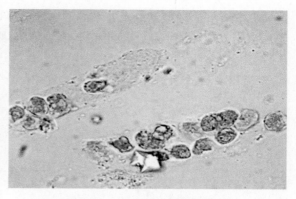

图 16-13　肾小管上皮细胞管型

图 16-14　蜡样管型（未染色）

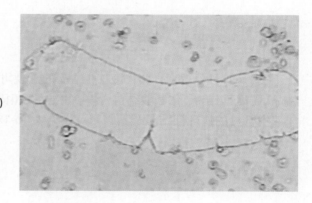

表 16-17　常见管型的组成成分及意义

管型	组成成分	临床意义
透明管型	T-H 蛋白、清蛋白、少量氯化物	正常人偶见，肾实质性病变时增多
红细胞管型	管型基质 + 红细胞	急性肾小球病变、肾小球出血
白细胞管型	管型基质 + 白细胞	肾脏感染性病变或免疫性反应
上皮细胞管型	管型基质 + 上皮细胞	肾小管坏死
颗粒管型	管型基质 + 变性细胞分解产物	肾实质性病变伴有肾单位淤滞
蜡样管型	细颗粒管型衍化而来	肾单位长期阻塞、肾小管有严重病变、预后差
脂肪管型	管型基质 + 脂肪滴	肾小管损伤、肾小管上皮细胞脂肪变性
肾衰管型	颗粒管型、蜡样管型演变而来	急性肾衰竭多尿期，慢性肾衰竭出现提示预后不良
细菌管型	管型基质 + 细菌	肾脏有细菌感染、肾脓毒性疾病
真菌管型	管型基质 + 真菌	肾脏真菌感染
结晶管型	管型基质 + 尿酸盐、草酸盐结晶	肾小管内结晶伴有肾衰竭、隐匿性肾炎

5. 结晶　尿液出现的结晶（crystal）多来自于食物或盐类代谢。尿液盐类结晶的析出取决于该物质的饱和度及尿液的 pH、温度和胶体物质（主要指黏液蛋白）的浓度等因素。

（1）生理性结晶：生理性结晶多来自于食物及机体正常的代谢，如草酸钙结晶、磷酸盐结晶、马尿酸结晶、尿酸结晶及非结晶型尿酸盐等(图16-15,图16-16),一般无临床意义。但若新鲜尿液中出现某种结晶,同时伴随较多红细胞,则有尿路结石的可能。

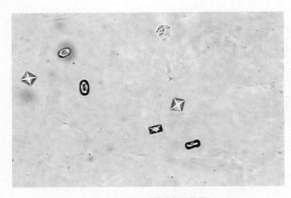

图 16-15　草酸钙结晶

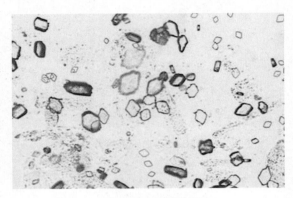

图 16-16　尿酸结晶

　　(2) 病理性结晶:尿液中病理性结晶的出现可由疾病因素或药物代谢异常所致,如胆红素结晶、胱氨酸结晶、亮氨酸结晶、酪氨酸结晶、胆固醇结晶和药物结晶等(图16-17~图16-20)。尿液中常见的病理性结晶及其临床意义见表16-18。

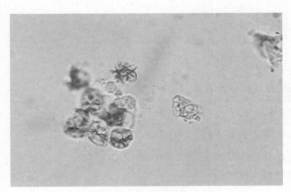

图 16-17　胆红素结晶

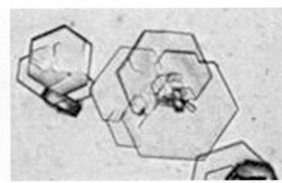

图 16-18　胱氨酸结晶

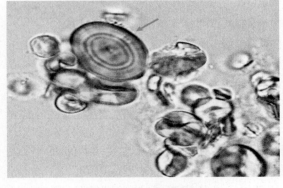

图 16-19　亮氨酸结晶

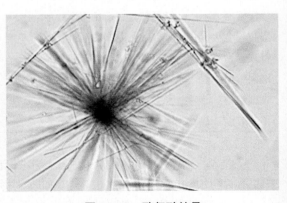

图 16-20　酪氨酸结晶

表 16-18　尿液中常见的病理性结晶及其临床意义

结晶	形 态 特 征	临 床 意 义
胆红素结晶	黄红色成束的针状或小块状	胆汁淤积性黄疸、肝硬化、肝癌、急性重型肝炎、急性磷中毒
胱氨酸结晶	无色的片状六边形,常重叠排列	肾结石、膀胱结石
亮氨酸结晶	黄褐色小球状,具同心纹	急性磷中毒、氯仿中毒、急性重型肝炎、肝硬化
酪氨酸结晶	略黑色,细针状,束状或羽毛状排列	急性磷中毒、氯仿中毒、急性重型肝炎、肝硬化
胆固醇结晶	无色缺角的方形薄片状	肾盂肾炎、膀胱炎、肾淀粉样变性或脂肪变性
磺胺嘧啶结晶	棕黄色不对称秸束状或球状	同时伴红细胞出现提示药物性损伤
磺胺甲噁唑结晶	无色透明的长方形六面体	同时伴红细胞出现提示药物性损伤

6. 其他　除上述的有形成分外,尿液中还可见细菌、真菌、寄生虫、精子等。

(1) 细菌:正常人尿液自形成到储存于膀胱中,无细菌存在和生长。标本采集过程中尿液被外生殖器污染时,可检出少量细菌,因此非经无菌手段采集到的新鲜尿液中查到细菌无临床意义。如按无菌要求采集的尿液标本,见到较多量的细菌,同时见到大量白细胞和上皮细胞及红细胞,多提示尿路感染,可涂片进行革兰染色后仔细观察,还应进行细菌培养。

(2) 真菌:真菌种类有孢子、芽生孢子、假菌丝等,多为白假丝酵母菌。见于糖尿病患者、女性尿液或碱性尿液。

(3) 寄生虫:尿液中的寄生虫及虫卵多由标本污染所致。如阴道毛滴虫多来自于女性阴道分泌物,乳糜尿中可检出微丝蚴。

三、尿液的其他检查

(一) 微量清蛋白

微量清蛋白尿(microalbuminuria)是指在无尿路感染和心力衰竭的情况下,有 20~200μg/min 亚临床范围的清蛋白存在的尿液。常规定性试验阴性,不能诊断为临床蛋白尿。患者尿清蛋白超过参考值上限(30mg/24h),处于 30~300mg/24h 范围内,此为早期糖尿病肾病(diabetic nephropathy) 主要特点。

【参考值】　成人:$(1.27 ± 0.78)$mg/mmolCr 或 $(11.21 ± 6.93)$mg/gCr。

【临床意义】

1. 糖尿病肾病的早期诊断与监测:微量清蛋白尿是糖尿病患者发生肾小球微血管病变最早期的指标之一。其排泄量处于参考值内或间歇性排出提示疾病尚处于极早期阶段;当持续出现微量清蛋白尿时,提示患者处于糖尿病肾病的早期,如果及时治疗,可阻止疾病发展或使病变逆转;当排泄量持续 >300mg/24h 后,可诊断为糖尿病肾病。因此,尿微量清蛋白检查应成为糖尿病患者每年的必查项目或定期监测指标。

2. 微量清蛋白尿是高血压患者并发肾脏损伤的指征之一。

(二) 肌红蛋白

肌红蛋白(myoglobin, Mb)是横纹肌(心肌和骨骼肌)合成的一种相对分子质量 17 800、结构及特性与血红蛋白相似、含亚铁血红素单链的蛋白质。当横纹肌组织受损伤时,Mb 大量释放至细胞外进入血液循环,并迅速通过肾小球滤过而由肾脏排出。尿液 Mb 检查阳性称肌红蛋白尿(myoglobinuria)。

【参考值】 阴性。

【临床意义】 肌红蛋白尿检查主要用于鉴别是否发生肌肉损伤。

1. 组织局部缺血 心肌梗死早期、动脉阻塞缺血。一般情况下,不以尿肌红蛋白阳性作为心肌梗死的确诊依据,应同时检查血清 Mb,并结合其他心肌损伤标志物进行综合分析。

2. 骨骼肌损伤 肌红蛋白对肾小管的毒性作用强于血红蛋白,急性肾衰竭患者肌红蛋白尿阳性有诊断意义,乙醇过量、可卡因或海洛因导致的急性肾衰竭是引起非外伤性的肌红蛋白尿的主要原因。

3. 创伤 挤压综合征、电击伤、烧伤、手术创伤等。

4. 阵发性肌红蛋白尿 见于剧烈运动后,如马拉松长跑等。

5. 原发性肌肉疾病 皮肌炎、多发性肌炎等。

(三) 绒毛膜促性腺激素

绒毛膜促性腺激素(human chorionic gonadotropin, hCG)是由胎盘合体滋养细胞分泌的具有促进性腺发育的糖蛋白激素,相对分子质量为 47 000。妊娠 1 周后血清 hCG 为 5~50IU/L,尿液 hCG>25IU/L,第 8~10 周达到高峰,持续 1~2 周后迅速减低,以后逐渐下降并以 1/10~1/5 峰值水平维持至分娩。hCG 是唯一不随胎盘重量增加而分泌增多的胎盘激素,分泌后直接进入母血,几乎不进入胎血循环。hCG 可通过孕妇血循环而排泄到尿液中,血清 hCG 浓度略高于尿液,且呈平行关系。

【参考值】 ①非孕妇健康人:阴性。②正常妊娠妇女:阳性。③半定量:<2ng/L。

【临床意义】

1. 诊断早期妊娠 妊娠后 35~40 天时,hCG 水平在 200ng/L 以上,60~70 天出现高峰,hCG 可达 6.4~25.6μg/L,常用的检查方法即能显示阳性结果。

2. 异位妊娠诊断 正常妊娠时血清 hCG 水平随不同孕周呈规律性变化,而异位妊娠时血清 hCG 浓度增高不如正常妊娠。但只有 60%~80% 的异位妊娠患者 hCG 呈阳性,因此 hCG 阴性者并不能完全排除异位妊娠。如果 hCG 不是每 2 天成倍增长,超声影像检查无宫内妊娠征象,应高度怀疑异位妊娠。

3. 流产诊断和监测 hCG 可作为保胎治疗和判断流产的参考依据。①先兆流产:尿液 hCG 仍维持高水平则发生难免流产的可能性小;hCG 小于 200ng/L,并逐渐减低,则有流产或死胎的可能;若 hCG 小于 48ng/L 则难免流产。在保胎治疗过程中,如果 hCG 不断增高,说明保胎有效,反之则说明保胎无效。②不全流产:因宫腔内尚有残留的胎盘组织,hCG 仍可呈阳性。③完全流产或死胎时 hCG 由阳性转为阴性。

4. 妊娠滋养细胞疾病的诊断与监测 ①因葡萄胎、侵蚀性葡萄胎、绒毛膜癌等滋养细胞高度增生,产生大量 hCG,与正常同孕龄者相比,血清及尿液 hCG 明显增高,此可作为妊娠滋养细胞疾病的辅助诊断。②妊娠滋养细胞肿瘤患者术后 3 周,hCG 应小于 4ng/L,8~12 周呈阴性;如 hCG 不减低或不转阴性,提示可能有残留病灶。

5. 肿瘤标志物 男性尿液 hCG 升高可见于精原细胞瘤、睾丸畸胎瘤等。绒毛膜上皮癌患者 hCG 的分泌量与肿瘤体积成正比。此外,肺癌、胃癌、肝癌、卵巢癌、子宫颈癌等患者血液和尿液 hCG 也明显增高。当 hCG 作为肿瘤标志物应用时,必须结合临床表现和其他检查结果综合分析才能有意义。

(四) 乳糜液和脂肪

脂肪在肠道吸收后皂化形成乳糜液,正常情况下乳糜液进入肠道淋巴管,参与淋巴循环。

若乳糜液未引流入血而逆流至泌尿系统淋巴管中,引起该处淋巴管内压力增高、曲张破裂进入尿液,则形成乳糜尿(chyluria),若同时混有血液称乳糜血尿(hematochyluria);尿液有脂肪小滴则称脂肪尿(lipiduria)。乳糜尿若合并尿路感染,则可出现乳糜脓尿(chylus-pyuria)。

乳糜尿易于凝集呈白色透明胶状凝块。严重的乳糜尿静置后可分为3层:上层为比重最轻的脂肪层;中层为乳白色或色泽较清晰的液体,常有小凝块混悬于其中;下层为红色或粉红色的沉淀物,内含有红细胞、白细胞或微丝蚴等。

【参考值】 阴性。

【临床意义】

1. 乳糜尿

(1)累及淋巴循环的有关疾病:如腹腔结核、先天性淋巴管畸形、肿瘤压迫或阻塞腹腔淋巴管或胸导管。

(2)丝虫病:丝虫在淋巴系统中引起炎症反复发作,大量纤维组织增生,使腹部淋巴管或胸导管广泛阻塞,致使较为脆弱的肾盂及输尿管处淋巴管破裂而出现乳糜尿。

2. 脂肪尿 常见于肾病综合征、肾小管变性等疾病、骨折及脂肪栓塞等。

第二节 粪便检查

粪便是食物在体内消化的最终产物,由未消化的食物残渣、食物的分解产物、消化液、胃肠道脱落的上皮细胞和白细胞、肠道正常菌群等组成。病理性粪便还可出现异常的有形成分,如红细胞、寄生虫、寄生虫卵、病理性结晶、结石及致病菌等。

粪便检查的目的是:①了解消化道有无感染、出血、恶性肿瘤等。②根据粪便的性状与组成,了解胃肠道和肝胆系统的功能状况。③检查肠道致病菌,协助诊断肠道传染病。④粪便隐血试验可作为消化道恶性肿瘤的筛查试验。⑤根据粪便的颜色、粪胆素的检查结果,可有助于鉴别黄疸的类型。

一、标 本 采 集

粪便标本的采集方法直接影响粪便检查结果的准确性。粪便标本采集的注意事项见表16-19。粪便标本的采集方法与要求见表16-20。

表 16-19 粪便标本采集的注意事项

粪便标本采集的注意事项
① 采用自然排便后的标本,不宜采用肛指法和使用泻剂或灌肠后的粪便标本
② 盛标本的容器要清洁、干燥、有盖,无渗漏和吸水
③ 应用于细菌学检查的标本应采集于无菌的容器内
④ 标本要新鲜,不得混有尿液、消毒剂和污水等,以免破坏有形成分和病原体等
⑤ 应选取含有黏液、脓液、血液的部分;外观无异常者可于粪便的表面、深处等多部位采集标本
⑥ 及时送检,并于1小时内检查完毕,否则由于消化酶和酸碱度变化等的影响,可导致有形成分的破坏

表 16-20 粪便标本采集方法与要求

标本类型	采 集	要 求
常规检查标本	新鲜,选取异常部分,无异常时可多部位采集	无污染,及时送检
寄生虫检查标本		
血吸虫毛蚴	采集脓液、血液或黏液处	不小于30g或整份标本送检
蛲虫卵	透明薄膜拭子于晚12时或清晨排便前自肛门皱褶处拭取	立即送检
阿米巴滋养体	脓血和稀软部分	立即送检,寒冷季节注意保温
虫体检查及虫卵计数	24小时粪便	检查虫体时应仔细搜查或过筛,检查虫卵时应混匀标本后检查,三送三检
隐血试验标本	新鲜	检查前3天禁食肉类及动物血,禁服铁剂、维生素C、铋剂
粪胆原定量标本	3天的粪便标本	每天混匀后称取20g粪便送检
脂肪定量标本	脂肪膳食6天,从第3天起采集72小时内标本	将采集的标本混合称量,取出60g粪便送检

二、检查项目

(一)一般性状检查

【参考值】 ①成人每天一般排便1次,约100~300g,为成形软便,呈黄褐色,有少量黏液,有粪臭。②婴幼儿粪便可为黄色或金黄色糊状。

【临床意义】 粪便的一般性状受食物的种类、性质、量的影响较大,也受某些药物的影响。

1. 量 粪便量常随食物的种类、饮食量以及消化功能状态而变化。细粮和肉食者粪便量较少;粗粮和蔬菜为主者粪便量较多。当胃肠道、胰腺有炎症或功能紊乱时,因炎症渗出、肠蠕动加快及消化吸收功能不良,可使排便次数和排便量有不同程度的增多。如果排便次数少,但排便量增多,多见于肠道上段病变;排便次数增多,但每次排便量减少,多为肠道下段病变。

2. 性状 病理情况下粪便性状改变及临床意义见表16-21。

表 16-21 粪便性状改变及临床意义

粪便	特 点	临 床 意 义
稀汁便	脓样,含有膜状物	假膜性肠炎
	洗肉水样	副溶血性弧菌食物中毒
	红豆汤样	出血性小肠炎
	稀水样	艾滋病伴发肠道隐孢子虫感染
米泔样便	白色淘米水样,含有黏液片块	霍乱、副霍乱
黏液便	小肠病变,黏液混于粪便中;大肠病变黏液附着在粪便表面	肠道炎症或受刺激、肿瘤或便秘、某些细菌性痢疾
溏便	粥样、粗糙	消化不良、慢性胃炎、胃窦潴留
胨状便	黏胨状、膜状或纽带状物	过敏性肠炎、慢性细菌性痢疾
鲜血便	鲜红色,滴落于排便之后或附在粪便表面	直肠癌、直肠息肉、肛裂或痔疮

续表

粪便	特 点	临 床 意 义
脓血便	脓样、脓血样、黏液血样、黏液脓血样	细菌性痢疾、阿米巴痢疾、结肠癌、肠结核、溃疡性结肠炎
乳凝块	黄白色乳凝块或蛋花样	婴儿消化不良、婴儿腹泻
变形便	球形硬便	习惯性便秘、老年人排便无力
	细条、扁片状	肠痉挛、直肠或肛门狭窄
	细铅笔状	肠痉挛、肛裂、痔疮、直肠癌

3. 颜色　粪便的颜色可因进食种类不同而异,肉食者粪便偏黑褐色,进食过多绿色蔬菜者粪便呈暗绿色。病理情况下,粪便颜色变化及意义见表 16-22。

表 16-22　粪便颜色变化及意义

颜色	生 理 性	病 理 性
淡黄色	婴儿	服用大黄、山道年、番泻叶,胆红素增多
绿色	食用大量绿色蔬菜	服用甘汞、某些抗生素及胆绿素增多
白陶土色	食用大量脂肪	胆汁淤积性黄疸,服用硫酸钡、大量金霉素
红色	食用大量番茄、红辣椒、西瓜等	直肠癌、痔疮、肛裂等,服用利福平
果酱色	食用大量咖啡、可可、樱桃、桑葚、巧克力等	阿米巴痢疾、肠套叠等
柏油色	食用动物血和肝脏等	上消化道出血,服用铁剂、活性炭等

4. 气味　粪便的气味与进食的种类、疾病等有关。正常粪便由于蛋白质的分解产物,如吲哚、粪臭素、硫醇、硫化氢、氨、靛基质等而产生臭味,素食者臭味轻,肉食者臭味重。病理情况下可出现恶臭味、腥臭味和酸臭味。粪便气味的临床意义见表 16-23。

表 16-23　粪便气味的临床意义

气味	临 床 意 义
恶臭	慢性肠炎、胰腺疾病、消化道大出血、结肠或直肠癌溃烂时,未消化的蛋白质发生腐败等
腥臭	阿米巴肠炎
酸臭	由于脂肪、糖类消化不良或吸收不良,脂肪酸分解或糖的发酵所致

5. 寄生虫和结石

(1) 寄生虫:肠道寄生虫感染时粪便中可有较大的寄生虫,如蛔虫、蛲虫、绦虫等或其片段,肉眼即可发现。钩虫虫体需要筛查粪便后才能发现。服用驱虫剂后应常规检查有无寄生虫。

(2) 结石:粪便中可发现胆石、粪石(fecalith)、胰石(pancreatolith)和肠结石等,最多见的是胆石。粪便中出现胆石多见于服用排石药物或碎石术之后。

(二) 显微镜检查

粪便显微镜检查是粪便常规检查的重要项目之一,主要观察粪便中有无细胞、寄生虫虫卵、原虫以及各种食物残渣等,有助于消化道疾病的诊断和疗效观察。

【参考值】 ①无红细胞、吞噬细胞和肿瘤细胞,偶见白细胞,少见柱状上皮细胞。②偶见淀粉颗粒(starch granule)、脂肪小滴,可见少量肌肉纤维、结缔组织、弹力纤维、植物细胞和植物纤维。③可见少量无临床意义的结晶,如磷酸盐、草酸钙、碳酸钙结晶。

【临床意义】

1. 细胞 病理情况下,粪便中的细胞及食物残渣增多的临床意义见表 16-24 和表 16-25。

表 16-24 粪便中的细胞增多的临床意义

细胞	临 床 意 义
红细胞	①肠道下段的病变。②阿米巴痢疾有大量堆积、变性的红细胞,且数量多于白细胞。③细菌性痢疾红细胞形态多正常,数量少于白细胞,且分散存在
白细胞	以中性粒细胞为主。①肠炎时,白细胞 <15 个 /HPF,常分散存在。②细菌性痢疾、溃疡性结肠炎白细胞大量增多,可见成堆的脓细胞。③肠易激综合征、寄生虫感染可见大量嗜酸性粒细胞
吞噬细胞	急性细菌性痢疾、出血性肠炎、溃疡性结肠炎。吞噬细胞是诊断急性细菌性痢疾的主要依据之一
上皮细胞	大量增多或成片出现见于结肠炎、假膜性肠炎
肿瘤细胞	结肠癌、直肠癌

表 16-25 粪便中食物残渣增多的临床意义

残渣成分	临 床 意 义
脂肪小滴	脂肪小滴大于 6 个 /HPF 为脂肪排泄增多。如果大量出现脂肪小滴称为脂肪泻,见于急性和慢性胰腺炎、胰头癌、吸收不良综合征、胆汁淤积性黄疸等
肌肉纤维	肠蠕动亢进、胰蛋白酶缺乏、腹泻等
结缔组织、弹力纤维	胃蛋白酶缺乏症和腹泻
植物细胞、植物纤维	胃蛋白酶缺乏症、肠蠕动亢进和腹泻等
淀粉颗粒	消化功能不良、腹泻、慢性胰腺炎、胰腺功能不全

2. 结晶 病理性结晶主要有:① Charcot-Leyden 结晶:见于阿米巴痢疾、钩虫病和过敏性肠炎等。②血晶:为棕黄色斜方形结晶,主要见于胃肠道出血。

(三)粪便隐血试验

消化道出血量较少时的红细胞已被消化分解,粪便外观无血色,且显微镜检查也未发现红细胞者为隐血(occult blood)。采用化学方法或免疫学方法检查粪便微量出血的试验称为粪便隐血试验(fecal occult blood test,FOBT)。FOBT 对消化道出血,特别是消化道肿瘤的诊断与鉴别诊断具有重要价值。

【参考值】 阴性。

【临床意义】 FOBT 的临床意义与评价见表 16-26。当 FOBT 阳性时,应及时检查出血源。如果未能查到出血源,则有可能为假阳性,应该在 3~6 月之后再重新检查 FOBT,直至检查到出血源或排除出血为止。FOBT 阳性的临床诊断程序见表 16-27。

表 16-26　FOBT 的临床意义与评价

临床意义	评　价
诊断消化道出血	凡是能引起消化道出血的疾病或损伤都可使 FOBT 呈阳性反应
鉴别溃疡与肿瘤	FOBT 对消化性溃疡诊断的阳性率为 40%~70%,且呈间断性阳性;FOBT 对消化道恶性肿瘤诊断的阳性率达 95%,且呈持续性阳性
恶性肿瘤筛查	① FOBT 常作为消化道恶性肿瘤的筛查试验
	② 对 50 岁以上的无症状的中老年人,每年做 1 次 FOBT,对早期发现消化道恶性肿瘤具有重要价值
	③ FOBT 作为消化道恶性肿瘤的筛查试验,其特异度不可能达到 100%,因此,FOBT 结果必须与临床其他资料结合分析,进行诊断与鉴别诊断

表 16-27　FOBT 阳性的临床诊断程序

诊断方法	项目	意　义
体格检查	局部视诊	寻找痔疮、肛门周围组织或局部疾病
	肛门指诊	检查是否有息肉
实验室检查	肿瘤标志物	筛查消化道肿瘤
器械检查	结肠镜	检查良性、恶性肿瘤,感染性疾病、憩室炎和血管发育异常等
	胃镜	检查胃十二指肠溃疡、肿瘤裂孔疝或食管静脉曲张
	小肠镜	检查腹部疾病、Meckel 憩室炎、血管发育异常等

（四）病原体检查

【参考值】　粪便中的细菌较多,球菌与杆菌的比例大致为 1:10,约占粪便干重的 1/3,多为正常菌群。可有人体酵母菌,无寄生虫及寄生虫虫卵。

【临床意义】

1. 细菌　大肠埃希菌、厌氧杆菌、肠球菌为成人粪便中的主要细菌;而产气杆菌、变形杆菌、铜绿假单胞菌等多为过路菌;双歧杆菌、拟杆菌、葡萄球菌和肠杆菌为婴儿粪便中的主要细菌。正常粪便中的菌量和菌谱处于相对稳定状态,保持着与宿主间的生态平衡。若正常菌群消失或比例失调,称为肠道菌群失调症(dysbacteriosis)。可通过粪便涂片染色检查、细菌培养鉴定确定致病菌。

2. 真菌　正常粪便中极少见假丝酵母菌,且多为外源性污染所致。病理情况下,粪便中以白色假丝酵母菌为多见,常见于长期应用广谱抗生素、激素、免疫抑制剂和放射治疗、化学治疗以及各种慢性消耗性疾病等。

3. 寄生虫及虫卵　粪便检查是诊断肠道寄生虫感染的最直接和最可靠的方法,可用肉眼观察粪便中寄生虫虫体和显微镜检查虫卵和包囊体。另外,也可采用单克隆抗体检查虫卵的抗原,对虫卵形态不典型或高度怀疑寄生虫感染而未能检出虫卵的患者进行确诊。

三、临　床　应　用

1. 肠道感染性疾病　对于急性、慢性腹泻患者,粪便检查是必做的检查项目,如肠炎、细菌性痢疾、阿米巴痢疾、伤寒、假膜性肠炎等,除观察粪便一般性状外,粪便涂片显微镜检查及培养有确定诊断及鉴别诊断的价值。

2. 肠道寄生虫病　如蛔虫病、钩虫病、鞭虫病、蛲虫病、姜片虫病、绦虫病、血吸虫病等,通过粪便涂片显微镜检查找到相应的虫卵可确定诊断。

3. 消化吸收功能筛查试验　慢性腹泻患者常规粪便显微镜检查,如果见到较多淀粉颗粒、脂肪小滴或肌肉纤维等,常提示为慢性胰腺炎等胰腺外分泌功能不全,可进一步做相关检查。

4. 消化道肿瘤筛查试验　FOBT 持续阳性常提示胃肠道恶性肿瘤,若为间歇性阳性则提示其他原因消化道出血,可进一步作相关检查如内镜或钡餐。粪便涂片如发现有癌细胞可确诊为结、直肠癌。

5. 黄疸的鉴别诊断　胆汁淤积性黄疸的粪便为白陶土色,粪胆原定性试验阴性,定量检查粪胆原数值降低;溶血性黄疸,粪便深黄色,粪胆原定性试验阳性,定量检查粪胆原增多。

第三节　痰液检查

痰液(sputum)是气管、支气管或肺泡的分泌物。正常情况下,支气管黏膜的腺体和杯状细胞分泌少量黏液,使呼吸道黏膜保持湿润。病理情况下,当呼吸道黏膜受到理化因素、感染等刺激时,黏膜充血、水肿,浆液渗出,黏液分泌增多。各种细胞(红细胞、白细胞、吞噬细胞等)、纤维蛋白等渗出物与黏液、吸入的灰尘和某些组织坏死产物等混合形成痰液。

痰液检查主要用于呼吸系统炎症、结核、肿瘤、寄生虫病的诊断,对支气管哮喘、支气管扩张、慢性支气管炎等疾病的诊断、疗效观察和预后判断也有一定价值。

一、标本采集

痰液标本采集方法根据检查目的和患者情况而定,自然咳痰法是常用的方法。痰液标本采集的方法与评价见表 16-28。标本采集后应立即送检,以防细胞分解、细菌自溶。不能及时送检时,可暂时冷藏保存,但不能超过 24 小时。应连续送检 3 次,以提高检查的阳性率。

表 16-28　痰液标本采集方法与评价

方法	评价
自然咳痰法	常用和主要的方法。采集前嘱患者用清水漱口数次后,用力咳出气管深部或肺部的痰液,采集于干燥洁净容器内,避免混杂唾液或鼻咽分泌物
雾化蒸气吸入法	操作简单、方便、无痛苦、无毒副作用,患者易于接受,适用于自然咳痰法采集标本不理想时
一次性吸痰管法	适用于昏迷患者、婴幼儿
气管穿刺吸取法	操作复杂、有一定的痛苦,较少使用
经支气管镜抽取法	操作复杂、有一定的痛苦,较少使用

采集标本时注意防止痰液污染容器的外壁;为了防止痰液污染,用过的标本应灭菌后再处理。

二、检查项目

(一)一般性状检查

1. 量　健康人无痰液或仅有少量泡沫样或黏液样痰液。呼吸系统疾病患者一般有咳嗽、咳痰的症状,痰液量的多少因病种和病情而异。急性呼吸系统感染较慢性炎症者痰液量多;细菌感染较病毒感染者痰液量多。

痰液量增多常见于支气管扩张、肺脓肿、肺水肿和肺空洞性病变等,有时痰液量可超过100ml/24h。在疾病治疗过程中,如痰液量减少,一般提示病情好转;如有支气管阻塞使痰液不能排出时,虽然痰液量减少,但却表明病情加重。

2. 颜色　健康人仅有少量白色或灰白色黏液痰,病理情况下痰液颜色可发生改变,但缺乏特异性。痰液颜色改变的常见原因及临床意义见表 16-29。

表 16-29　痰液颜色改变的常见原因及临床意义

颜色	常见原因	临床意义
黄色、黄绿色	脓细胞增多	肺炎、慢性支气管炎、支气管扩张、肺脓肿、肺结核
红色、棕红色	出血	肺结核、肺癌、支气管扩张
铁锈色	血红蛋白变性	急性肺水肿、肺炎球菌性肺炎、肺梗死
砖红色		肺炎克雷伯菌肺炎
粉红色泡沫样	肺淤血、肺水肿	左心功能不全
烂桃样灰黄色	肺组织坏死	肺吸虫病
棕褐色	红细胞破坏	阿米巴肺脓肿、肺吸虫病
灰色、灰黑色	吸入粉尘、烟雾	矿工、锅炉工、长期吸烟者
无色(大量)	支气管黏液溢出	肺泡细胞癌

3. 性状　不同疾病产生的痰液可有不同的性状,甚至出现异物,这种性状改变有助于临床诊断。痰液性状改变及临床意义见表 16-30。

表 16-30　痰液性状改变及临床意义

性状	特　点	临床意义
黏液性	黏稠、无色透明或灰色	急性支气管炎、支气管哮喘、早期肺炎;白色黏痰、牵拉成丝见于白假丝酵母菌感染
浆液性	稀薄、泡沫	肺水肿、肺淤血;稀薄浆液性痰液内含粉皮样物见于棘球蚴病
脓性	脓性、浑浊、黄绿色或绿色、有臭味	支气管扩张、肺脓肿、脓胸向肺内破溃、活动性肺结核等
黏液脓性	黏液、脓细胞、淡黄白色	慢性气管炎发作期、支气管扩张、肺结核等
浆液脓性	痰液静置后分 4 层,上层为泡沫和黏液,中层为浆液,下层为脓细胞,底层为坏死组织	肺脓肿、肺组织坏死、支气管扩张
血性	痰液中带鲜红血丝、血性泡沫样痰、黑色血痰	肺结核、支气管扩张、肺水肿、肺癌、肺梗死、出血性疾病等

4. 气味　健康人的新鲜痰液无特殊气味。血腥味见于肺癌、肺结核等;粪臭味见于膈下脓肿与肺相通时、肠梗阻、腹膜炎等;恶臭见于肺脓肿、晚期肺癌、化脓性支气管炎或支气管扩张等;大蒜味见于砷中毒、有机磷中毒。

（二）显微镜检查

痰液显微镜检查可采用:①直接涂片检查:主要用于细胞学和病原生物学检查。②涂片染色检查:常用的染色方法有 Papanicolaou 染色、H-E 染色、革兰染色、抗酸染色、银染色、Wright 染色等。

【参考值】　①无红细胞。②少量中性粒细胞和少量上皮细胞。

【临床意义】　病理性痰液可见较多的红细胞、白细胞及其他有形成分,其临床意义见表16-31。

表 16-31　痰液中常见有形成分及临床意义

有形成分	临床意义
细胞	① 红细胞:支气管扩张、肺癌、肺结核
	② 白细胞:中性粒细胞增多见于化脓性感染;嗜酸性粒细胞增多见于支气管哮喘、过敏性支气管炎、肺吸虫病;淋巴细胞增多见于肺结核等
	③ 上皮细胞:鳞状上皮、柱状上皮、肺上皮细胞无临床意义,其增多见于呼吸系统炎症
	④ 肺泡巨噬细胞:肺炎、肺淤血、肺梗死、肺出血
	⑤ 肿瘤细胞:肺癌
结晶	① Charcot-Leyden 结晶:支气管哮喘、肺吸虫病
	② 胆固醇结晶:慢性肺脓肿、脓胸、慢性肺结核、肺肿瘤
	③ 胆红素结晶:肺脓肿
病原生物	① 寄生虫和虫卵:寄生虫病
	② 分枝杆菌:肺结核
	③ 放线菌:放线菌病
弹性纤维	肺脓肿、肺癌

三、临床应用

1. 肺部感染性疾病　痰液的性状对诊断有一定的意义。如痰液为黄色或黄绿色脓性,提示为呼吸道化脓性感染;如痰液有恶臭,则提示为厌氧菌感染。取痰液涂片进行革兰染色,可初步判断是哪种细菌感染。目前,随着抗生素的广泛应用,耐药细菌也日益增多。这些耐药细菌给临床治疗带来很大的困难,因此,一旦在实验室培养出相应的细菌,应针对其进行相应的检查和鉴定,以筛查出敏感药物,进而采取有针对性的药物治疗。

2. 开放性肺结核　当肺部病变不典型影像学诊断有困难时,如痰液涂片发现分枝杆菌,则可确定开放性肺结核的诊断并指导治疗,还有利于控制传染病的传播。若采用集菌法进行结核分枝杆菌培养,除能了解结核分枝杆菌有无生长繁殖能力,还可进一步做药敏试验并进行菌型鉴定。

3. **肺癌** 痰液脱落细胞阳性是确认肺癌的组织学依据,是当前诊断肺癌的主要方法之一。若能正确采集标本,肺癌的痰液细胞学阳性检出率可达60%~70%,而且方法简单,无痛苦,患者易于接受。

4. **肺部寄生虫病** 自痰液中找到寄生虫、虫卵或滋养体,可确定肺部寄生虫病的诊断。

第四节 脑脊液检查

脑脊液(cerebrospinal fluid,CSF)是存在于脑室和蛛网膜下腔内的一种无色透明的液体,其中大约70%来自脑室系统脉络丛主动分泌和超滤,其余30%由脑室的室管膜和蛛网膜下隙产生,通过蛛网膜绒毛回吸收入静脉。正常成人脑脊液的总量约为90~150ml,新生儿约为10~60ml。

脑脊液具有重要的生理作用:①保护脑和脊髓免受外力的震荡损伤。②调节颅内压力的变化。③参与脑组织的物质代谢。④供给脑、脊髓营养物质和排出代谢产物。

一、标 本 采 集

脑脊液标本由临床医师进行腰椎穿刺采集,必要时也可从小脑延髓池或侧脑室穿刺采集,穿刺成功后首先进行压力测定。待测定压力后,根据检查目的将脑脊液标本分别收集于3个无菌容器中,采集量的要求见表16-32。第1管用于细菌学检查,第2管用于临床化学或免疫学检查,第3管用于常规检查。如疑为恶性肿瘤,再采集1管进行脱落细胞学检查。标本采集后应在检查申请单上注明标本采集的日期和时间。

表 16-32 脑脊液检查标本采集量

检查项目	成人(ml)	儿童(ml)	备 注
细菌学及病毒学	2	1	如可能,应在治疗前或治疗结束后36小时采集
细胞学及化学	2~8	1~1.5	除细胞学检查外,其上清液用于临床化学或免疫指标检查

二、检 查 项 目

(一)一般性状检查

1. **压力测定** 正常成人脑脊液压力为70~180mmH$_2$O(侧卧位腰椎穿刺),如压力大于200mmH$_2$O 称为颅内压增高。脑脊液压力增高见于:①炎症性病变,如化脓性脑膜炎、结核性脑膜炎等。②非炎症性病变,如脑肿瘤、脑出血、脑积水等。③颅外因素,如高血压、动脉硬化等。④其他,如咳嗽、哭泣、静脉滴注低渗溶液等。如脑脊液压力明显减低,提示脑脊液循环受阻、脑脊液分泌减少或丢失过多。

2. **透明度**

【**参考值**】 清澈透明。

【**临床意义**】 脑脊液白细胞总数超过300×10^6/L 时常会出现微浑或浑浊。蛋白质含量增高或含有大量细菌、真菌等也可使其浑浊。结核性脑膜炎患者脑脊液常呈毛玻璃样微浑，化脓性脑膜炎常呈明显灰白色浑浊。健康人脑脊液可因穿刺损伤带入红细胞而呈轻度浑浊。

3. 颜色

【参考值】 无色或淡黄色。

【临床意义】 中枢神经系统发生感染、出血、肿瘤时，脑脊液中可出现过多的白细胞、红细胞和其他色素，其颜色可发生改变。常见脑脊液颜色变化及临床意义见表 16-33。

表 16-33 脑脊液的颜色变化及临床意义

颜色	原因	临床意义
无色		健康人脑脊液、病毒性脑炎、轻型结核性脑膜炎、脊髓灰质炎、神经梅毒
红色	出血	穿刺损伤出血（最初几滴为红色，以后渐清）、蛛网膜下腔出血或脑室出血
黄色	黄变症	陈旧性出血、黄疸、淤滞和梗阻，黄色素、胡萝卜素、黑色素、脂色素（lipochrome）增多
乳白色	白细胞增多	脑膜炎奈瑟菌、肺炎链球菌、溶血性链球菌引起的化脓性脑膜炎
淡绿色	脓性分泌物增多	铜绿假单胞菌、肺炎链球菌、甲型链球菌所引起的脑膜炎
褐色或黑色	色素增多	脑膜黑色素瘤

4. 凝固性

【参考值】 无凝块、无沉淀（放置 24 小时不形成薄膜）。

【临床意义】 当脑脊液内蛋白质（包括纤维蛋白原）增高至 10g/L 时可出现薄膜或凝块。化脓性脑膜炎患者脑脊液一般在 1~2 小时内形成薄膜、凝块或沉淀。结核性脑膜炎在 12~24 小时形成膜状物。神经梅毒可出现小絮状凝块。蛛网膜下腔梗阻的脑脊液可呈黄色胶样状，脑脊液同时存在胶样凝固、黄变症和蛋白质 - 细胞分离（蛋白质明显增高，细胞正常或轻度增高）称为 Froin-Nonne 综合征，这是蛛网膜下腔梗阻的脑脊液特点。

5. 比重

【参考值】 腰椎穿刺：1.006~1.008；脑室穿刺：1.002~1.004；小脑延髓池穿刺：1.004~1.008。

【临床意义】 脑脊液比重增高常见于各种颅内炎症，比重减低见于脑脊液分泌增多。

（二）化学检查

1. 蛋白质 健康人脑脊液蛋白质含量较血浆低，约为血浆的 1%，主要为清蛋白。在中枢神经系统发生病变时，脑脊液蛋白质种类和含量可有不同程度的变化。脑脊液蛋白质检查可分为定性检查和定量检查。

【参考值】 ①定性：阴性或弱阳性。②定量：腰椎穿刺：0.2~0.4g/L；小脑延髓池穿刺：0.10~0.25g/L；侧脑室穿刺：0.05~0.15g/L。

【临床意义】 脑脊液蛋白质阳性常见于脑组织和脑膜炎症性病变，如化脓性脑膜炎、结核性脑膜炎、脊髓灰质炎、流行性脑炎等。强阳性见于脑出血、脑外伤等（血液混入脑脊液中）。蛋白质含量增高的临床意义见表 16-34。

表 16-34　脑脊液蛋白质含量增高的临床意义

病变	临床意义
脑组织炎性病变	脑组织感染时脑膜和脉络丛毛细血管通透性增加,先有清蛋白增高,随后球蛋白和纤维蛋白也增高
神经根病变	如梗阻性脑积水、Guillain-Barre 综合征,常有蛋白 - 细胞分离现象
椎管内梗阻	脑与蛛网膜下腔互不相通,血浆蛋白质由脊髓静脉渗出,脑脊液蛋白质含量显著增高(有时达 30~50g/L),如脊髓肿瘤、转移癌、粘连性蛛网膜炎等
其他	早产儿脑脊液蛋白质含量可达 2g/L,新生儿为 0.8~1.0g/L,出生 2 个月后逐渐降至正常水平

2. 葡萄糖　脑脊液葡萄糖含量高低与血糖浓度、血 - 脑脊液屏障的通透性、葡萄糖的酵解程度有关。

【参考值】　腰椎穿刺:2.5~4.4mmol/L;小脑延髓池穿刺:2.8~4.2mmol/L;脑室穿刺:3.0~4.4mmol/L。

【临床意义】　健康人脑脊液葡萄糖含量仅为血糖的 50%~80%,早产儿及新生儿因血 - 脑脊液屏障发育不完善,其通透性较成人高,葡萄糖含量可比成人略高。脑脊液葡萄糖含量降低主要由于病原菌或破坏的细胞释出葡萄糖分解酶,使糖无氧酵解增加;或中枢神经系统代谢紊乱,使血糖向脑脊液转送障碍,导致脑脊液葡萄糖降低。脑脊液葡萄糖的变化及临床意义见表 16-35。

表 16-35　脑脊液葡萄糖的变化及临床意义

变化	临床意义
减低	①急性化脓性脑膜炎、结核性脑膜炎、真菌性脑膜炎,葡萄糖含量越低,其预后越差。②脑肿瘤,尤其是恶性肿瘤。③神经梅毒。④低血糖
增高	①饱餐或静脉注射葡萄糖后,葡萄糖含量增高。②脑出血。③影响到脑干的急性外伤或中毒。④糖尿病

3. 氯化物　脑脊液氯化物含量与血氯浓度、酸碱度、血 - 脑脊液屏障通透性和脑脊液蛋白质含量有关。

【参考值】　成人:120~130mmol/L;儿童:111~123mmol/L。

【临床意义】　氯化物减低见于:①细菌性脑膜炎和真菌性脑膜炎早期、结核性脑膜炎,后者的氯化物减低早于葡萄糖的减低,这是因血氯含量减低、脑膜渗透性改变,而脑脊液内蛋白质增高,使氯离子代偿性流向血液所致。还与脑膜粘连,吸附大量氯离子有关。②呕吐、肾上腺皮质功能减退症和肾脏病变。③病毒性脑炎、脊髓灰质炎、脑肿瘤时,脑脊液氯化物稍减低或不减低。氯化物增高见于:尿毒症、脱水、心力衰竭和浆液性脑膜炎等。

4. 髓鞘碱性蛋白　髓鞘碱性蛋白(myelin basic protein,MBP)是神经组织独有的蛋白质,是脑组织实质性损伤的特异性标记,也是反映神经细胞有无实质性损伤的灵敏指标,其含量高低与损伤范围、病情的严重程度相关。

【参考值】　<4μg/L。

【临床意义】　MBP 增高是髓鞘遭到破坏的近期指标,约 90% 的多发性硬化症的急性期表现为 MBP 显著增高,50% 的慢性活动者 MBP 可出现增高。非活动者 MBP 不增高,但神经性梅毒、脑血管病及脑外伤患者的脑脊液 MBP 也可增高。因此,MBP 只能作为多发性硬化症的辅助诊断指标。

5. 酶学　生理状态下,绝大多数酶不能通过血 - 脑脊液屏障,所以脑脊液酶的活性远低于血清。在炎症、脑血管障碍性疾病、肿瘤时,由于脑组织被破坏,脑细胞内的酶逸出、血 - 脑脊液屏障通透性增加或肿瘤细胞内酶释放等原因,可使脑脊液中酶活性升高。脑脊液常用的酶学指标及其升高的临床意义见表 16-36。

表 16-36　脑脊液常用的酶学指标升高的临床意义

指标	参考值	临床意义
乳酸脱氢酶	3~5U/L	细菌性脑膜炎时明显升高,病毒性脑膜炎可轻度升高或正常,脑血管疾病急性期、脑肿瘤恶化期可升高
天冬氨酸氨基转移酶	5~20U/L	脑血管疾病、脑肿瘤、颅脑外伤时可升高
肌酸磷酸激酶	(0.94 ± 0.26)U/L	化脓性脑膜炎、脑肿瘤、颅脑外伤时可升高
溶菌酶	阴性或微量	结核性脑膜炎时明显升高
腺苷脱氨酶	0~8U/L	结核性脑膜炎时明显升高

(三) 显微镜检查

【参考值】　红细胞:无。白细胞:成人 $(0~8) \times 10^6/L$,儿童 $(0~15) \times 10^6/L$。有核细胞分类:多为淋巴细胞及单核细胞(7:3),偶见内皮细胞。

【临床意义】　脑脊液细胞数量增高见于中枢神经系统病变,其增多程度及细胞种类与病变的性质及转归有关(表 16-37)。①结核性脑膜炎不同时期脑脊液中的细胞种类和数量不同。②化脓性脑膜炎经有效的抗生素治疗后,细胞总数可迅速下降。

表 16-37　中枢神经系统病变时脑脊液细胞分类计数的变化

疾病	细胞数量	细胞种类
化脓性脑膜炎	↑↑↑	中性粒细胞为主
结核性脑膜炎	↑↑↑	早期以中性粒细胞为主,中期中性粒细胞、淋巴细胞和浆细胞并存,后期以淋巴细胞为主
病毒性脑膜炎	↑	淋巴细胞为主
真菌性脑膜炎	↑或↑↑	淋巴细胞为主
肿瘤性疾病	↑或↑↑	红细胞、肿瘤细胞
寄生虫性疾病	↑↑或↑↑↑	嗜酸性粒细胞
脑室或蛛网膜出血	↑↑↑	红细胞为主

注:↑轻度增高;↑↑中度增高;↑↑↑显著增高

脑脊液细胞学检查是显微镜检查的重要内容之一。脑脊液沉渣涂片经 Wright 染色后油镜检查,可提高癌细胞的检出率。脑膜白血病患者可找到原始或幼稚白细胞,脑部肿瘤患者可找到肿瘤细胞。脑脊液细胞学检查的临床意义见表 16-38。

表 16-38 脑脊液细胞学检查的临床意义

细胞	细胞类型	临 床 意 义
腔壁细胞	脉络丛室管膜细胞	脑积水、脑室穿刺、气脑、脑室造影或椎管内给药
	蛛网膜细胞	气脑、脑室造影或椎管穿刺后，多为蛛网膜机械性损伤
肿瘤细胞	恶性细胞	原发性肿瘤、转移性肿瘤、白血病和淋巴瘤
污染细胞	骨髓细胞	穿刺损伤将其带入脑脊液
红细胞		穿刺损伤脊膜管

（四）病原生物学检查

脑脊液中查找到病原生物，可为临床诊断提供病因学依据，有确诊价值。常行直接涂片，Wright、Gram 及抗酸染色寻找有关的致病菌，如果有细菌，并结合临床特征，可诊断为细菌性脑膜炎；墨汁染色见到未着色的新型隐球菌荚膜可诊断为新型隐球菌性脑膜炎；如发现寄生虫则可诊断为脑寄生虫病。此外，还可进行脑脊液的细菌培养和药物敏感试验，必要时做动物接种，以帮助临床诊断和治疗。

三、临 床 应 用

目前，由于影像诊断学，特别是 CT、磁共振成像技术的发展与应用，对颅内出血、梗阻、占位性病变的检出率越来越高，在许多情况下脑脊液检查并非首选项目，但其对中枢神经系统感染性疾病的诊断有重要价值。一般常规检查往往不能满足临床需要，必须结合临床表现选择恰当的检查指标，才能对中枢神经系统疾病做出准确诊断。

由于脑脊液标本采集有一定的创伤性，因此，必须要严格掌握其适应证和禁忌证。脑脊液检查的适应证和禁忌证见表 16-39。不同疾病脑脊液标本采集时间见表 16-40。

表 16-39 脑脊液检查的适应证和禁忌证

适应证	禁忌证
① 有脑膜刺激征者	① 颅内高压者
② 可疑颅内出血、脑膜白血病、肿瘤颅内转移者	② 颅后窝占位性病变者
③ 原因不明的剧烈头痛、昏迷、抽搐或瘫痪者	③ 处于休克、全身衰竭状态者
④ 脱髓鞘疾病者	④ 穿刺局部有化脓性感染者
⑤ CNS 疾病需要椎管内给药治疗、麻醉和椎管造影者	

表 16-40 不同疾病脑脊液标本采集时间

疾病	标本采集时间
化脓性脑膜炎	发病后 1~2 天
病毒性脑膜炎	发病后 3~5 天
结核性脑膜炎	发病后 1~3 周
疱疹性脑膜炎	于流行性感冒前驱症状期开始后 5~7 天

1. 中枢神经系统感染性疾病的诊断与鉴别诊断 对于拟诊为脑膜炎或脑炎的患者，通过

检查脑脊液压力、颜色,并对脑脊液进行化学和免疫学检查、显微镜检查和病原体检查,不仅可以确立诊断,而且对鉴别诊断也有极大的帮助。另外,对细菌性和病毒性脑膜炎的鉴别诊断也可选用 LDH、腺苷脱氨酶(ADA)、溶菌酶等指标。

2. 脑血管疾病的诊断与鉴别诊断　头痛、昏迷或偏瘫的患者,其脑脊液为血性,首先要鉴别是穿刺损伤出血还是脑出血、蛛网膜下隙出血。若脑脊液为均匀一致的红色,则为脑出血、蛛网膜下隙出血;若第一管脑脊液为红色,以后逐渐变清,则多为穿刺损伤出血;若头痛、昏迷或偏瘫患者的脑脊液为无色透明,多为缺血性脑病。另外,对于诊断或鉴别诊断脑血管病者,还可选用 LDH、AST、肌酸磷酸激酶等指标。

3. 脑肿瘤的辅助诊断　大约 70% 恶性肿瘤可转移至中枢神经系统,此时的脑脊液中单核细胞增多、蛋白质增高、葡萄糖减少或正常。因此,脑脊液细胞计数和蛋白质正常,可排除肿瘤的脑膜转移。若白血病患者脑脊液发现白血病细胞,则可诊断为脑膜白血病。脑脊液涂片或免疫学检查发现肿瘤细胞,则有助于肿瘤的诊断。β_2-MG、LDH、PHI、溶菌酶等指标也有助于肿瘤的诊断。

4. 脱髓鞘病的诊断　脱髓鞘病是一类颅内免疫反应活性增高的疾病,多发性硬化症是其代表性疾病。除了脑脊液常规检查外,MBP、免疫球蛋白、AChE 等检查有重要诊断价值。

常见脑或脑膜疾病的脑脊液检查结果见表 16-41。

表 16-41　常见脑或脑膜疾病的脑脊液检查结果

疾病	压力	外观	凝固	蛋白质	葡萄糖	氯化物	细胞增高	细菌
化脓性脑膜炎	↑↑↑	浑浊	凝块	↑↑	↓↓↓	↓	显著,多核细胞	化脓菌
结核性脑膜炎	↑↑	浑浊	薄膜	↑	↓	↓↓	中性粒细胞,淋巴细胞	结核菌
病毒性脑膜炎	↑	透明或微浑	无		正常	正常	淋巴细胞	无
隐球菌性脑膜炎	↑	透明或微浑	可有	↑↑	↓	↓	淋巴细胞	隐球菌
流行性乙脑	↑	透明或微浑	无	↑	正常或↑	正常	中性粒细胞,淋巴细胞	无
脑出血	↑	血性	可有	↑↑	↑	正常	红细胞	无
蛛网膜下隙出血	↑	血性	可有	↑↑	↑	正常	红细胞	无
脑肿瘤	↑	透明	无	↑	正常	正常	淋巴细胞	无
脑脓肿	↑	透明或微浑	有	↑	正常	正常	淋巴细胞	有或无
神经梅毒	↑	透明	无	正常	正常	↑	淋巴细胞	无

第五节　浆膜腔积液检查

正常情况下,腹膜腔可分泌少量的液体起润滑作用,以减少脏器间的摩擦。当浆膜腔发生炎症、恶性肿瘤浸润或低蛋白血症、循环障碍等病变时,浆膜腔内液体生成增多并积聚而形成浆膜腔积液(serous effusion)。根据病因和性质,将浆膜腔积液分为漏出液(transudate)和渗出液(exudate)。漏出液多为非炎性积液,常为双侧性。渗出液多为炎性积液,多为单侧性。漏出液与渗出液产生机制和原因见表 16-42。

表 16-42 漏出液与渗出液产生机制和原因

积液	发生机制	常见原因
漏出液	毛细血管流体静压增高	静脉回流受阻、充血性心力衰竭和晚期肝硬化
	血浆胶体渗透压减低	血浆清蛋白浓度明显减低的各种疾病
	淋巴回流受阻	丝虫病、肿瘤压迫等所致的淋巴回流障碍
	钠水潴留	充血性心力衰竭、肝硬化和肾病综合征
渗出液	微生物的毒素、缺氧以及炎性介质	结核性、细菌性感染
	血管活性物质增高、癌细胞浸润	转移性肺癌、乳腺癌、淋巴瘤、卵巢癌
	外伤、化学物质刺激等	血液、胆汁、胰液和胃液等刺激,外伤

浆膜腔积液检查有助于区分积液的性质,并可明确积液的病因,对疾病的诊断和治疗有重要意义。

一、标本采集

浆膜腔积液标本由临床医师进行浆膜腔穿刺术采集,浆膜腔穿刺术的适应证是:①新发生的浆膜腔积液。②已有浆膜腔积液且有突然增多或伴有发热的患者。③需进行诊断或治疗性穿刺的患者。

穿刺成功后留取中段液体于无菌容器内送检。一般性状检查、细胞学检查和化学检查各留取 2ml,厌氧菌培养留取 1ml,结核分枝杆菌检查留取 10ml。一般性状检查和细胞学检查宜采用 EDTA-K$_2$ 抗凝,化学检查不需抗凝。还要留取 1 份不加抗凝剂的标本,用于观察积液的凝固性。

由于积液极易出现凝块、细胞变性、细菌破坏和自溶等,所以留取标本后应在 30 分钟内送检。否则应将标本置于 4℃冰箱内保存。

二、检查项目

(一) 一般性状检查

1. 颜色 一般情况下,漏出液的颜色较浅,渗出液的颜色常随病因不同而变化。浆膜腔积液颜色变化及其临床意义见表 16-43。

表 16-43 浆膜腔积液颜色变化及其临床意义

颜色	临床意义
浅黄色	一般为脓性或脓血性,见于化脓菌感染
红色	为出血所致,随出血时间和出血量的不同,可呈淡红色、暗红色或鲜红色,常见于穿刺损伤、肿瘤、结核分枝杆菌感染、内脏损伤、出血性疾病
绿色	铜绿假单胞菌感染
深黄色	黄疸
乳白色	一般为乳糜状,常发生自凝,见于胸导管或淋巴管阻塞或破裂

2. 透明度　漏出液多清晰透明,渗出液因含大量细胞、细菌而呈不同程度的浑浊。

3. 比重　漏出液多低于 1.018,渗出液多高于 1.018。

4. 凝固性　漏出液一般不易凝固。渗出液因含纤维蛋白原等凝血因子,遇到细胞破坏释放出的凝血活酶,易发生凝固或有凝块出现;但如渗出液中含纤溶酶时,也可不出现凝块。

(二)化学检查

1. 黏蛋白定性试验(Rivalta 试验)　浆膜上皮细胞受炎症刺激,可分泌大量黏蛋白,黏蛋白属酸性糖蛋白,可在稀乙酸溶液中析出,产生云雾状的白色沉淀。漏出液的黏蛋白很少,多为阴性反应;而渗出液中含有大量黏蛋白,多呈阳性反应。

2. 蛋白定量试验　蛋白定量是鉴别漏出液和渗出液最有意义的试验,可测出积液中清蛋白、球蛋白、纤维蛋白原等的总量。漏出液蛋白质常 <25g/L,渗出液常 >30g/L。

3. 葡萄糖定量　漏出液的葡萄糖含量近似于血糖,渗出液中含有大量白细胞和细菌,它们都能分解葡萄糖,导致渗出液的葡萄糖含量减少,甚至无糖。

4. 酶活性检查

(1) 淀粉酶:急性胰腺炎、胰腺癌患者的腹腔积液中淀粉酶活性均可增高,可达正常血清淀粉酶的 3 倍。肺癌患者的胸腔积液中淀粉酶活性也可显著增高。

(2) 乳酸脱氢酶(LDH):LDH 有助于漏出液与渗出液的鉴别诊断。漏出液 LDH 活性与正常血清相近似。化脓性和癌性浆膜腔积液等渗出液 LDH 活性增高,化脓性胸膜炎 LDH 活性可达正常血清的 30 倍。

(3) 腺苷脱氨酶(ADA):ADA 活性对结核性积液诊断和疗效观察有重要价值。①用于结核性积液和其他性质积液的鉴别诊断:结核性浆膜腔积液 ADA 明显增高,化脓性、风湿性浆膜腔积液 ADA 也可增高,但肿瘤及其他原因时 ADA 多不增高。②观察结核疗效:抗结核治疗有效时,ADA 活性随之减低。

5. 肿瘤标志物　目前,单项肿瘤标志物对于恶性积液的明确诊断价值不大,但联合检查多项肿瘤标志物可提高对恶性积液诊断的灵敏度和特异度。常用的浆膜腔积液肿瘤标志物及其临床意义见表 16-44。

表 16-44　常用的浆膜腔积液肿瘤标志物及其升高的临床意义

标志物	临 床 意 义
CEA	恶性积液明显升高,对腺癌所致的积液诊断价值最高
AFP	对诊断原发性肝癌所致的腹膜腔积液有重要价值
CA125	由于良、恶性积液 CA125 均升高,故不适合判别良、恶性积液;但腹膜腔积液 CA125 浓度升高可作为卵巢癌腹腔转移的指标
CA19-9	对胰腺癌腹腔积液的诊断价值较高

(三)显微镜检查

1. 细胞计数　计数方法与脑脊液的细胞计数相同。漏出液细胞数较少,白细胞数常 $<100 \times 10^6/L$,渗出液细胞数较多,白细胞数常 $>500 \times 10^6/L$。

2. 细胞分类　漏出液的细胞以淋巴细胞和间皮细胞为主。渗出液的细胞分类的意义如下:①中性粒细胞为主:见于化脓性积液、结核性积液的早期。②淋巴细胞为主:见于结核性、结缔组织病、肿瘤等病变引起的浆膜腔积液。③嗜酸性粒细胞增多：见于变态反应、寄生虫病所致的浆膜腔积液。

3. 脱落细胞　在浆膜腔积液中检出恶性肿瘤细胞是诊断原发性或继发性癌肿的重要依据。

（四）病原生物学检查

浆膜腔积液沉淀物涂片行革兰染色及抗酸染色，查找病原菌，必要时可进行细菌培养和药物敏感试验或动物接种，以明确诊断和指导治疗。

三、临　床　应　用

浆膜腔积液检查的目的在于鉴别积液的性质和明确积液的原因。常规检查项目仅限于理学、化学和细胞学检查，鉴别积液性质的符合率较低；随着特异性化学和免疫学检查指标的增加，提高了浆膜腔积液性质诊断的准确率。

1. 渗出液和漏出液鉴别　原因不明的浆膜腔积液，经检查大致可分为渗出液或漏出液。但是，有些浆膜腔积液既有渗出液的特点，又有漏出液性质，这些积液称为"中间型积液"。其形成的原因可能是：①漏出液继发感染。②漏出液长期滞留在浆膜腔，致使积液浓缩。③漏出液混有大量血液。因此，判断积液的性质除了依据实验室的检查结果外，还应结合临床其他检查结果，进行综合分析，才能准确诊断。漏出液与渗出液的鉴别见表 16-45。

表 16-45　漏出液与渗出液的鉴别

项目	漏出液	渗出液
病因	非炎症性	炎症性、外伤、肿瘤或理化刺激
颜色	淡黄色	黄色、红色、乳白色
透明度	清晰透明或琥珀色样	浑浊或乳糜样
比重	<1.015	>1.018
pH	>7.3	<7.3
凝固性	不易凝固	易凝固
Rivalta 试验	阴性	阳性
蛋白质含量（g/L）	<25	>30
积液蛋白/血清蛋白	<0.5	>0.5
葡萄糖（mmol/L）	接近血糖水平	<3.33
LDH（U/L）	<200	>200
积液 LDH/血清 LDH	<0.6	>0.6
细胞总数（×10^6/L）	<100	>500
有核细胞分类	淋巴细胞为主，可见间皮细胞	急性炎症以中性粒细胞为主，慢性炎症或恶性积液以淋巴细胞为主
肿瘤细胞	无	可有
细菌	无	可有

2. 寻找积液病因　浆膜腔积液是临床常见的体征，其病因比较复杂。腹膜腔积液主要病因有肝硬化、肿瘤和结核性腹膜炎等，约占 90% 以上。胸膜腔积液主要病因为结核性胸膜炎

和恶性肿瘤,且有向恶性肿瘤为主发展的趋势。心包膜腔积液主要病因为结核性、非特异性和肿瘤性,结核性仍占首位,但呈逐年减低的趋势,而肿瘤性则呈逐年上升趋势。

3. 用于治疗　通过穿刺抽液可减轻因浆膜腔大量积液而引起的临床症状。结核性心包积液或胸腔积液,穿刺抽液配合化疗可加速积液吸收,减少心包和胸膜增厚。此外,通过向浆膜腔内注射药物可对某些浆膜疾病进行治疗。

（田景惠）

第六节　阴道分泌物检查

阴道分泌物(vaginal discharge)是女性生殖系统分泌的液体,主要由宫颈腺体和前庭大腺的分泌物组成,也含有来自子宫内膜和阴道黏膜的分泌物。阴道分泌物含有细菌、白细胞、宫颈及阴道黏膜的脱落细胞等,其检查主要用于诊断女性生殖系统炎症、肿瘤及判断雌激素水平等。

一、标 本 采 集

采集阴道分泌物标本前 24 小时应无性交、盆浴、阴道检查、阴道灌洗和局部用药等。根据不同的检查目的,自不同的部位采集标本。一般采用生理盐水浸湿的棉拭子,自阴道深部或后穹隆、宫颈管口等处采集,然后制备成生理盐水分泌物涂片;也可以制备成薄涂片(以 95% 乙醇固定)后,经 Papanicolaou 染色、Giemsa 染色或 Gram 染色,用于检查阴道清洁度、肿瘤细胞和病原生物等。

二、检 查 项 目

(一) 一般性状检查

1. 外观　正常阴道分泌物为白色稀糊状,无味,其量多少与雌激素水平高低和生殖器官充血程度有关。排卵期阴道分泌物增多,清澈透明、稀薄似鸡蛋清;排卵期 2~3 天后,分泌物减少、浑浊黏稠,行经前又增多;妊娠期分泌物也较多。病理情况下,阴道分泌物可出现颜色、性状以及量的变化(表 16-46)。

表 16-46　阴道分泌物颜色与性状变化及临床意义

分泌物	颜色与性状	临 床 意 义
黏稠透明样	大量无色、透明	卵巢颗粒细胞癌和应用雌激素等药物治疗后
脓性	黄色、黄绿色,有臭味	阴道毛滴虫、化脓性细菌感染引起的慢性宫颈炎、老年性阴道炎、子宫内膜炎,以及阴道异物等
泡沫样脓性	黄色、黄绿色	滴虫性阴道炎
血性	红色,有特殊臭味	宫颈癌、宫体癌,宫颈息肉、子宫黏膜下肌瘤、老年性阴道炎、重度慢性宫颈炎及宫内节育器损伤等
黄色水样	病变组织变性、坏死	子宫黏膜下肌瘤、宫颈癌、宫体癌、输卵管癌
豆腐渣样	豆腐渣样或凝乳状小块	假丝酵母菌性阴道炎
奶油样	灰白色、稀薄均匀,黏稠度低	阴道加德纳菌感染

2. 酸碱度 在生理情况下,由于解剖学、组织学和生物化学等特点,阴道具有防御外界病原生物侵袭的功能。青春期后,由于雌激素的作用,阴道上皮细胞由单层变为复层,除内底层外,其他上皮细胞均含有糖原。受卵巢功能的影响,阴道上皮细胞周期性脱落、破坏并释放出糖原,阴道杆菌将糖原转化为乳酸,使阴道分泌物呈酸性,且在此环境中只有阴道杆菌能够生存。因此,健康女性的阴道具有自净作用(self-purification)和自然的防御功能。

【参考值】 pH4.0~4.5。

【临床意义】 阴道分泌物 pH 增高见于:①阴道炎:由于病原生物消耗糖原,阴道杆菌酵解糖原减少,导致 pH 增高。②幼女和绝经期女性:由于缺乏雌激素,阴道上皮变薄,且上皮细胞不含糖原,以及阴道内无阴道杆菌而使 pH 增高。③其他:由于羊水呈碱性(pH 值 7.0~7.5),如果发生胎膜早破,则阴道分泌物 pH 可大于 7.0。

（二）阴道清洁度

阴道清洁度(cleaning degree of vagina)是指阴道清洁的等级程度。采用阴道分泌物生理盐水直接涂片后,在显微镜下观察阴道清洁度。阴道清洁度是根据阴道分泌物中白细胞(脓细胞)、上皮细胞、阴道杆菌和杂菌的多少来划分的,是阴道炎症和生育期女性卵巢性激素分泌功能的判断指标。阴道清洁度的分度见表 16-47。

表 16-47 阴道分泌物清洁度的分度

清洁度	杆菌	球菌	上皮细胞	白细胞(脓细胞)(个 /HPF)
Ⅰ	多量	无	满视野	0~5
Ⅱ	少量	少量	1/2 视野	5~15
Ⅲ	极少	多量	少量	15~30
Ⅳ	无	大量	无	>30

【参考值】 Ⅰ、Ⅱ度。

【临床意义】

1. 阴道清洁度与女性激素的周期变化有关 排卵前期,雌激素逐渐增高,阴道上皮增生,糖原增多,乳酸杆菌随之繁殖,pH 下降,杂菌消失,阴道趋于清洁。当卵巢功能不足(如经前及绝经期后)或感染病原体时,阴道易感染杂菌,导致阴道清洁度下降,故阴道清洁度的最佳检查时间应为排卵期。

2. 阴道炎 清洁度Ⅲ度提示炎症,如阴道炎、宫颈炎。清洁度Ⅳ度多见于严重阴道炎,如滴虫性阴道炎、淋菌性阴道炎等。但在细菌性阴道炎时,仅为乳酸杆菌的减少、杂菌的增多,而白细胞不增多,上皮细胞却增多,故不能仅用阴道清洁度作为判断是否存在感染的唯一标准,还应根据不同疾病的诊断标准和临床检查结果进行综合分析。

（三）病原生物学检查

1. 常见的病原体 特异性阴道炎是由某种病原生物感染所致,阴道分泌物中常见的病原体及临床意义见表 16-48。

表 16-48　阴道分泌物中常见的病原体及临床意义

种类	病　原　体	临床意义
细菌	加德纳菌、淋病奈瑟菌、类白喉杆菌、葡萄球菌、链球菌、大肠埃希菌、枯草杆菌	细菌性阴道炎
真菌	白假丝酵母菌、纤毛菌	真菌性阴道炎
病毒	单纯疱疹病毒、人巨细胞病毒、人乳头状病毒	性传播性疾病
寄生虫	阴道毛滴虫、溶组织阿米巴	滴虫性阴道炎等

2. 线索细胞　正常情况下阴道内不见或见少许阴道加德纳菌（gardnerella vaginalis，GV）。乳酸杆菌和阴道加德纳菌可作为细菌性阴道炎诊断的参考。①正常情况：乳酸杆菌为 6~30 个/HPF 或大于 30 个/HPF。②非细菌性阴道病：乳酸杆菌大于 5 个/HPF，仅见少许阴道加德纳菌。③细菌性阴道炎：乳酸杆菌小于 5 个/HPF 或无乳酸杆菌，但阴道加德纳菌、其他细小的革兰阳性或阴性细菌大量增多。

在阴道分泌物中发现线索细胞（clue cells）是诊断加德纳菌性阴道炎的重要指标之一。线索细胞主要特征：阴道鳞状上皮细胞黏附了大量加德纳菌及其他短小杆菌，而形成巨大的细胞团，上皮细胞表面毛糙，有斑点和大量细小颗粒（图 16-21）。

细菌性阴道病（bacterial vaginosis，BV）是主要由阴道加德纳菌、各种厌氧菌及支原体等引起的混合感染。其诊断标准为：①阴道分泌物稀薄均匀。②分泌物 pH 大于 4.5。③胺试验阳性。④线索细胞阳性。凡有线索细胞再加其他任何 2 条诊断标准，细菌性阴道病的诊断即成立。

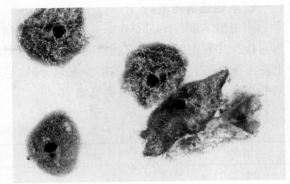

图 16-21　线索细胞

第七节　精液检查

精液（semen）是男性生殖系统的分泌物，由精子（sperm）和精浆（seminal plasma）组成。睾丸曲细精管内的生精细胞在促性腺激素的作用下，经精原细胞、初级精母细胞、次级精母细胞及精子细胞的分化演变，最后发育成为成熟的精子。70% 精子贮存于附睾内，2% 贮存于输精管内，其他贮存于输精管的壶腹部。精浆是精子生存的介质和能量来源，对精子的存活和运动功能有重要作用。精浆的组成成分及作用见表 16-49。

表 16-49　精浆的组成成分及作用

精浆	含量（%）	性状	成分	作　用
精囊液	50~80	胶冻样	蛋白质、果糖、凝固酶	供给精子能量，使精液呈胶冻状
前列腺液	15~30	乳白色	酸性磷酸酶、纤溶酶	纤溶酶能使精液液化
尿道球腺液	2~3	清亮		润滑和清洁尿道的作用
尿道旁腺液	2~3	清亮		润滑和清洁尿道的作用

精液检查的目的:①评价男性生殖力,检查男性不育症(male infertility)的原因及其疗效观察。②观察输精管结扎术后的效果。③辅助诊断男性生殖系统疾病,如炎症、结核、肿瘤等。④法医学鉴定。⑤婚前检查(premarital check-ups)。⑥为人类精子库(sperm bank)和人工授精(artificial insemination)筛选优质精子。

一、标 本 采 集

1. 采集时机与方法　精液标本采集前应禁欲(无性交、无手淫、无遗精)2~7天,如果需要多次采集标本,每次禁欲时间应尽可能一致。精液标本采集的方法与评价见表16-50。

表 16-50　精液标本采集的方法与评价

方法	评价
手淫法	最妥善的方法。手淫后将精液收集于洁净、干燥的容器内。刚开始射出的精液内精子数量最多,注意不要丢失
安全套法	方法易行,但必须使用专用安全套。普通乳胶安全套内含有损害精子活动力的物质
体外射精法	如果手淫法采集不到标本,可采用此法(不是可靠的方法),但注意不要丢失最初射出的富含精子的精液
其他方法	上述方法采集不到标本时,也可采用电振动法或前列腺按摩法采集标本

2. 注意事项

(1) 采集标本后立即送检,并注明采集时间。30~60分钟内检查结果最理想。

(2) 标本容器应保存在20~37℃的环境中,以免温度变化过大对精子产生影响。

(3) 精子生成的日间变化较大,不能单凭1次检查结果做出诊断。出现1次异常检查结果,应间隔7~14天后再采集标本检查,连续检查2~3次才能获得较正确的结果。

(4) 如果标本不完整,应该在2~7天后重新采集标本进行检查。

二、检 查 项 目

(一)一般性状检查

1. 量　一次排精量与排精间隔时间有关。一定量的精液是精子活动的间质,并可中和阴道的酸性分泌物,保持精子的活动力,有利于精子顺利通过宫颈口而致孕。

【参考值】　1.5~6毫升/次。

【临床意义】　根据精液量的变化可分为精液减少(oligospermia)、无精液症(aspermatism)和精液增多症(polyspermia),其临床意义见表16-51。

表 16-51　精液量的变化与临床意义

变化	临床意义
精液减少	若5~7天未射精,精液量少于1.5ml,视为精液减少。排除人为因素,如采集时部分精液丢失或禁欲时间过短等,病理性减少见于雄激素分泌不足、副性腺感染等
无精液症	禁欲3天后精液量减少到0.5ml,甚至排不出时,见于生殖系统的特异性感染(如淋病、结核)及非特异性炎症等。逆行射精时有射精动作,但无精液排出(逆行射入膀胱)
精液增多症	超过6.0ml,常见于附属性腺功能亢进。精液增多可致精子浓度减低,不利于生育

2. 颜色和透明度 射精后立即用肉眼观察精液的颜色和透明度。

【参考值】 灰白色或乳白色,久未射精者可呈淡黄色,液化后为半透明样。

【临床意义】

(1) 血性精液:凡是精液呈鲜红色、淡红色、暗红色或酱油色,并含有大量红细胞者,称为血性精液。常见于前列腺和精囊的非特异性炎症、生殖系统结核、肿瘤、结石,也可见于生殖系统损伤等。

(2) 脓性精液:呈黄色或棕色,常见于精囊炎、前列腺炎等。

3. 凝固及液化 健康人精液射出后呈胶冻状,即精液凝固。精液由胶冻状转变为流动状所需时间称为精液液化时间(semen liquefaction time)。

【参考值】 射精后精液立即凝固,液化时间 <30 分钟。

【临床意义】

(1) 精液凝固障碍:见于精囊腺炎或输精管缺陷等。精囊腺炎时,由于蛋白质分泌减少可引起精液凝固障碍。

(2) 液化不完全:见于前列腺炎,因前列腺分泌纤溶酶减少所致。不液化或液化不全可抑制精子活动力,进而影响生殖能力。精液液化缓慢,超过 1 小时或数小时不液化称为精液延迟液化症(semen delayed liquefaction)。

4. 黏稠度 精液黏稠度(semen viscosity)是指精液完全液化后的黏度。采用直接玻棒法或滴管法检查精液黏稠度。精液黏稠度分级及其评价见表 16-52。

表 16-52 精液黏稠度的分级与评价

分级	评 价
Ⅰ级	30 分钟精液基本液化,玻璃棒提拉精液呈丝状黏稠丝
Ⅱ级	60 分钟精液不液化,玻璃棒提拉可见粗大黏稠丝,涂片有较明显黏稠感
Ⅲ级	24 小时精液不液化,难以用玻璃棒提拉起精液,黏稠度很高,涂片困难

【参考值】 拉丝长度 <2cm,呈水样,形成不连续小滴。

【临床意义】

(1) 黏稠度减低:即新排出的精液呈米汤样,可见于先天性无精囊腺、精子浓度太低或无精子症。

(2) 黏稠度增加:多与附属性腺功能异常有关,如附睾炎、前列腺炎,且常伴有精液不液化,可引起精子活动力降低而影响生殖能力。另外,精液黏稠度增加可干扰精子计数、精子活动力和精子表面抗体的测定。

5. 气味 正常新鲜精液具有栗花或石楠花的特殊气味,这种气味是由前列腺分泌的精氨酸被氧化所致。

6. 酸碱度 正常精液呈弱碱性,可中和阴道的酸性分泌物,以维持精子的活动力。

【参考值】 pH7.2~8.0。

【临床意义】

(1) 精液 pH 大于 8.0:常见于前列腺、精囊腺、尿道球腺和附睾的炎症。

(2) 精液 pH 小于 7.0:常见于输精管阻塞、先天性精囊缺如、慢性附睾炎等。

（二）显微镜检查

精液液化后，先于显微镜下观察有无精子。若无精子，将精液离心后再检查，若仍无精子，则称为无精子症（azoospermia）；若仅见少量精子，称为精子缺乏（spermacrasia）。无精子症和精子缺乏是男性不育的主要原因，常见于睾丸结核、淋病、先天性睾丸下降不全、先天性输精管发育不全、先天性睾丸附睾分离、睾丸炎后遗症等，也可见于输精管结扎术 6 周后。若精液中有精子则可以继续进行显微镜检查。

除了常规显微镜检查外，也可采集计算机辅助精液分析（computer-aided semen analysis，CASA）、精子质量分析仪（sperm quality analyzer，SQA）对精液质量进行分析。

1. 精子活动率和活动力

（1）精子活动率（sperm activate rate）：精子活动率是检查活动精子占精子总数的百分率。观察 100 个精子，计数活动精子的数量，计算出精子活动率。如果不活动精子大于 50%，应进行伊红体外活体染色，以检查精子的存活率。

（2）精子活动力：精子活动力（sperm motility）是指精子前向运动的能力。WHO 将精子活动力分为 3 级（表 16-53），即前向运动（progressive motility，PR）、非前向运动（non-progressive motility，NP）和无运动（immotility，IM）。

表 16-53　WHO 精子活动力分级与评价

分级	评价
前向运动	精子运动积极，表现为直线或大圈运动，速度快
非前向运动	精子所有的运动方式都缺乏活跃性，如小圈的游动，鞭毛力量难以推动精子头部，或只有鞭毛的抖动
无运动	精子无运动

【参考值】　①射精 30~60 分钟内精子活动率为 80%~90%，至少 >60%。②伊红染色精子存活率 >58%。③总活动力（PR+NP）≥40%，前向运动（PR）≥32%。

【临床意义】　受精（fertilization）与精子活动率和精子活动力有密切关系。活动力低下的精子难以抵达输卵管与卵子结合而完成受精过程，且精子活动率减低常伴有活动力低下。精子活动率小于 40%，且活动力低下，则为男性不育症的主要原因之一。常见于：①精索静脉曲张，由于血流不畅，导致阴囊温度升高及睾丸组织缺 O_2 和 CO_2 蓄积，使精子活动力降低。②生殖系统感染。③应用某些抗代谢药物、抗疟药、雌激素、氧氮芥等。

2. 精子计数　精子计数（sperm count）有两种方式，一种是指计数单位体积内的精子数量，即精子浓度（sperm concentration）。另一种是精子总数（即 1 次射精的精子的绝对数量），以精子浓度乘以本次的精液量，即得到 1 次射精的精子总数。

【参考值】　精子浓度≥15×10^9/L；精子总数≥39×10^6/次。

【临床意义】　正常人的精子数量存在着明显的个体差异，即使同一个体在不同的时间内，其精子数量也有较大的变化。精子浓度持续 <15×10^9/L 时为少精子症（oligozoospermia）；精液多次检查无精子时为无精子症（连续检查 3 次，离心后沉淀物中仍无精子）。常见于：①男性结扎术后：一般在结扎术后第 6 周开始检查，每周 1~2 次，连续检查 3 次无精子，则表明手术成功。②睾丸病变：如精索静脉曲张；睾丸畸形、炎症、结核、淋病、肿瘤及隐睾等。③输精管疾病：

如输精管阻塞、输精管先天性缺如和免疫性不育(睾丸创伤和感染使睾丸屏障的完整性受到破坏,产生抗精子抗体所致)。④内分泌疾病:如垂体、甲状腺、性腺功能亢进或减退,肾上腺病变等。⑤食物影响:如长期食用棉酚等。⑥其他:逆行射精、有害金属或放射性损害、环境因素、老年人、应用抗癌药物等。

3. 精子凝集　精子凝集(agglutination of spermatozoa)是指活动的精子相互黏附在一起,如头对头,尾对尾或其他方式的凝集等。这些精子常呈旺盛的摇动式的运动,但有时也因黏附而使精子运动受到限制。WHO 将精子凝集分为 4 级:①1 级:多数精子是游离的,低于 10% 的精子发生凝集。②2 级:10%~50% 的精子发生凝集。③3 级:大于 50% 的精子发生凝集。④4 级:所有精子发生了凝集。

【参考值】　无凝集。

【临床意义】　精子凝集虽然不能作为免疫因素引起不孕的充分证据,但可提示抗精子抗体的存在。

4. 精子形态　正常精子由头部、体部和尾部组成,长约 50~60μm,外形似蝌蚪,分头、体、尾三部分(图 16-22,表 16-54)。Papanicolaou 染色后,正常精子头部顶体染成浅蓝色,顶体后区域染成深蓝色,中段染成浅红色,尾部染成蓝色或浅红色。凡是精子头部、体部和尾部任何部位出现变化,都认为是异常精子(表 16-55)。

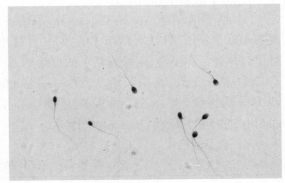

图 16-22　正常形态精子

表 16-54　正常精子的形态特点

部位	特　　点
头部	正面呈椭圆形,侧面呈扁平梨形;长 4.0~5.0μm,宽 2.5~3.0μm;顶体的界限清楚,占头部的 40%~70%
中段	细,宽度 <1μm,长度是头部的 1.5 倍,且在轴线上紧贴头部
尾部	尾部均一且直,比中段细,长 45μm
胞质小滴	小于头部大小的一半

表 16-55　精子形态异常

部位	异　　常
头部	大头、小头、圆头、双头、多头、无头、锥形头、无定形头、有空泡头、顶体过小等
颈段和中段	颈部弯曲、中段不规则、增粗、变细或联合异常等
尾部	短尾、双尾、多尾、卷曲尾、断尾、发夹状尾、尾部消失、尾部伴有末端微滴或联合异常

【参考值】　正常形态精子 >4%。

【临床意义】　精液中正常形态精子的总数更具有生物学意义,精子总数 × 正常形态精子百分率 = 正常形态精子总数。

异常形态精子数量过多常见于:①精索静脉曲张。②睾丸、附睾功能异常。③生殖系统感染。④应用某些化学药物,如卤素、乙二醇、重金属、雌激素等。⑤放射线损伤等。正常形态精子低于15%,体外受精(external fertilization)率降低。

5. 细胞 精液中的细胞主要有生殖细胞和血细胞、上皮细胞。

(1)未成熟生殖细胞:即生精细胞(spermatogenic cell)。正常人未成熟生殖细胞小于1%。当睾丸曲细精管受到某些药物或其他因素影响或损害时,精液中可出现较多的未成熟生殖细胞。

(2)其他细胞:精液中可见到少量的白细胞和上皮细胞,偶见红细胞。当白细胞大于5个/HPF时为异常,常见于前列腺炎、精囊炎和附睾炎等。当精液中白细胞大于1×10^9/L,称为脓精症或白细胞精子症(leukocytospermia),白细胞通过直接吞噬作用或释放和分泌细胞因子、蛋白酶以及自由基等破坏精子,引起精子的活动率和活动力降低,导致男性不育。红细胞增多常见于睾丸肿瘤、前列腺癌等,此时精液中还可出现肿瘤细胞。

(三)病原生物学检查

男性生殖系统任何部位的感染均可从精液中检查到病原生物,如细菌、病毒、支原体和原虫等。精液中常见的病原生物有葡萄球菌、链球菌、淋病奈瑟菌、类白喉杆菌、解脲支原体等。男性不育症患者精液中细菌总检出率可达33%,精液中的细菌毒素将严重影响精子的生成和精子的活动力,导致男性不育症。

(四)其他检查

精液化学成分和免疫学指标的变化可以反映睾丸及附属性腺分泌功能,对男性不育症的诊断、治疗均有意义。常见其他检查指标变化及意义见表16-56。

表 16-56 精液其他检查指标的变化及临床意义

指标	参考值	临 床 意 义
果糖(mmol/L)	9.11~17.67	减低见于精囊炎;无果糖见于精囊缺如、输精管发育不良
乳酸脱氢酶 -X(U/L)	1430 ± 940	减低可见于睾丸萎缩、长期食用粗制棉籽油
抗精子抗体	阴性	阳性见于输精管阻塞、睾丸损伤、生殖系统感染
顶体酶(U/L)	36 ± 21	减低见于男性不育症
精子低渗肿胀试验(%)	g 型精子 >50	男性不育症患者的精子肿胀率明显降低

第八节 前列腺液检查

前列腺液(prostatic fluid)是精液的重要组成成分,约占精液的15%~30%。通过前列腺按摩所获得的前列腺液混有精囊液,此为静态液;由射精排入精液中的前列腺液为刺激性分泌物。前列腺液的成分比较复杂,主要有纤溶酶、β- 葡萄糖腺苷酶、酸性磷酸酶、蛋白质、葡萄糖以及钠、钾、锌、钙等,还有少量上皮细胞和白细胞。前列腺液检查主要用于前列腺炎、结石、结核、肿瘤和前列腺肥大的辅助诊断,也可用于性病的诊断等。

一、标 本 采 集

前列腺液标本通过前列腺按摩术获得。按摩前列腺时首先将第 1 滴前列腺液弃去,然后再收集标本。前列腺液量少时可直接将标本滴在载玻片上,量多时可将标本收集于洁净的试管内。按摩后收集不到标本,可以采集按摩后的尿液进行检查。采集细菌培养标本时,应无菌操作,并将标本收集在无菌容器内。

采集标本时应注意:①1次采集标本失败或检查结果阴性,而又有临床指征时,可间隔3~5天后重新采集标本或复查。②疑有前列腺结核、急性炎症而有明显的压痛、脓肿或肿瘤时,应慎重进行前列腺按摩。③检查前3天应禁止性生活,因为性兴奋后前列腺液内的白细胞常增加。

二、检 查 项 目

(一)一般性状检查

1. 量　正常成人经1次前列腺按摩可采集的前列腺液为数滴至1ml,前列腺炎时前列腺液减少或缺如。

2. 颜色和透明度　前列腺按摩时常将精囊液挤出,使正常前列腺液中含有一定量的精囊液,故前列腺液呈淡乳白色、半透明的稀薄液体。①黄色脓性或浑浊黏稠的前列腺液见于前列腺炎。②血性前列腺液见于精囊炎、前列腺炎、前列腺结核、结石和肿瘤等,也可为按摩前列腺用力过重所致。

3. 酸碱度　正常前列腺液呈弱酸性,pH为6.3~6.5,50岁以上者pH稍高。pH增高见于前列腺液混有较多精囊液。

(二)显微镜检查

采用直接显微镜检查法检查前列腺液,也可采用Wright染色、Papanicolaou染色和H-E染色后再进行检查。

1. 非染色涂片　前列腺液的非染色涂片检查的内容较多,常见的成分变化及意义见表16-57。

表 16-57　前列腺液的非染色涂片的成分变化及临床意义

成分	参考值	临 床 意 义
磷脂酰胆碱小体	大量	前列腺炎时磷脂酰胆碱减少或消失,且分布不均,并有成堆现象
红细胞(个/HPF)	<5	增多见于前列腺炎或肿瘤、结核,精囊炎,前列腺按摩过重
白细胞(个/HPF)	<10	增多且成堆出现见于前列腺炎、前列腺脓肿
颗粒细胞(个/HPF)	<1	增多伴有大量白细胞见于前列腺炎,也可见于正常老年人
淀粉样小体	有	常随年龄增长而增加,无临床意义
精子	可有	按摩前列腺时因精囊受挤压而排出精子,无临床意义
滴虫	无	阳性多见于滴虫性前列腺炎
结石	可见	可见碳酸钙、磷酸钙-胆固醇、磷酸精胺结石,少量无意义

2. 染色涂片　当直接显微镜检查发现异常细胞时,可进行染色涂片检查,以诊断前列腺癌并与前列腺炎鉴别,但细胞学检查阴性不能排除前列腺癌。肿瘤细胞一般体积较大、核质比例高、胞核大而畸形、核仁大而明显,胞质量少而呈明显的嗜碱性;肿瘤细胞常分化不一、细胞

边界不清,可成群出现。

(三)病原生物学检查

前列腺液涂片进行 Gram 染色、抗酸染色,以检查病原生物。直接涂片染色检查的阳性率低,必要时可做细菌培养。前列腺、精囊腺感染时 Gram 染色检查可发现大量致病菌,以葡萄球菌最常见,其次是链球菌、革兰阴性杆菌和淋病奈瑟菌。抗酸染色检查有助于慢性前列腺炎与前列腺结核的鉴别诊断,但已确诊为前列腺结核时,则不宜进行前列腺按摩,以免引起感染扩散。

(王元松)

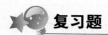

本章小结

排泄物、分泌物及体液检查是指对泌尿生殖系统、消化系统、中枢神经系统、呼吸系统具有较大筛选诊断价值的一般性检查。但是,排泄物、分泌物及体液检查所提供的信息,需要结合病史、体格检查及其他诊断性检查结果,才能得到准确的诊断。本章主要介绍了尿液、粪便、脑脊液、浆膜腔积液、精液、痰液、阴道分泌物、前列腺液检查的内容与临床意义。通过学习排泄物、分泌物及体液检查,使同学们初步掌握排泄物、分泌物及体液检查指标的选择、参考值与临床意义,对筛查疾病提供有效的检查项目。

复习题

1. 简述蛋白尿的临床意义。
2. 简述尿酮体的临床意义。
3. 简述粪便隐血试验的临床意义。
4. 简述脑脊液检查的适应证。
5. 简述尿量和尿液颜色变化的临床意义。
6. 简述漏出液与渗出液的鉴别。
7. 简述精子活动率和活动力的临床应用。
8. 简述阴道清洁度的临床意义。

第十七章

常用肾脏功能实验室检查

学习目标 ▐▐▐

1. 知识与技能
(1) 掌握常用肾脏功能实验室检查的内容与临床意义;
(2) 掌握肾功能检查项目的选择和应用。
2. 过程与方法　通过临床见习,提高对肾功能检查的认识,及其在诊断疾病中的作用。
3. 职业价值、态度、行为和伦理　敬业精神和伦理道德行为是医疗实践的核心。通过学
   习常用肾功能实验室检查,医学生应充分认识学习医学职业基本要素的重要性,并树
   立正确的职业价值观。

　　肾脏是机体重要的生命器官之一。肾脏的主要功能是通过生成尿液来排泄代谢产物、废物和毒物,调节、维持机体的水、电解质和酸碱平衡。肾脏还具内分泌功能,可以合成和分泌EPO、肾素、前列腺素等多种生物活性物质,对红细胞生成、血压、钙磷代谢等具有调节作用。

第一节　肾小球功能检查

一、血清肌酐

　　血清肌酐(creatinine,Cr)由外源性和内源性两类组成。每天机体肌酐的生成量是相当恒定的。血清肌酐主要由肾小球滤过排出体外,而肾小管则基本上不重吸收且排泄量也较少,在外源性肌酐摄入量稳定的情况下,其血液浓度取决于肾小球滤过能力。当肾实质受损害时,肾小球滤过率(GFR)降低,血液肌酐浓度就会升高。因此,血清肌酐浓度可作为肾小球滤过功能受损的指标之一。

　　【参考值】　全血肌酐:88.4~176.8μmol/L;血清(浆)肌酐:男性53~106μmol/L,女性44~97μmol/L。

　　【临床意义】　血清肌酐浓度可作为GFR受损的指标,检查的灵敏度较血尿素氮(BUN)好,但并非早期诊断指标。血清肌酐测定的临床意义与评价见表17-1。

表 17-1　血清肌酐测定的临床意义与评价

临床意义	评　　价
评价肾小球滤过功能	① 急性肾衰竭血清 Cr 明显的进行性升高,为器质性损害的指标,可伴少尿或非少尿
	② 慢性肾衰竭血清 Cr 升高程度与病变严重性一致 代偿期:Cr<178μmol/L 失代偿期:Cr>178μmol/L 肾衰竭期:Cr>445~707μmol/L 尿毒症期:Cr>707μmol/L
鉴别肾前性和肾性少尿	① 肾性少尿血清 Cr 常超过 200μmol/L,BUN 与 Cr 同时增高,BUN/Cr≤10:1
	② 肾前性少尿血清 Cr 不超过 200μmol/L,BUN 升高较快,Cr 不相应升高,BUN/Cr 常 >10:1

二、内生肌酐清除率

体内肌酐有两种来源,即内源性(来自肌酸)和外源性(来自食物)。在肌肉总量和活动量相对恒定的条件下,其生成量相对恒定。绝大部分肌酐由肾小球滤过,且不被肾小管重吸收,最后全部由终尿排出。故内生肌酐清除率能较好地反映 GFR。肾脏在单位时间内把若干毫升血液中的内生肌酐全部清除出去的能力,称为内生肌酐清除率(endogenous creatinine clearance rate,Ccr)。

Ccr 测定的适应证:①评价肾小球滤过功能,评估肾脏疾病后肾小球损伤的程度。②肾脏及有关疾病的治疗与用药指导。③肾脏移植术后的监测。

【参考值】　以 1.73m² 体表面积计,成人 Ccr 为 80~120ml/min。

【临床意义】　内生肌酐清除率测定的临床意义与评价见表 17-2。

表 17-2　内生肌酐清除率测定的临床意义与评价

临床意义	评　　价
判断肾功能损害	当 GFR 降低到正常值的 50%,Ccr 可低至 50ml/min,但血肌酐、尿素氮仍正常。故 Ccr 是较早反映 GFR 的灵敏指标
评估肾功能	根据 Ccr 一般可将肾功能分为 4 期
	第 1 期(肾衰竭代偿期)Ccr 为 51~80ml/min
	第 2 期(肾衰竭失代偿期)Ccr 为 20~50ml/min
	第 3 期(肾衰竭期)Ccr 为 10~19ml/min
	第 4 期(尿毒症期或终末期肾衰竭)Ccr<10ml/min
指导临床治疗	① 慢性肾衰竭 Ccr 为 30~40ml/min,应开始限制蛋白质摄入
	② 慢性肾衰竭 Ccr<30ml/min,用氢氯噻嗪等利尿治疗常无效,不宜应用
	③ 慢性肾衰竭 Ccr 小于 10ml/min,应结合临床进行肾替代治疗,对袢利尿剂的反应极差
	④ 肾衰竭时,可根据 Ccr 来调节由肾代谢或经肾排出的药物的剂量和决定用药的时间间隔

三、血液尿素氮

血液尿素氮（blood urea nitrogen，BUN）是蛋白质代谢的终末产物，其生成主要受蛋白质摄入量、组织蛋白质分解代谢及肝功能状况的影响。BUN 主要经肾小球滤过而随尿液排出，当肾实质受损害时，GFR 降低，致使血液 BUN 浓度增高，可粗略反映肾小球滤过功能。

【参考值】 成人：3.2~7.1mmol/L。婴儿、儿童：1.8~6.5mmol/L。

【临床意义】 急性肾衰竭肾功能轻度受损时 BUN 可无变化；GFR 下降至 50% 以下，BUN 才升高。因此，BUN 不能作为早期判断肾功能的指标。但慢性肾衰竭，尤其是尿毒症，其 BUN 增高的程度一般与病情严重性一致。血液 BUN 增高的临床意义与评价见表 17-3。

表 17-3 血液 BUN 增高的临床意义与评价

临床意义	评价
器质性肾功能损害	见于各种原因所致的慢性肾衰竭，根据病变程度 BUN 逐渐增高
	① 肾衰竭代偿期 GFR 下降至 50ml/min，BUN<9mmol/L
	② 肾衰竭失代偿期，BUN>9mmol/L
	③ 肾衰竭期，BUN>20mmol/L
肾前性少尿	BUN 升高，但肌酐升高不明显，BUN/Cr（mg/dl）>10:1，称为肾前性氮质血症
蛋白分解或摄入过多	急性传染病、高热、上消化道大出血、大面积烧伤、严重创伤、大手术后和甲亢、高蛋白饮食等，但肌酐一般不升高

四、血液尿酸

尿酸（uric acid）是机体内嘌呤代谢的最终产物。血清尿酸一部分与清蛋白结合，其余部分以游离形式存在，尿酸除一小部分由肝脏分解破坏外，大部分经肾脏滤过排出，约 90% 被近端小管重吸收。正常肾脏排出肌酐较易，而排出尿酸较难。肾脏病变早期，血液尿酸浓度首先增高，因而有助于早期诊断。

【参考值】 男性：268~488μmol/L；女性：178~387μmol/L。

【临床意义】 血液尿酸增高见于高尿酸血症、痛风、白血病及其他恶性肿瘤。

【理论与实践】 肾小球滤过率测定方法的临床评价

反映肾小球滤过率的理想指标应具有以下特点：①稳定的生成速度。②稳定的循环水平，并不受其他病理状态影响。③能自由通过肾小球滤过膜。④不被肾小管重吸收和分泌。目前临床常用的反映肾小球滤过功能的指标，如尿素氮、肌酐、尿酸等干扰因素多且不够灵敏，不能早期反映肾小球滤过功能损害。α_1- 微球蛋白、β_2- 微球蛋白灵敏度高于尿素氮、肌酐，但仍受到某些因素影响。Ccr 的特异性和灵敏度均较高，但操作繁琐，容易出现误差，临床应用也受到限制。放射性核素法测定肾小球滤过率，虽然方法简单、结果可靠，但需要一定的设备，临床上难以广泛采用。菊粉清除率测定是肾小球滤过率的标准检查方法，但操作复杂，且菊粉有时可致发热反应，目前多用于科研和评估其他方法。因此，有必要进一步寻找一种灵敏度和特异性高、操作方便的肾小球滤过功能测定方法。

【相关链接】 血液半胱氨酸蛋白酶抑制蛋白C测定：血液半胱氨酸蛋白酶抑制蛋白C（cystatin C）是人体有核细胞表达和分泌的一种碱性非糖基化蛋白，是胱氨酸蛋白酶抑制剂家族成员之一，它存在于所有的体液中，脑脊液cystatin C浓度最高，尿液cystatin C浓度最低。cystatin C的相对分子质量为13kD，每天分泌量较恒定，不受年龄、性别、肌肉量、代谢水平、炎症反应和恶性肿瘤等影响，可自由通过肾小球滤过膜，几乎完全被肾小球滤过，原尿中cystatin C几乎全部被近曲小管上皮细胞摄取、分解，不被肾小管重吸收和分泌，尿液中仅微量排出。因此，血液cystatin C水平是反映肾小球滤过功能的可靠指标。研究发现，血液cystatin C水平与GFR的线性相关性显著优于血液肌酐、尿素氮。在判断肾小球滤过功能上，血液cystatin C较灵敏，肾小球轻度损伤时即可出现升高。由于其不受肌肉量和代谢水平的影响，在测定儿童和老年人的GFR时，血液cystatin C较血液肌酐更真实和准确。

第二节　肾小管功能检查

一、近端肾小管功能

（一）β_2-微球蛋白

人体内 β_2 微球蛋白（β_2-microglobulin，β_2-MG）浓度相当恒定，易通过肾小球滤膜，但99.9%由近端肾小管以胞饮形式摄取，并在肾小管细胞中降解成氨基酸。β_2-MG可用放射免疫法或酶标法进行测定。

【参考值】 血清：1~2mg/L。尿液：<0.3mg/L。

【临床意义】

1. 反映近端肾小管重吸收功能　根据 β_2-MG 的肾排泄过程，尿液 β_2-MG 增多较灵敏地反映近端肾小管重吸收功能受损，如肾小管-间质性疾病、药物或毒物所致早期肾小管损伤，以及肾移植后急性排斥反应早期。肾移植后均使用可抑制 β_2-MG 生成的免疫抑制剂，若仍出现尿液 β_2-MG 增多，表明排斥反应未能有效控制。

由于肾小管重吸收 β_2-MG 的阈值为5mg/L，超过阈值时，出现非重吸收功能受损时尿液有大量 β_2-MG 排泄。因此应同时检查血液 β_2-MG，只有血液 β_2-MG<5mg/L 时，尿液 β_2-MG 升高才反映肾小管损伤。

2. 其他　恶性肿瘤及多种炎性疾病，如肝炎、类风湿关节炎等可致 β_2-MG 生成增多，亦可出现血液和尿液 β_2-MG 明显增多。

（二）α_1-微球蛋白

血浆 α_1-微球蛋白（α_1-microglobulin，α_1-MG）可以游离或与 IgG、清蛋白结合。游离 α_1-MG 可自由通过肾小球，但原尿中 α_1-MG 约99%被近端肾小管上皮细胞胞饮重吸收并分解，仅微量从尿液中排泄。

【参考值】 成人尿液：α_1-MG<15mg/24h，或10mg/g肌酐。血清：游离 α_1-MG 为 10~30mg/L。

【临床意义】

1. 评价近端肾小管功能　尿液 α_1-MG 升高是反映各种原因，包括肾移植后排斥反应，所致的早期近端肾小管功能损伤的特异、灵敏指标,其不受恶性肿瘤影响,酸性尿液中不会出现假阴性,比 β_2-MG 更可靠。

2. 评估肾小球滤过功能 血清 α_1-MG 升高提示肾小球滤过功能降低,在 Ccr<100ml/min 时即出现升高,比血液肌酐和 β_2-MG 更灵敏。如血清和尿液 α_1-MG 均升高,提示肾小球滤过功能和肾小管重吸收功能受损。

3. 其他 血清 α_1-MG 降低见于严重肝脏病变,如重症肝炎、肝坏死等。

二、远端肾小管功能

(一) 浓缩稀释试验

肾脏远端肾小管和集合管具有浓缩和稀释尿液的功能。正常人缺水时,血容量不足,肾小管和集合管对水的重吸收明显增多,使尿液浓缩,比重升高。相反在大量饮水或应用利尿药后,肾小管和集合管对水的重吸收减少,使尿液稀释,比重降低,夜尿增多。在日常或特定的饮食条件下,观察患者的尿量和尿比重的变化,借以判断肾浓缩稀释功能的方法,称为浓缩稀释试验(concentration dilution test)。

【参考值】 24 小时尿量为 1000~2000ml;最高尿比重应大于 1.020,最高与最低比重之差应在 0.009 以上;昼尿量比夜尿量为(3~4):1;夜尿量不应超过 750ml。

【临床意义】 用于诊断各种疾病对远端肾小管稀释浓缩功能的影响。浓缩稀释试验的临床意义与评价见表 17-4。

表 17-4 浓缩稀释试验的临床意义与评价

临床意义	评 价
浓缩功能早期受损	夜尿 >750ml 或昼夜尿量比值降低,而尿比重仍正常,可见于间质性肾炎、慢性肾小球肾炎、高血压肾病和痛风性肾病早期主要损害肾小管时
稀释浓缩功能严重受损	夜尿增多及尿比重无 1 次 >1.018 或昼夜尿比重差值 <0.009
稀释浓缩功能丧失	每次尿比重均固定在 1.010~1.012 的低值,称为等渗尿(与血浆比),表明肾只有滤过功能
肾小球病变	尿量少而比重增高、固定在 1.018 左右(差值 <0.009),因此时原尿生成减少而稀释浓缩功能相对正常所致
尿崩症	尿量明显增多(>4L/24h)而尿比重均低于 1.006

(二) 尿渗量

尿渗量(urine osmol,Uosm)和尿比重都与尿液的溶质总浓度相关,反映肾小管的浓缩稀释功能。由于尿渗量受尿液内大分子物质(葡萄糖和蛋白质等)的影响较比重小,故能更准确地反映肾小管的浓缩稀释功能。

【参考值】 禁饮后尿渗量(Uosm)为 600~1000mOsm/kgH$_2$O,平均 800mOsm/kgH$_2$O。血浆渗量(Posm)275~305mOsm/kgH$_2$O,平均 300mOsm/kgH$_2$O;尿液渗透量 / 血浆渗透量比值(Uosm/Posm)为(3~4.5):1。

【临床意义】

1. 了解远端肾小管浓缩稀释功能 Uosm 及 Uosm/Posm 为反映浓缩稀释功能较可靠的指

标,如 Uosm 及 Uosm/Posm 均正常,则浓缩稀释功能正常。Uosm 及 Uosm/Posm 均下降,提示浓缩功能受损。如 Uosm/Posm 等于或接近 1 称为等渗尿,提示肾脏浓缩功能接近完全丧失,见于慢性肾盂肾炎、多囊肾、尿酸性肾病等慢性肾间质病变,也可见于慢性肾炎后期,急、慢性肾衰竭累及肾小管和间质。如 Uosm<200mOsm/kgH$_2$O 或 Uosm/Posm<1 称为低渗尿,提示浓缩功能丧失而稀释功能仍存在,如尿崩症。

2. 鉴别肾前性与肾性少尿　肾前性少尿时肾小管浓缩功能完好,故尿渗量较高,常大于450mOsm/kgH$_2$O;肾小管坏死致肾性少尿时尿渗量降低,常 <350mOsm/kgH$_2$O。

第三节　肾小管性酸中毒的检查

一、氯化铵负荷试验

氯化铵负荷试验主要用于辅助诊断远端肾小管酸中毒。给患者服用酸性药物氯化铵后,通过观察尿液酸碱度的变化,即可判断有无远端肾小管酸化功能障碍。

【参考值】　服用氯化铵 2 小时后,尿液 pH<5.5。

【临床意义】　尿液 pH>5.5 者为Ⅰ型肾小管性酸中毒。酸负荷试验只适用于不典型或不完全的肾小管性酸中毒,对已有明显代谢性酸中毒者不宜做此试验。

二、碳酸氢根吸收排泄试验

正常人经肾小球滤过的 HCO$_3^-$,大部分(85%~90%)由近端肾小管重吸收入血,另外的10%~15% 由远端肾小管重吸收入血。当近端肾小管受损时,其重吸收的功能减退,必然会从尿液中排出大量 NaHCO$_3$,血液 NaHCO$_3$ 不足而导致酸中毒。通过观察 HCO$_3^-$ 的排泄分数,有助于近端肾小管酸中毒的诊断。

HCO$_3^-$ 排泄分数 = [(尿液 HCO$_3^-$/ 血液 HCO$_3^-$)/(尿液肌酐 / 血液肌酐)]× 100%

【参考值】　成人 HCO$_3^-$ 的排泄分数≤1%。

【临床意义】　Ⅱ型肾小管性酸中毒 >15%;Ⅰ型肾小管性酸中毒 <5%。

第四节　肾功能检查项目的选择和应用

肾脏功能检查项目的灵敏度均较差,且单个检查项目所反映的肾单位功能有所不同。因此,应根据患者的具体情况选择适当的检查项目。在选择肾功能检查项目时应注意遵循的原则是:①必须明确检查目的,是为了进行早期诊断,还是为了观察病情或估计预后。②按照临床需要及检查的肾脏病变部位,选择与之相应的检查项目或项目组合。③检查方法应由简到精、由易到难。

1. 尿液一般检查　不仅对肾脏疾病的诊断有一定意义,而且对了解肾功能受损及其程度也很重要。尿液一般检查简便、快速、实用,在各级各类医院均可开展。

2. 内生肌酐清除率 是反映肾小球有效滤过功能及粗略估计有效肾单位数量的试验,当 GFR 降低 50% 时 CCr 即可降低。其操作简便、灵敏性较高,是目前临床常用的肾功能试验之一。

3. 尿浓缩稀释试验 是测定远端肾小管和集合管重吸收功能的试验,方法简便,但不能精确反映肾组织损害部位和范围。尿液蛋白质和葡萄糖会影响比重结果的准确性。因此,尿渗量、尿渗量与血浆渗量比值的测定有利于进一步了解肾脏浓缩稀释功能。

4. 血浆尿素氮和肌酐 是反映肾小球滤过功能的指标,灵敏度差,多在肾脏疾病晚期肾功能严重受损时才有诊断价值。但因其简便、实用,仍在临床广泛使用。动态监测尿毒症患者血液 BUN 和 Cr 可以判断病变的严重程度和血液透析的效果。

5. 血液 pH 和血浆 CO_2 用于判断机体是否有酸碱平衡紊乱、电解质紊乱、尿毒症等病理改变。

肾功能检查项目的选择和应用见表 17-5。

表 17-5 肾功能检查项目的选择和应用

目 的	应 用
常规检查或健康体检	选用尿自动分析仪试带所包括项目的尿液一般检查
怀疑或已确诊泌尿系统疾病者	在尿液一般检查基础上进行尿沉渣检查,以避免漏诊和准确了解病变程度
全身性疾病累及肾脏者	糖尿病、高血压、系统性红斑狼疮等可导致肾病变,为尽早发现肾损害,宜选择和应用较灵敏的尿微量清蛋白、α_1-MG 及 β_2-MG 等
评价病变严重程度及肾功能	选择和应用肾小球功能试验、肾小管功能试验或球 - 管功能组合试验
	① 累及肾小球,亦可累及近端肾小管的肾小球肾炎、肾病综合征等,可选择 CCr、血液 Cr、尿素氮和尿液 α_1-MG、β_2-MG 等
	② 了解肾盂肾炎、间质性肾炎、全身性疾病和药物(毒物)所致肾小管病变,选用 α_1-MG、β_2-MG 及稀释浓缩功能试验
	③ 急性肾衰竭时,应动态监测尿渗量和肾小球滤过功能试验;慢性肾衰竭时,除尿常规检查外,可选用肾小球和肾小管功能的组合试验

(田景惠)

本章小结

肾脏的主要功能是通过生成尿液来排泄代谢产物、废物和毒物,调节、维持机体的水、电解质和酸碱平衡;也对红细胞生成、血压、钙磷代谢等具有调节作用。本章主要介绍了常用肾脏功能的检查内容与临床意义。通过学习肾功能检查,使同学们初步掌握肾脏疾病常用的肾功能检查指标的选择、参考值与临床意义,为诊断肾脏疾病提供有效的检查项目。

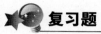 复习题

1. 简述血清肌酐测定的临床意义。
2. 简述血清尿素氮增高的临床意义。
3. 简述内生肌酐清除率测定的临床意义。
4. 简述肾脏浓缩稀释试验的临床意义。
5. 简述肾功能检查项目的选择和应用原则。

第十八章

常用肝脏功能实验室检查

学习目标 ▸▸

1. 知识与技能
(1) 掌握常用肝脏功能实验室检查的内容与临床意义;
(2) 掌握常见肝脏疾病检查项目的选择和应用。
2. 过程与方法　通过临床见习,提高对肝脏功能检查的认识,及其在诊断疾病中的作用。
3. 职业价值、态度、行为和伦理　敬业精神和伦理道德行为是医疗实践的核心。通过学习常用肝脏功能实验室检查,医学生应充分认识学习医学职业基本要素的重要性,并树立正确的职业价值观。

　　肝脏是人体十分重要的器官,具有多种功能(表18-1)。当肝脏发生疾病时,肝脏的合成、转化等功能发生紊乱,体内各种生化指标发生相应变化。进行相关实验室项目检查,对肝脏疾病的诊断、疗效观察及预后判断有重要意义。

表 18-1　肝脏的主要功能

功能	作　用
代谢功能	① 糖代谢:参与血糖的调节,维持血糖浓度的稳定
	② 蛋白质代谢:蛋白质的合成、分解和氨基酸代谢
	③ 脂类代谢:脂类的消化、吸收、合成、分解、运输
	④ 维生素代谢:维生素的吸收、储存、运输及转化
	⑤ 胆红素代谢:胆红素的摄取、转运、转化
	⑥ 激素代谢:激素的灭活
	⑦ 金属代谢:铁、铜代谢等
生物转化功能	通过氧化、还原、水解、结合等生物转化过程,促进各种药物、有毒有害物质排出体外
分泌与排泄功能	肝细胞分泌胆汁,胆色素、胆固醇、解毒产物、药物等可随胆汁排入肠腔,随粪便排出体外

　　实验室评价肝脏功能主要有 3 个方面:①肝细胞膜的完整性。②肝脏的解毒与代谢功能。③肝细胞合成能力。

　　肝脏功能检查的目的是:①了解肝脏有无损伤及损伤的程度,动态观察病情变化。②协助诊断病毒性肝炎和肝癌。③鉴别黄疸的类型。④评价肝脏的储备功能。⑤健康检查。

但是,肝脏功能检查有一定的局限性,因为:①肝脏功能复杂且代偿能力强。②肝脏功能变化与其组织结构的变化并不一致。③检查方法无特异性。

第一节　常用肝脏功能实验室检查项目

一、蛋白质代谢功能

大部分的血浆蛋白,如清蛋白、糖蛋白、脂蛋白、多种凝血因子、抗凝因子、纤溶因子及各种转运蛋白等均由肝脏合成。当肝细胞受损时,这些蛋白质合成障碍,尤其是清蛋白生成减少,引起血清清蛋白浓度降低。肝细胞受损又可刺激 B 淋巴细胞及浆细胞产生大量 γ 球蛋白,尤其是慢性炎症时,引起血清球蛋白浓度显著增高。

(一)血清总蛋白和清蛋白、球蛋白比值

血清总蛋白(total protein,TP)是清蛋白(albumin,A)和球蛋白(globulin,G)的总和。常用的血清总蛋白检查方法为双缩脲法,清蛋白的检查方法为溴甲酚绿法,球蛋白含量为总蛋白与清蛋白的差值。

【参考值】　成人血清总蛋白 60~80g/L;清蛋白 40~55g/L;球蛋白 20~30g/L;A/G 为(1.5~2.5):1。

【临床意义】

1. 肝脏损害　肝脏的代偿能力很强,而且清蛋白的半衰期较长(为 15~19 天),因此只有肝脏损害达到一定程度和经过一段病程以后,才出现血清蛋白质浓度的改变。在急性肝炎的早期或局灶性肝损害时,血清总蛋白、清蛋白、球蛋白及 A/G 均可正常。

中度以上活动性肝炎、肝硬化、原发性肝癌等慢性肝脏损害时,常出现清蛋白减少、球蛋白增加,并随病情加重而更加明显;严重肝功能损害时,清蛋白和球蛋白变化更明显,可出现 A/G 倒置。血清清蛋白和 A/G 比值的动态观察对评价肝损害程度有重要意义,有助于评估病情的发展和预后。病情恶化时清蛋白逐渐减少,A/G 比值下降,病情好转则清蛋白逐渐回升,A/G 比值也逐渐接近正常。

2. 其他　肝外及其他全身性疾病也可引起血清蛋白变化(表 18-2)。

表 18-2　肝外及其他全身性疾病血清蛋白质的变化

血清蛋白质变化	病因及常见疾病
血清总蛋白和清蛋白增高	血液浓缩:急性失水、肾上腺皮质功能减退等
血清总蛋白和清蛋白减少	① 蛋白质丢失过多:肾病综合征、大面积烧伤等
	② 蛋白质消耗过多:恶性肿瘤、甲状腺功能亢进、结核病等
	③ 蛋白质摄入不足:营养不良或吸收障碍
血清总蛋白和球蛋白增高	① 慢性感染性疾病:结核病、疟疾、黑热病等
	② 自身免疫性疾病:系统性红斑狼疮、风湿热等
	③ M 球蛋白血症:多发性骨髓瘤、淋巴瘤等

（二）血清蛋白电泳

在碱性环境中（pH8.6）血清蛋白质均带负电荷，在电场中向阳极泳动。由于不同蛋白质的相对分子质量及所带电荷不同，向阳极泳动的速度也不同。因此，利用血清蛋白质在电场中泳动速度不同而将其分离，称为血清蛋白电泳（SPE）。

【参考值】　乙酸纤维素膜法蛋白电泳的参考值见表18-3。

表 18-3　乙酸纤维素膜法蛋白电泳的参考值

蛋白名称	参考值	蛋白名称	参考值
清蛋白	0.62~0.71（62%~71%）	β球蛋白	0.07~0.11（7%~11%）
α_1球蛋白	0.03~0.04（3%~4%）	γ球蛋白	0.09~0.18（9%~18%）
α_2球蛋白	0.06~0.10（6%~10%）		

【临床意义】　常见疾病血清蛋白电泳的变化及临床意义见表18-4。

表 18-4　常见疾病血清蛋白电泳的变化及临床意义

常见疾病	清蛋白	α_1	α_2	β	γ	临床意义
急性肝炎	↓	↓	↓	↓	↑	早期病变较轻时可无异常
慢性肝炎、肝硬化	↓				↑	γ球蛋白升高显著，β区到γ区可连成一片，出现β-γ桥
原发性肝癌	↓	↑	↑			清蛋白和α_1球蛋白区带间可出现一条甲胎蛋白带
多发性骨髓瘤	↓				↑	β、γ球蛋白区带出现一特殊区带称M蛋白
肾病综合征	↓	↑	↑	↑	↓	
系统性红斑狼疮	↓				↑	

（三）血清前清蛋白

前清蛋白是肝细胞合成的一种载体蛋白，其相对分子质量比清蛋白小，电泳时向阳极移动速度比清蛋白快，半衰期比清蛋白短（约为2天），因此它比清蛋白更能早期反映肝细胞损害。其血清浓度明显受机体营养状态和肝脏功能改变的影响。

【参考值】　免疫比浊法 200~400mg/L。

【临床意义】

1. 降低　见于各种肝脏疾病，如肝炎、肝硬化、肝癌、胆汁淤积性黄疸、营养不良等。
2. 升高　见于淋巴瘤等。

（四）血氨

【参考值】　终点法 9~47μmol/L。

【临床意义】

1. 肝脏因素　因肝脏利用氨合成尿素的功能降低，导致血氨增高，见于肝性脑病、重症肝炎、肝硬化、原发性肝癌等。
2. 其他因素　因肠道产氨增多，超过了肝脏的代谢能力，导致血氨增高，见于高蛋白饮食、上消化道大出血等。

二、胆红素代谢功能

（一）血清胆红素

【参考值】　血清总胆红素（serum total bilirubin，STB）、结合胆红素（conjugated bilirubin，CB）与非结合胆红素（unconjugated bilirubin，UCB）的参考值见表 18-5。

表 18-5　血清 STB、CB、UCB 的参考值

项目	分组	参考值	项目	分组	参考值
STB（μmol/L）	新生儿	0~1 天：34~103	CB（μmol/L）	成人	0~6.8
		1~2 天：103~171	UCB（μmol/L）		1.7~10.2
		3~5 天：68~137	CB/STB		0.2~0.4
	成人	3.4~17.1			

【临床意义】　血清 STB、CB、UCB 的临床意义与评价见表 18-6。

表 18-6　血清 STB、CB、UCB 的临床意义与评价

临床意义	评价
判断有无黄疸及程度	隐性黄疸或亚临床黄疸：STB 为 17.1~34.2μmol/L
	轻度黄疸：STB 为 34.2~171μmol/L
	中度黄疸：STB 为 171~342μmol/L
	重度黄疸：STB>342μmol/L
判断黄疸类型	溶血性黄疸：STB 增高伴 UCB 增高，CB/STB<0.2
	肝细胞性黄疸：STB、CB、UCB 均增高，CB/STB 为 0.2~0.5
	胆汁淤积性黄疸：STB 增高伴 CB 升高，CB/STB>0.5

（二）尿液胆红素与尿胆原

【参考值】　胆红素：定性为阴性，定量≤2mg/L。尿胆原：定性为阴性或弱阳性，定量≤10mg/L。

【临床意义】　胆红素阳性见于胆汁淤积性黄疸、肝细胞性黄疸，而溶血性黄疸为阴性。尿胆原阳性见于肝细胞性黄疸，溶血性黄疸为强阳性，而胆汁淤积性黄疸为阴性。

血液、尿液与粪便的胆红素代谢变化对黄疸的诊断和鉴别诊断具有重要价值（表 18-7）。

表 18-7　不同类型黄疸的鉴别诊断

标本	项目	正常人	溶血性黄疸	肝细胞性黄疸	胆汁淤积性黄疸
血清	总胆红素	正常	增高	增高	增高
	未结合胆红素	正常	增高	增高	正常 / 增高
	结合胆红素	正常	增高 / 正常	增高	增高
尿液	颜色	浅黄	深黄	深黄	深黄
	胆红素	阴性	阴性	阳性	阳性
	尿胆原	弱阳 / 阴性	强阳性	阳性	阴性
粪便	颜色	黄褐	深色	黄褐或变浅	变浅或白陶土色
	粪胆素	正常	增高	减低 / 正常	减低 / 消失

三、血清酶检查

肝脏内含有丰富的酶,其中有些酶存在于肝细胞内,当肝细胞损伤时细胞内的酶释放入血液中,使其活性增高;有些酶是由肝细胞合成,肝病时其活性降低如凝血酶;有些酶活性与肝纤维组织增生有关,当肝脏纤维化时,其活性增高;肝脏和某些组织合成的酶释放到血液中,从胆汁中排出,当胆道阻塞时,其排泄受阻,使血清酶活性增高。因此,血清酶活性变化能够反映肝脏的病理状态。肝脏酶的分类见表18-8。

表 18-8　肝脏酶的分类

分类	酶
反映肝细胞损伤	丙氨酸氨基转移酶(ALT)、天门冬氨酸氨基转移酶(AST)、乳酸脱氢酶(LDH)
反映胆汁淤积	碱性磷酸酶(ALP)、γ-谷氨酰转肽酶(γ-GT,GGT)、5'-核苷酸酶(5'-NT)等
反映肝纤维组织增生	单胺氧化酶(MAO)、透明质酸(HA)、脯氨酰羟化酶(PH)等
协助诊断肝细胞癌	α-L-岩藻糖苷酶(AFU)、γ-GT等

(一)血清氨基转移酶

用于肝脏功能检查的血清氨基转移酶主要有丙氨酸氨基转移酶(alanine aminotransferase,ALT)和天门冬氨酸氨基转移酶(aspartate aminotransferase,AST)。ALT主要存在于肝细胞胞质中,肝内酶的活性比血清约高100倍,因此,只要有1%的肝细胞坏死,即可使血清ALT的活性增高1倍。各种原因引起肝细胞损伤,均可导致ALT增高,因此ALT是最灵敏的肝脏功能检查指标之一,但其增高的程度和肝细胞损伤的程度不一定成正比。ALT与AST的比较见表18-9。

表 18-9　ALT 与 AST 的比较

项目	ALT	AST
分布	主要在肝脏,其次是骨骼肌、肾脏、心肌等	主要在心肌,其次在肝脏、骨骼肌和肾脏
存在部位	非线粒体	80%的AST存在于线粒体
中等度肝损伤	ALT漏出率远大于AST	AST漏出率远小于ALT
严重肝损伤	ALT/AST比值降低	AST/ALT比值升高

转氨酶检查的临床应用:①诊断和鉴别诊断肝胆疾病、心肌梗死(AST)、骨骼肌损伤(AST)。②作为临床药物的筛查指标。③监测病情变化和治疗效果。

【参考值】　ALT、AST参考值、医学决定水平及临床意义见表18-10。

表 18-10　ALT、AST 参考值、医学决定水平及临床意义

项目	参考值	医学决定水平	临 床 意 义
ALT	10~40U/L	≤20U/L	可排除肝细胞损伤及与ALT升高有关的疾病
		≥60U/L	应考虑引起ALT升高的各种疾病
		≥300U/L	急性肝细胞损伤,如病毒性肝炎等

续表

项目	参考值	医学决定水平	临 床 意 义
AST	10~40U/L	≤20U/L	可排除多种与 AST 升高有关的疾病
		≥60U/L	应考虑与 AST 升高的各种疾病,如肝细胞损伤、心肌梗死等
		≥300U/L	急性肝细胞损伤,如病毒性肝炎等
ALT/AST	≤1		

【相关链接】 医学决定水平是指与参考值不同的另一些限值,可在疾病诊断中起排除或确认的作用;或对疾病进行分级、分类;也可评估预后,指导临床医师根据病情变化,选择进一步的处理方式、检查项目、治疗措施等。医学决定水平与参考值的根本区别在于它不仅对健康人的数值进行研究,还对有关疾病不同病情的数据开展研究,以得到不同的决定性限值。

【临床意义】 常见疾病 ALT、AST 的变化及临床意义见表 18-11。

表 18-11 常见疾病 ALT、AST 的变化及临床意义

常见疾病	ALT	AST	临 床 意 义
急性病毒性肝炎	↑↑↑	↑↑	ALT 升高更明显,ALT/AST>1;感染后 3~5 周转氨酶逐渐下降,ALT/AST 恢复正常,如不能恢复或反复波动半年以上提示转为慢性。急性重症肝炎初期 AST 升高显著,若病情恶化黄疸加深,转氨酶活性反而降低,出现"胆酶分离"现象,提示肝细胞大量死亡,预后差
慢性病毒性肝炎	↑/N	↑/N	轻度升高或正常,ALT/AST>1,若 AST 升高显著,ALT/AST<1,提示进入活动期
乙醇性肝炎	N	↑	ALT 接近正常,AST 升高
药物性肝炎、脂肪肝、胆汁淤积	↑/N	↑/N	转氨酶轻度升高或正常
肝硬化	不定	不定	升高程度与肝细胞坏死程度有关,代偿期可正常,失代偿期可轻、中度升高,终末期可正常或降低
心肌梗死		↑	AST 6~8 小时后升高,18~24 小时达高峰,4~5 天恢复正常;再升高提示范围扩大或新发

(二)碱性磷酸酶

碱性磷酸酶(alkaline phosphatase,ALP)广泛存在于身体的各个器官,正常人血清 ALP 主要来源于肝脏、骨骼、肠道,其中以肝源性和骨源性为主,因此它主要用于肝胆疾病、骨骼疾病的辅助诊断与监测等。

【参考值】 AMP 缓冲液法:成人 39~117U/L,儿童 117~390U/L。
【临床意义】 常见疾病 ALP 的变化及临床意义见表 18-12。

表 18-12 常见疾病 ALP 的变化及临床意义

常见疾病	ALP	临床意义
肝胆疾病		肝脏疾病患者 ALP 持续升高应考虑肝脏有无占位性病变。其他肿瘤(如乳腺癌、卵巢癌等)出现 ALP 增高要警惕肝脏转移的可能
胆汁淤积性黄疸	↑↑↑	
原发性肝癌	↑↑	
病毒性肝炎、肝硬化	↑	
骨骼疾病		因成骨细胞功能旺盛、增生活跃引起 ALP 生成增多
纤维性骨炎、骨细胞瘤	↑↑↑	
佝偻病	↑↑	
骨折愈合期	↑	
妊娠中晚期、生长中儿童	↑	生理性增高

(三) γ- 谷氨酰转移酶

γ- 谷氨酰转移酶(gamma glutamyl transferase,GGT,γ-GT)在体内分布较广,其活性强度的顺序为肾脏 > 胰腺 > 肝脏 > 脾脏。血清 GGT 主要来自肝胆系统,各种肝胆系统疾病血清 GGT 均可明显升高,这与肝细胞或肿瘤细胞合成、分泌、释放 GGT 增多,以及 GGT 排泄受阻有关。GGT 测定主要用于:①肝胆疾病的诊断、鉴别诊断与监测。②结合其他实验进行慢性乙醇中毒(长期酗酒)的监测。

【参考值】 硝基苯酚速率法:<50U/L。

【临床意义】 常见疾病 GGT 的变化及临床意义见表 18-13。

表 18-13 常见疾病 GGT 的变化及临床意义

常见疾病	GGT	临床意义
胆道梗阻性疾病	↑↑	GGT 是胆汁淤积、胆道梗阻的灵敏指标,胆汁淤积性黄疸、胆汁性肝硬化、肝癌肿瘤压迫时,GGT 显著升高,升高程度与梗阻时间、严重程度呈正相关,并与 ALP、胆红素水平平行
急性肝炎、肝硬化	↑	中度升高
慢性肝炎、肝硬化	↑/N	持续升高提示病情活动或恶化,非活动期可正常
原发性肝癌	↑↑	肿瘤压迫、癌细胞合成 GGT,尤其在肝癌结节增生时 GGT 升高
乙醇性肝炎	↑↑	乙醇的诱导作用使 GGT 明显升高,急性比慢性升高更明显
药物性肝炎	↑	受苯巴比妥、苯妥英、安替比林等影响
脂肪肝、胰腺疾病	↑	可轻度升高

【理论与实践】 当不能判断血液 ALP 增高是由于肝胆疾病还是肝外疾病引起时,同时检查 GGT 对鉴别有一定帮助。若 GGT 与 ALP 两者同时升高,提示 ALP 升高是由肝脏原因引起;若 GGT 正常说明 ALP 升高源于肝外疾病,如骨骼系统疾病等。

第二节　常见肝脏疾病检查项目的选择与应用

检查肝脏功能的主要目的在于查明肝脏有无疾病及其病因、了解肝细胞损害程度、观察病情、判断预后、鉴别黄疸类型等。由于肝脏功能复杂且代偿能力强,在肝脏疾病的早期,肝功能检查往往无异常,只有在肝细胞损坏到一定程度时,才能检出异常结果。因此,肝功能正常不能完全排除肝脏疾病。另外,某些肝外疾病可引起肝功能结果的异常。在诊断肝脏疾病时,需要密切结合临床症状、体征和影像学资料,科学、合理地选择肝脏功能检查项目,必要时还需选择肿瘤标志物、肝炎病毒标志物和其他检查,进行综合分析,才能形成清晰的诊断思路。常见肝脏疾病检查项目选择见表18-14。

表 18-14　常见肝脏疾病检查项目的选择

内容	可选择的项目	意义
健康检查	肝炎病毒标志物、血清蛋白、A/G 比值、ALT、AST 等	血清蛋白及转氨酶检查可发现比较隐匿的慢性肝炎损害
急性肝炎	肝炎病毒标志物、ALT、AST、血清蛋白、尿胆红素、尿胆原等	查找病因,了解肝内损伤情况及病情变化
慢性肝炎	在急性肝炎检查基础上加 ALP、GGT、血清蛋白电泳、A/G 比值、PT、APTT 等	可发现是否有病情活动,判断预后
原发性肝癌	ALP、GGT、AFU、血清蛋白电泳、AFP 等	AFP 正常时,检查其他项目联合诊断原发性肝癌
肝硬化	ALT、AST、STB、血清蛋白电泳、A/G 比值、PT、APTT 等	结合单胺氧化酶(MAO)、脯氨酰羟化酶(PH)、Ⅲ型前胶原氨基末端肽(PⅢP)等检查可了解肝纤维化程度
鉴别黄疸	ALP、GGT、STB、CB、UCB、胆汁酸、尿胆红素、尿胆原等	结合临床及其他检查进行鉴别

因为肝脏疾病时,可供选择的肝脏功能检查项目较多,所以选择检查项目时应该遵循的原则是:①检查项目不宜过多,以减轻患者的负担。②检查结果能够提示肝脏的主要功能状态和损害程度。③检查方法易于标准化和普及,操作简便、重复性好。④检查项目的结果在同级别医院应该具有可比性。

(林发全)

本章小结

肝脏是人体重要的器官,肝脏疾病时肝脏的合成、转化等功能发生紊乱,体内各种生化指标会发生相应变化。进行相关实验室项目检查,对肝脏疾病的诊断、疗效观察及预后判断有重要意义。本章主要介绍了常用肝脏疾病的实验室检查内容与临床意义。通过学习肝脏疾病的实验室检查,要求同学们重点掌握肝脏疾病常用的实验室检查指标的选择、参考值与临床意义,为协助诊断肝脏疾病提供有效的检查项目。

复习题

1. 用于鉴别黄疸类型的实验室检查项目有哪些? 怎样进行鉴别?
2. 急性肝炎时 ALT、AST 将产生哪些变化? 什么是"胆酶分离"现象?

第十九章

常用内分泌与代谢功能检查

常用生物化学检查是实验室检查的重要组成部分，其众多的检查项目依据葡萄糖、脂肪、电解质、激素等相关理论而设立，随着检查技术发展而不断拓展和完善，应用于临床诊断、鉴别诊断、病情观察、预后判断和治疗指导等多个方面。

第一节　血糖及其代谢产物的检查

一、血　糖

血糖分为空腹血糖（fasting blood glucose，FBG）、餐后 2 小时血糖（2hPG）和随机血糖。FBG 是指至少 8 小时内不摄入含热量食物后测定的血糖浓度，是诊断糖代谢紊乱最常用和最重要指标。空腹血浆葡萄糖（fasting plasma glucose，FPG）因检查方便且结果可靠而最常用。FBG 易受肝脏功能、内分泌激素、神经因素和抗凝剂等多种因素影响，且不同的检查方法其结果不尽相同。

【参考值】　FPG 3.9~6.1mmol/L（葡萄糖氧化酶法）。

【临床意义】　血糖不仅是诊断糖尿病的主要依据，也是判断糖尿病病情和疾病控制程度的主要指标。

1. 血糖增高　FBG 增高称为空腹血糖过高（impaired fasting glucose，IFG），FBG 超过 7.0mmol/L

称为高糖血症(hyperglycemia)。根据 FBG 水平将高糖血症分为 3 度:轻度增高(7.0~8.4mmol/L),中度增高(8.4~10.1mmol/L),重度增高(>10.1mmol/L)。当 FBG 超过 9mmol/L(肾糖阈)时尿糖呈现阳性。

(1) 生理性增高:餐后 1~2 小时、高糖饮食、剧烈运动和情绪激动等。

(2) 病理性增高:①糖尿病。②内分泌疾病:如甲亢、巨人症、肢端肥大症、皮质醇增多症、嗜铬细胞瘤和胰高血糖素瘤等。③应激性因素:如颅内压增高、颅脑损伤、中枢神经系统感染、心肌梗死、大面积烧伤、急性脑血管病等。④药物影响:如噻嗪类利尿剂、口服避孕药、泼尼松等。⑤肝脏和胰腺疾病:如严重的肝病、坏死性胰腺炎、胰腺癌等。⑥其他:如高热、呕吐、腹泻、脱水、麻醉和缺氧等。

2. FBG 减低　FBG 低于 3.9mmol/L 为低血糖,糖尿病患者用药后 FBG 低于 2.8mmol/L 时称为低糖血症(hypoglycemia)。

(1) 生理性减低:饥饿、长期剧烈运动、妊娠期等。

(2) 病理性减低:

1) 胰岛素过多:如过量使用胰岛素、口服降糖药、胰岛 B 细胞增生或肿瘤等。

2) 对抗胰岛素激素分泌不足:如肾上腺皮质激素、生长激素缺乏。

3) 肝糖原贮存缺乏:如急性重型肝炎、急性肝炎、肝癌等。

4) 急性乙醇中毒。

5) 先天性糖原代谢酶缺乏。

6) 消耗性疾病:如严重营养不良、恶病质等。

7) 非降糖药物影响:如磺胺药、水杨酸、吲哚美辛等。

8) 特发性低血糖。

3. 医学决定水平　①空腹 12 小时 FBG<2.8mmol/L 为低糖血症,可伴有出汗、颤抖、焦虑和虚弱等症状,慢反应时出现易怒、嗜睡、头痛等症状。②FBG>7mmol/L,可诊断糖尿病。

二、口服葡萄糖耐量试验

葡萄糖耐量试验(glucose tolerance test,GTT)主要用于诊断症状不明显或血糖升高不明显的可疑糖尿病。GTT 有静脉葡萄糖耐量试验(intravenous glucose tolerance test,IGTT)和口服葡萄糖耐量试验(oral glucose tolerance test,OGTT)两种。目前多采用 WHO 推荐的 75g 葡萄糖标准 OGTT,分别检查 FPG 和口服葡萄糖后 30 分钟、1 小时、2 小时、3 小时的血糖。正常人口服一定量葡萄糖后,在 30~60 分钟血糖升高达到峰值,并在短时间内(2 小时)降至空腹水平。这种因摄入葡萄糖使血糖升高,又因暂时升高的血糖刺激胰岛素分泌增加,致其短时间内降至正常水平的情况称耐糖现象。反之,口服一定量葡萄糖致血糖升高后,不能在短时间内降至空腹或原来水平,则为糖耐量异常或糖耐量降低,多发生在糖代谢紊乱时。

【参考值】　①FPG 3.9~6.1mmol/L。②口服葡萄糖后 30 分钟 ~1 小时,血糖达高峰。③2 小时血糖(2hPG)<7.8mmol/L。④3 小时血糖恢复至空腹水平。

【临床意义】　OGTT 是一种葡萄糖负荷试验,用于了解机体对葡萄糖代谢的调节能力,是糖尿病和低糖血症的重要诊断性试验。临床上主要用于诊断糖尿病、判断糖耐量异常(impaired glucose tolerance,IGT)、鉴别尿糖和低糖血症,OGTT 还可用于胰岛素和 C- 肽释放试验。

1. 诊断糖尿病　临床上符合以下条件者可诊断糖尿病。①有糖尿病症状,FPG≥7.0mmol/L。②OGTT 2hPG≥11.1mmol/L。③有临床症状,随机血糖≥11.1mmol/L。若临床症状不典型,需在不同时间重复检查确诊,但一般不主张做第 3 次 OGTT。

2. 判断 IGT　FPG<7.0mmol/L,2hPG 为 7.8~11.1mmol/L,且血糖达峰值时间延长至 1 小时后,血糖恢复正常时间延长至 2~3 小时后,同时伴有尿糖阳性者为 IGT。IGT 长期随诊观察,约 1/3 能恢复正常,1/3 仍为 IGT,1/3 最终转为糖尿病。IGT 常见于 2 型糖尿病、肢端肥大症、甲亢、肥胖症及皮质醇增多症等。

3. 平坦型糖耐量曲线(smooth OGTT curve)　FPG 降低,口服葡萄糖后血糖上升不明显,2hPG 不升高而仍处于低水平状态。常见于胰岛 B 细胞瘤、肾上腺皮质功能亢进症、腺垂体功能减退症。也可见于胃排空延迟、小肠吸收不良等。

4. 储存延迟型糖耐量曲线(storage delay OGTT curve)　口服葡萄糖后血糖急剧升高,提前出现峰值并大于 11.1mmol/L,而 2hPG 又低于空腹水平。常见于胃切除或严重肝损伤。由于胃切除后肠道迅速吸收葡萄糖或肝脏不能迅速摄取和处理葡萄糖,而使血糖急剧增高,反应性引起胰岛素分泌增高,进一步导致肝外组织利用葡萄糖增多,而使 2hPG 明显降低。

5. 鉴别低血糖

(1) 功能性低血糖:FPG 正常,口服葡萄糖后高峰出现时间及结果均正常,但 2~3 小时后出现低血糖,见于特发性低糖血症。

(2) 肝源性低血糖:FPG 低于正常,口服葡萄糖后血糖高峰提前并高于正常,2hPG 仍处于高水平,且尿糖阳性。常见于广泛性肝损伤、病毒性肝炎等。

三、血清胰岛素和胰岛素释放试验

胰岛素是降低血糖浓度的唯一激素。糖尿病时由于胰岛 B 细胞功能障碍和胰岛素生物学效应不足(胰岛素抵抗),常出现血糖增高而胰岛素降低的现象。进行 OGTT 同时,可分别于空腹和口服葡萄糖后 30 分钟、1 小时、2 小时、3 小时检查血清胰岛素水平的变化,称为胰岛素释放试验(insulin releasing test),用于了解胰岛 B 细胞基础功能状态和储备功能状态,间接了解血糖控制情况。

【参考值】　①空腹胰岛素:10~20mU/L。②释放试验:口服葡萄糖后胰岛素高峰在 30 分钟 ~1 小时,峰值为空腹胰岛素的 5~10 倍。

【临床意义】　血清胰岛素水平和胰岛素释放试验主要用于糖尿病分型诊断及空腹低血糖患者的评估。血清胰岛素水平和胰岛素释放试验的临床意义见表 19-1。

表 19-1　血清胰岛素水平和胰岛素释放试验的临床意义

分类	临床意义
糖尿病	1 型糖尿病空腹胰岛素明显降低,口服葡萄糖后释放曲线低平。2 型糖尿病空腹胰岛素可正常或稍高,口服葡萄糖后胰岛素呈延迟释放反应
胰岛 B 细胞瘤	常出现高胰岛素血症,呈现高水平曲线,血糖值降低
其他	肥胖、肝功能损伤、肾衰竭、肢端肥大症、巨人症等血清胰岛素水平增高;腺垂体功能低下、肾上腺皮质功能不全或饥饿时,血清胰岛素水平减低

四、血清 C- 肽

C- 肽(connective peptide)是胰岛素原(proinsulin)在蛋白水解酶的作用下分裂而成的与胰岛素等分子的肽类物。C- 肽可间接反映胰岛素量,且不受注射外源性胰岛素所产生的抗体干扰。因此,空腹 C- 肽水平、C- 肽释放试验常用于评价胰岛 B 细胞分泌功能和储备功能,常用于糖尿病分型、不同类型糖尿病治疗方案选择和指导治疗中胰岛素用量的调整。

【参考值】 ①空腹 C- 肽:0.3~1.3nmol/L。②C- 肽释放试验:口服葡萄糖后 30 分钟~1 小时出现高峰,其峰值为空腹 C- 肽的 5~6 倍。

【临床意义】

1. 血清 C- 肽增高 胰岛素自身免疫性疾病、胰岛细胞瘤、肥胖、服用糖皮质激素、高胰岛素血症、肾功能不全等。

2. 血清 C- 肽减低

(1) 外源性胰岛素所致的低血糖。

(2) 1 型糖尿病空腹 C- 肽低于正常,且口服葡萄糖后无高峰;2 型糖尿病空腹 C- 肽正常或稍高,刺激后高峰延迟。若无 C- 肽降低,对试餐试验有一定反应能力,说明 B 细胞有一定贮备功能,用胰岛素治疗可考虑减量或停用;若 C- 肽明显降低,则仍需用胰岛素。

五、糖化血红蛋白

糖化血红蛋白(glycosylated hemoglobin,GHb)是在红细胞生存期间血红蛋白 A(HbA)与己糖(主要是葡萄糖)缓慢、连续的非酶促反应的产物。GHb 分 HbA_1a(与磷酰葡萄糖结合)、HbA_1b(与果糖结合)和 HbA_1c(与葡萄糖结合)三种,统称 HbA_1,以 HbA_1c 含量最高(占 60%~80%),是临床上最常检查的成分。糖化过程非常缓慢,一旦形成则不可逆转和解离,且不受血糖暂时性升高的影响,因此,HbA_1c 对高血糖,特别是在血糖和尿糖波动较大时有特殊诊断价值。

HbA_1c 检查的指征:糖尿病碳水化合物代谢的长期回顾性监测,HbA_1c 检查的推荐频度取决于糖尿病类型和(或)治疗。

【参考值】 HbA_1c 4%~6%(高压液相法)。

【临床意义】 HbA_1c 水平取决于血糖水平、高血糖持续时间,其生成量与血糖浓度呈正比。HbA_1c 的代谢周期与红细胞寿命基本一致,故 HbA_1c 水平反映的是近 2~3 个月内平均血糖水平,而不能提供日间血糖动态变化或低血糖异常发生频率。

1. 评价糖尿病控制程度 HbA_1c 增高提示近 2~3 个月糖尿病控制不良,HbA_1c 愈高,血糖水平愈高,病情愈重。用 HbA_1c 作为糖尿病控制是否良好的观察指标,并指导调整用药剂量,建议控制良好者 2~3 个月检查 1 次,控制欠佳者 1~2 个月检查 1 次。

2. 筛查糖尿病 HbA_1c<6% 可排除糖尿病;HbA_1c>6% 可诊断糖尿病。

3. 预测血管并发症 由于 HbA_1c 与氧的亲和力强,可导致组织缺氧,故其长期增高,可引起组织缺氧而发生血管并发症。

4. 鉴别高血糖 糖尿病所致高血糖其 HbA_1c 增高,而应激性高血糖 HbA_1c 正常。

第二节　血清脂质和脂蛋白检查

一、血清脂质

血清脂质包括胆固醇、三酰甘油、磷脂（phospholipid）和游离脂肪酸（free fatty acid,FFA）。血清脂质是诊断脂蛋白代谢紊乱疾病的主要指标,此外还可协助诊断原发性胆汁性肝硬化、肾病综合征、肝炎肝硬化及吸收不良综合征等。

（一）总胆固醇

胆固醇（cholesterol,CHO）是脂质的组成成分之一,其中70%为胆固醇酯（cholesterol esterase,CE）、30%为游离胆固醇（free cholesterol,FC）,总称总胆固醇（total cholesterol,TC）。CHO检查对早期识别动脉粥样硬化危险和降脂药物治疗后监测有重要作用。

【参考值】　①合适水平:<5.18mmol/L。②边缘水平:5.18~6.19mmol/L。③升高:>6.22mmol/L。

【临床意义】　血清TC水平受年龄、家族、性别、遗传、饮食、精神等多种因素影响,通常男性高于女性,脑力劳动者高于体力劳动者。TC浓度增高,冠心病等心血管疾病发生的危险性增高,但其作为诊断指标既不特异,也不灵敏,因而只能作为动脉粥样硬化的预防、发病估计、疗效观察的参考指标。

1. TC增高

（1）动脉粥样硬化所致的心、脑血管疾病。

（2）各种高脂蛋白血症、胆汁淤积性黄疸、甲状腺功能减退症（甲减）、类脂性肾病、肾病综合征、糖尿病等。

2. TC减低

（1）甲亢。

（2）严重肝脏疾病,如肝硬化和急性重型肝炎等。

（二）三酰甘油

三酰甘油（triglyceride,TG）是甘油骨架上结合了3个脂肪酸所形成的酯,又称为中性脂肪（neutral fat）。TG是机体恒定的供能来源,主要存在于β-脂蛋白和乳糜颗粒中,直接参与CHO和CE的合成。TG也是动脉粥样硬化的危险因素指标,检查其水平高低,常用于早期识别动脉粥样硬化危险性和脂质异常血症分类,对低脂饮食和药物治疗的监测也有重要作用。

【参考值】　①合适水平:<1.70mmol/L。②边缘水平:1.70~2.25mmol/L。③升高:>2.26mmol/L。

【临床意义】　TG受生活习惯、饮食方式、年龄、性别等影响。高脂饮食后,外源性TG明显增高,且以乳糜微粒的形式存在,2~4小时达高峰,8小时后逐渐恢复空腹水平。乳糜微粒分子较大,能使光线散射而使血清浑浊或呈乳糜样,此为饮食性脂血。因此,应在空腹12~16小时后静脉采血检查TG。

1. TG增高

（1）冠心病。

（2）原发性脂质异常血症、动脉粥样硬化症、肥胖症、糖尿病、痛风、甲状旁腺功能减退症、肾病综合征、高脂饮食和胆汁淤积性黄疸等。

2. TG 减低

（1）低 β- 脂蛋白血症和无 β- 脂蛋白血症。

（2）严重的肝脏疾病、吸收不良、甲亢、肾上腺皮质功能减退症等。

二、血清脂蛋白

脂蛋白（lipoprotein，LP）是血脂在血液中存在、转运及代谢的形式。采用超高速离心法，根据密度不同可将脂蛋白分为乳糜微粒（chylomicron，CM）、极低密度脂蛋白（very low density lipoprotein，VLDL）、低密度脂蛋白（low density lipoprotein，LDL）、高密度脂蛋白（high density lipoprotein，HDL）和 VLDL 的代谢产物中间密度脂蛋白（intermediate density lipoprotein，IDL）。脂蛋白（a）［LP（a）］是脂蛋白的一大类，其脂质成分与 LDL 相似。

（一）乳糜微粒

乳糜微粒（CM）是最大的脂蛋白，脂质含量高达 98%，而蛋白质含量少于 2%，其主要功能是运输外源性 TG。由于 CM 在血液中代谢快，半衰期短，食物消化只需 4~6 小时，故空腹 12 小时后血清中不应有 CM。

【参考值】　阴性。

【临床意义】　血清 CM 极易受饮食中 TG 影响。如果血液脂蛋白酯酶（lipoprotein lipase，LPL）缺乏或活性减低，则血清 CM 不能及时被廓清，而使血清浑浊。

（二）高密度脂蛋白胆固醇

高密度脂蛋白（HDL）是血清中颗粒最小、密度最大的一组脂蛋白，其水平增高有助于外周组织清除 CHO，被视为人体内的抗动脉粥样硬化因子。一般以检查 HDL 胆固醇（HDL-C）的含量来反映 HDL 水平。

【参考值】　合适水平：>1.04mmol/L；减低：≤1.04mmol/L；升高：1.55mmol/L。

【临床意义】

1. HDL-C 增高　HDL-C 与 TG 呈负相关，HDL-C 水平高的个体患冠心病危险性小，常用此指标评价发生冠心病的危险性。绝经前女性 HDL-C 水平较高，其冠心病患病率较男性和绝经后女性为低。HDL 增高也见于慢性肝炎、原发性胆汁性肝硬化等。

2. HDL-C 减低　常见于动脉粥样硬化、急性感染、糖尿病、肾病综合征，以及应用雄激素、β- 受体阻滞剂和黄体酮等药物。

（三）低密度脂蛋白胆固醇

低密度脂蛋白（LDL）是富含 CHO 的脂蛋白。LDL 经过化学修饰后，其中的 apoB-100 变性，通过清道夫受体（scavenger receptor）被吞噬细胞摄取，形成泡沫细胞并停留在血管壁内，导致大量 CHO 沉积，促使动脉壁形成动脉粥样硬化斑块（atheromatous plaque）。故 LDL 是动脉粥样硬化的危险性因素，也称致动脉粥样硬化因子。临床上以 LDL 胆固醇（LDL-C）的含量来反映 LDL 水平。

【参考值】　①理想水平：<2.86mmol/L。②边缘水平：2.86~3.35mmol/L。③升高：>3.38mmol/L。

【临床意义】

1. LDL-C 增高　见于家族性高胆固醇血症、遗传性高脂蛋白血症、甲减、肾病综合征、胆汁淤积性黄疸、肥胖症以及应用雄激素、β-受体阻滞剂、糖皮质激素等。

2. LDL-C 减低　　见于无 β-脂蛋白血症、甲亢、吸收不良、肝硬化等。

（四）脂蛋白（a）

脂蛋白（a）[LP（a）]是密度介于 HDL 和 LDL 之间，并与两者重叠的特殊脂蛋白。它可以携带大量 CHO 结合于血管壁上，有促进动脉粥样硬化的作用。同时，LP（a）与纤溶酶原具有同源性，可与纤溶酶原竞争结合纤维蛋白位点，从而抑制纤维蛋白降解，促进血栓形成。因此，LP（a）是动脉粥样硬化和血栓形成的重要独立危险因子。检查 LP（a）对早期识别动脉粥样硬化危险性，特别是在 LDL-C 浓度升高的情况下具有重要价值。

【参考值】　0~300mg/L。

【临床意义】　血清 LP（a）水平的个体差异性较大，LP（a）水平高低主要由遗传因素决定，基本不受性别、年龄、饮食、营养和环境的影响。

LP（a）病理性增高见于：①缺血性心、脑血管疾病。②心肌梗死、外科手术、急性创伤和急性炎症。③肾病综合征、尿毒症、糖尿病肾病等。

三、血清载脂蛋白

脂蛋白中的蛋白部分称为载脂蛋白（apolipoprotein，apo）。apo 一般分为 apoA、apoB、apoC、apoE 和 apo（a），每类中又分有若干亚型。检查载脂蛋白对早期识别冠心病危险性、危险性评价以及使用降脂药物治疗监测有重要意义。

（一）载脂蛋白 AⅠ

载脂蛋白 A（apoA）是 HDL 的主要结构蛋白，有 AⅠ、AⅡ、AⅢ之分，但 apoAⅠ浓度最高，且 apoAⅠ可催化磷脂酰胆碱-胆固醇酰基转移酶（lecithin cholesterol acyltransferase，LCAT），将组织内多余的 CE 转运至肝脏。因此，apoA 具有清除组织脂质和抗动脉粥样硬化的作用。目前，apoAⅠ为临床常用检查指标。

【参考值】　①男性：(1.42±0.17)g/L。②女性：(1.45±0.14)g/L。

【临床意义】　apoAⅠ水平反映血液 HDL 水平，与 HDL 呈明显正相关，与冠心病发病率呈负相关，是较灵敏的指标。apoAⅠ减低见于：①家族性 apoAⅠ缺乏症、家族性 α-脂蛋白缺乏症（Tangier 病）、家族性 LCAT 缺乏症和家族性低 HDL 血症等。②急性心肌梗死、糖尿病、慢性肝病、肾病综合征和脑血管病等。

（二）载脂蛋白 B

载脂蛋白 B（apoB）是 LDL 中含量最多的蛋白质（90%）。具有调节肝脏内外细胞表面 LDL 受体与血浆 LDL 之间平衡的作用，对肝脏合成 VLDL 也具调节作用。其作用成分是 apoB-100，还有其降解产物 apoB-48 等。目前通过检查 apoB-100 来间接反映 apoB 水平。

【参考值】　①男性：(1.01±0.21)g/L。②女性：(1.07±0.23)g/L。

【临床意义】　apoB 直接反映 LDL 水平。因此，apoB 增高与动脉粥样硬化、冠心病的发生率呈正相关，可用于评价冠心病危险性和降脂治疗效果，对冠心病危险性预测优于 LDL 和 CHO。①apoB 增高见于：高 β-脂蛋白血症、糖尿病、甲减、肾病综合征和肾衰竭等。②apoB 减低见于：低 β-脂蛋白血症、无 β-脂蛋白血症、apoB 缺乏症、恶性肿瘤、甲亢、营养不良等。

（三）载脂蛋白 AI/ 载脂蛋白 B 比值

apoAI、apoB 分别为 HDL、LDL 主要成分,某些病理情况下 CHO 含量可发生变化,因而 HDL 和 LDL 不能代替 apoAI 和 apoB。apoAI/apoB 比值可能比单项血脂测定更具临床意义。

【参考值】 1~2。

【临床意义】 apoAI/apoB 比值随着年龄增长而降低。动脉粥样硬化、冠心病、糖尿病、脂质异常血症、肥胖症等 apoAI/apoB 比值减低。

第三节 血清电解质检查

一、血清阳离子

（一）血钾

钾的主要生理功能是维持细胞内液渗透压及酸碱平衡,参与糖、蛋白质代谢,保证神经肌肉,特别是心肌的正常应激性。98% 的钾离子分布于细胞内液,是细胞内主要阳离子,少量存在于细胞外液。血清钾测定实为对细胞外钾浓度的测定,在一定程度上可反映体内钾总量。以下情况应检查血钾水平:①高血压。②心律失常。③服用利尿剂或泻药。④已知有其他电解质紊乱。⑤急性和慢性肾衰竭。⑥腹泻、呕吐。⑦酸碱平衡紊乱。⑧重症监护患者的随访监测。红细胞内钾浓度是血浆的数十倍,故溶血标本对钾测定干扰最大。

【参考值】 3.5~5.5mmol/L。

【临床意义】 血钾超过 5.5mmol/L 时称为高钾血症(hyperkalemia)。血钾低于 3.5mmol/L 时称为低钾血症(hypokalemia),其中血钾在 3.0~3.5mmol/L 者为轻度低钾血症;2.5~3.0mmol/L 为中度低钾血症;<2.5mmol/L 为重度低钾血症。血钾浓度变化的发生机制与临床意义见表 19-2。

表 19-2 血钾浓度变化的发生机制与临床意义

分类	发生机制	临床意义
高钾血症	① 摄入过多	如高钾饮食、静脉输注大量钾盐
	② 排出减少	如急性肾衰竭少尿期、肾上腺皮质功能减退症、系统性红斑狼疮
	③ 细胞内钾外移增多	如组织损伤和血细胞破坏、缺氧和酸中毒、使用 β- 受体阻滞剂或洋地黄类药物
	④ 假性高钾	如血管外溶血等
低钾血症	① 分布异常	如应用大量胰岛素、低钾性周期性麻痹、碱中毒等
	② 丢失过多	如频繁呕吐、长期腹泻、肾衰竭多尿期、肾小管性酸中毒、肾上腺皮质功能亢进症、长期应用呋塞米等利尿剂

（二）血钠

钠是细胞外液的主要阳离子,44% 存在于细胞外液,9% 存在于细胞内液,47% 存在于骨骼中。血清钠主要以氯化钠形式存在,主要功能是保持细胞外液容量、维持渗透压及酸碱平衡,维持肌肉、神经正常应激性。以下情况可检查血钠水平:①水电解质平衡紊乱。②其他电解质超出参考值。③多尿、口渴感减弱。④酸碱平衡紊乱。⑤肾脏疾病。⑥高血压。⑦某些内分泌疾病,如甲减、盐皮质激素过多或缺乏症。⑧水肿。⑨摄入过量的钠。

【参考值】　135~145mmol/L。

【临床意义】　血钠超过 145mmol/L,并伴有血液渗透压过高者,称为高钠血症(hypernatremia)。血钠低于 135mmol/L 称为低钠血症(hyponatremia)。血钠浓度变化的发生机制与临床意义见表 19-3。

表 19-3　血钠浓度变化的发生机制与临床意义

分类	发生机制	临床意义
高钠血症	① 水分摄入不足	如进食困难、昏迷等
	② 水分丢失过多	如大量出汗、烧伤、长期腹泻、呕吐、糖尿病性多尿
	③ 内分泌病变	如肾上腺皮质功能亢进症、原发性或继发性醛固酮增多症
	④ 摄入过多	
低钠血症	① 丢失过多	如慢性肾衰竭多尿期和大量应用利尿剂
	② 细胞外液稀释	如水钠潴留
	③ 消耗性低钠或摄入不足	如肺结核、肿瘤、肝硬化等慢性消耗性疾病,饥饿、营养不良、长期低钠饮食等

(三) 血钙

钙是人体含量最多的金属宏量元素。人体内 99% 以上的钙以磷酸钙或碳酸钙的形式存在于骨骼中。虽然血液钙含量极少,仅占人体钙含量的 1%,但却在血液凝固、维持神经肌肉应激性和心肌收缩、内分泌、糖原合成及分解、调控细胞生长等方面发挥重要作用。血液中的钙以蛋白结合钙、复合钙(与阴离子结合的钙)和游离钙(离子钙)形式存在。离子钙为具有活性的可扩散钙,比测定总钙更有价值,是指导临床补钙的重要指标。

【参考值】　①总钙:2.25~2.58mmol/L。②离子钙:1.10~1.34mmol/L。

【临床意义】　血清总钙超过 2.58mmol/L 称为高钙血症(hypercalcemia)。血清总钙低于 2.25mmol/L 称为低钙血症(hypocalcemia)。高钙血症、低钙血症的发生机制与临床意义见表 19-4。

表 19-4　高钙血症和低钙血症的发生机制与临床意义

分类	机制	临床意义
高钙血症	溶骨作用增强	原发性甲状旁腺功能亢进症、多发性骨髓瘤、急性骨萎缩骨折后和肢体麻痹等
	肾功能损害	急性肾衰竭的少尿期,钙排出减少而沉积在软组织中
	摄入过多或吸收增加	静脉输入钙过多、维生素 D 中毒等
低钙血症	成骨作用增强	甲状旁腺功能减退症、恶性肿瘤骨转移等
	吸收减少或摄入不足	佝偻病、婴儿手足搐搦症、骨质软化症、长期低钙饮食等

二、血清阴离子

（一）血氯

氯是细胞外液的主要阴离子,在细胞内外均有分布,具有调节机体水、电解质、渗透压及酸碱平衡、参与胃酸生成等作用。血浆氯化物以氯化钠的形式存在,其调节是被动的,与血钠水平有关。当出现酸碱平衡紊乱、水钠平衡紊乱时应进行血氯检查。

【参考值】　95~105mmol/L。

【临床意义】

1. 血氯增高　血清氯含量超过 105mmol/L 称为高氯血症(hyperchloremia),可发生在排出减少、血液浓缩、吸收增加、代偿性增高、低蛋白血症、摄入过多情况时,见于急性或慢性肾衰竭的少尿期、心功能不全、呼吸性碱中毒、肾脏疾病等。

2. 血氯减低　血清氯含量低于 95mmol/L 称为低氯血症(hypochloremia)。见于:①摄入不足,如饥饿、营养不良、低盐治疗等。②丢失过多,如严重呕吐、腹泻、慢性肾衰竭、糖尿病以及应用噻嗪类利尿剂、慢性肾上腺皮质功能不全、呼吸性酸中毒等。

（二）血磷

磷以无机磷(inorganic phosphate)和有机磷(organophosphate)形式存在于体内,其中70%~80% 以不溶解的磷酸钙(calcium phosphate)形式存在于骨骼中,其余构成磷脂、核苷酸等人体重要的有机化合物。磷在体内参与糖、脂及氨基酸代谢,构成能量转运物质。体内钙磷代谢关系密切,两者之间有一定浓度关系,受相同激素控制,彼此互相制约。正常人钙、磷浓度乘积为 36~40(mg/dl)。下列情况可检查血磷:①骨病;②慢性肾脏疾病、透析患者;③甲状腺术后;④慢性乙醇中毒;⑤肾结石及甲状旁腺疾病患者。

【参考值】　0.97~1.61mmol/L。

【临床意义】

1. 血磷增高　血磷增高见于原发性或继发性甲状旁腺功能减退症、肾衰竭、摄入维生素 D过多和肢端肥大症、多发性骨髓瘤、骨折愈合期、Addison 病、急性重型肝炎等。

2. 血磷减低　血磷减低的发生机制与临床意义见表 19-5。

表 19-5　血磷减低的发生机制与临床意义

发生机制	临床意义
摄入不足或吸收障碍	饥饿、恶病质、吸收不良、活性维生素 D 缺乏等
丢失过多	大量呕吐、腹泻、血液透析、肾小管性酸中毒、Fanconi 综合征、应用噻嗪类利尿剂等
转入细胞内	静脉注射胰岛素或葡萄糖、过度换气综合征、碱中毒等
其他	乙醇中毒、糖尿病酮症酸中毒、甲状旁腺功能亢进症、维生素 D 抵抗性佝偻病等

第四节 内分泌激素检查

一、甲状腺激素

(一)甲状腺素和游离甲状腺素

甲状腺素(thyroxine)即 3,5,3',5'- 四碘甲状腺原氨酸(3,5,3',5'-tetraiodothyronine,T_4)。T_4 以与蛋白质结合的结合型和游离型(free thyroxine,FT_4)两种形式存在,T_4 与 FT_4 之和为总 T_4(TT_4)。生理状况下,99.5% 的 T_4 与血清甲状腺素结合球蛋白(TBG)结合,FT_4 含量极少,但因 T_4 不能进入外周组织细胞,而只有转变为 FT_4 后才能进入组织细胞发挥其生理作用,故 FT_4 较 T_4 更有价值。

【参考值】 ①TT_4:65~155nmol/L。②FT_4:10.3~25.7pmol/L。

【临床意义】

1. TT_4 TT_4 是判断甲状腺功能状态最基本的体外筛查指标。其增高主要见于:甲亢、先天性甲状腺素结合球蛋白增多症、原发性胆汁性肝硬化、妊娠,以及口服避孕药或雌激素等。TT_4 减低主要见于:甲减、缺碘性甲状腺肿、低甲状腺素结合球蛋白血症等。

2. FT_4 FT_4 不受血浆 TBG 影响,诊断甲亢的灵敏度优于 TT_4。其增高见于甲亢、甲亢危象、甲状腺激素不敏感综合征等。FT_4 减低主要见于甲减、应用抗甲状腺药物、糖皮质激素、苯妥英钠、多巴胺等。

(二)三碘甲状腺原氨酸和游离三碘甲状腺原氨酸

T_4 在肝脏和肾脏中经过脱碘后转变为 3,5,3'- 三碘甲状腺原氨酸(3,5,3'-triiodothyronine,T_3),T_3 的含量只是 T_4 的 1/10,但其生理活性却为 T_4 的 3~4 倍。与 TBG 结合的结合型 T_3 和游离型 T_3(free triiodothyronine,FT_3)之和为总 T_3(TT_3)。

【参考值】 ①TT_3:1.6~3.0nmol/L。②FT_3:6.0~11.4pmol/L。

【临床意义】

1. TT_3 TT_3 是诊断甲亢非常灵敏的指标。①TT_3 增高:甲亢时 TT_3 可高出正常人 4 倍,而 TT_4 仅为 2.5 倍。也是诊断 T_3 型甲亢(T_3 增高而 T_4 不增高)的特异性指标,如功能亢进型甲状腺腺瘤、多发性甲状腺结节性肿大。②TT_3 减低:可见于甲减,但减低不明显,有时甚至轻度增高。因此,T_3 不是诊断甲减的灵敏指标。另外,TT_3 减低还可见于肢端肥大症、肝硬化、肾病综合征和使用雌激素等。

2. FT_3 FT_3 增高对诊断甲亢最灵敏,早期或具有复发前兆的 Graves 病的患者血清 FT_4 处于临界值,而 FT_3 已明显增高。T_3 型甲亢时 T_3 增高较 T_4 明显,FT_4 可正常,但 FT_3 已明显增高。FT_3 减低见于低 T_3 综合征(low T_3 syndrome)、慢性淋巴细胞性甲状腺炎晚期、应用糖皮质激素等。

(三)反三碘甲状腺原氨酸

反三碘甲状腺原氨酸(reverse triiodothyronine,rT_3)是由 T_4 在外周组织脱碘而生成。生理情况下,rT_3 含量极少,其活性仅为 T_4 的 10%,是反映甲状腺功能的指标。

【参考值】 0.2~0.8nmol/L。

【临床意义】

1. rT_3 增高

（1）甲亢：rT_3 增高诊断甲亢的符合率为 100%。

（2）非甲状腺疾病：如 AMI、肝硬化、尿毒症、糖尿病、脑血管病、心力衰竭等 rT_3 可增高。

（3）药物影响：普萘洛尔、地塞米松、丙硫嘧啶等可致 rT_3 增高。当甲减应用甲状腺激素替代治疗时，rT_3、T_3 正常说明用药量合适；若 rT_3、T_3 增高，而 T_4 正常或偏高，提示用药过量。

2. rT_3 减低

（1）甲减：甲减时 rT_3 明显减低，对轻型或亚临床型甲减诊断的准确性优于 T_3、T_4。

（2）药物影响：应用抗甲状腺药物治疗时，rT_3 减低较 T_3 缓慢，当 rT_3、T_4 低于参考值时提示用药过量。

（四）甲状腺素结合球蛋白

甲状腺素结合球蛋白（thyroxine-binding globulin，TBG）是一种由肝细胞合成的酸性糖蛋白，是血液中甲状腺素的主要结合蛋白。TBG 浓度改变对 TT_3、TT_4 的影响十分显著。临床上多用于：①与 TSH 水平或临床症状不符的 TT_4、TT_3 浓度的评估。②TT_4、FT_4 之间不能解释的差异。③TT_4 显著升高或降低。④怀疑先天性 TBG 缺乏。

【参考值】　15~34mg/L。

【临床意义】

1. TBG 增高　非特异性增高常伴有 TT_3、TT_4 含量升高，而 FT_3、FT_4 无明显变化，患者可无甲亢表现，如妊娠、口服避孕药、大剂量雌激素治疗、家族性 TBG 增多症等。甲减时 TBG 增高，但 TT_3、TT_4 含量降低。

2. TBG 减低　常见于甲亢、遗传性 TBG 减少症、肢端肥大症、肾病综合征、恶性肿瘤、严重感染等。也可见于大量应用糖皮质激素和雄激素等。

（五）促甲状腺素受体抗体

促甲状腺素受体抗体（thyrotrophin-receptor antibodies，TRAb）是一组抗甲状腺细胞膜上 TSH 受体的自身抗体，TRAb 与甲状腺细胞上的 TSH 受体结合，兴奋腺苷酸环化酶活性，激活 cAMP 的分泌，使甲状腺激素的产生和分泌增加。TRAb 检查的适应证有：①甲亢的鉴别诊断。②内分泌性眼病的评估。③有 Graves 病史的孕妇的随访。④Graves 病的治疗随访。

【参考值】　阴性。

【临床意义】　目前认为，TRAb 可作为检查 Graves 病及判断治疗效果和预后的一种可靠方法。TRAb 阳性见于 Graves 病、暂时性新生儿甲状腺毒症。在应用抗甲状腺药物治疗过程中，如 TRAb 持续阳性，不能停药，一旦停药便有复发的危险。

（六）甲状腺过氧化物酶抗体

甲状腺过氧化物酶（thyroid peroxidase，TPO）是一种膜结合性糖蛋白，TSH 刺激 TPO 的合成，TPO 是甲状腺抗体依赖性细胞介导的细胞毒性反应的主要参与蛋白。甲状腺过氧化物酶抗体（thyroid peroxidase antibodies，TPOAb）检查的适应证：①病因未明的 TSH 升高和甲状腺肿，原因未明的甲亢的诊断。②自身免疫性甲状腺疾病的评价。③产后甲状腺炎的危险筛查。

【参考值】　阴性。

【临床意义】　TPOAb 阳性见于慢性淋巴细胞性甲状腺炎（桥本甲状腺炎、自身免疫性甲状腺炎）、原发性黏液性水肿、Graves 病、Addison 病、慢性纤维性甲状腺炎。TPOAb 浓度与 TSH 浓度有关,TPOAb 阳性提示可能发生甲状腺功能衰竭。大约 10% 的健康人和非自身免疫性甲状腺疾病患者体内有低浓度的 TPOAb。

二、甲状旁腺激素与调节钙、磷代谢激素

(一) 甲状旁腺素

甲状旁腺素(parathormone,或 parathyroid hormone,PTH)是甲状旁腺主细胞分泌的一种含有 84 个氨基酸的直链肽类激素,主要靶器官有肾脏、骨骼和肠道。PTH 的主要生理作用是拮抗降钙素、动员骨钙释放、加快磷酸盐排泄和维生素 D 活化等。

【参考值】　①免疫化学发光法:1~10pmol/L。②RIA:氨基酸活性端(N-terminal)230~630ng/L;氨基酸无活性端(C-terminal)430~1860ng/L。

【临床意义】　PTH 增高是诊断甲状旁腺功能亢进症(hyperparathyroidism)的主要依据。PTH 增高伴高血钙和低血磷,多为原发性甲状旁腺功能亢进,见于维生素 D 缺乏、肾衰竭、吸收不良综合征等。PTH 减低主要见于甲状腺或甲状旁腺术后、特发性甲状旁腺功能减退症(hypoparathyroidism)等。

(二) 降钙素

降钙素(calcitonin,CT)是由甲状腺 C 细胞分泌的多肽激素。其主要作用是降低血钙和血磷,靶器官为骨骼和肾脏。CT 分泌受血钙浓度调节,血钙浓度增高,CT 分泌也增高。CT 与 PTH 对血钙的调节作用相反,共同维持血钙浓度的相对稳定。

【参考值】　<100ng/L。

【临床意义】　CT 增高可用于诊断甲状腺髓样癌,对判断手术疗效及术后复发有重要价值。CT 增高也可见于燕麦细胞型肺癌、结肠癌、乳癌、胰腺癌、前列腺癌、严重骨病和肾脏疾病等。CT 减低主要见于甲状腺切除术后、重度甲亢等。

三、肾上腺皮质激素

(一) 尿 17- 羟皮质类固醇

尿 17- 羟皮质类固醇(17-hydroxycorticosteroid,17-OHCS)是肾上腺皮质激素的代谢产物,其含量高低可反映肾上腺皮质功能。糖皮质激素的分泌有昼夜节律性变化,常用 24 小时尿液 17-OHCS 水平来反映其变化。

【参考值】　①男性:13.8~41.4μmol/24h。②女性:11.0~27.6μmol/24h。

【临床意义】

1. 17-OHCS 增高　常见于肾上腺皮质功能亢进症,如 Cushing 综合征、异源 ACTH 综合征、原发性肾上腺皮质肿瘤等,也可见于甲亢、肥胖症、女性男性化、腺垂体功能亢进等。

2. 17-OHCS 减低　常见于原发性肾上腺皮质功能减退症,如 Addison 病、腺垂体功能减退症等,也可见于甲减、肝硬化等。

(二) 尿 17- 酮皮质类固醇

17- 酮皮质类固醇(17-ketosteroids,17-KS)是雄激素代谢产物的总称。女性、儿童尿液 17-KS 主要来自肾上腺皮质,而男性 17-KS 约 2/3 来自肾上腺皮质,1/3 来自睾丸。17-KS 含量

变化可反映肾上腺皮质的内分泌功能和男性患者的睾丸功能状态。

【参考值】　①男性:34.7~69.4μmol/24h。②女性:17.5~52.5μmol/24h。

【临床意义】　17-KS 增高多见于肾上腺皮质功能亢进症、睾丸癌、腺垂体功能亢进、女性多毛症等。若 17-KS 明显增高,提示肾上腺皮质肿瘤及异源 ACTH 综合征等。17-KS 减低多见于肾上腺皮质功能减退症、腺垂体功能减退、睾丸功能低下等,也可见于肝硬化、糖尿病等慢性消耗性疾病等。

(三)血清皮质醇和尿液游离皮质醇

皮质醇(cortisol)由肾上腺皮质束状带及网状带细胞所分泌。进入血液后,90% 的皮质醇为结合状态,游离皮质醇极少,且 5%~10% 的游离皮质醇(free cortisol,FC)可从尿液排出。皮质醇分泌有昼夜节律性变化,一般检查上午 8 时和下午 4 时的血清皮质醇浓度。24 小时尿液游离皮质醇(24h urine free cortisol,24hUFC)能反映肾上腺皮质分泌功能。临床上,以血清皮质醇和 24hUFC 作为筛查肾上腺皮质功能异常的首选指标。

【参考值】　①血清皮质醇:上午 8 时,140~630nmol/L,下午 4 时:83~440nmol/L。②UFC:30~300nmol/24h。

【临床意义】

1. 血清皮质醇和 24hUFC 增高　常见于肾上腺皮质功能亢进症、双侧肾上腺皮质增生或肿瘤、异源 ACTH 综合征等,且丧失了昼夜变化规律。也可见于非肾上腺疾病,如慢性肝病、单纯性肥胖、应激状态、妊娠及雌激素治疗等。

2. 血清皮质醇和 24hUFC 减低　常见于肾上腺皮质功能减退症、腺垂体功能减退等,尚有昼夜节律性变化。

(四)血浆和尿液醛固酮

醛固酮(aldosterone,ALD)是肾上腺皮质球状带细胞所分泌的一种盐皮质激素,作用于肾脏远曲小管,具有保钠排钾、调节水和电解质平衡的作用。ALD 浓度有昼夜变化规律,并受体位、饮食及肾素水平的影响。

【参考值】

1. 血浆

(1) 普通饮食:卧位(238.6±104.0)pmol/L,立位(418.9±245.0)pmol/L。

(2) 低钠饮食:卧位(646.6±333.4)pmol/L,立位(945.6±491.0)pmol/L。

2. 尿液　普通饮食:9.4~35.2nmol/24h。

【临床意义】　ALD 增高常见于原发性醛固酮增多症(aldosteronism)和继发性醛固酮增多症,如心力衰竭、肾病综合征、肝硬化腹水、高血压及长期低钠饮食等。ALD 减低见于肾上腺皮质功能减退症、垂体功能减退、高钠饮食、妊娠高血压综合征、原发性单一性醛固酮减少症等。

四、肾上腺髓质激素

(一)儿茶酚胺

儿茶酚胺(catecholamines,CA)是肾上腺嗜铬细胞分泌的肾上腺素、去甲肾上腺素和多巴胺的总称。血液 CA 主要来源于交感神经和肾上腺髓质,24 小时尿液 CA 含量变化不仅可以反映肾上腺髓质功能,也可以判断交感神经的兴奋性。

【参考值】　71.0~229.5nmol/24h。

【临床意义】　CA 增高主要见于嗜铬细胞瘤(pheochromocytoma),其增高程度可达正常人的 2~20 倍,不过应多次反复检查才能明确诊断。此外,CA 增高也可见于交感神经母细胞瘤、心肌梗死、高血压、甲亢、肾上腺髓质增生等。CA 减低见于 Addison 病。

(二)血浆肾素

肾素为肾小球旁细胞合成分泌的一种蛋白水解酶,可催化血管紧张素原水解生成血管紧张素Ⅰ,后者再经酶促反应水解生成血管紧张素Ⅱ。血管紧张素Ⅱ除直接产生多种效应外,还可促进肾上腺皮质释放醛固酮。血浆肾素检查多与醛固酮检查同时进行。

【参考值】　普通饮食成人立位:0.30~1.90ng/(ml·h),卧位:0.05~0.79ng/(ml·h);低钠饮食者卧位:1.14~6.13ng/(ml·h)。

【临床意义】

1. 诊断原发性醛固酮增多症　血浆肾素降低而醛固酮升高是诊断原发性醛固酮增多症极有价值的指标。血浆肾素和醛固酮均升高见于肾性高血压、水肿、心力衰竭、肾小球旁细胞肿瘤等。严重肾脏病变时血浆肾素和醛固酮均降低。

2. 指导高血压治疗　高血压依据血浆肾素水平可分为高肾素性、正常肾素性和低肾素性。对高肾素性高血压患者,选用转化酶抑制剂拮抗血浆肾素功能,或减少肾素分泌的 β 肾上腺素受体阻断剂,可有较好的降压效果。

五、性 腺 激 素

(一)血浆睾酮

睾酮(testosterone)是男性最重要的雄激素(androgen),血浆睾酮浓度反映睾丸的分泌功能。血液中具有活性的游离睾酮仅为 2%。睾酮分泌具有昼夜节律性变化,上午 8 时为分泌高峰。

【参考值】

1. 男性　青春期(后期):100~200ng/L;成人:300~1000ng/L。
2. 女性　青春期(后期):100~200ng/L;成人:200~800ng/L;绝经后:80~350ng/L。

【临床意义】　睾酮增高主要见于睾丸间质细胞瘤、男性性早熟(sexual precosity)、先天性肾上腺皮质增生症、肾上腺皮质功能亢进症、多囊卵巢综合征等,也见于女性肥胖症、中晚期妊娠及应用雄激素等。睾酮减低主要见于 Klinefelter 综合征(原发性小睾丸症)、睾丸不发育症(testicularagenesis)等,减低也见于睾丸炎症、肿瘤、外伤、放射性损伤等。

(二)血浆雌二醇

雌二醇(estradial,E_2)是雌激素的主要成分,由睾丸、卵巢和胎盘分泌,或由雌激素转化而来。其生理功能是促进女性生殖器官发育和副性征出现,并维持正常状态。

【参考值】

1. 男性　青春前:7.3~36.7pmol/L;成人:50~200pmol/L。
2. 女性　青春前:7.3~28.7pmol/L;卵泡期:94~433pmol/L;黄体期:499~1580pmol/L;排卵期:704~2200pmol/L;绝经期:40~100pmol/L。

【临床意义】　E_2 增高常见于女性性早熟、男性女性化、卵巢肿瘤以及性腺母细胞瘤、垂体瘤、妊娠期等。男性随年龄增长 E_2 水平也逐渐增高。E_2 减低常见于各种原因所致的原发性性腺功能减退，如卵巢发育不全。E_2 减低也见于卵巢切除、青春期延迟、原发性或继发性闭经、绝经、口服避孕药等。

（三）血浆黄体酮

黄体酮（progesterone）是由黄体和卵巢所分泌，是类固醇激素合成的中间代谢产物。其生理作用是使经雌激素作用的、已处于增殖期的子宫内膜继续发育增殖、增厚、松软和分泌黏液，为受精卵着床做准备，对维持正常月经周期和正常妊娠有重要作用。

【参考值】　①卵泡期（早）:$(0.7\pm0.1)\mu g/L$。②卵泡期（晚）:$(0.4\pm0.1)\mu g/L$。③排卵期:$(1.6\pm 0.2)\mu g/L$。④黄体期（早）:$(11.6\pm1.5)\mu g/L$；黄体期（晚）:$(5.7\pm1.1)\mu g/L$。

【临床意义】　黄体酮增高常见于葡萄胎、妊娠高血压综合征、原发性高血压、卵巢肿瘤、多胎妊娠等。黄体酮减低常见于黄体功能不全、多囊卵巢综合征、胎儿发育迟缓、死胎、原发性或继发性闭经、无排卵型子宫功能性出血等。

六、垂　体　激　素

（一）促甲状腺激素

促甲状腺激素（thyroid stimulating hormone，TSH）是腺垂体分泌的重要激素，主要生理作用是刺激甲状腺细胞的发育、合成与分泌甲状腺激素。TSH 的分泌受促甲状腺素释放激素（thyrotropin releasing hormone，TRH）和生长抑素（somatostatin）影响，并受甲状腺激素的负反馈调节。

【参考值】　$2\sim10mU/L$。

【临床意义】　TSH 是诊断原发性和继发性甲减的最重要指标。目前认为，FT_3、FT_4 和 TSH 是评价甲状腺功能的首选指标和甲减患者应用甲状腺素替代治疗的疗效观察指标。

1. TSH 增高　常见于原发性甲减、异源 TSH 分泌综合征、单纯性甲状腺肿、腺垂体功能亢进、甲状腺炎等，也可见于应用多巴胺拮抗剂、含碘药物等。

2. TSH 减低　常见于甲亢、继发性甲减（TRH 分泌不足）、腺垂体功能减退、皮质醇增多症、肢端肥大症等。

（二）促肾上腺皮质激素

促肾上腺皮质激素（adrenocorticotropic hormone，ACTH）是腺垂体分泌的含有 39 个氨基酸的多肽激素，主要生理作用是刺激肾上腺皮质增生、合成与分泌肾上腺皮质激素。ACTH 分泌受促肾上腺皮质激素释放激素（corticotropic hormone releasing hormone，CRH）的调节，并受血清皮质醇浓度的反馈调节。其分泌具有昼夜节律性变化，上午 6~8 时为分泌高峰，午夜 22~24 时为分泌低谷。ACTH 测定多用于：①鉴别诊断皮质醇增多症。②鉴别诊断肾上腺皮质功能减退症。③疑有异位 ACTH 分泌。

【参考值】　上午 8 时:25~100ng/L。

【临床意义】　ACTH 增高常见于原发性肾上腺皮质功能减退症、先天性肾上腺皮质增生、异源 ACTH 综合征、异源 CRH 肿瘤等。ACTH 减低常见于腺垂体功能减退症、原发性肾上腺皮质功能亢进症、医源性皮质醇增多症等。

(三) 生长激素

生长激素（growth hormone，GH）分泌具有脉冲式节律，每 1~4 小时出现 1 次脉冲峰，睡眠后 GH 分泌增高，约在熟睡 1 小时后达高峰。宜在午夜采血测定 GH，但单项指标测定的意义有限，应同时进行动态检查。

【参考值】 ①儿童：<20μg/L。②男性：<2μg/L。③女性：<10μg/L。

【临床意义】 GH 增高最常见于垂体肿瘤所致的巨人症或肢端肥大症，也可见于异源GHRH 或 GH 综合征。GH 减低主要见于垂体性侏儒症、垂体功能减退症、遗传性 GH 缺乏症、继发性 GH 缺乏症等。

(四) 抗利尿激素

抗利尿激素（antidiuretic hormone，ADH），也称为血管升压素（vasopressin，VP）是下丘脑视上核神经元产生的一种含有 9 个氨基酸的多肽激素。其主要生理作用是促进远端肾小管和集合管对水的重吸收，从而调节有效血容量、渗透压及血压。

【参考值】 1.4~5.6pmol/L。

【临床意义】 ADH 增高常见于腺垂体功能减退症、肾性尿崩症、脱水等。ADH 减低常见于中枢性尿崩症、肾病综合征、输入大量等渗溶液、体液容量增多等。

(五) 泌乳素

泌乳素是由脑垂体分泌的一种多肽激素，也称为催乳素（prolactin，PRL），其功能是触发和维持产后乳汁的分泌。PRL 的分泌是脉冲式的，一天之中就有很大的变化。睡眠 1 小时内PRL 分泌的脉冲幅度迅速提高，之后在睡眠中分泌量维持在较高的水平，醒后则开始下降。清晨 3~4 时血清 PRL 分泌浓度是中午的 1 倍。

【参考值】 <20μg/L。

【临床意义】 血清 PRL 主要用于诊断可疑垂体肿瘤（60% 的垂体腺瘤分泌 PRL）。PRL浓度升高见于睡眠、哺乳、乳头刺激、锻炼、低血糖、甲减、垂体肿瘤（泌乳素瘤等）、下丘脑 - 垂体轴病变、肾衰竭、HIV 感染、SLE、晚期多发性骨髓瘤等，吩噻嗪、氟哌啶醇、利血平、甲基多巴、雄激素、阿片制剂和西咪替丁等也可使 PRL 浓度升高。而左旋多巴可使血清 PRL 浓度降低。

（粟　军）

本章小结

常用内分泌与代谢功能检查是诊断内分泌与代谢性疾病的重要检查项目，本章主要介绍了常用内分泌与代谢功能检查内容与临床意义。通过学习常用内分泌与代谢功能检查，使同学们初步掌握常用内分泌与代谢功能检查指标的选择、参考值与临床意义，对临床诊断、鉴别诊断、病情观察、预后判断和治疗指导等具有重要价值。

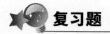 **复习题**

1. 简述病理性血糖升高与减低的临床意义。
2. 简述糖化血红蛋白检查的临床意义。
3. 简述高钠血症、低钠血症的临床意义。
4. 简述高钾血症、低钾血症的临床意义。
5. 简述 TT_4 和 FT_4 的临床意义。
6. 简述 TSH 浓度变化的临床意义。

第二十章

心肌损伤标志物与其他血清酶学检查

学习目标 ▮▮▮

1. 知识与技能
(1) 掌握心肌酶和心肌蛋白检查的内容与临床意义;
(2) 熟悉淀粉酶等检查的内容与临床意义。
2. 过程与方法　通过临床见习,提高对心肌损伤标志物等检查指标的认识,及其在诊断疾病中的作用。
3. 职业价值、态度、行为和伦理　敬业精神和伦理道德行为是医疗实践的核心。通过学习心肌损伤标志物等检查,医学生应充分认识学习医学职业基本要素的重要性,并树立正确的职业价值观。

第一节　心肌损伤标志物检查

　　理想的心肌损伤标志物应除具有高灵敏度和高特异性外,还应具有:①主要或仅存在于心肌组织,且含量较高,可反映小范围损伤。②能检查早期心肌损伤,含量迅速增高,并持续较长时间,即窗口期长。③能估计梗死范围,判断预后。④能评估溶栓效果,应用价值已由临床所证实。

一、心　肌　酶

(一)肌酸激酶

　　肌酸激酶(creatine kinase,CK)也称为肌酸磷酸激酶(creatine phosphatase kinase,CPK)。主要存在于胞质和线粒体中,以骨骼肌、心肌最多,其次是脑组织和平滑肌。肝脏、胰腺和红细胞中含量极少。

　　【参考值】　①酶偶联法(37℃):男性38~174U/L,女性26~140U/L。②酶偶联法(30℃):男性15~105U/L,女性10~80U/L。③肌酸显色法:男性15~163U/L,女性3~135U/L。④连续监测法:男性37~174U/L,女性26~140U/L。

【临床意义】 CK 浓度受性别、年龄、种族、生理状态的影响。①男性肌肉容量大,CK 高于女性。②新生儿出生时由于骨骼肌损伤和暂时性缺氧,可使 CK 升高。③黑人 CK 约为白人的 1.5 倍。④运动后可导致 CK 明显增高,且运动越剧烈、时间越长,CK 升高越明显。

1. CK 增高

(1) 急性心肌梗死(acute myocardial infarction,AMI):CK 浓度在 AMI 发病 3~8 小时即明显增高,峰值在 10~36 小时,3~4 天恢复正常。如果在 AMI 病程中 CK 再次升高,提示再次发生心肌梗死。发病 8 小时内 CK 不增高,不能轻易排除 AMI;发病 24 小时 CK 小于参考值上限,可排除 AMI。

(2) 心肌炎和肌肉疾病:心肌炎、多发性肌炎、横纹肌溶解症、进行性肌营养不良、重症肌无力时 CK 明显增高。

(3) 溶栓治疗:AMI 溶栓治疗后出现再灌注,导致 CK 活性增高,使峰值时间提前。如果发病后 4 小时内 CK 达峰值,提示冠状动脉的再通能力达 40%~60%。

(4) 手术:心脏手术或非心脏手术后均可导致 CK 增高,其增高的程度与肌肉损伤的程度、手术范围、手术时间有密切关系。

2. CK 减低 见于长期卧床、甲状腺功能亢进症、激素治疗等。

(二)肌酸激酶同工酶

CK 是由 M 和 B 两个亚基组成的二聚体,形成 3 个不同的亚型:①CK-MM(CK_3),主要存在于骨骼肌和心肌中。②CK-MB(CK_2),主要存在于心肌中。③CK-BB(CK_1)主要存在于脑、前列腺、肺、肠等组织中。正常人血清以 CK-MM 为主,CK-MB 较少,CK-BB 含量极微。检查 CK 的不同亚型对鉴别 CK 增高的原因有重要价值。

【参考值】 ①CK-MM:94%~96%。②CK-MB:<5%。③CK-BB:极少或无。

【临床意义】

1. CK-MB 增高

(1) AMI:CK-MB 对 AMI 早期诊断的灵敏度明显高于总 CK,其阳性检出率达 100%,且具有高度的特异性。CK-MB 在发病后 3~8 小时增高,9~30 小时达高峰,48~72 小时恢复正常水平。与 CK 比较,其高峰出现早,消失较快,虽对诊断发病较长时间的 AMI 有一定困难,但对再发心肌梗死诊断有重要价值。CK-MB 高峰时间出现早者较出现晚者预后好。

(2) 其他心肌损伤:见于心绞痛、心包炎、慢性心房颤动、安装起搏器等。

2. CK-MM 增高 多用于早期诊断 AMI,是较为灵敏的指标。其增高也见于其他骨骼肌疾病、重症肌无力、肌萎缩、进行性肌营养不良、多发性肌炎等。

3. CK-BB 增高 血清 CK-BB 增高见于神经系统疾病,如脑梗死、急性颅脑损伤、脑出血、脑膜炎,且其增高程度与损伤严重程度、范围和预后成正比。

(三)肌酸激酶异型

CK-MB 主要存在于心肌组织中,分 MB_1、MB_2 两种异型。MB_2 是 CK-MB 在心肌细胞中的主要存在形式,当心肌组织损伤时释放 MB_2,导致短时间内血清 $CK-MB_2$ 水平增高。常用于无骨骼肌损伤的心肌梗死诊断,溶栓治疗监测和不稳定心绞痛患者预后判断。

【参考值】 ①$CK-MB_1$<0.71U/L。②$CK-MB_2$<1.0U/L。③MB_2/MB_1<1.4。

【临床意义】 $CK-MB_1$、$CK-MB_2$ 对诊断 AMI 具有更高的灵敏度和特异性,明显高于 CK-MB。以 $CK-MB_1$<0.71U/L,$CK-MB_2$<1.0U/L,MB_2/MB_1>1.5 为临界值,则 CK-MB 异型于发病后 2~4

小时诊断 AMI 灵敏度为 59%,4~6 小时为 92%,而 CK-MB 仅为 48%。

(四)乳酸脱氢酶

乳酸脱氢酶(lactate dehydrogenase,LDH)是一种糖酵解酶,广泛存在于机体各种组织中,以心肌、骨骼肌和肾脏 LDH 最丰富,其次为肝脏、脾脏、胰腺、肺脏,红细胞中 LDH 也较为丰富。基于其广泛存在于机体各组织中的特点,作为诊断指标有较高灵敏度,但特异性较差。

【参考值】　①连续监测法:104~245U/L。②速率法:95~200U/L。

【临床意义】　乳酸脱氢酶测定的临床意义见表 20-1。

表 20-1　乳酸脱氢酶测定的临床意义

疾病	临床意义
心脏疾病	AMI 时 LDH 较 CK、CK-MB 增高晚(8~18 小时开始增高),24~72 小时达到峰值,持续 6~10 天。病程中 LDH 持续增高或再次增高,提示梗死面积扩大或再次出现梗死
肝脏疾病	急性病毒性肝炎、肝硬化、胆汁淤积性黄疸,以及心力衰竭和心包炎时的肝淤血、慢性活动性肝炎等 LDH 显著增高
恶性肿瘤	淋巴瘤、肺癌、结肠癌、乳腺癌、胃癌、宫颈癌等 LDH 均明显增高
其他	贫血、肺梗死、骨骼肌损伤、进行性肌营养不良、休克、肾脏病等 LDH 均明显增高

(五)乳酸脱氢酶同工酶

LDH 是由 H 亚基(心型)和 M 亚基(肌型)组成的四聚体,根据亚基组合不同形成 5 种同工酶:即 LDH_1(H_4)、LDH_2(H_3M)、LDH_3(H_2M_2)、LDH_4(HM_3)和 LDH_5(M_4)。其中 LDH_1、LDH_2 主要来自心肌,LDH_3 主要来自肺、脾组织,LDH_4、LDH_5 主要来自肝脏,其次为骨骼肌。鉴于 LDH 同工酶的组织分布特点,其变化具有病变组织定位作用,意义更大。

【参考值】　①LDH_1:$(32.70±4.60)$%。②LDH_2:$(45.10±3.53)$%。③LDH_3:$(18.50±2.96)$%。④LDH_4:$(2.90±0.89)$%。⑤LDH_5:$(0.85±0.55)$%。⑥LDH_1/LDH_2:<0.7。

【临床意义】

1. AMI　LDH 和 LDH_1 在心肌梗死发作后 8~18 小时血液中升高,24~72 小时达峰值,6~10 天恢复正常。连续测定 LDH,对于就诊较迟、CK 已恢复正常的 AMI 患者有一定参考价值。AMI 发病后 12~24 小时有 50% 的患者,48 小时有 80% 的患者 LDH_1、LDH_2 明显增高,且 LDH_1 增高更明显,LDH_1/LDH_2>1.0。

2. 肝脏疾病　LDH_5 升高见于肝脏实质性损伤,如病毒性肝炎、肝硬化、原发性肝癌,且 LDH_5>LDH_4;而胆管梗阻但未累及肝细胞时 LDH_4>LDH_5。恶性肿瘤肝转移时 LDH_4、LDH_5 均增高。

3. 肿瘤　恶性肿瘤细胞坏死可引起 LDH 增高,且肿瘤生长速度与 LDH 增高程度有一定关系。

二、心 肌 蛋 白

(一)心肌肌钙蛋白 T

肌钙蛋白(cardiac troponin,cTn)是肌肉收缩的调节蛋白。心肌肌钙蛋白 T(cardiac troponin T, cTnT)有快骨骼肌型、慢骨骼肌型和心肌型。绝大多数 cTnT 以复合物的形式存在于细丝上,只有 6%~8% 以游离的形式存在于心肌细胞胞质中。当心肌细胞损伤时,cTnT 便释放到血清中。cTnT 浓度变化对诊断心肌缺血损伤的严重程度有重要价值。

【参考值】 ①0.02~0.13μg/L。②>0.2μg/L 为临界值。③>0.5μg/L 可诊断 AMI。

【临床意义】 cTn 具有独特的抗原性,特异性更优于 CK-MB。其相对分子质量较小,心肌损伤后游离 cTn 从心肌细胞胞质释放入血,使血清 cTn 浓度迅速增高,且升高的倍数可超过 CK 或 CK-MB 升高的倍数。cTn 升高时间与 CK-MB 相似,但其释放后的持续时间较长,可保持较长时间内的高水平状态。故 cTn 兼具 CK-MB 升高时间早、LDH_1 测定窗口期长的优点。

1. 诊断 AMI　cTnT 是诊断 AMI 的确定性标志物。AMI 发病后 3~6 小时 cTnT 即升高,10~24 小时达峰值,其峰值可为参考值的 30~40 倍,10~15 天后恢复正常。

2. 判断微小心肌损伤　cTnT 浓度变化能检查到不稳定型心绞痛(unstable angina pectoris,UAP)患者发生的微小心肌损伤(minor myocardial damage,MMD)。

3. 预测血液透析患者心血管事件　肾衰竭患者反复血液透析可引起血流动力学和血脂异常,及时检查血清 cTnT 浓度变化,可预测其心血管事件的风险。cTnT 增高提示预后不良或发生猝死的危险性增大。

(二)心肌肌钙蛋白 I

心肌肌钙蛋白 I(cardiac troponin I,cTnI)可抑制肌动蛋白中的 ATP 酶活性,使肌肉松弛,防止肌纤维收缩。cTnI 以复合物和游离形式存在于心肌细胞胞质中,当心肌损伤时 cTnI 即可释放入血液中。血清 cTnI 浓度变化可以反映心肌细胞损伤的程度。

【参考值】 ①<0.2μg/L。②>1.5μg/L 为临界值。

【临床意义】 cTnI 是灵敏和特异的 AMI 标志物。心肌损伤后 4~6 小时 cTnI 释放入血,达到诊断决定值,症状发作后 14~36 小时达到峰值,5~10 天恢复正常。cTnI 高峰出现时间与 CK、CK-MB 相似。与 cTnT 一样,因其心肌 cTnI 远多于 CK。因此:①cTnI 灵敏度高于 CK,不仅能诊断 AMI,而且能检查微小损伤。②有较长的检查窗口期。③易于判断再灌注成功与否。④血液 cTnI 浓度与心肌损伤范围有较好相关性,可用于判断病情严重程度。

(三)肌红蛋白

肌红蛋白(myoglobin,Mb)是一种广泛存在于骨骼肌和心肌中的氧结合蛋白,正常人血清 Mb 极少。Mb 相对分子质量小,仅 17.8kD,位于胞质内,心肌损伤后出现较早。当心肌或骨骼肌损伤时,血液 Mb 浓度升高。Mb 检查常用于:①早期诊断 AMI 和心肌再梗死。②AMI 后溶栓治疗监测。③评估骨骼肌疾病病程。④监测肌红蛋白清除率,以评估复合性创伤或横纹肌溶解并发肾衰竭的危险。⑤监测运动医学的运动训练量。

【参考值】 ①定性:阴性。②定量:ELISA 法 50~85μg/L,RIA 法 6~85μg/L,>75μg/L 为临界值。

【临床意义】

1. 早期诊断 AMI 和心肌再梗死　AMI 患者发病后 30 分钟~2 小时即可升高,5~12 小时达高峰,18~30 小时恢复正常,是 AMI 发生后出现最早的可检查的指标。Mb 诊断 AMI 的灵敏度为 50%~59%,特异性为 77%~95%。阴性预测值 100%,在胸痛发作 2~12 小时内,如 Mb 阴性可排除 AMI。因其消除很快,如再梗死发生,血清 Mb 可再次升高。

2. Mb 增高还见于骨骼肌损伤,如急性肌肉损伤、肌病、休克、急性或慢性肾衰竭。

(四) 脂肪酸结合蛋白

脂肪酸结合蛋白(fatty acid binding protein,FABP)存在于脂肪酸代谢活跃的多种组织中,以心肌和骨骼肌中的含量最丰富。FABP 是细胞内脂肪酸载体蛋白,在细胞利用脂肪酸的过程中起重要作用。用于早期诊断心肌梗死(再梗死)和监测溶栓治疗效果。

【参考值】 $<5\mu g/L$。

【临床意义】

1. 诊断 AMI　AMI 发病后 30 分钟 ~3 小时,血浆 FABP 开始增高,12~24 小时内恢复正常,故可作为 AMI 损伤的早期标志物。与 Mb 一样,也可用于早期排除 AMI。

2. 其他　骨骼肌损伤、肾衰竭患者血浆 FABP 也可增高。

AMI 的心肌酶学和心肌蛋白变化见表 20-2。

表 20-2　AMI 的心肌酶学和心肌蛋白变化

指标	开始增高时间(h)	峰值时间(h)	恢复正常时间(h)	灵敏度(%)	特异性(%)
CK	3~8	10~36	72~96	—	—
CK-MB	3~8	9~30	48~72	17~62	92~100
CK-MB 异型	1~4	4~8	12~24	92~96	94~100
LDH	8~18	24~72	144~240	—	—
LDH_1	8~18	24~72	144~240	—	—
cTnT	3~6	10~24	240~360	50~59	74~96
cTnI	3~6	14~20	120~148	6~44	93~99
Mb	0.5~2.0	5~12	18~30	50~59	77~95
FABP	0.5~3.0	—	12~24	78	—

第二节　其他血清酶学检查

一、酸性磷酸酶

酸性磷酸酶(acid phosphatase,ACP)是在酸性条件下能催化磷酸基转移反应的酶,存在于细胞溶酶体中。正常男性血清中 1/3~1/2 的 ACP 来自前列腺,女性则主要来自肝脏、红细胞和血小板。ACP 用于临床疑诊前列腺癌、骨肿瘤及转移和戈谢病的检查。

【参考值】 0.9~1.9U/L。

【临床意义】 血清 ACP 变化主要用于前列腺癌诊断,因其不稳定,目前已逐渐被前列腺癌标志物 - 前列腺特异性抗原(PSA)所取代。ACP 增高还可见于:①前列腺疾病,如前列腺肥大、前列腺炎。②骨骼疾病,如原发性骨肿瘤、恶性肿瘤骨转移等。③肝脏疾病,如肝炎、肝硬化和肝癌等。④血液病,如血小板减少症、溶血性贫血、戈谢病等。

二、淀 粉 酶

淀粉酶(amylase，AMS)主要来自胰腺和腮腺，少量来自其他组织，如心脏、肝脏、肺脏等。淀粉酶是一种水解淀粉、糊精和糖原的水解酶，极易由肾脏经尿液排出。淀粉酶检查的适应证有：①急性胰腺炎的监测和排除(出现急性上腹部疼痛)。②慢性(复发性)胰腺炎。③胰管阻塞。④腹部不适、外科手术、厌食和食欲过盛等。⑤逆行胆胰管造影(ERCP)后的随访。⑥腮腺炎(流行性、乙醇中毒性)。

【参考值】 ①血液：600~1200Somogyi U/L，30~220SI U/L。②尿液：<5000Somogyi U/24h，6.5~48.1SI U/h。

【临床意义】 血清和尿液 AMS 变化可用于急性胰腺炎的诊断和急腹症的鉴别诊断。急性胰腺炎发作期血清淀粉酶显著升高，但持续时间较短，半衰期短(约 2 小时)，于 24~72 小时下降至正常；发病 12~24 小时尿液淀粉酶升高，持续时间较长。临床上以血液 AMS 变化为主要诊断依据，尿液 AMS 变化仅为参考。当胰腺组织迅速坏死时，血清淀粉酶会从高水平急剧下降。AMS 增高还见于：胰腺癌初期、胰腺外伤、急性腹膜炎、溃疡病穿孔、流行性腮腺炎、服用镇静剂、酒精中毒及肾功能不全等。

三、脂 肪 酶

脂肪酶(lipase，LPS)是一种能水解长链脂肪酸三酰甘油的酶，主要由胰腺分泌，少量由胃和小肠产生。它经肾小球滤过后可被肾小管全部重吸收，因此尿液中无 LPS。LPS 检查常用于急性胰腺炎监测、急腹症鉴别诊断。

【参考值】 ①比色法：<79U/L。②滴度法：<1500U/L。

【临床意义】

1. LPS 增高 常见于胰腺疾病，特别是急性胰腺炎。急性胰腺炎发病后 4~8 小时，LPS 开始升高，24 小时达到峰值，可持续 10~15 天，并且 LPS 增高可与 AMS 平行，但其特异性较 AMS 为高。慢性胰腺炎 LPS 增高程度较急性胰腺炎为低。消化性溃疡穿孔、肠梗阻、急性胆囊炎等也可见增高。

2. LPS 减低 胰腺癌或胰腺结石所致胰腺导管阻塞时，LPS 活性可减低。其减低的程度与梗阻部位、程度和剩余胰腺组织功能有关。

四、胆 碱 酯 酶

胆碱酯酶(cholinesterase，ChE)分乙酰胆碱酯酶(acetylcholinesterase，AChE)和假性胆碱酯酶(pseudocholinesterase，PChE)。AchE 多存在于红细胞、肺脏、脑组织、交感神经节中，主要作用是水解乙酰胆碱；PChE 是一种糖蛋白，由肝脏粗面内质网合成，主要存在于血清或血浆中。

【参考值】 ①PChE：30 000~80 000U/L。②AChE：80 000~120 000U/L。

【临床意义】 血清 ChE 变化主要用于诊断肝脏疾病和有机磷中毒等。①ChE 降低程度与肝脏实质损伤程度成正比，多见于慢性肝炎、肝硬化和肝癌。若 ChE 持续性降低提示预后不良。②有机磷杀虫剂能抑制 ChE 活性,使 ChE 降低。ChE 低于参考值的 50%~70% 为轻度中毒,30%~50% 为中度中毒,<30% 为重度中毒,以此作为有机磷中毒的诊断和监测指标。

(粟 军)

本章小结

　　心肌损伤标志物和其他血清酶学是诊断心肌损伤和某些疾病的主要指标之一。本章主要介绍了常用心肌损伤标志物和淀粉酶等检查内容与临床意义。通过学习常用心肌损伤标志物等检查,使同学们初步掌握常用心肌损伤标志物等检查指标的选择、参考值与临床意义,对临床诊断、鉴别诊断、病情观察、预后判断和治疗指导等具有重要价值。

复习题

　　1. 简述乳酸脱氢酶测定的临床意义。
　　2. 简述 cTnT 浓度变化的临床意义。
　　3. 简述 cTnI 浓度变化的临床意义。
　　4. 简述血液和尿液淀粉酶变化的临床意义。

第二十一章

常用免疫学检查

人体免疫系统主要执行免疫防御、免疫自稳和免疫监视三大功能。当免疫调节异常或免疫功能缺陷时,将导致免疫性疾病。临床上许多疾病可以用免疫学的理论进行解释,许多参与免疫病理损伤的免疫细胞、免疫分子可采用免疫学方法进行检查。免疫学检查主要检查与免疫反应有关的各种免疫物质,用于诊断免疫性疾病。随着单克隆抗体技术的发展,检查项目正不断增多。目前,免疫检验技术的特异性、灵敏度和结果的稳定性有了明显的提高,为临床疾病的诊断提供了可靠的参数。

第一节 血清免疫球蛋白检查

人类免疫球蛋白(immunoglobulin,Ig)是由浆细胞合成、分泌的一组具有抗体活性的蛋白质,按其重链性质共分 IgG(γ)、IgA(α)、IgM(μ)、IgD(δ)和 IgE(ε)五型。Ig 的浓度可反映机体的体液免疫功能状态,结合临床表现,有助于感染性疾病、免疫性疾病的诊断、病情监测和预后评估。

一、免疫球蛋白 G

免疫球蛋白 G(immunoglobulin G,IgG)为人体浓度最高和最主要的 Ig,占总 Ig 的 70%~80%。

它对病毒、细菌和寄生虫等都有抗体活性,是机体再次感染时产生的重要抗体,也是唯一能够通过胎盘的 Ig,可通过自然被动免疫使新生儿获得免疫性抗体。

【参考值】 免疫比浊法:7.0~16.0g/L。

【临床意义】 血清 IgG 浓度变化的临床意义见表 21-1。

表 21-1　血清 IgG 浓度变化的临床意义

变化	临 床 意 义
生理性变化	胎儿可从母体获得 IgG,出生后婴儿血清 IgG 浓度开始下降,3~4 月龄降至最低,此后自身开始合成 IgG,使血清 IgG 逐渐升高,16 岁前达成人水平。女性稍高于男性
病理性升高	① 多克隆性升高(IgG、IgA、IgM 均升高)常见于各种慢性感染、慢性肝病、淋巴瘤、肺结核、链球菌感染以及自身免疫性疾病,如 SLE、类风湿性关节炎(RA)等 ② 单克隆性升高常见于免疫增殖性疾病,如多发性骨髓瘤(MM),可将 MM 分为 IgG 型、IgA 型、IgD 型和 IgE 型。IgG 型多见,其次为 IgA 型,IgD 型和 IgE 型罕见
病理性减低	常见于各种先天性和获得性体液免疫缺陷病、联合免疫缺陷病,也可见于重链病、轻链病、肾病综合征、病毒感染、甲状腺功能亢进和使用免疫抑制剂等

二、免疫球蛋白 A

免疫球蛋白 A(immunoglobulin A,IgA)分为血清型 IgA 和分泌型 IgA(SIgA)两种。前者占血清总 Ig 的 10%~15%;后者以二聚体形式存在于外分泌液中,如唾液、泪液、母乳、鼻腔分泌液、支气管分泌液、胃肠道分泌液等。IgA 可激活补体旁路途径,是黏膜局部抗感染的主体。母乳中的 IgA 是一种重要的自然被动免疫。

【参考值】 免疫比浊法:0.57~4.14g/L。

【临床意义】 血清 IgA 浓度变化的临床意义见表 21-2。

表 21-2　血清 IgA 浓度变化的临床意义

变化	临 床 意 义
生理性变化	儿童 IgA 浓度比成人低,随年龄增长而增加,16 岁前达成人水平
病理性升高	IgA 型 MM、SLE、RA、肝硬化、湿疹和肾脏疾病等
病理性减低	反复呼吸道感染、非 IgA 型 MM、重链病、轻链病、原发性和继发性免疫缺陷病、自身免疫性疾病、代谢性疾病等

三、免疫球蛋白 M

免疫球蛋白 M(immunoglobulin M,IgM)是相对分子质量最大的 Ig,约占血清总 Ig 的 5%~10%。IgM 是个体发育中最早产生的抗体,也是体液免疫应答最先产生的抗体,与感染早期免疫反应密切相关,能够有效的凝集抗原和溶解细胞。

【参考值】 免疫比浊法:0.5~2.7g/L。

【临床意义】 血清 IgM 浓度变化的临床意义见表 21-3。

表 21-3 血清 IgM 浓度变化的临床意义

变化	临床意义
生理性变化	孕 20 周起,胎儿自身可合成大量 IgM,但胎儿 IgM 浓度是成人浓度的 10%,出生后随着年龄增长而增高,16 岁前达成人水平
病理性升高	提示近期感染,见于病毒性肝炎初期、RA、SLE 等。脐血 IgM>0.2g/L 时,提示宫内感染。原发性巨球蛋白血症时,IgM 呈单克隆性明显升高
病理性减低	IgG 型重链病、IgA 型 MM、先天性免疫缺陷症、免疫抑制疗法后、淋巴系统肿瘤和肾病综合征等

四、免疫球蛋白 E

免疫球蛋白 E(immunoglobulin E,IgE)为血清中最少的一种 Ig,约占血清总 Ig 的 0.002%;主要由鼻咽部、扁桃体、支气管、胃肠等黏膜固有层的浆细胞产生。它是一种亲细胞性抗体,主要介导 I 型超敏反应,与过敏反应、寄生虫感染等有关。特异性 IgE 是指能与过敏原特异性结合的 IgE。特异性 IgE 对 I 型超敏反应变应原的确定及脱敏治疗的实施具有重要价值,常用检查方法为酶标记免疫法。

【参考值】 ELISA 法:0.1~0.9mg/L。酶标记免疫法:特异性 IgE<0.35IU/ml。

【临床意义】

1. 血清 IgE 浓度变化 血清 IgE 浓度变化的临床意义见表 21-4。

表 21-4 血清 IgE 浓度变化的临床意义

变化	临床意义
生理性变化	婴幼儿血清 IgE 浓度很低,随年龄增长而逐渐升高,12 岁时达成人浓度
病理性升高	IgE 型 MM、重链病、肝病、结节病、RA、寄生虫感染,以及各种过敏性疾病,如异位性皮炎、过敏性哮喘、过敏性鼻炎、间质性肺炎、荨麻疹、嗜酸性粒细胞增多症、疱疹样皮炎等
病理性减低	先天性或获得性丙种球蛋白缺乏症、恶性肿瘤、长期应用免疫抑制剂和共济失调性毛细血管扩张症等

2. 特异性 IgE 水平变化 主要用于过敏引起的疾病,如过敏性哮喘、过敏性鼻炎、过敏性休克、荨麻疹、特应性皮炎、食物过敏症等的诊断、鉴别诊断及寻找过敏原。尤其是对过敏性哮喘的诊断,其特异性强、灵敏度高,对寻找变应原有重要意义。

五、血清 M 蛋白

M 蛋白(M protein)或称单克隆免疫球蛋白,是 B 淋巴细胞或浆细胞单克隆异常增殖所产生的、一种在氨基酸组成及顺序上十分均一的、具有相同结构和电泳迁移率的、异常单克隆免疫球蛋白分子及其分子片段。因其多见于 MM、巨球蛋白血症和恶性淋巴瘤,故命名为 M 蛋白。

【参考值】 蛋白电泳法、免疫比浊法或免疫电泳法:阴性。

【临床意义】 M 蛋白阳性提示单克隆免疫球蛋白增殖病。

1. MM　以 IgG 型最多见,其次为 IgA 型,IgD 和 IgE 型罕见。

2. 巨球蛋白血症　存在大量单克隆 IgM。

3. 重链病　出现 Ig 重链(γ、α 和 μ 重链)。

4. 轻链病　出现单克隆游离轻链。

5. 半分子病　系由一条重链和一条轻链组成的单克隆 Ig 片段。

6. 恶性淋巴瘤。

7. 良性 M 蛋白病:血清或尿液中不明原因长期或一过性的出现单一 Ig,长期观察未发生骨髓瘤或巨球蛋白血症。

8. 恶性 M 蛋白病。

第二节　血清补体检查

补体(complement,C)是存在于血清、组织液和细胞膜表面的一组经活化后具有酶活性的糖蛋白,不耐热,功能上呈连锁反应。补体参与机体的抗感染与免疫调节,是抗体发挥溶细胞作用的必要补充条件;与体液因子或免疫细胞共同参与灭活病原体的免疫反应;也参与病理性反应,如破坏自身组织或自身细胞而造成免疫损伤等。

一、补体 C3

补体 C3(complement C3,C3)是一种由肝脏和巨噬细胞合成的 $β_2$- 球蛋白,C3 也是一种急性时相反应蛋白。它是传统途径和旁路途径激活过程中的关键物质。

【参考值】　免疫比浊法:0.79~1.52g/L;单向免疫扩散法:0.55~1.50g/L。

【临床意义】

1. C3 升高　C3 升高见于急性炎症、传染病早期、肿瘤、组织损害与排异反应等。

2. C3 减低　C3 减低见于大多数急性肾小球肾炎、链球菌感染后肾炎、狼疮性肾炎,还可见于活动性 SLE、RA、菌血症、组织损伤和慢性肝炎等补体消耗过多的疾病,以及补体合成能力降低的疾病,如先天性补体缺乏(遗传性 C3 缺乏病)、慢性肝病、营养不良等。

二、补体 C4

补体 C4(complement C4,C4)是一种多功能 $β_1$- 球蛋白,在补体活化、促进吞噬、防止免疫复合物沉积和中和病毒等方面发挥重要作用。

【参考值】　免疫比浊法:0.16~0.38g/L。

【临床意义】

1. C4 升高　C4 升高见于急性风湿热、结节性动脉炎、皮肌炎、Reiter 综合征、多关节炎、急性心肌梗死和组织损伤等。

2. C4 减低　C4 减低见于自身免疫性肝炎、狼疮性肾炎、1 型糖尿病、胰腺癌、多发性硬化症、RA、IgA 性肾病、遗传性 IgA 缺乏症。SLE 时 C4 减低常早于其他补体成分,而缓解时 C4 回升又较其他成分延迟。

第三节 细胞免疫检查

人体的淋巴细胞分为 T、B 和 NK 等细胞群,它们又分别有若干亚群,各有其特异的表面标志和功能。临床上各种免疫疾病均可出现不同亚群淋巴细胞数量和功能的变化,对其进行检查用以判断机体细胞免疫功能状态。

一、T 细胞亚群

T 细胞膜表面有多种特异性抗原,统称为白细胞分化抗原(cluster differentiation,CD)。

【参考值】

1. 免疫荧光法 CD3+:(71.5±6.2)%;CD3+/CD4+:(45.7±5.3)%;CD3+/CD8+:(27.9±5.0)%;CD4+/CD8+:1.66±0.33。

2. 流式细胞术 CD3+:(73±12)%;CD3+/CD4+:(43±15)%;CD3+/CD8+:(33.5±14.5)%;CD4+/CD8+:1.5±0.6。

【临床意义】 常见 T 细胞分化抗原水平变化的临床意义见表 21-5。

表 21-5 常见 T 细胞分化抗原水平变化的临床意义

指标	临 床 意 义
CD3	表达于所有成熟 T 细胞表面,是总 T 细胞的重要标志
	①升高:甲状腺功能亢进、淋巴细胞性甲状腺炎、重症肌无力和器官移植后排斥反应等
	②减低:自身免疫性疾病(如 SLE、RA、AIDS、联合免疫缺陷病等);某些病毒感染、恶性肿瘤;采用放、化疗,使用肾上腺皮质激素及其他免疫抑制剂时
CD4	辅助、诱导 T 细胞的标志
	①升高:RA 活动期
	②减低:某些病毒感染性疾病、恶性肿瘤、遗传性免疫缺陷症、AIDS、应用免疫抑制剂者抑制、杀伤性 T 细胞的标志
CD8	①升高:传染性单核细胞增多症急性期、巨细胞病毒感染以及慢性乙型肝炎等
	②减低:自身免疫性疾病或变态反应性疾病。如 RA、干燥综合征(SS)、重症肌无力、膜型肾小球肾炎、胰岛素依赖型糖尿病等
CD4+/CD8+	判断病情和辅助诊断的重要方法
	①升高:RA 活动期、多发性硬化症(MS)、SLE、SS、重症肌无力、膜型肾小球肾炎、器官移植后排斥反应等
	②减低:AIDS、瘤型麻风病、恶性肿瘤进行期和复发时。也见于部分感染性疾病,如传染性单核细胞增多症、巨细胞病毒感染等

二、B 细胞分化抗原

应用 CD19、CD20、CD21、CD22 等单克隆抗体,在一定条件下分别与 B 细胞表面抗原结合,通过 IFA 法、免疫酶标法或流式细胞术进行检查,分别求出 CD19、CD20、CD21、CD22 等阳性细胞百分率。

【参考值】 流式细胞术,CD19:(11.74±3.37)%。

【临床意义】 CD19 为全部 B 细胞共有的表面标志,CD20 在 B 细胞激活后逐渐丢失,CD21 分别为 C3d 受体和 EB 病毒受体,CD22 只存在于成熟的 B 细胞。

1. CD19 升高 CD19 升高常见于 B 细胞系统的恶性肿瘤和急性淋巴细胞白血病(B 细胞型,且有 SmIg、HLA-D 表达)、慢性淋巴细胞白血病和 Burkitt 淋巴瘤等。

2. CD19 减低 CD19 减低常见于体液免疫缺陷病,如无丙种球蛋白血症,化疗或使用免疫抑制剂后。

三、自然杀伤细胞

NK 细胞活性的检查用来研究不同疾病状态下 NK 细胞的杀伤功能。常采用乳酸脱氢酶释放法和 ^{51}Cr 释放法。

【参考值】

1. 乳酸脱氢酶释放法 细胞毒指数:(40±12.5)%。

2. ^{51}Cr 释放法 自然释放率:(12.5±2.5)%;自然杀伤率:(62.2±14.6)%;^{51}Cr 利用率为(27.15±20.65)%。

【临床意义】 NK 细胞活性可作为判断机体抗肿瘤和抗病毒感染的指标之一。造血系统肿瘤、实体瘤、免疫缺陷病、AIDS 和某些病毒感染患者 NK 细胞活性减低;宿主抗移植物反应者 NK 细胞活性升高。

第四节 肿瘤标志物检查

一、蛋白质类肿瘤标志物

(一) 甲胎蛋白

甲种胎儿球蛋白(alpha-fetoglobulin,AFP)是在胎儿早期由肝脏与卵黄囊合成的一种血清糖蛋白。出生后 AFP 的合成很快受到抑制。肝细胞或生殖腺胚胎组织发生恶性病变时,有关基因重新被激活,使原来已丧失合成 AFP 能力的细胞又重新开始合成 AFP,以致血清 AFP 含量明显升高。因此,血清 AFP 对诊断肝细胞癌及滋养细胞恶性肿瘤有重要价值,已成为诊断肝癌的重要标志物。

【参考值】 <20μg/L。

【临床意义】

1. 肝脏疾病 原发性肝细胞性肝癌患者血清 AFP 升高,诊断阈值 >300μg/L,但约有 10% 的原发性肝癌患者为阴性。病毒性肝炎、肝硬化时 AFP 也有不同程度的升高(20~200μg/L)。

2. 生殖腺疾病 生殖腺胚胎癌(睾丸癌、卵巢癌、畸胎瘤等)、胃癌或胰腺癌时,血中 AFP 含量也可升高。

3. 妊娠 妊娠 3 个月后孕妇 AFP 开始升高,7~8 个月达高峰,以后下降,但多低于 300μg/L,分娩后 3 周恢复正常。孕妇血清 AFP 异常升高,应考虑可能是胎儿神经管缺损畸形。

(二)癌胚抗原

癌胚抗原(carcinoembryonic antigen,CEA)是一种富含多糖的蛋白复合物。胎儿早期的消化管及某些组织均有合成 CEA 的能力,但孕 6 个月以后含量逐渐减少,出生后含量极低。

【参考值】 <5μg/L。

【临床意义】 CEA 明显升高主要见于胰腺癌、结肠癌、乳腺癌、直肠癌、胃癌、肺癌等,病情好转时,CEA 浓度下降,病情加重时可升高。另外,CEA 轻度升高也可见于结肠炎、胰腺炎、肝脏疾病、肺气肿及支气管哮喘等。胃液和唾液 CEA 检查对胃癌诊断有一定价值。

(三)组织多肽抗原

组织多肽抗原(tissue polypeptide antigen,TPA)是存在于胎盘和大部分肿瘤组织细胞膜和细胞质中的一种单链多肽,属于细胞骨架蛋白类。在恶性肿瘤患者血清中的检出率高达 70% 以上,但其升高与肿瘤发生部位和组织类型无相关性,是一种非特异性肿瘤标志物。

【参考值】 <130U/L。

【临床意义】

1. 辅助诊断价值 TPA 显著升高见于多种恶性肿瘤,如膀胱癌、前列腺癌、卵巢癌和消化道恶性肿瘤。特别是对膀胱转移细胞癌诊断的灵敏度高。

2. 监测价值 恶性肿瘤患者经过治疗后好转,TPA 浓度降低;若 TPA 再次升高,提示肿瘤复发,TPA 是监测肿瘤是否复发的良好指标。

3. 鉴别诊断价值 TPA 和 CEA 同时检查可用于鉴别恶性与非恶性乳腺病。

4. 其他 急性肝炎、胰腺炎、肺炎、妊娠后 3 个月 TPA 也可升高。

(四)前列腺特异抗原

前列腺特异抗原(prostate specific antigen,PSA)是由前列腺腺泡和导管的上皮细胞分泌的一种单链糖蛋白。血清总 PSA(t-PSA)有 80% 以结合形式存在,20% 以游离形式存在,称为游离 PSA(f-PSA)。

【参考值】 t-PSA<4.0μg/L,f-PSA<0.8μg/L,f-PSA/t-PSA>0.25。

【临床意义】 PSA 是诊断前列腺癌的肿瘤标志物,且 f-PSA/t-PSA 比值对诊断有更高的特异性和准确性,PSA 也是前列腺癌患者术后随访的重要指标。美国 FDA 已将 PSA 检查作为 50 岁以上男性的普查指标。

1. 前列腺癌

(1)60%~90% 前列腺癌患者血清 t-PSA 浓度明显升高;前列腺癌切除术后,90% 患者血清 t-PSA 浓度明显减低。

(2) 前列腺癌切除术后 t-PSA 浓度无明显减低或再次升高,提示转移或复发。

(3) 当 t-PSA 处于 4.0~10.0μg/L 时,f-PSA/t-PSA 比值 <0.1 提示前列腺癌。

2. 前列腺良性病变　约有 14% 良性前列腺肿瘤、前列腺肥大或急性前列腺炎血清 PSA 浓度升高。

3. 其他　肛门指诊、前列腺按摩、膀胱镜等检查及前列腺手术可引起前列腺组织释放 PSA,导致血清 PSA 浓度升高。

(五)鳞状上皮细胞癌抗原

鳞状上皮细胞癌抗原(squamous cell carcinoma antigen,SCC)是肿瘤相关抗原 TA-4 的亚型, 是由鳞癌细胞产生的一种糖蛋白。

【参考值】　<1.5μg/L。

【临床意义】

1. 恶性疾病　宫颈癌、肺鳞状细胞癌、食管癌、卵巢癌、子宫癌和颈部鳞状上皮细胞癌等血清 SCC 浓度升高,可用于恶性肿瘤的治疗效果、复发、转移或预后的评价。

2. 良性疾病　部分良性疾病,如牛皮癣、特应性皮炎等皮肤病、肾功能不全、良性肝病、乳腺良性疾病、上呼吸道感染等 SCC 也可升高。

3. 其他　标本若被汗液、唾液或其他体液污染,也可造成 SCC 假阳性。

二、糖脂肿瘤标志物

(一)癌抗原 -50

癌抗原 -50(cancer antigen-50,CA-50)是一种以唾液酸酯和唾液酸糖蛋白为主的糖脂抗原, 也是一种肿瘤相关抗原。

【参考值】　IRMA、CLIA 法:<20kU/L。

【临床意义】

1. 辅助诊断价值

(1) CA-50 升高可见于胰腺癌、胆(道)囊癌、原发性肝癌、卵巢癌、结肠癌、胃癌、乳腺癌、子宫癌等,特别是胰腺癌患者 CA-50 升高最为明显。

(2) CA-50 与 CA19-9 有一定的交叉抗原性,主要用于胰腺癌、结直肠癌的辅助诊断。

2. 监测价值　动态观察 CA-50 浓度变化对肿瘤进展监测、疗效及预后判断、复发监测颇具价值。

3. 鉴别诊断价值　对良性和恶性胸、腹水有鉴别诊断价值。

4. 其他　慢性肝病、溃疡性结肠炎、黑色素瘤、淋巴瘤、自身免疫性疾病等 CA-50 也可升高。

(二)癌抗原 72-4

癌抗原 72-4(cancer antigen 72-4,CA72-4)是一种糖蛋白抗原,为胃肠道和卵巢肿瘤的标志物。

【参考值】　ELISA 法 <6.7ng/L;IRMA 法 <6kU/L;ECLIA 法 <6.9kU/L。

【临床意义】　CA72-4 对胃癌、卵巢黏液性囊腺癌和非小细胞肺癌有较高的灵敏度。

1. CA72-4 是胃癌的首选肿瘤标志物,灵敏度优于 CEA 和 CA19-9,若三者联合检查效果更佳。

2. CA72-4 升高也见于卵巢癌、大肠癌、胃癌、乳腺癌、胰腺癌。

3. CA72-4 对胆道系统肿瘤、结直肠癌和胰腺癌等亦有一定的灵敏度,可作为联合检查的参考指标。

4. 与 CA125 联合检查对诊断原发性和复发性卵巢癌的特异性可达 100%,而在良性胃肠道疾病中阳性率较低。

(三) 糖链抗原 19-9

糖链抗原 19-9(carbohydrate antigen 19-9,CA19-9)是一种糖蛋白。胚胎期分布于胎儿的胰腺、肝胆和肠等组织;在成人的胰、胆等部位也有少量存在。

【参考值】　IRMA、CLIA、ELISA 法:<37kU/L。

【临床意义】

1. 辅助诊断价值　CA19-9 是目前胰腺癌的首选肿瘤标志物。胰腺癌、肝胆和胃肠道疾病时血清 CA19-9 可明显升高,但无早期诊断价值。CA19-9 与 CEA 联合检查对胃癌诊断准确率可达 85%。

2. 监测价值　连续检查血清 CA19-9 对胰腺癌等病情进展监测、手术疗效、预后估计及复发诊断有重要价值。

3. 其他　急性胰腺炎、胆汁淤积性胆管炎、胆石症、急性肝炎、肝硬化等患者血清 CA19-9 也可有不同程度升高。

(四) 癌抗原 125

癌抗原 125(cancer antigen 125,CA125)为一种糖蛋白类肿瘤相关抗原,存在于卵巢肿瘤的上皮细胞内。

【参考值】　ELISA、ECLIA 法:<35kU/L。

【临床意义】

1. 卵巢癌　卵巢癌血清 CA125 浓度明显升高,其阳性率高达 60%~90%,目前认为,CA125 是妇女卵巢浆液性囊腺癌的首选标志物。

2. 其他恶性肿瘤　宫颈癌、乳腺癌、胰腺癌、胆道癌、肝癌、胃癌、结肠癌、肺癌等也有一定的阳性率。

3. 良性病变　良性卵巢瘤、子宫肌瘤、子宫内膜异位症、盆腔炎、卵巢囊肿等血清 CA125 也可升高。肝硬化失代偿期血清 CA125 明显升高。妊娠 3 个月内 CA125 也可升高。

(五) 癌抗原 242

癌抗原 242(cancer antigen 242,CA242)是一种唾液酸化的鞘糖脂抗原。

【参考值】　ELISA 法 <12kU/L;ECLIA 法 <25kU/L。

【临床意义】　CA242 常作为胰腺癌和直肠癌的肿瘤标志物,并用于与良性的肝、胆、胰及肠道疾病相鉴别。其升高主要见于胰腺癌、胆囊癌、结肠癌、胃癌,也见于非恶性肿瘤。此外,卵巢癌、子宫癌和肺癌的阳性率较 CA-50 为高。

(六) 癌抗原 15-3

癌抗原 15-3(cancer antigen 15-3,CA15-3)是抗原决定簇、糖和多肽组成的糖蛋白,是一种与乳腺癌等恶性肿瘤相关的抗原,对乳腺癌有重要的辅助诊断作用。

【参考值】　ELISA 法 <30kU/L;ECLIA 法 <25kU/L。

【临床意义】 临床主要用于乳腺癌的辅助诊断、观察乳腺癌治疗后有无复发及检查乳腺癌有无转移。但不宜用于乳腺癌的筛查,也无早期诊断价值。

三、酶类肿瘤标志物

(一)神经元特异性烯醇化酶

烯醇化酶由三个亚基(α、β、γ)组成,γ 亚基的同工酶存在于神经元和神经内分泌组织中,为神经元特异性烯醇化酶(neuron specific enolase,NSE)。NSE 在脑组织的活性最高,其次为外周神经和神经内分泌组织,非神经组织、血清和脑脊液 NSE 活性最低。它与神经内分泌组织起源的肿瘤有关,特别是小细胞肺癌(SCLC)中有过量的 NSE 表达。

【参考值】 ELISA 法 <25μg/L;ECLIA 法 <15.2μg/L。

【临床意义】 NSE 是 SCLC 高特异性和高灵敏度的标志物,亦是神经母细胞瘤的标志物。

1. 小细胞肺癌

(1) SCLC 患者血清 NSE 明显升高,其诊断灵敏度达 80%,特异性达 80%~90%,而非小细胞肺癌(NSCLC)无明显升高,故 NSE 可作为 SCLC 与 NSCLC 的鉴别诊断指标。

(2) 血清 NSE 浓度与 SCLC 的临床分期呈正相关,故血清 NSE 对 SCLC 病情监测、疗效评价及预测复发具有重要的价值。

2. 神经母细胞瘤 NSE 是神经母细胞瘤的标志物,其灵敏度可达 90% 以上。发病时 NSE 浓度明显升高,治疗有效时则降低,而复发后又升高。

3. 其他 正常红细胞中存在 NSE,血液标本溶血后,可影响检查结果。

(二)α-L-岩藻糖苷酶

α-L-岩藻糖苷酶(α-L-fucosidase,AFU)是一种催化含岩藻糖基的糖蛋白、糖脂等生物活性大分子水解的溶酶体酸性水解酶,广泛存在于人体组织细胞、血液和体液中,参与体内糖蛋白、糖脂和寡糖的代谢。

【参考值】 ELISA、分光光度连续监测法:234~414μmol/L。

【临床意义】

1. AFU 升高

(1) 原发性肝癌:与 AFP 联合检查可提高原发性肝癌诊断的阳性率;动态观察 AFU 对判断肝癌疗效、预后、复发有重要意义。

(2) 其他:转移性肝癌、肺癌、乳腺癌、卵巢癌、子宫癌、肝硬化、慢性肝炎、消化道出血等疾病也可见轻度升高。

2. AFU 减低 遗传性 AFU 缺乏引起的岩藻糖蓄积病。

第五节 自身抗体检查

自身抗体是指机体免疫系统因受到某些内因、外因或遗传因素作用,针对自身正常或变性的组织、器官、细胞、蛋白质或酶类等自身抗原发生免疫应答所产生的抗体。自身抗体的检查是确诊某些自身免疫性疾病的重要依据。

一、类风湿因子

类风湿因子(rheumatoid factor,RF)是变性 IgG 刺激机体产生的一种自身抗体,无种属特异性。主要存在于 RA 患者的血清和关节液内。常见的 RF 主要为 IgM 型,也有 IgG、IgA 和 IgE 型。

【参考值】 <20kU/L。

【临床意义】 RF 对 RA 的诊断、分型和疗效观察有重要意义。

1. 类风湿性疾病

(1) RF 阳性率可高达 70%~90%。

(2) IgG 型 RF 与患者的滑膜炎、血管炎和关节外症状有关;IgM、IgA 型的效价与病情严重程度和骨质破坏有关;如 IgM 型 RF>80kU/L 常提示预后不良。

2. 其他自身免疫性疾病 RF 阳性还可见于多发性肌炎、硬皮病、SS、SLE、自身免疫性溶血性贫血、慢性活动性肝炎等。

3. 感染性疾病 传染性单核细胞增多症、结节病、感染性心内膜炎等 RF 也可呈阳性反应,但特异性不高。

二、抗核抗体

(一)抗核抗体

抗核抗体(antinuclear antibody,ANA)是一组将自身真核细胞的各种核成分作为靶抗原的自身抗体的总称。ANA 无器官和种属特异性,可与所有动物的细胞核发生反应。ANA 的性质主要是 IgG,也有 IgM、IgA 和 IgD,主要存在于胸水、关节滑膜液和尿液中。

【参考值】 阴性。

【临床意义】 许多自身免疫性疾病中出现 ANA 阳性反应。如 SLE、药物性狼疮、混合性结缔组织病、全身性硬皮病、多发性肌炎、狼疮性肾炎、原发性胆汁性肝硬化、系统性硬化、RA、桥本甲状腺炎和干燥综合征等。未治疗的 SLE 的 ANA 阳性率达 80%~100%;活动期的阳性率几乎为 100%。经激素治疗后阳性率可降低。故 ANA 常作为自身免疫性疾病的筛查指标。

(二)可提取性核抗原抗体谱

核抗原有组蛋白、DNA、可溶性核抗原。后者是一组可溶于磷酸盐缓冲液(或生理盐水)中的多肽抗原,故名可提取性核抗原(extract-able nuclear antigen,ENA)。ENA 是由许多小分子 RNA 与其相对应的特定蛋白质组成的核糖核蛋白颗粒,主要包括 Sm、核糖、RNP、Scl-70、Jo-1、SS-B、SS-A 等。不同的抗 ENA 抗体在各种自身免疫性疾病中的阳性率有明显差异,有些有很高的特异性,常作为协助诊断和鉴别诊断的依据。

【参考值】 阴性。

【临床意义】 抗 ENA 较 ANA 的特异性强,与某些自身免疫性疾病有着良好的相关性(表 21-6),其临床意义见表 21-7。

表 21-6　抗 ENA 抗体与疾病的相关性

抗体	相关疾病	抗体	相关疾病
抗 dsDNA 抗体	SLE	抗 Scl-70 抗体	SSc
抗 ssDNA 抗体	SLE、SLE 合并狼疮性肾炎	抗 Ku 抗体	SLE、PM+SSc
抗组蛋白抗体	SLE、药物性狼疮	抗 PCNA 抗体	SLE
抗 Sm 抗体	SLE	抗 Ribp 抗体	SLE
抗 UlnRNP 抗体	SLE、MCTD	抗 Jo-1 抗体	PM/DM
抗 SS-A/Ro 抗体	SLE、SS	抗核小体抗体	SLE
抗 SS-B/La 抗体	SLE、SS	抗 nRNP 抗体	MCTD、SLE

注:MCTD:混合性结缔组织病,PSS:进行性系统硬化症,SSc:系统性硬化症,SS:干燥综合征,DM:皮肌炎,PM:多发性肌炎

表 21-7　可提取性核抗原抗体谱检查的临床意义

抗体	临床意义
抗 Sm 抗体	对 SLE 有高度特异性,不论是否处于活动期抗 Sm 均可阳性,故可作为 SLE 的标志性抗体,但抗 Sm 阴性并不能排除 SLE 诊断
抗 UlnRNP 抗体	MCTD 患者抗 UlnRNP 抗体检出率几乎 100%,且常无其他特异性的自身抗体。高效价的抗 UlnRNP 抗体是 MCTD 的诊断标志
抗 SS-A/Ro 抗体、抗 SS-B/La 抗体	干燥综合征患者抗 SS-A/Ro 抗体和抗 SS-B/La 抗体几乎同时阳性。抗 SS-A 和抗 SS-B 抗体被认为是干燥综合征的标志性抗体
抗 Scl-70 抗体	主要见于 PSS 的弥漫型,是该病的标志性抗体
抗 Jo-1 抗体	抗 Jo-1 抗体阳性患者中,70% 以上出现纤维化肺泡炎,部分表现为多关节炎。因此,抗 Jo-1 抗体被认为是肺病相关肌炎的标志性抗体

(三) 抗 DNA 抗体

抗 DNA 抗体(anti-DNA antibody)分为抗双链 DNA(double stranded DNA,dsDNA)抗体、抗单链 DNA(single stranded DNA,ssDNA)抗体和抗 Z-DNA 抗体。抗 dsDNA 抗体的靶抗原是细胞核 DNA 的双螺旋结构。

【参考值】 阴性。

【临床意义】

1. 抗 dsDNA 抗体阳性　抗 dsDNA 抗体是 SLE 的特征性抗体,也是参与 SLE 发病机制中唯一的一种自身抗体。其阳性主要见于活动期 SLE,其阳性率为 70%~90%,特异性为 95%,是诊断、监测和治疗 SLE 的重要指标之一。

2. 抗 ssDNA 抗体阳性　抗 ssDNA 抗体阳性见于 SLE(阳性率 70%~95%),尤其是合并有狼疮性肾炎。另外,抗 ssDNA 抗体阳性还可见于重叠结缔组织病、药物诱导的狼疮和慢性活动性肝炎等,但无特异性。

(四) 抗胞质抗体

1. 抗线粒体抗体　抗线粒体抗体(anti-mitochondrial antibodies,AMA)是一种针对细胞质中线粒体内膜脂蛋白成分的自身抗体,无器官和种属特异性,该抗体主要是 IgG。

【参考值】 阴性。

【临床意义】　正常人群 AMA 阳性率低于 10%。原发性胆汁性肝硬化、慢性活动性肝炎患者的阳性率可高达 90% 以上;但胆总管梗阻和肝外胆管梗阻的患者为阴性。因此,AMA 可作为原发性胆汁性肝硬化和肝外胆道梗阻性肝硬化的鉴别诊断依据之一。

2. 抗肌动蛋白抗体

【参考值】　阴性。

【临床意义】　抗肌动蛋白抗体阳性见于各种慢性肝脏疾病、肝硬化、原发性胆汁性肝硬化、I 型免疫性肝炎,也可见于重症肌无力、克罗恩病、长期血液透析者。

三、抗组织细胞抗体

(一)抗肾小球基底膜抗体

【参考值】　IFA:阴性。

【临床意义】　抗肾小球基底膜抗体是抗基底膜抗体型肾小球肾炎的特异性抗体,其阳性见于 Goodpasture 综合征、急进型肾小球肾炎及免疫复合物型肾小球肾炎,也可见于药物诱导的间质性肾炎。由于肺和肾小球的基底膜具有共同的抗原,因此主要受累脏器是肺和肾脏。抗肾小球基底膜抗体阳性的患者约 50% 病变局限于肾脏,另外 50% 有肾脏和肺部病变,仅有肺部病变的患者非常少见。

(二)抗胃壁细胞抗体

【参考值】　阴性。

【临床意义】　慢性萎缩性胃炎患者抗胃壁细胞抗体(parietal cell antibody,PCA)阳性率几乎为 100%,且胃黏膜病变的进展程度与阳性率呈正相关,而与抗体效价无关。恶性贫血患者 PCA 阳性率可达 90%,还可见于缺铁性贫血、胃黏膜萎缩、十二指肠溃疡、甲状腺疾病、原发性 Addison 病、1 型糖尿病等。

(三)抗甲状腺抗体

1. 抗甲状腺球蛋白抗体　抗甲状腺球蛋白抗体(抗 TG 抗体)是由甲状腺滤泡细胞合成的一种糖蛋白,抗甲状腺球蛋白抗体主要是 IgG。

【参考值】　阴性。

【临床意义】　抗 TG 抗体阳性见于桥本甲状腺炎、甲状腺功能亢进和甲状腺癌。重症肌无力、肝病、风湿性血管病、糖尿病也可出现阳性。此外,部分正常人特别是女性,抗 TG 抗体阳性率随年龄增长而增加,40 岁以上女性检出率可达 18%。

2. 抗甲状腺微粒体抗体　抗甲状腺微粒体抗体(抗 TM 抗体)是针对甲状腺微粒体的一种抗体。

【参考值】　阴性。

【临床意义】　抗 TM 抗体阳性可见于桥本甲状腺炎、甲状腺功能减退、甲状腺肿瘤、单纯性甲状腺肿、亚急性甲状腺炎、SLE、其他风湿病等。正常人也有较低的阳性率。抗 TG 抗体与抗 TM 抗体联合检查可提高阳性率。

(四)抗平滑肌抗体

【参考值】　阴性。

【临床意义】　抗平滑肌抗体(antismooth muscle antibody,ASMA)是自身免疫性肝炎的血清学标志物。ASMA 效价 >1∶1000 对诊断自身免疫性肝炎的特异性可达 100%；狼疮性肝炎患者的阳性率可达 80%；急性肝炎患者的阳性率为 70%，但在发病一周时出现，3 个月后消失。

（五）抗心肌抗体

【参考值】 阴性。

【临床意义】 抗心肌抗体阳性见于心肌炎、心力衰竭、风湿热、重症肌无力、心脏手术后等。某些风湿性心脏病患者及 0.4% 的正常人也可检出。

（六）肝脏相关自身抗体

1. 抗肝、肾微粒体抗体　抗肝、肾微粒体抗体（liver-kidney microsomal antibody，LKM）主要识别肝微粒体细胞色素 P450、CYP2D6 等抗原。LKM 抗体有 LKM-1、LKM-2 和 LKM-3 亚型。

【参考值】 阴性。

【临床意义】 LKM-1 是 Ⅱ 型自身免疫性肝炎的血清学标志物；LKM-2 只出现于由替尼酸引起的药物诱导性肝炎中，因此 LKM-1 必须与 LKM-2 区别开来；LKM-3 主要见于慢性丁型肝炎。

2. 抗可溶性肝抗原抗体

【参考值】 阴性。

【临床意义】 抗可溶性肝抗原抗体（anti-soluble liver antigen，SLA）是 Ⅲ 型自身免疫性肝炎的血清学标志物，对于自身免疫性肝炎的诊断和鉴别诊断均具有重要价值。大约 25% 的自身免疫性肝炎患者 SLA 阳性。

第六节　感染免疫检查

一、细菌感染免疫检查

人感染病原体后产生的特异性抗体一般可持续数月或更长时间，因而检查抗体不仅可用于现症诊断，还可用于疾病追溯性调查。

（一）血清抗链球菌溶血素"O"试验

溶血素"O"是 A 组溶血性链球菌感染人体后，所产生的具有溶血活性的代谢产物，因其能溶解红细胞、杀伤白细胞、破坏血小板及引起组织损伤，故相应的抗体称抗链球菌溶血素"O"（ASO）。

【参考值】 胶乳法：<400kU/L；免疫比浊法：<200kU/L。

【临床意义】 ASO 升高见于近期有 A 组溶血性链球菌感染，如急性咽炎、扁桃体炎、皮肤及软组织化脓性感染、A 组溶血性链球菌所致的败血症。当 ASO>400kU/L 并逐渐升高，结合临床可辅助诊断风湿热、风湿性心肌炎、风湿性关节炎和急性肾小球肾炎等。

（二）伤寒和副伤寒沙门菌免疫检查

伤寒和副伤寒沙门菌具有的抗原结构包括菌体抗原（O）、鞭毛抗原（H）及表面抗原。常用的免疫检查项目有：肥达反应（Widal Reaction，WR）、沙门菌抗体检查、沙门菌可溶性抗原检查。

【参考值】

1. WR　伤寒 H<1∶160;O<1∶80;副伤寒甲、乙、丙 H、O 均 <1∶80。

2. ELISA 法　IgM:阴性(效价 <1∶20)。

3. 乳胶凝集法　可溶性抗原:阴性。

【临床意义】

1. WR 检查　单份血清抗体效价 H>1∶160 与 O>1∶80 有诊断意义;动态观察抗体效价较原效价升高 4 倍以上更有诊断价值。

(1) O、H 均升高:多数患者第 2 周出现,提示伤寒的可能性大。

(2) O 升高、H 不高:感染早期,或与 O 抗原有交叉反应的其他沙门菌感染。

(3) O 不高、H 升高:预防接种或是非特异性免疫反应。

2. IgM 抗体　在发病 1 周左右即可升高,其阳性有早期诊断价值。

3. 可溶性抗原　可溶性抗原对伤寒和副伤寒感染具有确诊价值。

(三)流行性脑脊髓膜炎免疫检查

【参考值】　阴性。

【临床意义】　免疫学试验是流脑的快速诊断方法。

1. 抗原　若体内检出脑膜炎奈瑟菌抗原即可明确诊断。抗原的检查有利于早期诊断,其灵敏度高、特异性强。

2. 抗体　流脑患者抗体呈阳性(效价 1∶32~1∶256),抗体于感染后 1 周左右开始升高,2 个月后逐渐下降,故抗体检查不能作为早期诊断方法。但动态观察抗体效价较原效价升高 4 倍以上则更有诊断价值。

3. 预防　接种脑膜炎奈瑟菌多糖疫苗是目前预防流脑的主要措施,接种疫苗后接种者体内高抗体效价可持续 1 年以上。

(四)布氏杆菌病凝集试验

【参考值】　布氏杆菌凝集试验:阴性(效价 <1∶25);抗人球蛋白试验:阴性(效价 <1∶160)。

【临床意义】

1. 非流行区布氏杆菌凝集效价一般大于 1∶80 有诊断意义;流行区和牧民区凝集效价在 1∶160 以上才有诊断意义。

2. 急性布氏杆菌感染的抗体效价在感染第 2 周迅速升高,3~6 周达高峰,高效价抗体可维持 1 年左右,然后显著下降,如效价再度上升,提示再感染或复发。

3. 动态观察抗体效价较原效价升高 4 倍以上更有诊断价值。

(五)结核分枝杆菌抗体和 DNA

【参考值】　阴性。

【临床意义】　抗体阳性提示结核分枝杆菌感染或接种卡介苗,DNA 检查的灵敏度更高、特异性更强。

(六)幽门螺杆菌抗体

【参考值】　阴性。

【临床意义】　幽门螺杆菌(Hp)阳性可见于胃炎、胃溃疡、十二指肠溃疡、胃癌等。由于 Hp 感染数周后才出现特异性抗体,Hp 阴性者血液也可能存在交叉反应性抗体(如空肠弯曲菌),且 Hp 根除治疗后抗体可长时间持续阳性,故抗体阳性不能完全肯定有活动性感染,阴性也不能排除初期感染。因此,抗体检查主要用于易感人群的筛查及流行病学调查。

(七) C- 反应蛋白

C- 反应蛋白(C-reactive protein,CRP)是一种急性时相反应蛋白,能结合多种细菌、真菌、原虫以及核酸、磷脂酰胆碱,广泛存在于血清和其他体液中。CRP 能激活补体,促进吞噬和执行其他免疫调控。

【参考值】 胶乳法:<10mg/L;免疫比浊法:P<8mg/L。

【临床意义】 CRP 可用于炎症、组织坏死、恶性肿瘤等疾病的诊断,并为疗效观察提供重要的参考依据。CRP 升高见于各种急性化脓性感染、菌血症、重症结核、急性风湿热、RA、SLE、恶性肿瘤。

1. 用于风湿热的疗效观察 急性期或活动期 CRP 可达 200mg/L,静止期恢复正常。

2. 鉴别细菌与非细菌感染 细菌感染 CRP 升高,非细菌感染 CRP 不升高。

3. 鉴别器质性和功能性疾病 CRP 浓度是判断组织损伤的较灵敏的指标,组织损伤后 6~8 小时迅速升高,48~72 小时达高峰,并在组织持续坏死的情况下保持高浓度。因而,对器质性与功能性疾病的鉴别有帮助。

4. 作为肾移植疗效观察的指标 有排异反应时 CRP 升高。

二、病毒感染免疫检查

(一) TORCH 试验

TORCH 是指可导致宫内感染及围产期感染而引起围产儿畸形的病原体,它是一组病原微生物的英文名称缩写,其中 T(toxopasma)是弓形虫,R(rubella virus)是风疹病毒,C(cytomegalo virus)是巨细胞病毒,H(herpes virus)是单纯疱疹病毒 I/II 型。TORCH 试验是优生优育的常规检查项目。

【参考值】 阴性。

【临床意义】 IgM 阳性提示近期感染,IgG 阳性提示既往感染。TORCH 试验的临床意义见表 21-8。

表 21-8　TORCH 试验的临床意义

指标	临床意义
弓形虫	先天性感染可引起神经系统畸形、智力障碍
风疹病毒	孕早期感染的新生儿致畸致残率可达 80%,主要损害五官、神经系统和智力,有流行性。IgG 阳性者应观察抗体效价变化,若较原效价升高 4 倍以上,具有近期感染诊断价值
巨细胞病毒	先天感染的致畸率仅次于风疹病毒,主要造成神经系统畸形及智力障碍
单纯疱疹病毒 I/II 型	先天感染影响神经系统发育,孕早期感染影响胎儿发育

(二) 汉坦病毒抗体 IgM

【参考值】 阴性。

【临床意义】 IgM 抗体于感染后 2~3 天可检出,7~10 天达高峰,故可作为早期诊断的指标;IgG 抗体通常在感染后 2 周出现。

（三）流行性乙型脑炎病毒抗体 IgM

【参考值】 ELISA 法、微量间接免疫荧光法、补体结合试验:阴性。

【临床意义】 微量间接免疫荧光法快速灵敏,ELISA 法可用于早期诊断,补体结合试验多用于回顾性诊断或流行病学调查。若动态观察,抗体效价较原效价升高 4 倍以上则更有诊断意义。

（四）柯萨奇病毒抗体和 RNA

【参考值】 阴性。

【临床意义】 柯萨奇病毒(coxsackie virus,Cox)抗体阳性可见于由 Cox 感染引起的无菌性脑炎、小儿肺炎、小儿腹泻、肌无力、病毒性心肌炎及孕妇早期流产等。RNA 阳性的诊断意义更大。1 型糖尿病患者血清也可检出柯萨奇病毒抗体。

（五）轮状病毒抗体和 RNA

【参考值】 阴性。

【临床意义】 IgM 阳性提示现症感染,IgG 阳性提示既往感染,PCR 检查 RNA 更具特异性。婴幼儿腹泻多是由于轮状病毒感染所致,预防接种疫苗可降低感染的危险性。

（六）嗜异性凝集试验及吸收试验

【参考值】 阴性。

【临床意义】 主要用于传染性单核细胞增多症的辅助诊断,若病程中抗体效价上升 4 倍以上,则更有诊断价值。少数淋巴网状细胞瘤、单核细胞性白血病、淋巴肉瘤或结核病患者也可呈轻度阳性。

（七）严重急性呼吸综合征病毒抗体及 RNA

【参考值】 阴性。

【临床意义】 IgM 阳性提示现症感染,可辅助早期诊断;IgG 阳性提示既往感染,在病程中抗体由阴转阳或效价升高 4 倍以上,则更有诊断价值。PCR 检查 RNA 对确诊更具特异性。

（八）Epstein–Barr 病毒抗体

【参考值】 阴性。

【临床意义】 抗 Epstein-Barr 病毒抗体阳性主要见于传染性单核细胞增多症、Burkitt 淋巴瘤、鼻咽癌等。

（九）病毒性肝炎抗原抗体

已明确的病毒性肝炎现有 7 种:甲型(HA)、乙型(HB)、丙型(HC)、丁型(HD)、戊型(HE)、庚型(HG)和输血传播病毒肝炎(TTV 肝炎),分别由肝炎病毒甲型、乙型、丙型、丁型、戊型、庚型和 TTV 引起。对肝炎病毒标志物进行检查,可帮助临床进行肝炎的分型诊断。常用检查方法为 ELISA 法(检查抗原与抗体)、RT-PCR(检查病毒 RNA)。

1. 甲型肝炎病毒标志物 甲型肝炎病毒(hepatitis A virus,HAV)是微小 RNA 病毒,内部含单链 RNA(HAV-RNA),当人体感染了 HAV 后可产生 IgM 和 IgG 型抗体。

【参考值】 阴性。

【临床意义】 HAV 标志物各项检查指标临床意义见表 21-9。

表 21-9　HAV 标志物各项检查指标临床意义

检查指标	临床意义
HAVAg	粪便检查阳性可作为急性感染的证据
HAV-RNA	粪便检查阳性对早期确诊甲型病毒性肝炎具有特异性
抗 HAV-IgM	HAV 感染早期产生的抗体,发病后数天即可呈阳性,是新近感染的依据
抗 HAV-IgG	甲型肝炎发病后较晚出现的保护性抗体,持续多年或终生。抗 HAV-IgG 阳性表明既往感染,但人体已具有针对 HAV 的免疫力,常用于流行病学调查

2. 乙型肝炎病毒标志物　乙型肝炎病毒(hepatitis B virus,HBV)是 DNA 病毒,由外壳与核心两部分组成,其外壳含有 HBV 表面抗原(hepatitis B virus surface antigen,HBsAg),核心含有环形双股 DNA(HBV-DNA)与 DNA 聚合酶,HBV 核心抗原(hepatitis B virus core antigen,HBcAg)和 HBVe 抗原(hepatitis B virus e antigen,HBeAg)。人体感染 HBV 后可产生 HBV 表面抗体(hepatitis B virus surface antibody,anti-HBs)、HBV 核心抗体(hepatitis B virus core antibody,anti-HBc)、HBVe 抗体(hepatitis B virus e antibody,anti-HBe)。

【参考值】　阴性。

【临床意义】　HBV 标志物阳性的临床意义见表 21-10。临床常选用 HBsAg、anti-HBs、HBeAg、anti-HBe、anti-HBc 作为检查指标,其临床意义见表 21-11。

表 21-10　HBV 标志物阳性的临床意义

检查指标	临床意义
HBsAg	只有抗原性,无传染性,是 HBV 感染的最早证据,在潜伏期即可呈阳性。发病 3 个月 HBsAg 尚未转阴提示易发展为慢性乙型肝炎或肝硬化,携带者 HBsAg 也呈阳性而肝功能正常
anti-HBs	保护性抗体,阳性表示对 HBV 有免疫力,见于乙型肝炎恢复期、既往感染、乙型肝炎疫苗接种后
HBeAg	在 HBV 复制时产生,并从感染的肝细胞内释放入血,阳性提示 HBV 在复制,有较强的传染性,持续阳性提示可能转为慢性乙型肝炎或肝硬化
anti-HBe	常见于 HBeAg 转阴的患者,提示 HBV 大部分被清除,传染性低,但并非保护性抗体,仍有传染性
HBcAg	一般情况下不易检查到,存在于感染的肝细胞核内,并被 HBsAg 包裹,HBcAg 阳性提示 HBV 复制活跃,传染性强
anti-HBc	不是保护性抗体,表明 HBV 感染肝细胞后在复制,具有传染性。在急性感染时,anti-HBc 主要为 IgM 型,是近期感染的指标。IgG 型在发病后 1 个月左右产生,可持续数年或终生,是既往感染的指标
HBV-DNA	诊断乙型肝炎的直接依据,提示 HBV 复制并具有传染性

表 21-11　乙肝五项检查结果与临床意义

HBsAg	HBsAb	HBeAg	HBeAb	HBcAb	临床意义
+	−	+	−	−	急性 HBV 感染早期,HBV 复制活跃
+	−	+	−	+	急性或慢性乙肝,HBV 复制活跃,传染性强
+	−	−	+	+	急性或慢性乙肝,HBV 复制减弱或停止
+	−	−	−	+	急性或慢性乙肝,HBV 复制减弱或停止
+	+	+	+	+	不同亚型 HBV 再感染

续表

HBsAg	HBsAb	HBeAg	HBeAb	HBcAb	临 床 意 义
+	−	−	−	−	HBV-DNA 处于整合状态
+	+	−	+	−	表面抗原、e 抗原变异
−	+	−	+	+	HBV 感染恢复期
−	+	−	−	+	HBV 感染恢复期
−	−	−	−	+	曾感染 HBV,未产生 HBsAb
−	−	−	+	+	HBV 低度复制
−	+	−	−	−	HBV 感染恢复期或接种 HBV 疫苗

3. 丙型肝炎病毒标志物　丙型肝炎病毒(hepatitis C virus,HCV)是 RNA 病毒,其核心含有单股正链 RNA,感染 HCV 后可产生 IgM 和 IgG 型抗体。

【参考值】　阴性。

【临床意义】　HCV-RNA 阳性是 HCV 感染和复制的直接标志。抗 HCV-IgM 在血清中出现较早,是早期诊断的指标,持续阳性提示可转为慢性丙型肝炎。抗 HCV-IgG 阳性提示既往感染。

4. 丁型肝炎病毒标志物　丁型肝炎病毒(hepatitis D virus,HDV)是一种缺陷性 RNA 病毒,借助 HBV 才能复制和传播。当人体感染 HDV 时,除 HDV 感染标志物阳性外,HBV 感染标志物亦呈阳性。

【参考值】　阴性。

【临床意义】　HDVAg 阳性提示感染 HDV,而 HDV-RNA 是 HDV 感染和复制的直接标志,其阳性即可明确诊断。抗 HDV-IgM 是 HDV 早期诊断指标,抗 HDV-IgG 是诊断 HDV 的可靠指标。

5. 戊型肝炎病毒标志物　戊型肝炎病毒(hepatitis E virus,HEV)是单股正链 RNA 病毒,常通过肠道途径感染。人体感染 HEV 后可产生 IgM 和 IgG 型抗体。

【参考值】　阴性。

【临床意义】　HEV-RNA 是 HEV 感染的早期诊断指标。抗 HEV-IgM 在发病初期产生,持续时间较短,是近期感染的标志。抗 HEV-IgG 阳性提示既往感染。

6. 庚型肝炎病毒标志物　庚型肝炎病毒(hepatitis G virus,HGV)基因组结构与 HCV 相似,为单正链 RNA 病毒。HGV 颗粒直径 50~100nm,包括两种类型:极低密度的病毒颗粒和核衣壳颗粒。

【参考值】　阴性。

【临床意义】　抗 HGV 阳性表示曾感染过 HGV,多见于输血后肝炎或使用血液制品引起的 HGV 感染,此类患者往往合并 HCV 感染。现已证实,HGV 感染的传播途径为血液传播和母婴传播,所以庚型肝炎的预防重点是把好输血关;早期检查,早期防治。

三、性传播疾病免疫检查

性传播疾病(sexually transmitted diseases,STD)是指通过性接触可以传播的一组传染病。

STD 的诊断包括病史、体格检查和实验室检查,三者缺一不可,其中实验室检查是诊断 STD 的重要依据。

(一)衣原体抗体

衣原体(chlamydia)包括沙眼衣原体、鹦鹉热衣原体和肺炎衣原体 3 种,其中沙眼衣原体(C.trachomatis,CT)是引起性传播疾病常见的病原体之一。

【参考值】 IgM 效价≤1:32,IgG 效价≤1:512。

【临床意义】 IgM 阳性提示近期有 CT 感染,有利于早期诊断。IgG 在发病后 6~8 周出现,持续时间较长,提示 CT 既往感染。

(二)支原体的血清学检查

对人致病的主要有肺炎支原体、解脲支原体、人型支原体和生殖道支原体。

【参考值】 补体结合试验:效价 <1:64;间接血凝试验:阴性。

【临床意义】 单份血清效价 >1:64 者或双份血清效价有 4 倍以上增高者,有诊断意义。间接血凝试验的灵敏度高于补体结合试验,通常感染发病后 7 天出现阳性。

(三)梅毒螺旋体抗体

梅毒是由苍白螺旋体感染而引起的一种性传播疾病,可通过胎盘进入胎儿体内引起先天性梅毒。诊断梅毒的实验室检查方法见表 21-12。

表 21-12 诊断梅毒的实验室检查方法

分类	方法
直接法	直接在暗视野显微镜下观察血液梅毒螺旋体
血清学方法	非特异性抗体的定性试验:性病研究实验室试验(VDRL)、不加热血清反应素试验(USR)、快速血浆反应素试验(RPR)
	特异性抗体的确诊试验:梅毒螺旋体血凝试验(TPHA)、荧光螺旋体抗体吸收试验(FTA-ABS)
基因诊断技术	检查梅毒螺旋体 DNA,特异性、灵敏度均优于血清学方法,是目前诊断梅毒螺旋体感染的先进方法

【参考值】 阴性。

【临床意义】

1. 辅助诊断价值

(1)血清学试验是检查梅毒患者血清抗体的方法,感染梅毒螺旋体 1~2 周后,血清抗体检出率约为 75%,二期梅毒阳性率为 95%~100%,晚期梅毒阳性率为 70%~90%,隐性患者阳性率也可达 70%~80%。

(2)RPR 及 USR 对一期梅毒灵敏度不高,且缺乏特异性。瘤型麻风、疟疾、SLE、硬皮病、雅司病、回归热、钩端螺旋体病、血吸虫病、棘球蚴病、支原体肺炎、传染性单核细胞增多症、结核等疾病亦可出现阳性反应。

2. 确诊价值 待检血清用含 Reiter 株螺旋体提取物吸收后,梅毒螺旋体抗原试验(ELISA、TPPA、金标记免疫层析等)即可作为确认试验,对潜伏期和晚期梅毒灵敏度更高。FTA-ABS 试验特异性高,若检查梅毒螺旋体抗原阳性,即可确诊梅毒。

（四）淋球菌血清学及 DNA

淋球菌的实验室检查主要有显微镜检查、病原体培养、血清学检查、PCR，其中病原体培养为诊断淋球菌的金标准。

【参考值】 阴性。

【临床意义】 淋球菌阳性主要见于淋病，还可见于淋球菌性结膜炎、咽炎、肛门直肠炎，感染严重者可经血行散播至全身引起淋球菌性败血症、关节炎、心内膜炎、脑膜炎等。

淋球菌感染引起的临床表现取决于感染的程度、机体的敏感性、细菌的毒力、感染部位及感染时间的长短。同时与身体的健康状况、性生活状况、酗酒等有关。

（五）人类获得性免疫缺陷病毒抗体及 RNA

人类获得性免疫缺陷病毒（HIV）检查方法有两类。①初筛试验：主要检查血清中抗 HIV 抗体，可选用 ELISA 法、明胶颗粒凝集试验（PA）、快速蛋白印迹法（RWB）。②确诊试验：采用蛋白印迹试验（WB）、HIV 病毒 RNA 检查。可用于 HIV 早期诊断、病情监测、疗效判断、预后评估。尤其是高灵敏度的实时荧光 PCR 技术，能够在 HIV 感染的最初 2 周检查到病毒核酸。

【参考值】 阴性。

【临床意义】 抗 HIV 抗体阳性，特别是确诊试验阳性，且伴临床症状时可诊断为 AIDS。抗 HIV 阳性、无任何症状者为 HIV 携带者，可持续数年，甚至终生。

（朱琳琳）

本章小结

免疫学检查主要检查与免疫反应有关的各种免疫物质，用以诊断免疫性疾病。本章主要介绍了血清免疫球蛋白、感染免疫、血清补体、自身抗体检查内容与临床意义等。通过学习常用免疫学检查，使同学们初步掌握常用免疫学检查指标的选择、参考值与临床意义，为临床疾病的诊断提供了可靠的参数。

复习题

1. 简述血清免疫球蛋白浓度变化的临床意义。
2. 简述补体 C3 浓度变化的临床意义。
3. 简述甲种胎儿球蛋白浓度变化的临床意义。
4. 简述可提取性核抗原抗体谱检查的临床意义。
5. 简述 HAV 标志物各项检查指标的临床意义。
6. 简述 HBV 标志物阳性的临床意义。
7. 简述 C- 反应蛋白浓度变化的临床意义。

第二十二章

心电图检查

第一节 心电图基本知识

心脏在机械收缩之前，首先产生电激动。心脏电激动所产生的微小电流可通过人体组织传导至体表。如果在体表不同部位放置两个电极，分别用导线连接至心电图机，即可将体表两点间的电位变化描记下来，形成一条连续的曲线，即为心电图（electrocardiogram，ECG）。

一、心电图产生原理

（一）心肌细胞的电位变化规律

心肌细胞的生物电变化是由细胞膜对其两侧的 K^+、Na^+、Cl^-、Ca^{2+} 等带电离子的选择性通透及各种离子的定向流动引起的，表现为细胞膜内外的电位变化（图 22-1）。

1. 极化阶段 当心肌细胞在静息状态时，细胞膜外聚集着带正电荷的阳离子，膜内聚集着同等数量的带负电荷的阴离子。这种在静息时膜外带正电荷、膜内带负电荷的相对恒定状态，称为极化状态（polarization）。此时，细胞膜表面和内外均无电流活动。

2. 除极阶段　当心肌细胞某个部位受到一定强度的刺激时,离子跨过细胞膜,引起细胞内外电荷的交换,膜电位由极化状态下的内负外正状态迅速逆转为内正外负状态,这一转变即为心肌细胞的除极(depolarization)过程。由于已除极部位膜外带负电荷,邻近未除极部位的细胞膜外仍带正电荷,两者之间形成一对电偶(dipole)。沿着除极方向总是电源(正电荷)在前,电穴(负电荷)在后,电流从未除极部位流向已除极部位,并沿着一定的方向迅速扩展,直至整个心肌细胞完全除极。

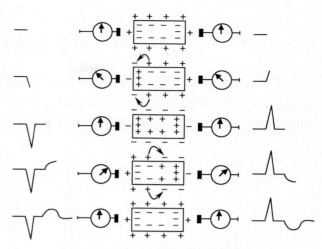

图 22-1　心肌细胞除极和复极过程示意图

除极过程非常迅速,历时 2~3 毫秒,故描记出高而窄的波形。除极完毕后,细胞膜外暂无电位变化,电流曲线回至等电位线。

3. 复极阶段　心肌细胞除极之后,再经过多种离子的后续移动及离子泵的耗能调整,使细胞膜逐渐恢复到静息时的极化状态,这个过程称为复极(repolarization)。此时细胞内外两侧的电位差不仅由外负内正状态变为外正内负状态,且各种离子也基本恢复到除极前的分布状态。复极过程与除极过程方向一致,但因沿复极方向总是电穴(负电荷)在前,电源(正电荷)在后,故描记的复极波方向与除极波相反。

复极过程较除极过程缓慢,历时约 300 毫秒,描记出的曲线为圆体。复极完毕后,细胞膜外恢复到正电位,电位差消失,电流曲线回至等电位线。

(二)心电向量的基本概念

1. 心电向量　既有一定大小又有一定方向的物理量,称为向量。心肌细胞在除极与复极时可产生电偶。电偶两极的电荷数量聚集得越多,则两极间的电位差(电动势)就越大。电偶的大小就是电偶电动势的大小。电偶的方向是由电穴指向电源。电偶既有数量大小,又有方向,因此称为心电向量(vector)。心电向量常用箭头来表示,箭头的方向代表电偶的方向,箭杆的长度代表电偶电动势的大小。除(复)极时产生的心电向量分别称为除(复)极向量。除极向量的方向与除极方向一致,而复极向量的方向与复极方向相反。

2. 瞬间综合心电向量　心脏在除极或复极的过程中,每个瞬间都有许多心肌细胞同时发生除极或复极,产生许多大小和方向各不相同的心电向量。许多向量又可用向量综合法归并为瞬间综合向量。心脏的除极或复极过程可以看成是由无数个依次发生的瞬间综合向量组成。

若 2 个向量方向相同,综合向量为两者之和,其方向与原来的方向相同;若方向相反,综合向量为两者之差,其方向与较大的向量一致;若 2 个向量互成角度,综合向量以平行四边形法则求得(图 22-2)。

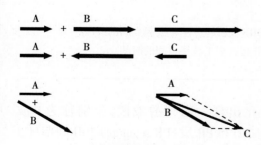

图 22-2　向量综合法示意图

二、心电图各波段的组成与命名

正常心脏的激动起源于窦房结,兴奋心房的同时,激动沿着结间束→房室结→希氏束→左、右束支→浦肯野纤维顺序传导,最后兴奋心室。这种先后有序的电激动的传播,引起一系列电位变化,就形成了心电图上的相应波段(图22-3)。各波段的形成及意义见表22-1。

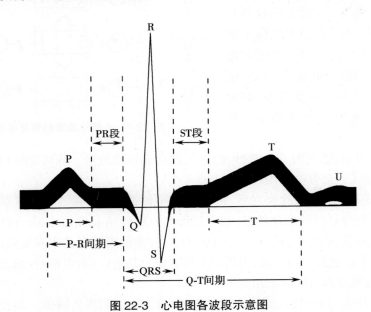

图22-3 心电图各波段示意图

表22-1 心电图各波段的形成及意义

波段	意 义
P波	反映心房除极过程的电位与时间变化
Ta波	反映心房的复极过程
PR段	反映心房复极过程及房室结、希氏束、左右束支的电活动,是从P波终点至QRS波群起点间的线段
P-R间期	代表激动从窦房结通过心房、房室交界区到心室开始除极的时间,是从P波起点至QRS波群起点的时间,包括P波和PR段在内
QRS波群	反映心室除极过程的电位与时间变化
T波	反映心室晚期复极的电位与时间变化
ST段	反映心室早期缓慢复极的电位与时间变化,是从QRS波群终点至T波起点间的线段
Q-T间期	代表心室除极与复极过程的总时间,是从QRS波群起点至T波终点间的时间
U波	发生机制不明,多认为是心肌激动的激后电位

正常心电图每一心动周期中,随着时间的变化出现一系列的波段,分别称为P波(P wave)、QRS波群(QRS wave)、T波(T wave)、u波(u wave)和PR段(PR segment)、P-R间期(PR interval)、ST段(ST segment)、Q-T间期(QT interval)。QRS波群变化复杂,其命名如下:QRS波群在参考水平线以上第一个出现的正向波称为R波;在R波前的负向波称为Q波;在R波后的

第一个负向波称为S波;S波后的正向波称为R′波;R′波后的负向波称为S′波。依此类推R′、S′波等的定义。

如果QRS波群只有负向波,则称为QS波。如果在参考水平线同侧一个波的描记线可见2个或2个以上转折点,则称为切迹或顿挫(图22-4)。

各波的大小,以英文字母的大小写形式来表示。波形大(波幅≥0.5mV),书写时用大写字母Q、R、S表示;波形小(<0.5mV),则用小写字母q、r、s表示;同一导联中,若波幅小于最高波幅的1/2,记为小写英文字母。

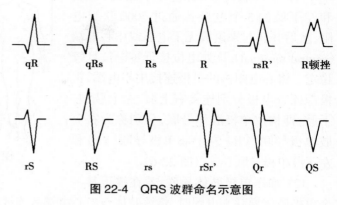

图22-4　QRS波群命名示意图

三、心电图导联体系

在人体不同部位放置电极,并通过导联线与心电图机电流计的正负极相连,这种电路连接方法称为导联。因电极位置和连接方法不同,可组成不同的导联。在长期临床实践中,已形成了一个由Einthoven创设且被广泛采纳的国际通用导联体系(lead system),称为常规12导联体系。

(一)肢体导联

1. 标准导联　标准导联(standard leads)属于双极肢体导联,反映2个肢体之间的电位差变化,分别用Ⅰ、Ⅱ、Ⅲ作为标记(表22-2、图22-5)。

表22-2　标准导联连接法

导联符号	正极(探查电极)	负极
Ⅰ	左上肢	右上肢
Ⅱ	左下肢	右上肢
Ⅲ	左下肢	左上肢

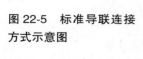

图22-5　标准导联连接
方式示意图

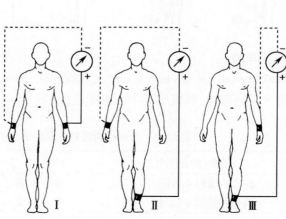

2. 单极肢体导联与加压单极肢体导联

（1）单极肢体导联：将左上肢、右上肢和左下肢的3个电极各通过5000欧姆电阻，然后并联起来组成无干电极或中心电端（central terminal），该处电位接近零电位且较稳定。将心电图机的负极连接中心电端，正极即探查电极分别连接右上肢、左上肢、左下肢，即构成单极肢体导联，分别称为右上肢单极导联（VR）、左上肢单极导联（VL）和左下肢单极导联（VF）（图22-6）。

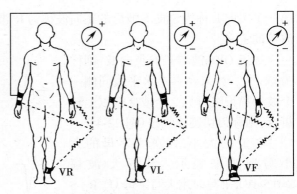

图22-6　单极肢体导联连接方式示意图

（2）加压单极肢体导联：若在描记某一个单极肢体导联心电图时，将该肢体与中心电端的连线断开，这样可使探查电极所反映的具体电压升值50%，波幅增大而便于观测。这种连接方式即为目前广泛应用的加压单极肢体导联。加压单极肢体导联属于单极导联，基本上代表检测部位的电位变化（表22-3、图22-7）。

表22-3　加压单极肢体导联连接法

导联名称	导联符号	正极（探查电极）	负极
加压单极右上肢导联	aVR	右上肢	左上肢＋左下肢
加压单极左上肢导联	aVL	左上肢	右上肢＋左下肢
加压单极左下肢导联	aVF	左下肢	右上肢＋左上肢

注：表中a代表加压50%，V代表电压，R、L、F分别代表右上肢、左上肢和左下肢。

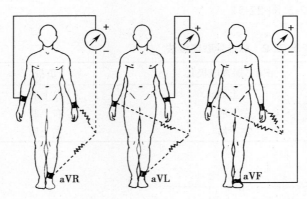

图22-7　加压单极肢体导联连接方式示意图

（二）心前区导联

心前区导联（precordial or chest leads）又称胸导联，属于单极导联，即将正极（探查电极）分别放置于心前区不同部位，负极则与中心电端连接（表22-4、图22-8）。

表22-4　常用心前区导联连接法及主要作用

导联	正极（探查电极）	负极	主要作用
V_1	胸骨右缘第4肋间	中心电端	反映右心室壁改变
V_2	胸骨左缘第4肋间	中心电端	反映右心室壁改变

续表

导联	正极（探查电极）	负极	主要作用
V_3	V_2 与 V_4 连线中点	中心电端	反映左、右心室移行改变
V_4	左锁骨中线平第 5 肋间	中心电端	反映左、右心室移行改变
V_5	左腋前线与 V_4 同一水平	中心电端	反映左心室壁改变
V_6	左腋中线与 V_4 同一水平	中心电端	反映左心室壁改变

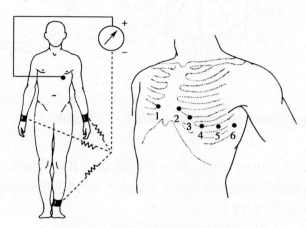

图 22-8　心前区导联连接方式示意图

常规 12 导联心电图检查基本能满足心电图诊断的需要，但在特殊情况下，可选用其他导联（表 22-5）。

表 22-5　非常规导联的连接方式及主要作用

导联	正极（探查电极）	负极	主要作用
V_7	左腋后线同 V_4 水平	中心电端	反映左心室壁改变
V_8	左肩胛线同 V_4 水平	中心电端	诊断后壁心肌梗死
V_9	左脊旁线同 V_4 水平	中心电端	诊断后壁心肌梗死
$V_3R \sim V_8R$	右胸部与 $V_3 \sim V_8$ 对称处	中心电端	诊断右心病变
V_E	胸骨剑突处	中心电端	诊断下壁心肌梗死
S_5	胸骨右缘第 5 肋间	中心电端	诊断下壁心肌梗死
A	剑突下	胸骨柄	双极导联，重点显示 P 波

（三）导联轴

某一导联正负两极之间的假想连线，称为该导联的导联轴，方向由负极指向正极。

将右上肢、左上肢和左下肢设想为一个以心脏为核心的等边三角形的 3 个顶点，中心电端位于三角形的中心。此时，6 个肢体导联就可以获得 6 个方向各异的导联轴。标准导联与加压单极肢体导联的导联轴都位于同一平面（额面）。如将 6 个肢体导联的导联轴分别平行移动，使各导联轴均通过等边三角形的中心点，即组成额面六轴系统（hexaxial system）。它对测定额面心电轴以及判断肢体导联心电图波形有很大帮助（图 22-9）。

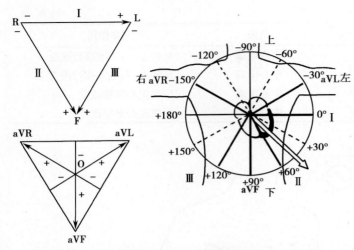

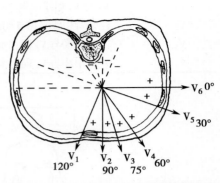

图 22-9　肢体导联的导联轴及额面六轴系统示意图

图 22-10　心前区导联的导联轴系统示意图

心前区各导联均以中心电端为中心,探查电极侧为正,其对侧为负,以此构成心前区导联轴系统。6 个心前区导联的导联轴分别从人体水平面的不同部位探查心电活动,对于判断心前区导联心电图波形有一定帮助(图 22-10)。

第二节　心电图测量与正常心电图

一、心电图测量

(一) 心电图记录纸

心电图是直接描记在由纵线与横线交织的小方格纸上。小方格的各边均为 1mm(图 22-11)。①纵向距离:代表电压,用以计算各波振幅的高度或深度。当输入定准电压为 1mV 使曲线移位 10mm 时,每 2 条横线间(1 小格)代表 0.1mV。②横向距离:代表时间,用以计算各波和各间期所占的时间。若按 25mm/s 的走纸速度来描记心电图时,每 2 条纵线间(1 小格)代表 0.04 秒。若改变走纸速度或定准电压,则每小格代表的时间或电压值亦改变。

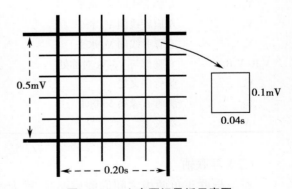

图 22-11　心电图记录纸示意图

(二) 振幅的测量

测量正向波的高度,应自参考水平线的上缘垂直地测量到该波的顶点;测量负向波的深度应自参考水平线的下缘垂直地测量到波的底端;若为双向波,则以正负相加的代数和计算之。P 波起始前的水平线是测量 P 波振幅的参考水平线;QRS 起始部是测量 QRS 波群、ST 段、T 波和 u

波振幅统一采用的参考水平线(图 22-12)。

测量 ST 段移位时,以 QRS 起始部作为参考水平线,通常取 J 点(QRS 波群的终末与 ST 段起始的交接点)后 60 毫秒或 80 毫秒处为测量点。当 ST 段上升时,应测出该点 ST 段上缘距对照基线上缘的垂线距离;当 ST 段下移时,应测量该点 ST 段下缘距对照基线下缘的垂线距离。在报告 ST 段测量结果时,应说明 ST 段测量点及 ST 段移位类型(水平型、下垂型、上斜型)。

(三)时间的测量

测量各波的时间应从该波起始部的内缘(凸面起点)至波形终末部分的内缘(凸面终点)。正向波的时间从基线下缘测量,负向波的时间应从基线上缘测量。测量时应选择波幅最大、波形清晰的导联(图 22-13)。室壁激动时间(ventricular activation time,VAT)是从 QRS 波群起点到 R 波峰垂直线之间的水平距离。

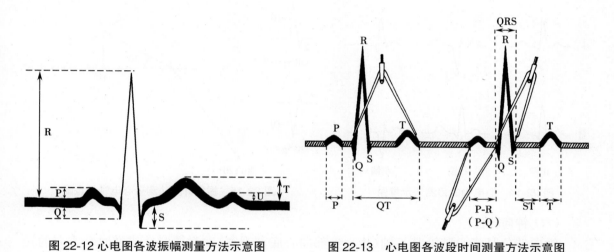

图 22-12 心电图各波振幅测量方法示意图　　　　图 22-13　心电图各波段时间测量方法示意图

(四)心率的测量

1. 心律规整　只需测量 1 次心动周期值(R-R 或 P-P 值),即得到每分钟心脏激动次数。每分钟心率 =60/R-R 或 P-P 间期(秒),或按 R-R 或 P-P 间距查表。

2. 心律不齐

(1)可以查看 30 大格(共 6 秒)内的 QRS 或 P 波数,乘以 10,即为每分钟的心室率或心房率。

(2)测量 5 个以上 R-R 或 P-P 间距,以其平均值计算每分钟心室率或心房率。

3. 估算心率　根据 R-R 或 P-P 间距的大格数(每格 0.2 秒)可大约估算心率值,心率 =300/大格数。

(五)心电轴的测量

心电轴(cardiac electric axis)一般指平均 QRS 电轴(average QRS axis),是指心室除极过程中各瞬间综合向量的综合,代表心室除极过程内的平均电动势方向和强度。正常心电轴在额面上的投影指向左下,正常范围为 0°~+90°。一般采用心电轴与导联Ⅰ正侧段所成的角度表示心电轴的偏移程度。

1. 目测法　根据Ⅰ、Ⅲ导联 QRS 波群主波方向可快速地判断心电轴(表 22-6、图 22-14)。

表 22-6 以目测法判断心电轴的方法

I导联 QRS 波群主波方向	Ⅲ导联 QRS 波群主波方向	心电轴
向上	向上	不偏
向上	向下	左偏
向下	向上	右偏
向下	向下	不确定

2. 计算法 分别测算I、Ⅲ导联的 QRS 波振幅的代数和,然后将这 2 个数值分别在I、Ⅲ导联轴上画出垂直线,求得两垂直线的交叉点。电偶中心与该交叉点相连即为心电轴,该轴与I导联轴正侧的夹角即为心电轴的角度(图 22-15)。也可将测算的I、Ⅲ导联 QRS 波振幅的代数和值直接查表求得。

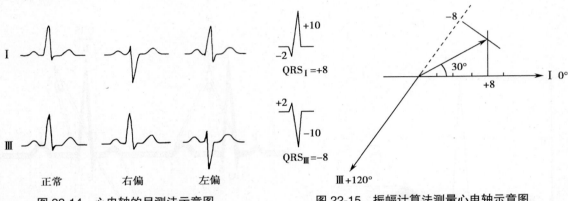

图 22-14 心电轴的目测法示意图   图 22-15 振幅计算法测量心电轴示意图

(六) 钟向转位

钟向转位是指心脏沿其长轴(从心尖部向心底部观察)发生顺时针或逆时针方向的转动。可通过心前区导联中过渡区波形(指 V_3 或 V_4 导联的波形,其正向波与负向波之比约等于 1)出现的位置来判断(图 22-16)。V_5、V_6 导联出现过渡区波形,提示心脏顺钟向转位(clockwise rotation),常见于右心室肥厚;V_1、V_2 导联出现过渡区波形,提示心脏逆钟向转位(counterclockwise rotation),常见于左心室肥厚。但钟向转位图形并非都是心脏在解剖上转位的结果,正常人的心电图也常可见到这种转位图形。

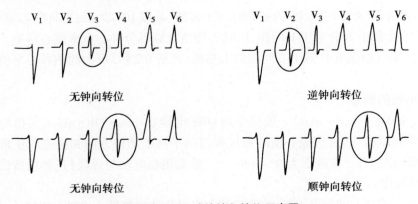

图 22-16 心脏的钟向转位示意图

二、正常心电图的波形特点及正常值

正常心电图为窦性心律,节律规整,心率为 60~100 次 / 分钟,各波段的形态与间期均在正常范围(图 22-17)。

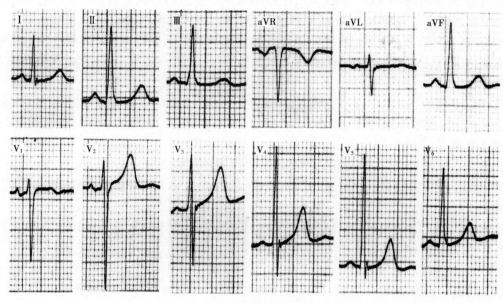

图 22-17 正常心电图

(一) P 波

1. 位置与形态　任何导联的 P 波一定出现在 QRS 波群之前。P 波光滑呈圆钝形,可有轻度切迹。P 波方向在 aVR 导联绝对倒置,I、II、aVF、V_4~V_6 导联均直立,其余导联可呈倒置、双向或低平。

2. 时间与电压　时间 <0.12 秒,肢体导联电压 <0.25mV,胸导联电压 <0.20mV。V_1 导联 P 波为双向时,其负向波称为 V_1 导联 P 波终末电势(Ptf V_1),正常人 Ptf V_1>−0.04mm·s(负向波的波幅与时间的乘积)。

(二) P-R 间期

正常成人 P-R 间期为 0.12~0.20 秒。P-R 间期随年龄、心率变化而变化,年龄越大或心率越慢,其 P-R 间期越长。

(三) QRS 波群

1. 形态

(1) 肢体导联:I、II、aVF 导联的 QRS 波群主波向上,aVR 导联的 QRS 波群主波向下,III、aVL 导联变化较多。

(2) 胸导联:自 V_1 至 V_6 的移行规律是 R 波逐渐增高,S 波逐渐变浅。其中 V_1、V_2 导联多呈 rS 型,R/S<1,V_5、V_6 导联多呈 qR 型或 Rs 型,R/S>1,V_3、V_4 导联多呈过渡区波形,R/S≈1。

2. 时间　正常成人为 0.06~0.10 秒,最宽不超过 0.11 秒。

3. 电压

(1) 肢体导联: $R_{aVL}<1.2mV$, $R_{aVF}<2.0mV$, $R_{aVR}<0.5mV$, $R_I+R_{III}<2.5mV$。

(2) 胸导联: $R_{V_1}<1.0mV$, $R_{V_1}+S_{V_5}<1.2mV$, $R_{V_5}<2.5mV$, $R_{V_5}+S_{V_1}<4.0mV$ (男) 或 3.5mV (女)。

6个肢体导联的 QRS 波群振幅 (正向波与负向波振幅的绝对值相加) 一般不应都小于 0.5mV, 6个胸导联的 QRS 波群振幅 (正向波与负向波振幅的绝对值相加) 一般不应都小于 0.8mV, 否则称为低电压。

4. 室壁激动时间 (VAT)　VAT 是心室激动波从心室肌的内膜面到达外膜面的时间, 借以了解心室是否肥厚。正常人 V_1 导联 VAT<0.03 秒, V_5 导联则 <0.05 秒。

5. Q 波　除 aVR 导联外, 其他导联 Q 波的振幅不超过同导联 R 波的 1/4, 时间 <0.04 秒, 而且无切迹。但 V_1、V_2 导联可能呈 QS 型, 不一定是异常表现。超过正常范围的 Q 波称为异常 Q 波。

(四) ST 段

在任何导联中, ST 段下移不应超过 0.05mV。肢体导联和 V_4~V_6 导联 ST 段上移不应超过 0.1mV, V_1~V_3 导联不应超过 0.3mV。

(五) T 波

1. 形态　T 波钝圆, 占时较长, 为前肢较长、后肢较短的波形。正常情况下, T 波方向常与 QRS 波群的主波方向一致。在 I、II、V_4~V_6 导联均直立, 在 aVR 导联倒置, 其他导联可直立、倒置或双向。

2. 电压　在以 R 波为主的导联中, T 波振幅不应低于同导联 R 波的 1/10。心前区导联的 T 波可高达 1.2~1.5mV。

(六) Q-T 间期

Q-T 间期一般为 0.32~0.44 秒, 与心率有密切关系。心率增快, Q-T 间期缩短; 反之, 则延长。为纠正心率对 Q-T 间期的影响, 常用校正的 Q-T 间期 (Q-Tc), $Q-Tc=\dfrac{Q-T}{\sqrt{R-R}}$。正常 Q-Tc≤0.44 秒。

(七) u 波

u 波出现在 T 波后 0.02~0.04 秒, 其方向多数与 T 波一致, 但不应高于同导联 T 波。在心前区导联 V_2~V_4 较清楚。u 波明显增高常见于低血钾症。

第三节　心房肥大与心室肥厚

一、心　房　肥　大

1. 左心房肥大　心电图特征: ①P 波增宽≥0.12 秒, 常呈双峰型, 峰间距离≥0.04 秒, 尤其以 I、II、aVL 导联改变明显。②V_1 导联 P 波常呈正负双向, $PtfV_1$≤−0.04mm·s (图 22-18)。

左心房肥大 (left atrial enlargement) 多见于二尖瓣狭窄, 所以又称 "二尖瓣型 P 波"。高血压、肥厚型心肌病、慢性左心衰竭等亦较常见。

2. 右心房肥大　心电图特征: ①肢体导联 P 波 (尤其以 II、III、aVF 导联明显) 高尖, 电压≥0.25mV。②V_1、V_2 导联 P 波直立≥0.15mV, 如 P 波呈双向时, 其振幅的算术和≥0.20mV。③P 波时间正常, <0.12 秒 (图 22-19)。

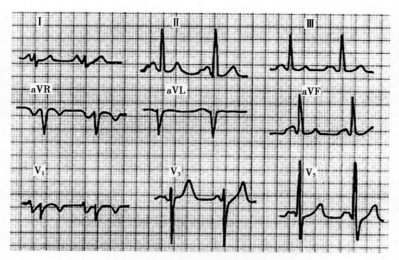

图 22-18　左心房肥大心电图

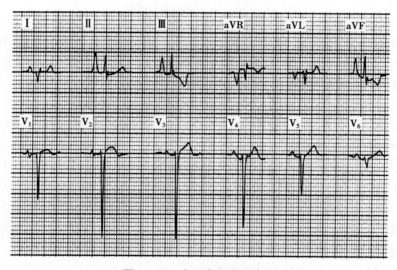

图 22-19　右心房肥大心电图

　　右心房肥大（right atrial enlargement）可见于各种原因引起的肺动脉高压、肺动脉狭窄等，因多见于肺源性心脏病，所以又称"肺型 P 波"。

　　3. 双心房肥大　心电图特征：兼有左、右心房肥大的心电图表现，即 P 波高大、增宽，呈双峰型，电压≥0.25mV，时间≥0.12 秒。双心房肥大多见于较严重的先天性心脏病，早期的左向右分流发展成肺动脉高压，致使双心房肥大。

二、心室肥厚

　　1. 左心室肥厚　左心室肥厚多见于高血压、冠状动脉粥样硬化性心脏病、风湿性心脏病及某些先天性心脏病等。左心室肥厚（left ventricular hypertrophy，LVH）心电图特征为（图 22-20）：

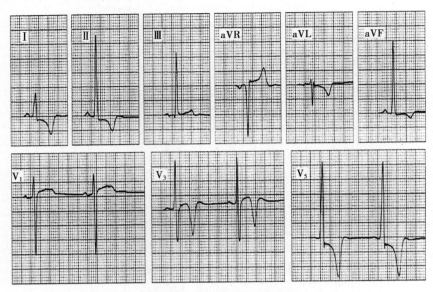

图 22-20　左心室肥厚心电图

（1）QRS 波群电压增高或左心室高电压：①肢体导联：R_{aVL}>1.2mV，或 R_{aVF}>2.0mV，或 R_I>1.5mV，或 R_I+S_{III}>2.5mV；②心前区导联：R_{V5} 或 R_{V6}>2.5mV，或 $R_{V5}+S_{V1}$>3.5mV（女）~4.0mV（男）。

（2）可出现额面心电轴左偏。

（3）VAT_{V5}>0.05 秒，QRS 时限达 0.10~0.11 秒，但一般 <0.12 秒。

（4）ST-T 改变：在 R 波为主的导联（V_5、V_6、aVL、aVF）出现 ST 段下降 >0.05mV，T 波低平、双向或倒置。

当 QRS 波群电压增高同时伴有 ST-T 改变者，称为左心室肥厚伴劳损。在心电图诊断中，QRS 波群电压增高是左心室肥厚的一个重要特征。在左心室高电压的基础上，结合其他阳性指标之一，一般可以成立左心室肥厚的诊断。符合条件越多及超过正常范围越大，诊断的可靠性越大。如仅有 QRS 波群电压增高，而无其他任何阳性指标者，诊断左心室肥厚应慎重，须结合病史综合考虑。

2. 右心室肥厚　右心室肥厚多见于肺源性心脏病、二尖瓣狭窄、房间隔缺损等。右心室肥厚（right ventricular hypertrophy，RVH）心电图特征为（图 22-21）：

（1）QRS 波群形态及电压的改变或右心室高电压：①V_1 导联 R/S≥1；②R_{V1}>1.0mV 或 $R_{V1}+S_{V5}$>1.2mV；③R_{aVR}>0.5mV 或 R/S≥1。

（2）额面心电轴右偏≥+90°，显著肥厚者可 >+110°。

（3）QRS 波群时限多正常，VAT_{V1}>0.03 秒。

（4）ST-T 改变：V_1~V_3 导联 ST 段压低，伴 T 波双向或倒置。

当右心室高电压同时伴有 ST-T 改变者，称为右心室肥厚伴劳损。QRS 波群形态及电压的改变和心电轴右偏是诊断右心室肥厚的可靠指标。一般来说，阳性指标越多，则诊断的可靠性越大。心电图诊断右心室肥厚的准确性较高，灵敏度较低，但一旦出现典型的右心室肥厚心电图表现，则表示右心室肥厚已相当显著。

3. 双侧心室肥厚　双侧心室肥厚多见于各种心脏病晚期或某一侧心室肥厚发展而来的全心肥厚扩大。心电图诊断双心室肥厚的灵敏度差，可表现为（图 22-22）：

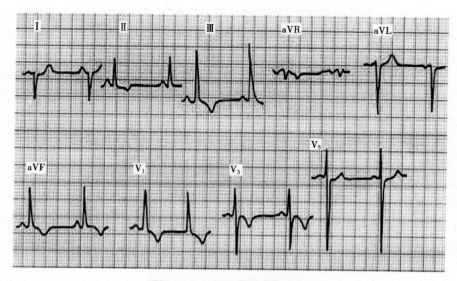

图 22-21　右心室肥厚心电图

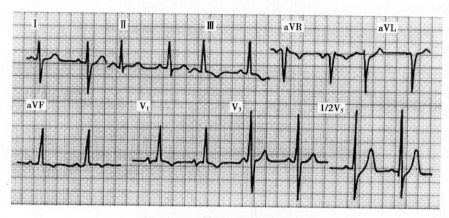

图 22-22　双侧心室肥厚心电图

（1）显示"正常"心电图：是由于双侧心室电压同时增高，互相抵消所致。

（2）单侧心室肥厚心电图：只反映一侧心室肥厚，而另一侧心室肥厚的图形被掩盖。

（3）双侧心室肥厚心电图：常以一侧心室肥厚心电图改变为主，另一侧心室肥厚的诊断条件较少。

第四节　心肌缺血与 ST-T 改变

一、心肌缺血的心电图类型

1. T 波改变　正常情况下，心外膜复极早于心内膜，因此心室复极过程从心外膜开始向心内膜方向推进。发生心肌缺血时，复极过程发生改变，心电图上出现 T 波改变。

(1) T波高大直立：当心内膜下心肌缺血时，该处心肌复极速度较正常时更加延迟，使原来存在的与心外膜复极向量相抗衡的心内膜复极向量减小或消失，致使T波向量增加。由于该向量方向指向缺血处的探查电极，因此在相应的导联上常表现出高大直立的T波。

(2) T波倒置：心外膜下心肌缺血时（包括透壁性心肌缺血），引起心肌复极顺序的逆转，即心肌复极先从心内膜下心肌开始，再向心外膜下心肌扩展，从而使复极方向与正常时相反，此时面向缺血区的导联表现出T波倒置，甚至对称或倒置逐渐加深。由于这种倒置深尖、双肢对称的T波多在冠状动脉供血不足时出现，亦被称为冠状T。

(3) T波低平或双向：心脏双侧对应部位心内膜下心肌均缺血，或心内膜和心外膜下心肌同时缺血时，心肌上述两种心电向量的改变可综合出现，部分相互抵消，心电图上可以表现为T波低平或双向等。

2. ST段改变 当持续心肌缺血时，心肌细胞的除极速度亦会减慢，表现为除极尚未结束时复极即已开始，心电图上出现ST段移位。当心内膜下心肌缺血时，ST段多表现为下移≥0.05mV，而当心外膜下心肌缺血时（包括透壁性心肌缺血），ST段多表现为抬高>0.1~0.3mV。

心肌缺血的心电图可仅仅表现为ST段改变或T波改变，也可同时出现ST-T改变。约有50%的冠状动脉粥样硬化性心脏病患者心绞痛未发作时，心电图可以正常，而仅于心绞痛发作时记录到ST-T改变。约10%的冠状动脉粥样硬化性心脏病患者在心绞痛发作时心电图可以正常或仅有轻度ST-T改变。

急性冠状动脉供血不足多有心绞痛，偶尔可无症状，可出现一过性缺血或心律失常，缺血部位的导联显示ST段压低（水平型或下斜型≥0.10mV）和（或）T波倒置（图22-23）。变异型心绞痛多引起暂时性ST段抬高，并常伴有高耸T波和对应导联的ST段下移，这是急性严重心肌缺血表现，如ST段持续抬高，提示将可能发生心肌梗死。慢性冠状动脉供血不足可出现持续和较恒定的缺血型ST改变（水平型或下斜型≥0.05mV）和（或）T波低平、负正双向和倒置。

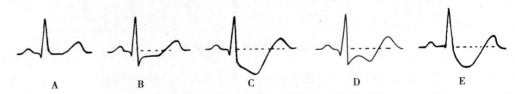

图22-23 缺血型ST段下降类型示意图
A. 正常ST段；B. 水平型ST段降低；C. 下斜型ST段降低；D. 弓背型ST段降低；E. 下陷型ST段降低

二、心肌梗死

绝大多数心肌梗死（myocardial infarction）是在冠状动脉粥样硬化基础上发生的，因严重而持久的缺血所引起的心肌坏死，属于冠状动脉粥样硬化性心脏病的严重类型。心电图的特征性改变及其演变是确定心肌梗死诊断和判断病情的主要依据。

（一）基本图形

冠状动脉急性闭塞后，依靠该支冠状动脉供血的心肌由于得不到血液供应而发生一系列变化，在心电图上可先后出现缺血、损伤和坏死3种类型的图形。

1. "缺血型"改变 当冠状动脉急性闭塞后，立即产生心肌缺血。心电图主要表现为T波改变:①通常缺血最早出现于心内膜,因而面向缺血区域的导联,T波多呈典型的直立、巨大且前后两肢对称,少数可仅有T波相对增高,两肢不一定对称。②T波对称性倒置,呈冠状T波。这是急性心肌梗死最早期的表现。

2."损伤型"改变　如果缺血比较严重或持续时间较长,则会造成心肌损伤。心电图表现为ST段逐渐抬高,并与T波融合,形成弓背向上、高于基线的单向曲线(mono-phasic curve)。此种改变于心肌供血改善后可恢复,其发生机制不清楚。

3."坏死型"改变　当心肌长时间严重缺血时,导致心肌坏死,心电图表现为面向坏死区的导联出现异常Q波(时间≥0.04秒,电压≥同导联R波1/4)或QS波。

由于不可能把电极直接放心肌表面,而是放在胸壁或肢体上来描记,因此往往记录到3种改变的混合图形,即异常Q波、ST段抬高及T波倒置。其中,缺血型T波改变较常见,但对心肌梗死诊断的特异性较差;损伤型ST改变对急性心肌梗死诊断的特异性较强,但也可见于变异性心绞痛等情况;典型的坏死型Q波被认为是心肌梗死较可靠的诊断依据。若以上3种改变同时出现,则心肌梗死的诊断基本成立。

(二)心肌梗死的图形演变及分期

心肌梗死从心电图上的表现可分为Q波型与无Q波型,临床上称Q波型心肌梗死为透壁性心肌梗死,无Q波型心肌梗死为非透壁性心肌梗死或心内膜下心肌梗死。这里仅介绍急性Q波型心肌梗死的心电图演变及分期。

1.超急性期　在发病后数分钟到数小时内发生,此时仅为冠状动脉急性供血不足,心肌组织尚未坏死,发生心肌缺血和损伤的心电图改变。心电图表现为:①高尖T波,是心肌梗死最早的改变。②ST段上斜型抬高,有时可与高耸直立T波相连形成单向曲线。③不出现异常Q波。若治疗及时有效,有可能避免发展为心肌梗死或使心肌梗死的范围缩小。

2.急性期(充分发展期)　发生在梗死后数小时至数天内,少数可持续数周,是一个发展变化的过程。心电图表现为:①异常Q波。②ST段呈弓背向上抬高,抬高显著者可呈单向曲线,继而逐渐下降至基线或接近基线。③直立的T波逐渐降低,可演变为缺血型冠状T波,并逐渐倒置达最深。

3.亚急性期(近期或演变期)　发生在梗死后数周至数月,心电图表现为:①ST段基本恢复到基线。②坏死型Q波持续存在。③心电图的主要演变是倒置的T波逐渐变浅,直至恢复正常或倒置的T波趋于恒定不变。

4.陈旧期(愈合期)　发生在心肌梗死3~6个月之后,心电图表现为:ST段和T波不再变化,仅残留有异常Q波或QS波,此期异常Q波或QS波是陈旧性心肌梗死的唯一证据。一般梗死后的异常Q波将持续存在,但也有部分患者由于各种原因使坏死型Q波变小甚至消失。

(三)心肌梗死的定位诊断

一般根据异常Q波或ST段移位出现的导联来确定心肌梗死的部位(表22-7)。

表22-7　常见心肌梗死的定位诊断

部位	I	II	III	aVR	aVL	aVF	V_1	V_2	V_3	V_4	V_5	V_6	V_7	V_8	V_9
前间壁	±				±		+	+	+	±					
前壁	±				±			±	+	+	±				
侧壁	±				±						+	+			

部位	I	II	III	aVR	aVL	aVF	V₁	V₂	V₃	V₄	V₅	V₆	V₇	V₈	V₉
高侧壁	+				+										
广泛前壁	±				±		+	+	+	+	+	±			
后壁													+	+	+
下壁		+	+			+									

注:+:该导联中出现坏死型 Q 波或 ST 段的移位,±:该导联中可能出现坏死型 Q 波或 ST 段的移位

　　V₁~V₃ 导联出现异常 Q 波或 QS 波为前间壁梗死(图 22-24);V₃~V₅ 导联出现异常 Q 波为前壁梗死(图 22-25);如所有胸导联均出现异常 Q 波则为广泛前壁心肌梗死(图 22-26);侧壁心肌梗死时在 I、aVL、V₅、V₆ 导联可见异常 Q 波;如仅有 I、aVL 出现异常 Q 波则为高侧壁心肌梗死(图 22-26);下壁心肌梗死时在 II、III、aVF 导联出现异常 Q 波(图 22-27);后壁心肌梗死时在 V₇~V₉ 记录到异常 Q 波,而相对应的 V₁、V₂ 导联呈现 R 波增高;右心室梗死时 V₁、V₃R~V₅R 导联出现梗死图形,尤其是出现损伤型 ST 改变意义更大;非 ST 断抬高型心肌梗死,无病理性 Q 波。近年来随着冠状动脉介入治疗的广泛开展,根据出现梗死图形的导联,还可进一步判断发生阻塞的冠状动脉。

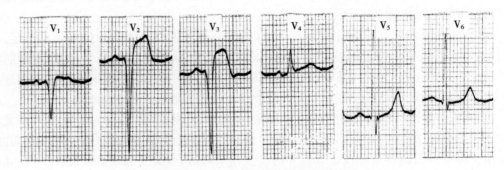

图 22-24　急性前间壁心肌梗死心电图

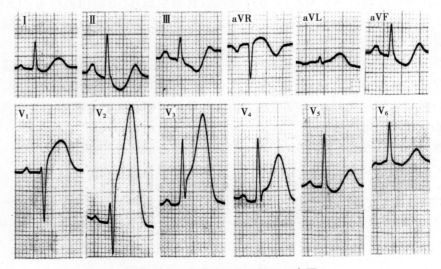

图 22-25　急性前壁心肌梗死心电图

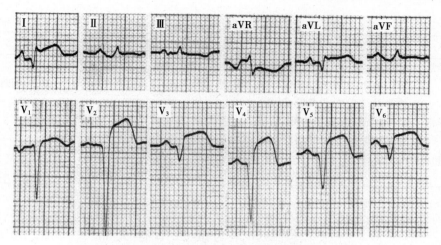

图 22-26　急性广泛前壁和高侧壁心肌梗死心电图

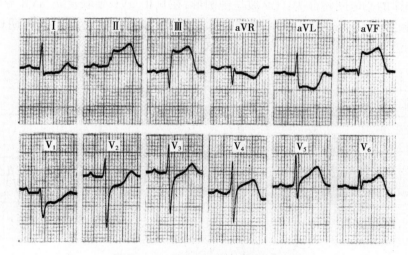

图 22-27　急性下壁心肌梗死心电图

第五节　心 律 失 常

正常心脏激动起源于窦房结,并沿着传导系统下传,使房室顺序协调地收缩与舒张,完成心脏泵血功能。各种原因使心脏激动的起源或(和)传导异常,称为心律失常(cardiac arrhythmia)。心电图是诊断心律失常最简便、较精确的方法。根据心律失常的发生机制,可将其分为三类(表 22-8)。为便于临床处理,心律失常又被分为窦性心律失常、快速性心律失常、缓慢性心律失常三类。

表 22-8 心律失常的分类

分类	心律失常
激动起源异常	窦性心律失常:窦性心动过速、窦性心动过缓、窦性心律不齐、窦性停搏等
	异位节律:①被动性异位心律,如逸搏、逸搏心律等。②主动性异位心律,如期前收缩、阵发性心动过速、扑动与颤动等
激动传导异常	传导障碍:如窦房传导阻滞、房内传导阻滞、房室传导阻滞、室内传导阻滞等
	异常传导途径:如预激综合征
激动起源和传导异常	并行心律

一、窦性心律与窦性心律失常

窦房结为正常心脏的起搏点,凡是起源于窦房结的心律称为窦性心律(sinus rhythm)。成人正常窦性心律的心电图特征为:①P 波呈钝圆形,在 I、II、aVF 导联直立,aVR 导联倒置。②P 波规律出现,频率为 60~100 次 / 分钟,婴幼儿可达 130~150 次 / 分钟。③P-R 间期 0.12~0.20 秒。④P-P 间距固定,在同一导联上 P-P 间距相差 <0.12 秒(图 22-28)。

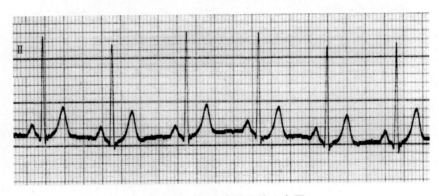

图 22-28 正常窦性心律心电图

1. **窦性心动过速** 心电图特征(图 22-29)为:①具有窦性心律的特点。②心率 >100 次 / 分钟。窦性心动过速(sinus tachycardia)常见于运动、激动、疼痛、发热、贫血、急性失血、甲状腺功能亢进、休克、心功能不全,以及应用阿托品、肾上腺素等。

2. **窦性心动过缓** 心电图特征(图 22-30)为:①具有窦性心律的特点。②心率 <60 次 / 分钟。窦性心动过缓(sinus bradycardia)常见于老人、运动员、睡眠、病态窦房结综合征、颅内压增高、胆汁淤积性黄疸、脑垂体或甲状腺功能低下、洋地黄过量以及应用 β- 受体阻滞剂等。

3. **窦性心律不齐** 心电图特征(图 22-31)为:①具有窦性心律的特点。②在同一导联 2 个 P-P 间距相差 >0.12 秒。窦性心律不齐(sinus arrhythmia)常见于儿童和青少年,多数窦性心律不齐与呼吸有关,表现为吸气时心率较快,呼气时变慢,深呼吸时更明显,屏气时消失,称为呼吸性窦性心律不齐。比较少见的窦性心律不齐与呼吸无关,如自主神经功能失调、更年期综合征、器质性心脏病及洋地黄中毒等。

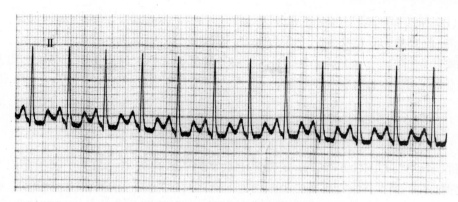

图 22-29　窦性心动过速心电图

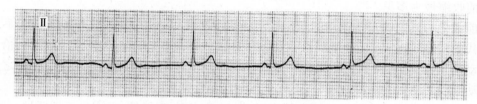

图 22-30　窦性心动过缓心电图

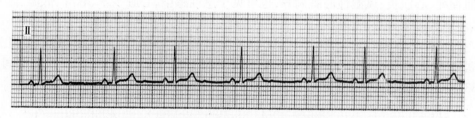

图 22-31　窦性心律不齐心电图

4. 窦性静止或窦性停搏　心电图特征(图 22-32)为:①具有窦性心律的特点。②规律的 P-P 间距中突然出现 P 波脱落,形成长 P-P 间距,且长 P-P 间距与正常 P-P 间距不成倍数关系。窦性静止或窦性停搏(sinus arrest)可见于迷走神经张力增高、急性心肌梗死、心肌炎、心肌病等器质性心脏病,以及洋地黄、奎尼丁等药物使用过量。

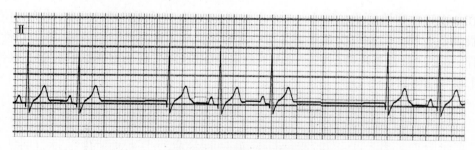

图 22-32　窦性静止心电图

5. 病态窦房结综合征　心电图特征为:①持续的窦性心动过缓,心率 <50 次 / 分钟,且不易用阿托品等药物纠正。②多发的窦性停搏或严重的窦房结阻滞。③在严重的窦性心动过缓基础上,常出现室上性快速心律失常,如房性心动过速、心房扑动、心房颤动等,故亦称为慢 - 快

综合征。④若病变同时累及房室交界区,则窦性停搏时可长时间不出现交界性逸搏,或伴有房室传导阻滞,此即称为双结病变。

病态窦房结综合征(sick sinus syndrome,SSS)常见于起搏传导系统退行性病变以及冠状动脉粥样硬化性心脏病、心肌炎、心肌病等。

二、期前收缩

期前收缩也称过早搏动(早搏),是临床上最常见的心律失常。是由于窦房结以下的某一个异位起搏点的自律性增高,在窦房结激动尚未抵达其位置之前,过早发出了激动。根据异位起搏点的位置不同,期前收缩可分为房性期前收缩、交界性期前收缩及室性期前收缩,其中以室性期前收缩最为多见。

期前收缩与其前的正常搏动的间距称为联律间期(coupling interval),期前收缩之后的长间歇称为代偿间歇(compensatory pause)。①室性期前收缩的联律间期与代偿间歇之和恰好等于正常心动周期的 2 倍,称为代偿间歇完全。②房性期前收缩的联律间期与代偿间歇之和小于正常心动周期的 2 倍,称为代偿间歇不完全。③交界性期前收缩的代偿间歇多完全。

期前收缩可见于情绪激动、饱餐、体力过劳、过量饮酒、吸烟等,但多见于器质性心脏病,如急性心肌梗死、心肌炎、风湿性心脏病等,也可见于急性感染、心脏手术、麻醉、低温、体外循环、低血钾、洋地黄过量等。

1. 室性期前收缩　心电图特征:①QRS 波群提早出现,其前无 P 波或无相关 P 波。②QRS 波群宽大畸形,时间 >0.12 秒,T 波方向常与 QRS 主波方向相反。③代偿间歇完全(图 22-33)。

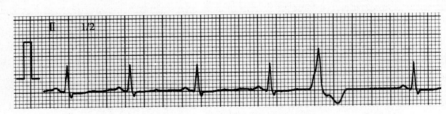

图 22-33　室性期前收缩心电图

若在 2 次正常窦性搏动之间插入 1 个室性期前收缩,其后无代偿性间歇,称为间位性或插入性室性期前收缩。若在每次正常窦性搏动之后均出现 1 个室性期前收缩,称为室性期前收缩二联律;每 2 次正常窦性搏动之后出现 1 个室性期前收缩,称为室性期前收缩三联律,依此类推(图 22-34、图 22-35)。

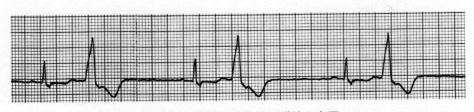

图 22-34　室性期前收缩二联律心电图

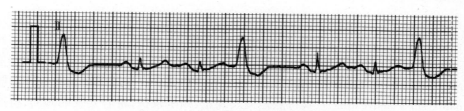

图 22-35　室性期前收缩三联律心电图

如果室性期前收缩是由 2 个以上的心室异位起搏点引起者,称为多源性室性期前收缩。其心电图表现为:在同一导联上提前出现的 QRS 波群具有多种形态,并且联律间期互不相同(同一异位起搏点引起的室性期前收缩常有固定的联律间期)。若联律间期固定,而形态各异,则为多形性期前收缩,其临床意义与多源性室性期前收缩相似。

频发(>5 次 / 分钟)、联律、成对、连续出现、多形性、多源性室性期前收缩,期前收缩的 QRS 波群形态宽而矮、有顿挫(时间 >0.18 秒,电压 <1.0mV),R on T 或 R on P 性室性期前收缩多为病理性,且多为更严重心律失常的先兆。

2. 房性期前收缩　心电图特征:①提前出现的 P′ 波,形态与窦性 P 波略不同。②P′-R 间期 >0.12 秒。③提前出现的 QRS 波群形态多正常。④代偿间歇多不完全(图 22-36)。

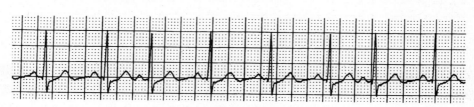

图 22-36　房性期前收缩心电图

3. 交界性期前收缩　心电图特征:①提前出现的 QRS 波群,形态多正常。②逆行 P′ 波可出现于 QRS 波群之前(P′-R 间期 <0.12 秒)、之后(R-P′ 间期 <0.20 秒)或者与 QRS 波群相重叠不易辨认。③代偿间歇多完全(图 22-37)。

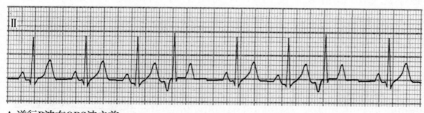

A:逆行P波在QRS波之前

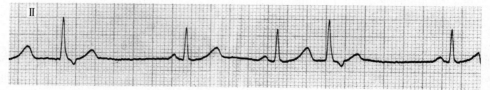

B:逆行P波在QRS波之后

图 22-37　交界性期前收缩心电图

三、阵发性心动过速

当心脏的异位起搏点自律性增高时,连续出现 3 次或 3 次以上的期前收缩称为阵发性心动过速(paroxysmal tachycardia)。其特点是突发骤止、频率较快,常有复发的倾向,每次发作一般持续数秒、数分钟至数小时,少数可持续数天、数周甚至数月。根据异位节律起源部位的不同,可分为房性、交界性和室性 3 种。其中房性和交界性阵发性心动过速在心电图上常难以区别,且异位起搏点均位于房室束(希氏束)以上,故统称为阵发性室上性心动过速。

1. 阵发性室上性心动过速　心电图特征(图 22-38):①连续 3 个或 3 个以上快速、均匀、整齐的 QRS 波群,形态及时限正常,当伴有室内差异传导时,QRS 波群变宽。②心率 160~250 次 /分钟,节律绝对规则。③P' 波往往不易辨认。④常伴有继发性 ST-T 改变。

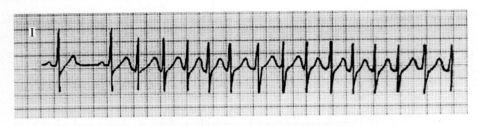

图 22-38　阵发性室上性心动过速心电图

阵发性室上性心动过速(paroxysmal supraventricular tachycardia,PSVT)可发生在健康人或原有预激综合征心电图表现者,亦可见于风湿性心脏病、心肌梗死或甲状腺功能亢进等。其临床意义取决于病因、心率、持续时间等。无器质性心脏病者发生的阵发性室上性心动过速,一般不会引起严重后果。但持久发作、频率过快或原有心脏病患者,可出现血压下降、眩晕、心绞痛、晕厥、心力衰竭等。

2. 阵发性室性心动过速　心电图特征(图 22-39):①连续 3 个或 3 个以上快速、宽大畸形的 QRS 波群,时限常大于 0.12 秒。②心室率 140~220 次 /分钟,节律可稍不规则。③常无 P波,如有 P 波,其频率比 QRS 波群频率慢,且 P-R 间期不固定,形成房室分离。④常伴有继发性 ST-T 改变。⑤偶尔心房激动夺获心室(QRS 波群提前出现,形态似窦性心律)或发生室性融合波(QRS 波群形态介于窦性心律与室性异位心律之间),亦支持室性心动过速的诊断。

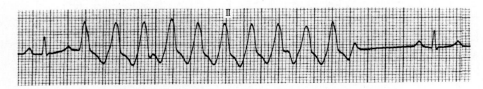

图 22-39　阵发性室性心动过速心电图

阵发性室性心动过速(paroxysmal ventricular tachycardia,PVT)是一种严重的心律失常,多见于严重器质性心脏病患者,如冠状动脉粥样硬化性心脏病、急性心肌梗死、风湿性心脏病、心肌病、药物中毒(如洋地黄)、电解质紊乱等。偶尔发生于无器质性心脏病者。其临床症状的轻重与发作时心室率、发作持续时间长短、心脏原来的功能状况有关,常可发展为致命的心室扑动或心室颤动,对心脏功能影响严重,易出现严重的血压下降、休克或急性泵衰竭,甚至死亡。

PVT 的心电图表现酷似 PSVT 伴有室内差异传导,其鉴别见表 22-9。

表 22-9　PSVT 伴室内差异传导与 PVT 的鉴别

项目	PSVT 伴差异传导	PVT
心室率(次 / 分钟)	160~250	140~220
规律性	绝对规整	轻度不规整
P 波与 QRS 波关系	1:1,偶 2:1 或 3:2	50% 房室分离或逆向 P 波
心室夺获	无	有,为诊断依据
室性融合波	无	有,为诊断依据
QRS 额面心电轴	常右偏	常左偏
刺激迷走神经	停止发作或无效	无效

3. 扭转型室性心动过速　心电图特征(图 22-40):呈室性心动过速特征,表现为一系列宽大畸形的 QRS 波群围绕基线不断扭转其主波的正负方向,呈周期性改变,频率为 180~250 次 /分钟。

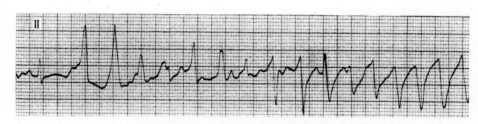

图 22-40　扭转型室性心动过速心电图

四、扑动与颤动

扑动与颤动是一种频率比阵发性心动过速更为快速的异位心律。根据异位心律的起源与节律不同,可分为心房扑动(atrial flutter)及心房颤动(atrial fibrillation),心室扑动(ventricular flutter)及心室颤动(ventricular fibrillation),扑动和颤动间常相互转换。

1. 心房扑动及颤动

(1) 心房扑动的心电图特征:①P 波消失,代之以形态、间距及振幅均绝对规整呈锯齿样的扑动波(F 波),频率 250~350 次 / 分钟。②房室传导比例多为 2:1、3:1 或 4:1,心室律规则(有时传导比例不固定,此时心室律可不规则)。③QRS 波群形态和时限正常(图 22-41)。

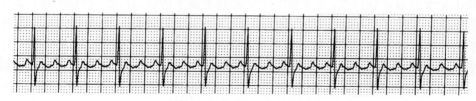

图 22-41　心房扑动心电图

（2）心房颤动的心电图特征：①P 波消失，代之以大小、形态不一的颤动波（f 波），频率 350~600 次 / 分钟。②心室律绝对不规则。③QRS 波群形态和时限正常（图 22-42）。

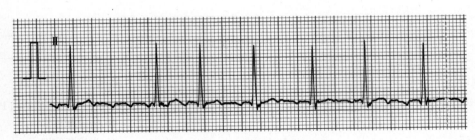

图 22-42　心房颤动心电图

心房扑动与心房颤动主要见于器质性心脏病，如风湿性心脏病二尖瓣狭窄、冠状动脉粥样硬化性心脏病和甲状腺功能亢进等。少数心房颤动无原因可寻，称为特发性心房颤动。心房扑动和心房颤动虽然可引起心排血量下降，但一般不太严重。

2. 心室扑动及心室颤动

（1）心室扑动的心电图特征：P、QRS 与 T 波不能分辨，代以均匀整齐、宽大、连续的正弦波，其频率为 200~250 次 / 分钟。

（2）心室颤动的心电图特征：P、QRS 与 T 波消失，代以形态、频率及振幅均完全不规则的连续波动，频率 200~500 次 / 分钟（图 22-43）。

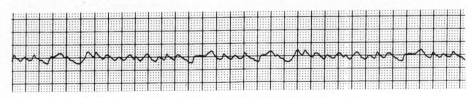

图 22-43　心室颤动心电图

心室扑动及心室颤动多见于严重的心肺功能障碍、电解质紊乱、药物中毒、各种疾病的终末期等。心室扑动尤其是心室颤动时，心室完全失去收缩能力，呈蠕动状态，相当于心室停搏。患者迅速出现意识丧失、呼吸停止、心音及大动脉搏动消失、血压无法测到，因此是一种极为严重的致死性心律失常，应立即抢救。

五、逸搏与逸搏心律

当高位起搏点自律性降低，或激动因传导障碍不能下传时，作为一种保护性措施，下级起搏点被迫发放 1 个或多个冲动，激动心房或心室，从而减轻或避免由于心室长时间停搏造成的不良后果。逸搏及逸搏心律属于被动性异位心律，仅发生 1~2 个称为逸搏，连续 3 个以上称为逸搏心律（escape rhythm）。按异位节律起源部位的不同，可分为房性、交界性和室性 3 种。

1. 房性逸搏与逸搏心律　心电图特征：长间歇后出现的 P′-QRS-T 波群，符合房性期前收缩的特点；房性逸搏连续出现 3 次或 3 次以上，表现为慢而整齐的节律，频率在 50~60 次 / 分钟，称房性逸搏心律。

2. 交界性逸搏与逸搏心律　心电图特征：长间歇后出现的 P′-QRS-T 波群，符合交界性期前收缩的特点；交界性逸搏连续出现 3 次或 3 次以上，表现为慢而整齐的节律，频率在 40~50 次/分钟，称交界性逸搏心律。

3. 室性逸搏与逸搏心律　心电图特征：长间歇后出现的 QRS-T 波群，符合室性期前收缩的特点；室性逸搏连续出现 3 次或 3 次以上，表现为缓慢而略不整齐的节律，频率在 20~40 次/分钟，称室性逸搏心律。若心室率 <22 次/分钟，则称为室性自主心律。

临床上房室交界性逸搏最为多见，室性逸搏次之，房性逸搏较少见。逸搏与逸搏心律一般不会单独存在，多见于严重的窦性心动过缓、显著的窦性心律不齐、二度以上的窦房或房室传导阻滞、期前收缩的长间歇后或连续房性期前收缩未下传的情况。一般多有器质性心脏病的基础，若节律过慢，则出现头晕、心慌等供血不足的表现。

六、传 导 阻 滞

(一) 窦房传导阻滞

窦房传导阻滞（sinoatrial block，SAB）可分为一、二、三度，常规心电图不能描记出窦房结电位，三度窦房阻滞难与窦性停搏相鉴别，只有二度窦房传导阻滞可以从体表心电图诊断，二度窦房传导阻滞又分为两型。

1. 二度Ⅰ型　窦房传导逐渐延长，直至一次窦性激动不能传入心房，心电图表现为 P-P 间期逐渐缩短，直至最后一个 P 波脱落出现一个长间歇，较长的 P-P 间期短于最短的 P-P 间期的 2 倍。

2. 二度Ⅱ型　窦性激动突然不能下传，在规律的窦性 P-P 间期中突然出现一个长间歇，而此长间歇恰是窦性周期的倍数（图 22-44）。其中以后者为多见。病窦综合征患者约 1/5 表现有窦房传导阻滞。

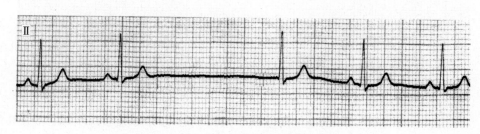

图 22-44　二度Ⅱ型窦房传导阻滞心电图

(二) 房室传导阻滞

当激动从心房向心室传导过程中发生障碍，造成传导延缓或中断，称为房室传导阻滞（atrioventricular block，AVB），是最常见的一种传导阻滞。按阻滞的程度可分为 3 度：一度为传导时间延长；二度为部分阻滞，即部分激动不能下传；三度则为完全性传导阻滞，即心房下传的激动完全不能抵达心室。

1. 一度房室传导阻滞　心电图特征：①P-R 间期≥0.20 秒。②每个 P 波后均有一相关 QRS 波群。P-R 间期可随年龄、心率而有明显变化，故诊断标准需相应调整（图 22-45）。

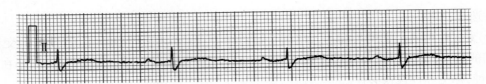

图 22-45　一度房室传导阻滞心电图

2. 二度房室传导阻滞　主要表现为部分 P 波后出现 QRS 波群脱漏。按脱漏的特点分为两型。

（1）二度 I 型房室传导阻滞：亦称莫氏 I 型（Mobitz I）。心电图表现为 P-R 间期逐渐延长，R-R 间距逐渐缩短，直至脱漏一次 QRS 波群，漏搏后传导阻滞得到一定恢复，P-R 间期又趋缩短，之后又复逐渐延长，直至再次心搏脱落，如此周而复始地出现，又称为文氏（wenckebach）现象（图 22-46）。

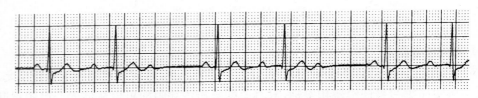

图 22-46　二度 I 型房室传导阻滞心电图

（2）二度 II 型房室传导阻滞：亦称莫氏 II 型（Mobitz II）。心电图表现为 P-R 间期固定不变（可正常亦可延长），部分 P 波后脱漏 QRS 波，成为 2:1、3:2、3:1 或 4:3 等房室传导。凡连续出现 2 次或 2 次以上的 QRS 波群脱漏者，称为高度房室传导阻滞，如 3:1、4:1 传导的房室传导阻滞。二度 II 型易发展成完全性房室传导阻滞（图 22-47）。

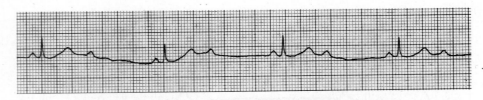

图 22-47　二度 II 型房室传导阻滞心电图

3. 三度房室传导阻滞　即完全性房室传导阻滞。心电图表现为 P-P 间距和 R-R 间距各自保持固有的规律性，P 波与 QRS 波群互不相关（P-R 间期不固定），P 波频率大于 QRS 波频率（图 22-48）。

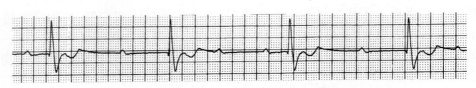

图 22-48　三度房室传导阻滞心电图

一度或二度Ⅰ型房室传导阻滞与迷走神经张力增高有关,可见于正常人。二度Ⅱ型以上的房室传导阻滞多见于病理情况,如心肌病变、急性心肌梗死、冠状动脉粥样硬化性心脏病、药物中毒及传导系统退行性变等。一般阻滞部位越低,阻滞程度越重,危险性越大。

（三）束支与分支阻滞

1. 右束支阻滞　右束支阻滞(right bundle branch block,RBBB)的心电图特征(图 22-49):①QRS 波群时间≥0.12 秒。②QRS 波群形态改变:V_1、V_2 导联 QRS 波群呈 rsR′型,或呈宽大并有切迹的 R 波,此为最具特征性的改变;V_5、V_6、I 导联出现宽而粗钝的 S 波。③继发性 ST-T 改变:V_1、V_2 导联 ST 段压低,T 波倒置;I、V_5、V_6 导联 ST 段抬高,T 波直立。若图形符合上述特征,但 QRS 波群时间 <0.12 秒,称为不完全性右束支传导阻滞。

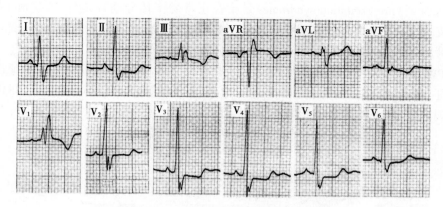

图 22-49　完全性右束支传导阻滞心电图

2. 左束支阻滞　左束支阻滞(left bundle branch block,LBBB)的心电图特征(图 22-50):①QRS 波群时间≥0.12 秒,V_5、V_6 导联 VAT≥0.06 秒。②QRS 波群形态改变:V_1、V_2 导联呈宽而深的 QS 波或 r 波低小的 rS 波,Ⅲ、aVF、aVR 导联呈类似改变;I、aVL、V_5、V_6 导联 R 波增宽、顶峰粗钝或有切迹。③心电轴可有不同程度的左偏。④继发性 ST-T 改变:以 R 波为主的导联 ST 段下降,T 波倒置或双向;以 S 波为主的 V_1、V_2 导联 ST 段呈上斜型抬高,T 波直立。若图形符合上述特征,但 QRS 波群时间 <0.12 秒,称为不完全性左束支传导阻滞。

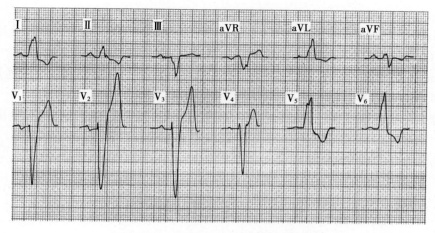

图 22-50　完全性左束支传导阻滞心电图

3. 左前分支阻滞　左前分支阻滞（left anterior fascicular block，LAFB）的心电图特征：①心电轴显著左偏，以≥-45°有较肯定诊断价值。②Ⅱ、Ⅲ、aVF 导联 QRS 波群呈 rS 型，Ⅲ导联 S 波大于Ⅱ导联 S 波，aVL 导联的 R 波大于 I 导联的 R 波，I、aVL 导联呈 qR 型。③QRS 波群时间正常或稍长，一般不超过 0.11 秒。

4. 左后分支阻滞　左后分支阻滞（left posterior fascicular block，RAFB）的心电图特征：①心电轴右偏在 +90°~+180°。②aVL、I 导联 QRS 波群呈 rS 型，aVF、Ⅱ、Ⅲ导联 QRS 波群呈 qR 型，且 q 波时限 <0.025 秒，Ⅲ导联 R 波大于Ⅱ导联 R 波。③QRS 波群时间正常或稍长，一般不超过 0.11 秒。

（四）预激综合征

预激综合征（pre-excitation syndrome）是指在正常房室传导途径之外，心房和心室之间还存在着 1 支或多支的附加旁路或旁道，使室上性激动抢先抵达心室并提前激动一部分心室肌。常见附加旁路有 3 条，由此引起不同的心电图表现。

1. WPW 综合征　WPW 综合征（Wolff-Parkinson-While syndrome）又称典型预激综合征。心电图特征（图 22-51）：①P-R 间期 <0.12 秒。②QRS 波群增宽，时限≥0.12 秒。③QRS 波群起始部有粗钝预激波（delta 波）。④多有继发性 ST-T 改变。

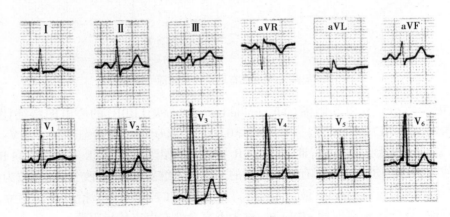

图 22-51　WPW 综合征心电图

2. LGL 综合征　LGL 综合征（Lown-Ganong-Levine syndrome）又称短 P-R 综合征。心电图特征：①P-R 间期 <0.12 秒。②QRS 波群时限正常，起始部无预激波（delta 波）。

3. Mahaim 型预激综合征　此种类型少见。心电图特征：①P-R 间期正常或延长。②QRS 波群增宽，时限≥0.12 秒，起始部有粗钝预激波（delta 波）。

预激综合征大多数发生在无器质性心脏病的健康人，其主要危害是常可引发房室折返性心动过速。WPW 综合征如合并心房颤动，还可引起快速的心室率，甚至发生室颤。近年，采用导管射频消融术可彻底根治预激综合征。

第六节　药物与电解质紊乱对心电图的影响

一、药　物　影　响

1. 洋地黄类药物

（1）洋地黄效应（digitalis effect）或作用的心电图特征（图22-52）：①ST-T改变：在以R波为主的导联上，先出现T波低平、负正双向或倒置，伴有ST段下斜型压低，ST段与T波融合呈"鱼钩型"（图22-53）。②Q-T间期缩短。

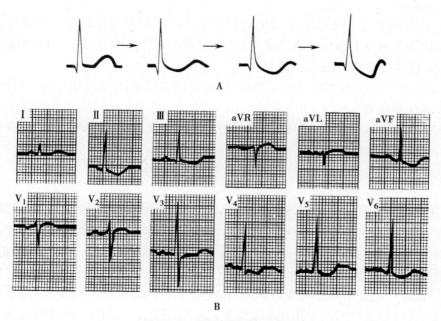

图22-52　洋地黄效应心电图

A. 洋地黄作用ST-T的演变；B. 洋地黄效应心电图

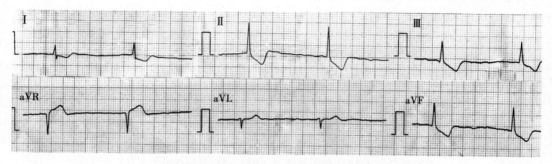

图22-53　洋地黄效应ST-T改变（鱼钩型）

使用洋地黄后心电图出现的"鱼钩型"ST-T改变仅说明患者在接受洋地黄治疗，即洋地黄效应并不代表洋地黄化，也不代表洋地黄过量或中毒。类似于洋地黄效应的ST-T改变，亦可见于未接受洋地黄治疗的冠状动脉供血不足、心室肥厚、心肌炎或心肌病患者。为避免发生混淆,在使用洋地黄之前应描记一次心电图,以便前后对照。

(2) 洋地黄中毒(digitalis toxicity)或过量的心电图特征:主要表现为各种心律失常,常见的心律失常有室性期前收缩二联律或三联律、频发性及多源性室性期前收缩、房室传导阻滞等。此外,患者还可出现消化系统、神经系统等异常表现。

2. 奎尼丁

(1) 奎尼丁治疗剂量时的心电图特征:①Q-T 间期延长。②T 波低平或倒置。③u 波增高。④P 波稍宽可有切迹,P-R 稍延长。

(2) 奎尼丁中毒的心电图特征:①Q-T 间期明显延长。②QRS 波群时限明显延长。③心律失常,如房室传导阻滞、窦性心动过缓、窦性静止或窦房阻滞,严重者可发生扭转型室性心动过速,甚至心室颤动。

用药后心电图出现下列情况之一应停止用药:①QRS 波群时限超过用药前的 25% 以上。②房室传导阻滞及明显的窦性心动过缓。③频繁严重的室性心律失常。④Q-T 间期显著延长,当 Q-Tc>0.50 秒时应审慎给药。

3. 普萘洛尔　心电图特征:窦性心率减慢,P-R 间期延长,Q-T 间期缩短。长期服用可引起窦房或房室传导阻滞。

4. 胺碘酮(乙胺碘呋酮)　心电图特征:窦性心率减慢,T 波增宽、圆钝、切迹,Q-T 间期延长。

二、电解质紊乱的影响

1. 低钾血症　心电图特征:①ST-T 段变化,即 T 波降低、平坦或倒置,ST 段压低≥0.5mV。②u 波增高,可达 0.1mV 或超过同一导联上 T 波的振幅,出现 T-u 融合呈双峰状。③Q-T 间期一般正常或轻度延长,表现为 Q-T-u 间期延长。④出现各种心律失常,以窦性心动过速、期前收缩、阵发性心动过速等为常见。

2. 高钾血症　心电图特征:①T 波高尖,基底变窄,两肢对称,呈"帐篷状",在 Ⅱ、Ⅲ、V_2、V_3、V_4 最为明显,此为高血钾时最早出现和最常见的心电图变化。②QRS 波时限增宽,P 波低平,严重者 P 波消失,出现窦 - 室传导。③ST 段下降。④出现各种心律失常,如窦性心动过缓、交界性或室性逸搏心律、室内传导阻滞、窦性静止,严重者出现室性心动过速、心室颤动。不同血钾浓度的心电图特点见表 22-10。

表 22-10　不同血钾浓度的心电图特点

血钾(mmol/L)	心电图特点
>5.5	T 波高尖呈"帐篷状",Q-Tc 缩短
>6.5	T 波继续增高,QRS 波群开始增宽
>7.0	P 波增宽,P-R 间期延长,QRS 波群继续增宽
>8.5	P 波可消失,QRS 波群明显增宽,ST 段下移,可出现房室交界区心律或窦 - 室传导
>12.0	室性心动过速、心室颤动、心室停搏

3. 低钙血症　心电图特征:①ST 段平坦、延长,致使 Q-T 间期显著延长。②直立 T 波变窄、

低平或倒置。③很少发生心律失常。

4. 高钙血症 心电图特征:①ST段缩短或消失。②Q-T间期缩短。③少数可见u波增高、T波低平或倒置。④偶见窦性心动过速、期前收缩、阵发性心动过速等,严重者可发生室颤。

第七节 心电图的描记、分析和临床应用

一、心电图的描记

1. 环境与设备

(1) 室内保持温暖,以免患者因寒冷而引起肌电干扰。

(2) 使用交流电源的心电图机必须接地线。

(3) 心电图机旁不要摆放其他电器。

(4) 诊察床的宽度不宜过窄,以免机体紧张而引起肌电干扰。

2. 患者准备

(1) 患者休息片刻,取平卧位进行检查,除急症外一般应避免于饱餐后或吸烟后检查。

(2) 对患者简要说明心电图检查对人体无害也无痛苦,嘱其四肢平放,肌肉松弛,记录过程中不能移动四肢及躯体,必要时需屏气记录胸导联心电图。

(3) 检查前按申请单核对姓名。

3. 皮肤处理 将患者两手腕屈侧腕关节上方约3cm处,及两内踝上部约7cm处,涂沫导电胶或盐水,也可用乙醇仔细擦净皮肤上的油脂,以消除皮肤阻力,减少发生伪差。

4. 电极安置 分别将导联电极按规定连接肢体与胸部。其中肢体导联线较长,末端接电极板处有颜色标记:红色端电极接右上肢;黄色端电极接左上肢;绿色端电极接左下肢;黑色端电极接右下肢。这样即可记录出6个肢体导联的心电图。胸导联线相对较短,导线末端接电极处的颜色排列依次为红、黄、绿、褐、黑、紫,通常分别代表V_1~V_6导联。但它们亦可任意记录各胸前导联心电图,关键取决于其电极安放的相应部位。要特别注意防止左、右上肢接错。

5. 描记心电图

(1) 接通电源及地线(当使用蓄电池或充电电源时,可不用地线),如有外部交流电干扰,可按下抗交流电干扰键(HUM)。但尽量不要使用该键,更不要同时使用去肌颤滤波(EMG),因为这样会使心电图波幅下降15%以上,导致心电图波形失真。

(2) 常规记录走纸速度一般选择25mm/s,标准灵敏度1mV=10mm(即增益,指输入1mV电压时,描笔偏转幅度10mm)。记录笔应调节在记录纸的中心线上。在记录过程中,如发现某些导联心电图电压太高超出图纸范围,可减低电压,如选择灵敏度1mV=5mm。

(3) 导联切换。依次记录Ⅰ、Ⅱ、Ⅲ、aVR、aVL、aVF及V_1~V_6导联心电图,婴幼儿可做9个导联(肢体导联6个,胸导联V_1、V_3、V_5)。除心律不齐适当加长V_1或Ⅱ导联外,一般各导联记录3~5个心室波即可。如见有急性下壁心肌梗死图形,应及时加做右胸导联(V_3R~V_5R)及后壁导联(V_7~V_9)。

（4）如记录中遇基线不稳及干扰时，应检查导联线与心电图机的连接或电极是否松脱。还要注意胸部电极不能吸附太紧以及吸附时间太久，以免损伤皮肤。

（5）记录心电图结束后，要立即在心电图纸的前部或上部空白处注明患者的姓名、性别、年龄、记录时间（年、月、日、小时、甚至分钟）、病区及床号等，同时标记各导联（如电压减半时需注明）。

二、心电图的阅读分析

心电学发展日新月异，当今心血管领域绝大多数的新进展都与心电学有密切关系。心电图已成为临床上不可或缺的客观资料，对一份心电图做出诊断时，不同专业水准的人可能会做出不同的判断。

1. 全面阅读心电图　按顺序将心电图摆好，首先作一全面检查，看是否有伪差，导联有否接错，基线有否移动，定标电压是否准确，这些对正确判定结果甚为重要。例如基线不稳，表现为心电图基线上下摆动，不在一个水平线上；交流电干扰，表现为心电图上出现纤细而规则的锯齿状波形。

2. 判断心律与心率　找出 P 波，确定心律，根据 P 波的有无、形态和顺序等情况，判断基本节律是窦性心律，还是异位心律。测量 P-P 或 R-R 间距，计算心率，计算公式：HR=60/P-P（或R-R）。如心律不规整时则连续测量 6 秒内的 R-R 数值，然后乘以 10，即为心室率。

3. 肢体导联定电轴　观察肢体导联心电图的主波方向，大致确定心电轴的方向，也可用振幅法或查表法精确得出电轴度数。

4. 观察与测量　观察 P 波、QRS 波群、ST 段和 T 波的形态、方向、电压，测量 P-R 间期、Q-T 间期并判定是否正常。

5. 熟悉心电图的正常变异

（1）如 P 波偏小，常无临床意义；儿童 P 波常常偏尖；由于体位和激动点位置关系，Ⅲ、aVF 导联 P 波低平或轻度倒置时，只要 I 导联 P 波直立，aVR 导联 P 波倒置，则并非异常。

（2）QRS 波群振幅随年龄增加而递减；儿童右室电位较占优势；心脏呈横位时Ⅲ导联易见 Q 波；"顺钟向转位"时，V_1、V_2 导联易出现 QS 波形；呼吸可导致交替电压现象。

（3）青年人易见 ST-T 段轻度斜形抬高；有自主神经功能紊乱者可出现 S-T 段压低；体位、情绪、饮食等也可引起 T 波振幅减低；儿童和妇女 V_1~V_3 导联的 T 波倒置较常见。

6. 审阅申请单　申请单可提供临床诊断，必要时应亲自询问病史和必要的体格检查，根据患者的年龄、性别、症状及体征综合分析心电图结果，再做出心电图诊断。

三、心电图的临床应用

1. 为临床诊断提供依据　尤其是对各种心律失常的诊断具有肯定价值，根据心电图特征性变化和演变规律为心肌梗死的诊断提供可靠依据。

2. 无创、简便、快捷、实用　可以协助心房肥大、心室肥厚、心肌损害、供血不足、药物作用和电解质紊乱的诊断。除心血管疾病外，心电图和心电监护已广泛应用于手术麻醉、药物观察、危重患者抢救以及运动和航天等领域。

3. 定位诊断准确　心电图常规描记十二导联,根据临床需要可决定心电图描记的时间长短与是否需要加作导联。如疑右心室肥厚时应加作 $V_3R\sim V_5R$ 导联;怀疑后壁心肌梗死应加作 V_7、V_8、V_9 导联。对于心律失常,要取 P 波清晰的 II 导联或 V_1 导联做长时间的描记,以利于临床分析。胸痛时描记心电图发现有 ST-T 异常改变或心律失常者,一定要在短期内复查并重新描记,观察其动态变化等。

4. 心电图的局限性　如心脏疾病,特别是早期阶段,心电图可以正常;许多疾病可以引起同一种图形的改变,如异常 Q 波可见于心肌梗死、心肌病和脑血管病;左心室高电压可见于正常青年人,但对长期高血压或瓣膜病患者就可作为左心室肥厚的依据之一。因此,应该用广博的医学知识,灵活的思维,将心电图与临床资料密切结合,才能得出正确的结论。

第八节　动态心电图

动态心电图(ambulatory electrocardiography,AECG)又称长程心电图,是指患者佩戴心电图记录仪,在平时活动情况下连续记录 24 小时或更长时间的心电图,1961 年,动态心电图由 Holter 发明并应用于临床,又称为 Holter 监测,是当代重要的心电监测技术,也是临床上广泛使用的无创性心血管疾病诊断的手段之一。

1. 仪器的基本结构　动态心电图仪主要由记录系统和回放分析系统组成。

(1) 记录系统:导联系统与患者身上的电极相连接,记录器按存储介质的不同分为磁介质与电子介质两种类型,后者是目前常用的 12 导联或 18 导联动态心电图仪使用的数据存储器。

(2) 回放分析系统:主要由计算机系统和心电分析软件组成。回放分析系统能自动地将记录器中存储的心电数据传送到计算机中,并进行回放和分析。分析人员可以通过人机对话对计算机分析的心电图资料进行检查、判定、修改和编辑,打印出异常心电图以及有关的数据和图表,做出最终的诊断报告。

2. 临床应用　动态心电图可以获得患者日常生活状态下连续 24 小时甚至更长时间的心电图资料,因此,可检测到常规心电图检查不易发现的一过性异常心电图改变。其临床应用范围如下:

(1) 各种心律失常的定性和定量诊断。

(2) 心悸、气促、头昏、晕厥、胸痛等症状性质的判断,但在患者症状发作时记录的结果才有意义。

(3) 心肌缺血的诊断与评价,尤其是检测无痛性心肌缺血的重要手段。参考标准是"三个一":ST 段呈水平型或下斜型下降等于或大于 1mm,持续 1 分钟或以上,2 次发生间隔至少为 1 分钟者才有意义。

(4) 筛查和评估抗心律失常药物及抗心肌缺血药物的"金标准"。

(5) 选择安装起搏器的适应证,评定起搏器的功能,检测与起搏器有关的心律失常。

(6) 评价导管射频消融术治疗快速性心律失常的疗效。

(7) 心肌梗死及其他心脏病患者随访及预后评估。

(8) 医学科学研究和流行病学调查,如正常人心率的生理变动范围,特殊人群如宇航员、潜水员、驾驶员及运动员心脏功能的研究等。

第九节　心电图运动负荷试验

心电图运动负荷试验(electrocardiogram exercise test),简称运动试验,是指嘱患者进行体力活动达到一定的量,使心肌耗氧量增加,用以发现冠心病的一种诊断方法。运动试验已成为目前对已知或可疑冠心病进行临床评估的一项重要而很有价值的无创性诊断方法。

一、运动试验的原理

正常情况下,为满足运动时肌肉组织需氧量的增加,心排出量相应增加,伴随心肌耗氧量的增加,冠状动脉血流量就会增加。当冠状动脉发生病变并狭窄到一定程度时,尽管患者在静息状态下不发生心肌缺血,但当运动负荷增加伴随心肌耗氧量增加时,冠状动脉血流量不能相应增加,则表现为供需失衡,引起心肌缺血缺氧,心电图就会出现异常改变。

二、运动试验的方法

临床上常用心率与收缩压反映心肌氧耗,达到最大心率时亦即反映了最大的心肌耗氧量。运动负荷量分为极量与亚极量。极量是指心率达到个体生理极限的负荷量,其最大心率的粗略计算方法为(220 – 年龄数);亚极量是指心率达到85%~90%最大心率的负荷量,临床上多采用亚极量运动试验。目前心电图运动试验主要有以下两种方法。

1. 平板运动试验　平板运动试验(treadmill test)是目前应用最广泛的运动负荷试验方法。患者在活动的平板上走动,根据所选择的运动方案,仪器自动分级依次递增活动平板的速度及坡度,以调节负荷量,直至患者心率达到亚极量水平,分析运动前、中、后的心电图变化并判断结果。有多种方案可供选择,临床上最常用的为 Bruce 方案,为变速变斜率运动。近年的研究表明:无论何种运动方案,达到最大耗氧值的最佳运动时间为 8~12 分钟,延长运动时间并不能增加诊断准确性,强调运动方案的选择应根据患者不同的具体情况而定。

2. 踏车运动试验　让患者在装有功率计的脚踏车上做踏车运动,以速度和阻力调节负荷大小。其最大优点在于心电图记录干扰小,可根据患者个人情况,达到所需水平,符合运动试验原理和要求,结果比较可靠。

运动试验前应描记患者卧位和立位 12 导联心电图并测量血压作为对照。运动中通过 ECG 监视器对心率、心律及 ST-T 改变进行监测,并按预定方案每 3 分钟记录心电图和测量血压一次。达到亚极量负荷而终止运动后,每 2 分钟记录 1 次心电图,一般至少观察 6 分钟。如果 6 分钟后 ST 段缺血性改变仍未恢复到运动前图形,应继续观察至恢复。

三、运动试验的终止指标、适应证与禁忌证

1. 终止指标　如果运动尚未达到预期心率或做功量的试验终点,但出现下列情况之一时

应终止试验：①运动负荷进行性增加而心率反而减慢或血压反而下降者。②出现明显的症状和体征：剧烈胸痛、极度疲劳、眩晕、视力模糊、面色苍白或发绀等。③出现严重的心律失常：室性心动过速或传导阻滞。④心电图出现缺血型 ST 段下降≥0.2mV，或 ST 段抬高≥0.1mV。

2. 适应证

（1）对不典型胸痛或可疑冠心病患者进行鉴别诊断；

（2）评估冠心病患者的心脏负荷能力，并可对日常体力活动的负荷量做出个体化的定量指导；

（3）评价冠心病的药物或介入手术治疗效果；

（4）进行冠心病危险人群的流行病学调查筛选试验。

3. 禁忌证

（1）急性心肌梗死或心肌梗死合并室壁瘤；

（2）不稳定型心绞痛；

（3）心力衰竭；

（4）中度、重度瓣膜病或先天性心脏病；

（5）急性或严重慢性疾病；

（6）严重的未控制的高血压；

（7）急性心包炎或心肌炎；

（8）肺栓塞；

（9）严重主动脉瓣狭窄；

（10）严重残疾不能运动者。

四、运动试验的结果判断

目前认为，ST 段改变是运动试验诊断心肌缺血的唯一的心电图指标。其阳性标准为：①运动中出现典型心绞痛。②运动中或运动后出现 ST 段水平型或下斜型下移≥0.1mV，持续1分钟以上。少数患者可于运动中出现 ST 段抬高，若无病理性 Q 波的导联于运动后 ST 段抬高超过 0.1mV，常提示有较严重的心肌缺血。③出现严重心律失常，如多源性室性期前收缩、室性心动过速、心房颤动及不同程度的传导阻滞等。

在评价运动试验结果时，应特别注意不能将心电图运动试验阳性与冠心病等同，在流行病学调查中或以往无胸痛症状，而仅仅心电图运动试验阳性者，其意义仅为冠心病的一个易患因子，不能作为冠心病的依据。心电图运动试验有假阳性，尤其见于女性。另外，也不可将结果阴性者完全排除冠心病，应结合临床其他资料进行综合判断。

（李伟扬）

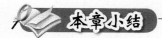 本章小结

心电图是一种无创、简便、快捷、实用的诊断性检查项目，对各种心律失常的诊断具有

肯定价值,根据心电图特征性变化和演变规律可为心肌梗死的诊断提供可靠依据。本章主要介绍了心电图测量与正常心电图、心房肥大、心室肥厚、缺血性心电图改变以及心律失常的心电图特点等。通过学习正常心电图及常见异常心电图,使同学们初步掌握心电图机的使用、心电图分析以及异常心电图的临床意义,对心律失常、心肌梗死诊断提供可靠的依据。

 复习题

1. 正常心电图有何特点?
2. 急性前壁心肌梗死的心电图特点?
3. 二度I型房室传导阻滞的心电图特点?
4. 何为病态窦房结综合征?
5. 心房颤动的心电图特点。
6. 完全性右束支传导阻滞的心电图特点?
7. 典型预激综合征的心电图特点?
8. 心电图运动负荷试验的终止指标有哪些?
9. 心电图运动负荷试验的适应证与禁忌证。

第二十三章

肺功能检查

学习目标 ▶▶

1. 知识与技能
(1) 掌握肺容量、通气功能和换气功能检查的内容与临床意义；
(2) 熟悉血气分析和弥散功能检查内容与临床意义。
2. 过程与方法　通过临床见习，提高对肺功能检查的认识，及在诊断疾病中的作用。
3. 职业价值、态度、行为和伦理　敬业精神和伦理道德行为是医疗实践的核心。通过学习肺功能检查，医学生应充分认识学习医学职业基本要素的重要性，并树立正确的职业价值观。

肺功能检查是胸部、肺疾病和呼吸生理的重要检查内容，其检查的意义在于：①评价患者呼吸功能的基本状况。②明确肺功能障碍的程度和类型。③早期诊断肺和气道病变及气道病变的部位、鉴别呼吸困难的原因、评估疾病的严重程度。④评定药物和其他治疗方法的疗效。⑤评估胸、肺和腹部手术的耐受力。⑥鉴定劳动力以及危重患者的监护等。由于肺功能的巨大代偿能力，即使严重的肺部疾病，若部位较局限，肺功能也可正常。因此，对肺功能检查结果的评价，必须结合病史、体格检查及其他诊断性检查资料综合判断，才能发挥其积极作用。

第一节　肺容积检查

肺容积是肺功能检查中最早开展的项目，也是肺功能检查最重要的指标之一。根据肺和胸部扩张与回缩程度，肺容纳气量产生的相应变化，可将肺容积分为 4 种基础肺容积（basal lung volume）和 4 种肺容量（lung capacity）。

一、基础肺容积

肺容积是指安静状态下，一次呼吸所出现的呼吸气量变化，不受时间限制，理论上具有静态解剖学意义。基础肺容积由潮气容积、补吸气容积、补呼气容积和残气容积组成（图 23-1），彼此互不重叠。

1. 潮气容积 潮气容积(tidal volume,V_T)为1次平静呼吸进出肺内的气量,正常成人约0.5L。影响 V_T 主要因素是吸气肌功能,尤其是膈的运动,其次是性别、年龄、身高与呼吸习惯(形式)。呼吸肌功能不全时 V_T 减少。

2. 补呼气容积 补呼气容积(expiratory reserve volume,ERV)为平静呼气末再用力呼气时,所能呼出的最大气量。正常男性为(1603±492)ml、女性为(1126±338)ml。

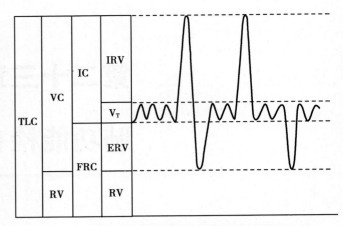

图23-1 肺容积的组成及常用参数

3. 补吸气容积 补吸气容积(inspiratory reserve volume,IRV)是指平静吸气末再尽最大力量吸气所吸入的气量,IRV 受吸气肌功能的影响。正常男性约2160ml、女性约1400ml。当呼气肌与吸气肌功能减弱时,ERV 与 IRV 均减少。

4. 残气容积 残气容积(residual volume,RV)是完全深呼气后肺内残余的气量,这是保证部分肺泡处于开放状态,以利气血交换的重要因素。正常成人 RV 约1200ml。

二、肺 容 量

肺容量是由2个或2个以上的基础肺容积叠加而成,包括深吸气量、肺活量、功能残气量和肺总量。

1. 深吸气量 深吸气量(inspiratory capacity,IC)为平静呼气末尽力吸气所能吸入的最大气量,即 IC=V_T+IRV。正常 IC 应占肺活量的2/3或4/5,约为补呼气容积的2倍,是肺活量的主要组成部分。男性为(2617±548)ml,女性为(1970±381)ml。影响 IC 的主要因素是吸气肌力,当呼吸肌功能不全时 IC 减少。其次,胸廓、肺活动度降低与肺组织弹性回缩力增高和气道阻塞等亦可使 IC 减少。

2. 肺活量 肺活量(vital capacity,VC)是最大吸气后所能呼出的最大气量,VC=IC+ERV,或 VC=V_T+ERV+IRV。右肺肺活量占全肺活量的55%,左肺占45%。

(1)一期肺活量:是指深吸气末尽力呼气所呼出的全部气量(即深吸气量加补呼气量,IC+ERV),又称为一次慢呼气肺活量。

(2)分期肺活量:用相隔若干次平静呼吸分别测定的深吸气量加补呼气量。

【参考值】 男性(4217±690)ml,女性(3105±452)ml。实测值/预计值<80% 为异常(预计值即同年龄、同性别、同身高正常人测定的参考值),60%~79% 为轻度降低,40%~59% 为中度降低,<40% 为重度降低。

【临床意义】 VC 表示肺最大扩张和最大收缩的呼吸幅度,任何影响胸廓和肺组织完整性的因素都可使 VC 减低。VC 减低主要见于各种引起限制性通气障碍的疾病、呼吸肌功能障碍或气道阻塞(表23-1)。

表 23-1　肺活量减低的临床意义

分类	临 床 意 义
胸腔	胸腔积液、气胸、胸腔肿瘤
肺实质	肺炎、肺部巨大占位性病变、肺叶切除术后、肺水肿
肺间质	肺纤维化、石棉沉着病、尘肺
胸廓畸形	脊柱后凸、侧凸、胸廓成形术后
支气管	主支气管或段支气管完全阻塞所致的肺不张、慢性阻塞性肺疾病（COPD）、支气管哮喘等
神经肌肉	重症肌无力、膈麻痹、感染性多发性神经根炎等
腹部	大量腹水、腹腔巨大肿瘤等
其他	高度肥胖者

3. 功能残气量　功能残气量（functional residual capacity，FRC）是平静呼气后残留于肺内的气量。FRC=RV+ERV，FRC 与 RV 的意义在于呼气末肺内仍有足够的气量，继续进行气体交换。正常男性 FRC 为 2300ml，女性为 1600ml。

4. 肺总量　肺总量（total lung capacity，TLC）是深吸气后肺内所含全部气量，TLC=VC+RV，TLC=IRV+V_T+ERV+RV，TLC=IC+FRC。常采用密封式氦稀释法（重复呼吸法和一口气法）、氮稀释法测定 TLC。

【参考值】　男性(5766±782)ml，女性(4353±644)ml。

【临床意义】　肺总量变化的临床意义见表 23-2。

表 23-2　肺总量变化的临床意义

指标	变化	临 床 意 义
残气量	增多	广泛气道阻塞、肺血管充血（如二尖瓣狭窄、房间隔缺损）、呼吸肌无力（脊髓损伤、肌病）
功能残气量	增加	年龄、肺疾病所致的气体储存，如哮喘、肺大疱、COPD
	减少	各种弥漫性限制性肺疾病、急性呼吸窘迫综合征
肺总量	增加	气道阻塞性疾病，如 COPD、肺气肿、哮喘等。肺气肿时肺泡弹性减低，呼气时肺组织对支气管的环状牵引力减弱，支气管易于陷闭，致肺泡内气体滞留，RV 增大。正常时 RV/TLC≤35%，>40% 提示肺气肿
	减少	肺内原因：肺切除术后、肺萎缩、肺实变、肺间质纤维化、肺水肿、肺不张
		肺外原因：胸膜疾病、胸腔积液、胸膜肥厚、气胸、肋骨畸形、脊柱侧凸、胸廓成形术、呼吸肌无力

第二节　通气功能检查

通气功能是指在单位时间内随呼吸运动出入肺的气量和流速，又称动态肺容积。凡能影响呼吸频率、呼吸幅度和流速的生理性、病理性因素，均可影响通气功能。

一、肺通气量

测定方法有肺量计法和流速仪法。前者为经典方法,后者为目前常用方法。两种方法基本相同,其结果均需经过饱和水蒸气压(BTPS)校正。

1. 每分钟静息通气量 每分钟静息通气量(minute ventilation,V_E)是静息状态下每分钟出入肺内的气量。

$$V_E = 潮气容积(V_T) \times 呼吸频率(RR)$$

【参考值】 男性(6.7 ± 0.2)L/min,女性为(4.2 ± 0.2)L/min。

【临床意义】 $V_E > 10$L/min表明通气过度,可导致呼吸性碱中毒;$V_E < 3$L/min为通气不足,可引起呼吸性酸中毒。平静呼吸的潮气容积中,约25%来自肋间肌的收缩,75%由膈升降运动完成。因此,潮气容积大小不仅与性别、年龄、身高、体表面积有关,且受胸廓与膈运动影响。

2. 最大通气量 最大通气量(maximum voluntary ventilation,MVV)是在单位时间内以尽可能快的速度和尽可能大的幅度,重复最大自主努力呼吸所得到的通气量。MVV主要用于评估胸腹部手术前通气功能储备能力。

MVV可采用密闭式与开放式两种方法进行测定,后者适于基层大规模筛选普查用。但MVV是一种负荷试验,严重的心肺疾病及咯血患者不宜做MVV检查。

【参考值】 男性(104.0 ± 2.7)L/min、女性(82.5 ± 2.2)L/min,通常亦可根据实测值占预计值百分比进行判定,低于预计值的80%为异常。

【临床意义】 临床上常以通气储备功能来评价胸科术前患者肺功能状况、鉴定职业病劳动能力。正常通气储量>95%,<86%为通气功能储备不佳,60%~70%为气急阈。

$$通气储量(\%) = \frac{最大通气量 - 静息通气量}{最大通气量} \times 100\%$$

二、用力肺活量

用力肺活量(forced vital capacity,FVC)是深吸气至TLC位后,以最大用力、最快速度所能呼出的全部气量。采用肺量计描绘时间-容积曲线(time-volume curve,T-V曲线)(图23-2)。T-V曲线是指在用力呼气过程中各呼气时间段内发生相应改变的呼气时间与肺容积的关系。T-V曲线上常用指标包括FVC、第1秒用力呼气容积(forced expiratory volume in one second,FEV_1)、最大呼气中段流量等。

用力肺活量检查的适应证:①评估症状、体征和异常检查结果。②提供客观、定量肺功能测定依据。③评

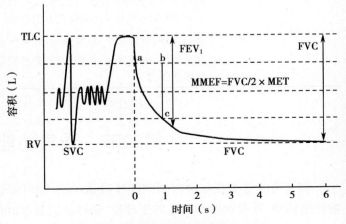

图23-2 用力肺活量的时间-容积曲线

估和监测疾病。④评估环境、职业、药物所带来的副作用（如胺碘酮）及益处（如支气管扩张剂）。⑤手术前评估。⑥环境与保险评估。⑦肺移植患者发生阻塞性细支气管炎的早期检查。

1. FEV_1 FEV_1 是指最大吸气到 TLC 位后，开始呼气第 1 秒内的呼出气量，它既是容积测定，也是流量测定。

2. 1 秒率 常以 FEV_1/FVC 或 FEV_1/VC 表示（正常人 FVC=VC）。大部分正常人 1 秒能呼出 FVC 的 70% 甚至 80% 以上，但 1 秒率与年龄呈负相关，年龄越大 1 秒率越低。

3. 第 3 秒用力呼气容积 第 3 秒用力呼气容积（forced expiratory volume in three seconds，FEV_3）是指最大吸气至 TLC 位后，3 秒内的全部呼出气量。

4. 第 6 秒用力呼气容积 第 3 秒用力呼气容积（forced expiratory volume in three seconds，FEV_3）是指最大吸气 TLC 后，6 秒钟内的快速呼气量。正常人在 6 秒内能呼出全部的 FVC，若不能完全呼出则为阻塞性障碍。

5. 用力呼气 200~1200ml 的流量 用力呼气 200~1200ml 的流量（$FEF_{200~1200}$）是用力呼气开始 200~1200ml 的平均流量，反映了呼气早期流量变化，是判断胸内型上气道阻塞较为灵敏的指标。

三、肺泡通气量

肺泡通气量（alveolar ventilation，V_A）是指安静状态下每分钟进入呼吸性细支气管及肺泡，参与气体交换的有效通气量。正常成人 V_T 为 0.5L，其中在呼吸性细支气管以上气道中的仅起传导气体作用，不参与气体交换，称为解剖无效腔（无效腔气），约占 0.15L。若每分钟呼吸 15 次，其静息通气量为 7.5L/min，减去无效腔气，则 V_A 为 5.25L/min〔$(0.5-0.15)×15=5.25$（L/min）〕。但进入肺泡中的气体，若无相应肺泡毛细血管血流与之进行气体交换，也同样会产生无效腔效应，称肺泡无效腔。解剖无效腔与肺泡无效腔之和称为生理无效腔（dead space ventilation，V_D）。

正常情况下，因通气 / 血流比值正常，肺泡无效腔极小，可忽略不计，故解剖无效腔与生理无效腔基本一致。$V_A=(V_T-V_D)×RR$，可见通气效率受无效腔与潮气容积比值（V_D/V_T）的影响，正常 $V_D/V_T=0.3~0.4$，比值小则有效肺泡通气量增加；比值大则减少，如 $V_D/V_T=0.7$ 时，V_T 仍为 0.5L，RR 为 15 次 / 分钟，则 $V_A=0.5L×(1-7/10)×15$ 次 / 分钟 $=2.25L/min$。故浅快呼吸的通气效率低于深慢呼吸。

四、小气道功能

小气道功能（small airway function）为区域性肺功能（regional lung function）的一种。小气道是指在吸气状态下气道内径 ≤2mm 的细支气管（相当于第 6 级支气管分支以下），包括全部细支气管和终末细支气管，是 COPD 早期极易受累的部位。由于呼吸道阻力与气道的横截面积成反比，小气道的总横截面积巨大（>100cm²），气流速度慢，阻力小（仅占气道总阻力的 20% 以下）。当其发生病变时，临床上可无任何症状和体征，而常用的肺功能检查项目又不能发现变化。当出现症状和大气道阻力增加时，病变已相当严重。小气道功能检查对早期发现和诊断小气道病变有重要意义。

(一）最大呼气中段流量

最大呼气中段流量（maximummid-expiratory flow，MMEF，MMF）是由 T-V 曲线计算得到的用力呼出肺活量 25%~75% 的平均流量。将 FVC 曲线起、止两点间平行垂直分为 4 等份，取其第 2、第 3 等份（即肺活量为 25%~75% 的 2 个等份），分析肺容量与其所用的呼气时间（最大呼气中段时间 mid-expiratory time，MET）的关系。

$$MMEF = \frac{FVC}{2} \times MET$$

正常男性 MMEF 为（3452±1160）ml/s，女性为（2836±946）ml/s。

(二）闭合气量

闭合容积（closing volume，CV）是指深呼气至残气位，肺低垂部位小气道开始关闭时，所能继续呼出的气量。而小气道开始闭合时存留于肺内的气量，称为闭合总量（closing capacity，CC），CC=CV+RV。

测定 CV 采用氮气法（N_2 method）或一口气氮测定法（single breath nitrogen test，SBN_2）和氦气法（He bolus method）。CV 以 CV/VC（%）和 CC/TLC（%）表示，也可以 CC/FRC（%）进行判定。

【参考值】 CV/VC 和 CC/TLC 均随年龄增长呈直线上升，30 岁 CV/VC 为 13%、50 岁为 20%。

【临床意义】 吸烟对 CV/VC 和 CC/TLC 影响较大，戒烟半年后可见明显改善。若 CC/FRC>100% 则表示在静息时已有小气道阻塞。目前多用于吸烟、大气污染、粉尘作业对小气道功能与损害的研究和监测，可作为环境医学早期筛选检查。

(三）动态肺顺应性和气道阻力

1. 动态肺顺应性 动态肺顺应性（dynamic lung compliance，Cldyn）对小气道疾病的早期诊断比较灵敏。小气道疾病早期的病变分布不均，当快速呼吸时，随着呼吸频率的增加，吸气时间缩短，导致有病变而时间常数延长的肺泡不能及时充盈，肺泡扩张受限；不同肺单位时间常数差异较明显时，Cldyn 随呼吸频率的增加而明显降低，此现象被称为动态肺顺应性的频率依赖性（frequency dependence of dynamic compliance，FDC）。

Cldyn 采用肺功能仪配备食管气囊、压力传感器与流量仪进行测定。

Cldyn 结果差异较大，男性为（0.17±0.06）L/cmH_2O，女性为（0.11±0.03）L/cmH_2O。正常平静呼吸时，Cldyn 接近或略小于静态肺顺应性（static lung compliance，Clst），Cldyn/Clst>0.75。

2. 气道阻力 气道阻力（airway resistance，Raw）是在呼吸过程中，流动气体分子之间，以及流体与气道壁之间摩擦而产生的阻力。在正常呼吸频率时，非弹性阻力消耗的能量约占呼吸总耗量的 30%，其中气道阻力占非弹性阻力的 80%~90%。

利用人体体积描记仪测定的气道阻力较其他方法更客观、更灵敏。以单位时间内推动一定量气体流经气道时所需的肺内压与口腔压差来表示，正常均值为 1.5cmH_2O/（L·s）[0.2~2.0cmH_2O/（L·s）]，呼气阻力略大于吸气阻力。判定时常用气道传导率（airway conductance，Gaw）和比气道传导率（specific airway conductance，sGaw）。

五、流量 - 容积曲线

用力依赖性肺功能检查主要是检查在用力呼气和用力吸气过程中，呼吸的容积和流量的改变。现代计算机技术的发展,可将瞬间流量和容积的函数进行计算,并形成流量 - 容积曲线(flow-volume curve,F-V 曲线)(图 23-3)。由于 F-V 曲线在呼吸过程中形成一个密闭的环,称为流量 - 容积环(flow-volume loop,F-V 环)。F-V 曲线检查主要用于 COPD、小气道梗阻性疾病和上呼吸道梗阻的诊断。

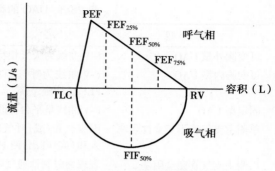

图 23-3　流量 - 容积曲线

F-V 曲线上常用的指标包括最高呼气流量(peak expiratory flow,PEF)、用力呼气 25%、50%、75% 肺活量时的瞬间流量,50% 肺活量的用力吸气流量。

1. 最高呼气流量　最高呼气流量(PEF)是用力呼气时的最高气体流量,是反映气道通畅性及呼吸肌力量的一个指标。男性为 9L/s,女性为 7L/s。

2. 用力呼气 25% 肺活量(余 75%)时的瞬间流量　用力呼气 25% 肺活量(余 75%)时的瞬间流量($FEF_{25\%}$、$\dot{V}_{75}$)是反映呼气早期的流量指标,正常情况下 $FEF_{25\%}$ 略低于 PEF,大气道阻塞时 $FEF_{25\%}$ 明显降低。

3. 用力呼气 50% 肺活量(余 50%)时的瞬间流量($FEF_{50\%}$、$\dot{V}_{50}$)　$FEF_{50\%}$ 是反映呼气中期的流量指标,正常情况下 $FEF_{50\%}$ 与 MMEF 接近。$FEF_{50\%}$ 可与 MMEF、$FEF_{75\%}$ 共同评价小气道功能,三者中有两个以上指标降低可提示小气道病变或气道阻塞。

4. 用力呼气 75% 肺活量(余 25%)时的瞬间流量($FEF_{75\%}$、$\dot{V}_{25}$)　$FEF_{75\%}$ 是反映呼气后期的流量指标,正常情况下 $FEF_{75\%}$ 约为 MMEF 的 50%。其意义与 $FEF_{50\%}$、MMEF 相同。

5. 50% 肺活量时呼气流量与吸气流量比值($FEF_{50\%}/FIF_{50\%}$)　$FEF_{50\%}/FIF_{50\%}$ 是反映上气道阻塞的指标,正常人 $FEF_{50\%}/FIF_{50\%}<1$,$FEF_{50\%}/FIF_{50\%}>1$ 则提示胸外型上气道阻塞。

六、临床应用

(一)判断通气功能障碍的类型

1. 阻塞性通气功能障碍　由于气道阻塞所致的通气功能障碍。表现为 FEV_1 和 FEV_1/FVC 比值明显下降,MVV、MMEF、$FEF_{50\%}$ 也明显下降,F-V 曲线改变为呼气相降支向容积轴凹陷(凹陷越明显气流受阻越严重),但 FVC 变化不明显。

(1) 小气道病变:小气道病变是气道受阻的早期表现(部分病变可逆),T-V 曲线的 MMEF,F-V 曲线的 $FEF_{50\%}$、$FEF_{75\%}$ 明显下降。反映了小气道病变对通气功能的影响主要是呼气中后期的流量受限。MMEF、$FEF_{50\%}$、$FEF_{75\%}$ 中有 2 项低于正常预计值的 65%,可诊断为小气道病变,主要见于 COPD 早期、哮喘或吸烟者。

(2) 上气道梗阻(upper airway obstruction,UAO):UAO 是指气管隆嵴以上至声门的气道,由于异物、肿瘤、肉芽肿、淀粉样变、气管内膜结核、喉头水肿、声门狭窄等所致的梗阻。UAO 的类型与肺功能变化的特点见表 23-3,其 F-V 曲线的特征性变化见图 23-4~图 23-8。

表 23-3　UAO 的类型与肺功能变化的特点

类　　型	肺功能变化特点
可变胸外型 UAO	F-V 曲线为吸气相特征性的平台样改变,$FEF_{50\%}/FIF_{50\%}$ 比值 >1
可变胸内型 UAO	F-V 曲线为呼气相特征性的平台样改变,$FEF_{50\%}/FIF_{50\%}$ 比值 <1,$FEF_{200-1200}$、$FEF_{50\%}$ 明显下降
固定型 UAO	F-V 曲线呈平台样改变,$FEF_{50\%}/FIF_{50\%}$ 比值接近 1
单侧主支气管不完全性阻塞	因吸气和(或)呼气时相的早期主要为健侧通气,患侧通气则在后期缓慢吸入和(或)呼出,使 F-V 曲线呈双蝶型
单侧主支气管完全阻塞	表现为限制性通气障碍
慢性咽炎所致的咳嗽	F-V 曲线为呼气相早期的高位平台现象

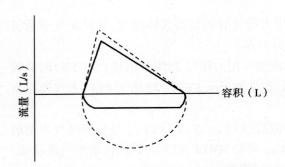

图 23-4　可变胸外型 UAO 的 F-V 曲线的变化

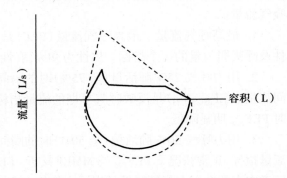

图 23-5　可变胸内型 UAO 的 F-V 曲线的变化

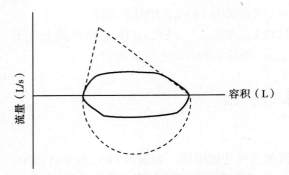

图 23-6　固定型 UAO 的 F-V 曲线的变化

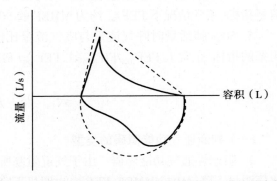

图 23-7　单侧主支气管不完全性阻塞的 F-V 曲线的变化

2. 限制性通气功能障碍　因胸部和肺扩张受限所致的通气功能障碍,常见于呼吸中枢受损或抑制、呼吸肌功能障碍,以及胸廓、胸膜、肺间质病变等。表现为 FVC、TLC 下降,RV、VC 减少,RV/TLC(%)正常、减低或增加。

由呼吸中枢受损或抑制、呼吸肌功能障碍引起的通气不足是全肺性均匀一致的,是单纯性的通气不足,而由胸廓、胸膜、肺间质等病变引起的常是局部性不均匀的,除有通气不足

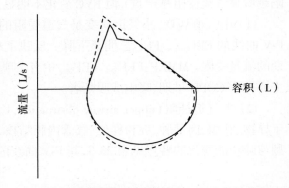

图 23-8　慢性咽炎所致咳嗽的 F-V 曲线的变化

外,还可有通气血流分布不均和气体弥散障碍。

3. 混合性通气功能障碍 常见于COPD、哮喘。表现为TLC、VC、FEV$_1$/FVC(%)下降,且FEV$_1$下降更明显。F-V曲线显示肺容量减少、呼气相降支向容积轴凹陷。

（二）评价通气功能障碍的程度

评价通气功能障碍的程度对判断疾病的严重程度、实施健康教育和协助用药选择等有一定意义。虽然,肺功能的损害程度与疾病发作频度、严重程度、生活质量、病死率等因素有关。但是,不同的协会与组织,如美国胸科协会(ATS)、欧洲呼吸协会(ERS)和COPD全球创议(GOLD)等,对肺功能损害程度的评价标准则不同(表23-4)。

表23-4 肺功能障碍严重程度分级

分级	阻塞性（FEV$_1$）	限制性（FVC）
临界	FEV$_1$/FVC< 正常低限,及 FEV$_1$≥正常低限	
轻度	FEV$_1$< 正常低限 ~60%	FEV$_1$/FVC≥ 正常低限,TLC< 正常低限,FVC< 正常低限 ~60%
中度	50%~40%	59%~50%
重度	39%~30%	49%~35%
极重度	<30%	<35%

（三）判断气道的反应性

气道反应性是指各种刺激因素(如物理、化学、生物等因素)作用于气道所致的气道平滑肌痉挛收缩的反应。检查气道高反应性(airway hyperresponsiveness,AHR)对哮喘的早期诊断、鉴别诊断、评估严重程度、判断治疗效果和指导用药以及预防具有重要的意义。

1. 呼气峰流量 呼气峰流量(peak expiratory flow,PEF)是指用力呼气时的最高流量(也称最高呼气流速、最大呼气流量、最高呼气流量等)。

呼气峰流量的变异率(peak expiratory flow rate,PEFR)是指一定时间(24小时)内PEF在各时间点的变异程度。

$$PEFR = \frac{2 \times (PEF_{最高值} - PEF_{最低值})}{PEF_{最高值} + PEF_{最低值}} \times 100\%$$

$$PEFR = \frac{PEF_{最低值}}{PEF_{个人最高值}} \times 100\%$$

PEF能较好地反映气道的通畅性。若PEF> 预测值的80%,则正常;PEF为预测值的50%~80%,则为轻度至中度气道阻塞;PEF< 预测值的50%,则为严重气道阻塞。

另外,PEFR≥20%,提示气道舒缩功能变异程度较大(气道可逆性阳性),常见于哮喘。通过PEF和PEFR的变化也可评估哮喘的病情(表23-5)。

2. 支气管激发试验 支气管激发试验是指采用某种刺激使支气管平滑肌收缩,通过肺功能检查判定支气管缩窄的程度,借以判断气道的反应性。

支气管激发试验常用的指标有FEV$_1$、PEF、FEF$_{25\%~50\%}$、FEF$_{50\%}$、sGaw和呼吸阻抗响应频率(resonance frequency,Fres)等,其中以FEV$_1$最常用,且结果可靠、重复性好。临床上以肺功能指标的改变率作为阳性判断标准(表23-6)。

表 23-5　PEF 和 PEFR 的变化对哮喘病情的评价

PEF	PEFR（%）	状态
>预测值的 80%	≤20	间歇发作
>预测值的 80%	20~30	轻度
预测值 60%~80%	>30	中度
<60%	>30（或 PEF<100L/min）	重度

表 23-6　支气管激发试验指标及阳性判断标准

指标	阳性判断标准（%）	指标	阳性判断标准（%）
FEV_1	下降 20	$FEF_{50\%}$	下降 25
PEF	下降 20	sGaw	增加 35
$FEF_{25\%~50\%}$	下降 25	Fres	下降 100

支气管激发试验主要用于协助支气管哮喘的诊断。对症状、体征不典型，或有可疑哮喘病史，或处于哮喘缓解期而肺功检查无异常者，或以咳嗽为主要表现的咳嗽变异型哮喘者，若支气管激发试验阳性可确定诊断。

$$肺功能指标改变率（\%）=\frac{激发后测定值－激发前基础值}{激发前基础值}×100\%$$

3. 支气管舒张试验　通过给予扩张支气管的药物，观察气道的舒缓反应的方法，称为支气管舒张试验（也称支气管扩张试验）。

支气管舒张试验的适应证：①支气管哮喘、COPD、过敏性肺泡炎、弥漫性细支气管炎等；②有气道阻塞症状（如上气道阻塞）。禁忌证：①对支气管扩张剂过敏者；②肺功能检查证实无气道阻塞者；③评价气道反应性的禁忌证与肺通气功能检查相同。

支气管舒张试验的常用指标有 FEV_1、FVC、PEF、$FEF_{25\%~50\%}$、$FEF_{50\%}$、sGaw、Fres、Raw 等，其中以 FEV_1 最常用，且结果可靠重复性好。

用药后 FEV_1 改变率较用药前增加 12% 以上，且 FEV_1 绝对值增加大于 200ml，则为支气管舒张试验阳性。其他肺功能指标及阳性判断标准见表 23-7。

表 23-7　支气管舒张试验其他肺功能指标及阳性判断标准

指标	阳性判断标准	指标	阳性判断标准
$FEF_{25\%~50\%}$	增加 25%	Fres	增加 100%
$FEF_{50\%}$	增加 25%	PEFR	增加 20%
sGaw	增加 35%		

$$肺功能指标改变率（\%）=\frac{用药后测定值－用药前基础值}{用药前基础值}×100\%$$

（四）评价治疗的有效性

通过检查治疗前后肺通气功能的变化，可有效地评价治疗的有效性，指导选择有效的药物与治疗方法。

（五）评价手术的耐受力和安全性

手术前肺功能变化既有助于选择手术适应证，又可有效地评价手术的耐受性、疗效、安全性与术后生活质量，以发现未被确诊的肺部疾病、评估潜在的手术风险、确定手术前后护理计划和评估术后肺功能。肺功能检查对手术风险的评估见表 23-8。MVV 是反映通气功能储备能力的指标，因而可用于术前评价胸、腹部手术的安全性和术后生活质量。MVV>65% 预计值可实行全肺切除，MVV>50% 预计值可行肺叶切除，MVV<50% 预计值一般不宜做肺切除术。

表 23-8　肺功能检查对手术风险的评估

指标	风险加大	高风险	指标	风险加大	高风险
FVC	<50%	≤1.5L	MVV		<50%
FEV_1	<2L 或 <50%	<1L	$PaCO_2$		≥45mmHg

第三节　换气功能检查

肺有效的气体交换（"内呼吸"）不仅要求有足够的通气量与血流量，而且吸入的气体在肺内分布状况、血流状态、通气/血流灌注的比例关系，以及弥散膜对气体通过的影响，均对肺的气体交换效率产生影响。

一、气 体 分 布

肺泡是气体交换的基本单位，要取得最大气体交换效率，应使吸入的气体能均匀分布于每个肺泡。但是，即使健康人，肺内各部气体分布也不均匀，存在着区域性差异，这与气道阻力、肺顺应性、胸腔内压的变化有关，而后者的区域性差异是导致不同层面肺泡气体分布不均的主要因素。此外，气体在终末肺单位内呈层状分布不均，近肺泡端吸入气体分布少，而近气道端气体分布多。

【参考值】　①一口气氮稀释法（单次呼吸法）：呼气至 750~1250ml 的瞬时氮浓度差为准，正常 <1.5%。②重复呼吸 7 分钟氮清洗法：反复吸入 7 分钟后，总的呼出肺泡气氮浓度应 <2.5%。

【临床意义】　氮浓度过高提示纯氧冲洗效果不佳，肺内气体分布不均。导致吸入气体分布不均的主要原因有：①不均匀的气流阻力，如支气管痉挛、狭窄、肺气肿等。②不均匀的顺应性：如间质性肺炎 - 肺纤维化、肺气肿、肺淤血、肺水肿和胸腔积液等。

二、通气/血流灌注比值

有效的肺泡气体交换不仅要求有足够肺泡通气量和吸入气在全肺的均匀（相对）分布，且需要充分的血流量相匹配，即通气/血流灌注比值（ventilation/perfusion ratio, $\dot{V}/\dot{Q}$）。通过测定肺泡 - 动脉氧分压差 $[P_{(A-a)}O_2]$和二氧化碳分压差 $[P_{(A-a)}CO_2]$、动脉血 - 肺泡气氮分压差 $[P_{(a-A)}N_2]$、肺内分流率（Q_s/Q_T）、无效腔比率（V_D/V_T）的变化来反映通气与血流灌注情况。

【参考值】　肺泡通气量约 4L/min，肺血流量约 5L/min，$\dot{V}/\dot{Q}$=0.8，换气效率最佳。

【临床意义】 $\dot{V}/\dot{Q}$ 主要受重力和体位的影响(受肺容积变化的影响较小),存在着区域性差异。但生理上通过精巧地调节,使整个肺的 $\dot{V}/\dot{Q}$ 取得恰当的比值,以保证最大气体交换效率。当血流减少时,该部的小气道收缩,以减少通气;反之,通气减少时,灌注肺泡的血流量因小血管收缩而下降,以借 $\dot{V}/\dot{Q}$ 比值的协调来代偿。在病理情况下,局部血流障碍时,进入肺泡的气体,由于无充足血流与之交换(比值 >0.8,或 $\dot{Q}=0$、$\dot{V}/\dot{Q}=\infty$),致使无效腔气增加;反之,局部气道阻塞,$\dot{V}/\dot{Q}$ 比值 <0.8,部分血流因无通气与之交换,成为无效灌注,而导致静 - 动脉分流样效应。

凡能影响肺顺应性、气道阻力和血管阻力的因素,均可使 $\dot{V}/\dot{Q}$ 异常。$\dot{V}/\dot{Q}$ 失调是呼吸系统疾病产生缺氧的主要原因,常见于肺实质、肺血管与气道疾病,如肺炎、肺不张、肿瘤、急性呼吸窘迫综合征、肺栓塞、肺水肿、支气管哮喘、阻塞性肺气肿等。

三、弥 散 功 能

肺泡弥散是指气体分子通过肺泡膜(肺泡 - 毛细血管膜)进行交换的过程,以肺弥散量(diffusing capacity of lung,D_L)为衡量指标,它是指肺泡膜两侧气体分压差为 1.0mmHg 时,每分钟所能透过(或转移)的气体量(ml)。影响弥散的因素有肺泡膜的面积、厚度(距离)、膜两侧气体分压差、气体分子量、气体在介质中的溶解度、肺泡毛细血管血流以及气体与血红蛋白的结合能力。

氧气的弥散量(D_LO_2)可以直接测量,但技术上非常困难,临床上常以 CO 作为指示气体来测定肺弥散功能(D_LCO),用以反映 D_LO_2。常用的方法为一口气测定法(single breath diffusing capacity for carbon monoxide,SBD_LCO)。

【参考值】 20ml/(min·mmHg)(或大于预计值的 80%)。

【临床意义】 弥散功能与年龄、身高、性别等有关。D_LCO 升高意义不大,但临床上总有一些原因会使得 D_LCO 升高(表 23-9)。D_LCO 减低主要见于各种原因所致的肺弥散面积减少或肺泡毛细血管膜增厚等(表 23-10)。

表 23-9 D_LCO 升高的原因与评价

原因	评价
仰卧	仰卧姿势可使上肺叶灌注升高,从而使 D_LCO 升高
运动	运动后可使肺部血流量增加,造成 D_LCO 升高
哮喘	与血流较为均匀有关
肥胖症	严重肥胖者由于肺血流量增加所致
红细胞增多症	由于红细胞增多所致
肺泡内出血	肺泡内血红蛋白与 CO 结合,造成 CO 高摄取的假象
心脏内左向右分流	肺部毛细血管增加

表 23-10 D_LCO 减低的原因

分类	原因
弥散膜面积减少	阻塞性肺气肿、肺叶切除、气道阻塞、多发性肺栓塞和贫血等
肺泡毛细血管膜增厚	特发性肺间质纤维化、充血性心力衰竭、石棉沉着病、结节病累及肺、胶原病、药物所致的肺泡炎、过敏性肺炎、嗜酸性肉芽肿、肺泡蛋白沉着症
其他	吸烟所致 CO 增高、妊娠、$\dot{V}/\dot{Q}$ 失调

四、比弥散量

比弥散量是肺弥散功能（D_LCO）与肺泡通气量（V_A）之比（D_LCO/V_A），也称为弥散常数或Krogh 常数。D_LCO 与肺容积、吸入的气体量有直接关系，但 D_LCO/V_A 不受其影响，可更好地反映肺的弥散功能。

第四节　血气分析

血液气体和酸碱平衡正常是体液内环境稳定、机体赖以健康生存的一个重要因素。血气分析除了要有精密仪器、规范操作、对检查结果的正确解释以外，还应严格进行质量控制，其中标本的采集是重要的环节之一。血气分析标本采集的要求是：①合理的采血部位（桡动脉、肱动脉、股动脉）。②严格隔绝空气，在海平面大气压（101kPa、760mmHg）、安静状态下采血。③采集肝素抗凝血，并立即送检；若不能及时送检，应将其保存在 4℃环境中，但不得超过 2 小时。④血标本不能有任何气泡。⑤吸氧者如病情允许应停吸 30 分钟，否则应标明给氧浓度与流量。⑥采血时注意体位的影响，并标明体位（由于仰卧位时 PaO_2 可能较直立位时低）。⑦采血时既不能屏气，也不能过度呼吸。

一、血气分析指标

（一）动脉血氧分压

动脉血氧分压（PaO_2）是血液中物理溶解的氧分子所产生的压力，PaO_2 计算公式为：100–$0.33 \times$ 年龄 $\pm 5mmHg$。

【参考值】　80~100mmHg。

【临床意义】　PaO_2 主要用于判断是否缺氧（hypoxia）及其程度。PaO_2 低于同龄人参考值低限者，称为低氧血症（hypoxemia）。$PaO_2 < 60mmHg$，机体已处于失代偿边缘，也是诊断呼吸衰竭的标准。$PaO_2 < 40mmHg$ 为重度缺氧；$PaO_2 < 20mmHg$，则不能进行正常的有氧代谢。

（二）肺泡 - 动脉血氧分压差

肺泡 - 动脉血氧分压差［$P_{(A-a)}O_2$］是肺泡氧分压（P_AO_2）与动脉血氧分压（PaO_2）之差，通常称为 A-a 氧差，是反映肺换气（摄氧）功能的指标，有时较 PaO_2 更为灵敏，能较早地反映肺部摄氧状况。

【参考值】　青年人 $P_{(A-a)}O_2$ 约为 15~20mmHg，随年龄增加而增大，但一般不超过 30mmHg。

【临床意义】　$P_{(A-a)}O_2$ 产生的原因主要是肺内存在生理分流，正常支气管动脉血未经氧合而直接流入肺静脉，其次营养心肌的最小静脉血直接进入左心室，有少量静脉血掺杂（约占左心搏出量的 3%~5%）。$P_{(A-a)}O_2$ 变化的临床意义见表 23-11。

表 23-11 $P_{(A-a)}O_2$ 变化的临床意义

变化	临床意义
$P_{(A-a)}O_2$ 增大伴有 PaO_2 降低	表明肺本身受累所致的氧合障碍
	① 右 - 左分流,或肺血管病变使肺内动 - 静脉解剖分流增加导致静脉血掺杂
	② 弥漫性间质性肺疾病、肺水肿、急性呼吸窘迫综合征等导致的弥散障碍
	③ $\dot{V}/\dot{Q}$ 严重失调,如阻塞性肺气肿、肺炎、肺不张或肺栓塞时
$P_{(A-a)}O_2$ 增大不伴有 PaO_2 降低	肺泡通气量明显增加,大气压、吸入气氧浓度与机体耗氧量不变时

(三) 动脉血氧饱和度

动脉血氧饱和度(SaO_2)是指动脉血血红蛋白(Hb)实际结合的氧与所能结合的最大氧量之比,反映了动脉血氧与 Hb 结合的程度。

$$SaO_2 = \frac{HbO_2}{全部\ Hb} \times 100\% = \frac{血氧含量}{血氧结合量} \times 100\%$$

【参考值】 95%~98%。

【临床意义】

1. 判断缺氧 SaO_2 是判断机体是否缺氧的指标,但并不灵敏,而且有掩盖缺氧的潜在危险。主要原因是由于血红蛋白氧解离曲线(oxygen dissociation curve, ODC)呈 S 形的特性,即 PaO_2 在 60mmHg 以上,曲线平坦,在此段即使 PaO_2 有大幅度变化,SaO_2 的变化很小;当 PaO_2 降至 57mmHg,SaO_2 仍可接近 90%。只有 $PaO_2<57$mmHg 时,ODC 曲线陡直,PaO_2 稍降低,SaO_2 即明显下降。因此,较轻度的缺氧时尽管 PaO_2 已有明显下降,SaO_2 可无明显变化。

2. ODC 的变化 ODC 受 pH 值、$PaCO_2$、温度和红细胞内 2,3-DPG 含量等因素影响而左右移动,进而影响 Hb 与氧结合的速度、数量。ODC 受 pH 值影响时发生的移动,称为 Bohr 效应。pH 值降低,ODC 右移,虽然 SaO_2 略降低,但氧合血红蛋白易释放氧,有利于提高组织氧分压;相反,pH 值升高,ODC 左移,会加重组织缺氧。

(四) 混合静脉血氧分压

混合静脉血氧分压(PvO_2)是指物理溶解于混合静脉血中的氧所产生的压力。在无病理性动、静脉分流情况下,PvO_2 与组织中的平均氧分压相近,是衡量组织缺氧程度的指标。PaO_2 与 PvO_2 之差[$P_{(a-v)}O_2$]反映了组织摄取氧、利用氧的能力。

【参考值】 PvO_2 为 35~45mmHg,$P_{(a-v)}O_2$ 为 60mmHg。

【临床意义】 $PvO_2<30$mmHg 提示组织缺氧。$P_{(a-v)}O_2$ 减小,说明组织摄取、耗氧能力障碍,利用氧能力降低;相反,$P_{(a-v)}O_2$ 增大,说明组织需氧、耗氧增加。

(五) 动脉血氧含量

动脉血氧含量(CaO_2)是指每升动脉全血的含氧量(mmol)或每升动脉血的含氧量(ml),CaO_2 是红细胞和血浆中含氧量的总和,包括 HbO_2 中结合的氧和物理溶解氧两部分。

【参考值】 8.55~9.45mmol/L(19~21ml/dl)。

【临床意义】 CaO_2 的临床应用价值在于:①根据 CaO_2-CvO_2 变化评估组织代谢状况。②据 Fick 公式推测心排血量(Q_T)。③肺内右 - 左分流率(Q_s/Q_T)的诊断价值:Q_s/Q_T 对先天性心脏病有右 - 左分流、急性呼吸窘迫综合征的诊断和预后判断有重要价值。

$$Q_S/Q_T = \frac{P_{(A-a)}O_2 \times 0.0031}{(CaO_2 - CvO_2) + P_{(A-a)}O_2 \times 0.0031}$$

正常人 Q_s/Q_T 为 3%~5%,病理情况下 Q_s/Q_T 增高。单纯因 $\dot{V}/\dot{Q}$ 失调所致的功能性分流,通过吸氧增加 F_iO_2 很易纠正。而由于真性分流,肺动脉系统血流因解剖缺陷或经动 - 静脉短路直接混入肺静脉系统,和 $\dot{V}/\dot{Q}=0$ 时的毛细血管分流所致的 Q_s/Q_T 增高,即便吸入纯氧也难以或不能纠正。

(六)动脉血二氧化碳分压

动脉血二氧化碳分压($PaCO_2$)是动脉血中物理溶解的 CO_2 分子所产生的压力,正常人 $PaCO_2$ 水平非常稳定,波动范围小于 4mmHg。

【参考值】 35~45mmHg(平均 40mmHg)。

【临床意义】 $PaCO_2$ 的临床意义与评价见表 23-12。

表 23-12 $PaCO_2$ 的临床意义与评价

临床意义	评 价
判断呼吸衰竭的类型与程度(结合 PaO_2)	① $PaO_2<60$mmHg、$PaCO_2<35$mmHg 或正常,为 Ⅰ 型呼吸衰竭(或称低氧血症型呼吸衰竭、换气障碍型呼吸衰竭、氧合功能衰竭)
	② $PaO_2<60$mmHg、$PaCO_2>50$mmHg,为 Ⅱ 型呼吸衰竭(或称通气功能衰竭)
	③ $PaCO_2>70$mmHg 则为肺性脑病
	④ $PaO_2<40$mmHg 时,急性患者 $PaCO_2>60$mmHg,慢性患者 >80mmHg,则提示病情严重
判断呼吸性酸碱平衡失调	① $PaCO_2>50$mmHg,提示呼吸性酸中毒
	② $PaCO_2<35$mmHg,提示呼吸性碱中毒
判断代谢性酸碱平衡失调的代偿反应	① 代谢性酸中毒经肺代偿后 $PaCO_2$ 降低,最大代偿 $PaCO_2$ 可降至 10mmHg
	② 代谢性碱中毒经肺代偿后 $PaCO_2$ 升高,最大代偿 $PaCO_2$ 可升至 55mmHg
判断肺泡通气状态	$PaCO_2$ 反映整个 P_ACO_2 的平均值,$PaCO_2$ 升高提示肺泡通气不足,$PaCO_2$ 降低提示肺泡通气过度

(七)酸碱度

酸碱度(pH 值)是表示体液氢离子浓度的指标,由于细胞内和与细胞直接接触的内环境的酸碱度较难测定,故常以血液 pH 值来间接了解。血液 pH 值实际上是没有分离血细胞的动脉血浆中氢离子浓度(H^+)的负对数值。

【参考值】 7.35~7.45(平均 7.40),静脉血 pH 值较动脉血低 0.03~0.05。动脉血 pH 值的病理变动最大范围 6.80~7.80。

【临床意义】 pH 值是判断酸碱平衡调节中机体代偿程度最重要的指标,它反映了体内呼吸性和代谢性因素综合作用的结果。pH 值 <7.35 为失代偿性酸中毒,pH 值 >7.45 为失代偿性碱中毒。pH 值 7.35~7.45 可有 3 种情况:无酸碱失衡、代偿性酸碱失衡或混合性酸碱失衡,由于酸碱综合作用的结果已被代偿,要区别是呼吸性、代谢性、或两者的混合作用,必须结合其他指标进行综合判断。

(八) 碳酸氢根离子

碳酸氢根离子(bicarbonate, HCO_3^-)是反映机体酸碱代谢状况的指标。包括实际碳酸氢根离子(actual bicarbonate, AB)和标准碳酸氢根离子(standard bicarbonate, SB)。AB 是指隔绝空气的动脉血标本,在实际 $PaCO_2$ 和 SaO_2 条件下测得的血浆 HCO_3^- 含量;SB 是动脉血在 38℃、$PaCO_2$ 40mmHg、SaO_2 100% 条件下,所测得的 HCO_3^- 含量。正常人 AB、SB 两者无差异。

【参考值】 22~27mmol/L(平均 24mmol/L)。

【临床意义】

1. SB 是准确反映代谢性酸碱平衡的指标 SB 是血液标本在体外经过标化、$PaCO_2$ 正常时测得的,一般不受呼吸因素影响,为血液碱储备,SB 受肾调节,更能准确反映代谢性酸碱平衡的指标。SB>27mmol/L 则为代谢性碱中毒,SB<22mmol/L 则为代谢性酸中毒。

2. 呼吸性和代谢性双重因素对 AB 的影响 AB 升高既可能是代谢性碱中毒,也可能是呼吸性酸中毒时肾的代偿调节反映;反之,AB 降低可能是代谢性酸中毒,也可能是呼吸性碱中毒时肾的代偿调节表现。慢性呼吸性酸中毒时,AB 最大可代偿升高至 45mmol/L;慢性呼吸性碱中毒时 AB 可代偿性减少至 12mmol/L。AB 与 SB 的差值反映了呼吸性因素对 HCO_3^- 的影响程度。

呼吸性酸中毒时肾脏发挥代偿调节作用,HCO_3^- 增加,AB>SB;呼吸性碱中毒时,肾参与代偿调节作用则 HCO_3^- 降低,AB<SB。相反,代谢性酸中毒时,HCO_3^- 减少,AB=SB< 正常值;代谢性碱中毒时,HCO_3^- 增加,AB=SB> 正常值。

(九) 缓冲碱

缓冲碱(buffer bases, BB)是血液(全血或血浆)中一切具有缓冲作用的阴离子总和,包括 HCO_3^-、Hb、血浆蛋白(Pr^-)和 HPO_4^{2-},其中 HCO_3^- 是主要成分。

【参考值】 45~55mmol/L(平均 50mmol/L)。

【临床意义】 BB 能反映机体对酸碱平衡紊乱时总的缓冲能力,它不受呼吸因素、CO_2 改变的影响(因 CO_2 在改变 BB 中 HCO_3^- 含量的同时,也伴有相应非 HCO_3^- 缓冲成分的变化)。在血浆蛋白和 Hb 稳定情况下,BB 的增减主要取决于 SB。代谢性酸中毒时 BB 减少,代谢性碱中毒时 BB 增加。

(十) 剩余碱

剩余碱(bases excess, BE)是在 38℃、$PaCO_2$ 40mmHg、SaO_2 100% 条件下,将 1L 血液标本滴定至 pH 7.40 时所需要酸或碱的量,可反映全血或血浆中碱储备的增加或减少。需加酸者为正值,说明缓冲碱增加,固定酸减少;需加碱者为负值,说明缓冲碱减少,固定酸增加;故 BE 是实际缓冲碱与正常缓冲碱(均值)的差值。

【参考值】 ±2.3mmol/L。

【临床意义】 由于在测定时排除了呼吸性因素的影响,只反映代谢因素的改变,故 BE 的意义与 SB 大致相同。但因其反映的是总的缓冲碱的变化,故较 SB 更全面。

(十一) 血浆 CO_2 含量

血浆 CO_2 含量(total plasma CO_2 content, T-CO_2)是指血浆中各种形式存在的 CO_2 总量,主要包括结合形式的 HCO_3^- 和物理溶解的 CO_2,还有极少量碳酸、氨甲酰基化合物(可忽略不计)。

$$动脉血浆 CO_2 总量 = HCO_3^- + PaCO_2 \times \alpha$$

其中,HCO_3^- 即实际碳酸氢(AB),占 CO_2 总量的 95% 以上,α 为 CO_2 溶解系数[38℃时 α 为 0.0301mmol/(L·mmHg),37℃时为 0.0308mmol/(L·mmHg)]。

【参考值】　静脉血 $T-CO_2$ 为 22~27mmol/L，动脉血为 19~25mmol/L。

【临床意义】　$T-CO_2$ 基本反映了 HCO_3^- 的含量。$T-CO_2$ 受溶解 CO_2（$PaCO_2$）影响虽小，但在 CO_2 潴留和代谢性碱中毒时，均可使其增加。相反，通气过度致 CO_2 减少和代谢性酸中毒时，又可使其降低，故在判断混合性酸碱平衡失调时，其应用受到一定的限制。

（十二）二氧化碳结合力

二氧化碳结合力（carbon dioxide combining power，CO_2-CP）是静脉血标本在室温下分离血浆后与含 5.5%CO_2 的气体或 PCO_2 40mmHg、PO_2 100mmHg 的正常人肺泡气平衡后，测得的血浆中所含 CO_2 总量再减去物理溶解的 CO_2。

【参考值】　50vol%~70vol%（22~31mmol/L），平均 60vol%（27mmol/L）。

【临床意义】　CO_2-CP 主要是指血浆中呈结合状态形式的 CO_2，反映了体内的碱储备量，其临床意义与 SB 基本相同。在代谢性酸碱平衡失调时，能较及时地反映体内碱储备量的变化。在呼吸性酸碱平衡失调时，必须在肾以 NH_4^+ 或 H^+ 形式增加或减少非挥发酸的排出，对回吸收 HCO_3^- 做出相应代偿调节反应，才能表现出体内碱储备 HCO_3^- 的变化，再加上测定条件对 PCO_2 的要求，无论急性或慢性呼吸性酸碱紊乱时，CO_2-CP 均不会及时发生相应的改变。

（十三）阴离子间隙

阴离子间隙（anion gap，AG）为血清中常规测得的阳离子总数与阴离子总数之差。血清阳离子主要有 Na^+、H^+、K^+、Ca^{2+}、Mg^{2+}，其中以 Na^+、K^+ 为主（约 145mmol/L），称为可测定阳离子，其余为未测定阳离子（unmeasured cation，UC）。阴离子主要有 Cl^-、PO_4^{3-}、SO_4^{2-}、HCO_3^-、有机酸和带负电荷的蛋白质等，其中以 Cl^-、HCO_3^- 为主（约 128mmol/L），为可测定阴离子，其余为未测定阴离子（unmeasured anion，UA）。

根据血清阴离子和阳离子电荷总数相等的原理，

$$Na^+ + K^+ + UC = Cl^- + HCO_3^- + UA$$

$$Na^+ + K^+ - (Cl^- + HCO_3^-) = UA - UC$$

由于血清 K^+ 的含量极少，且变化不大，所以，

$$AG = Na^+ - (Cl^- + HCO_3^-) = UA - UC$$

因此，AG 取决于未测定阴离子与未测定阳离子之差。

【参考值】　8~16mmol/L。

【临床意义】　AG 是协助判断代谢性酸中毒和各种混合性酸碱失衡的重要指标。

1. 高 AG 代谢性酸中毒　以产酸过多为特征，常见于乳酸酸中毒、尿毒症、酮症酸中毒。

2. 正常 AG 代谢性酸中毒　又称为高氯型酸中毒，可由 HCO_3^- 减少（如腹泻）、酸排泄障碍（如肾小管酸中毒）或过多使用含氯的酸（如盐酸精氨酸）所致。

3. 判断三重酸碱失衡　AG>30mmol/L 时肯定酸中毒；20~30mmol/L 时酸中毒可能性很大；17~19mmol/L 只有 20% 有酸中毒。

二、血气分析的临床应用

（一）确定呼吸衰竭的类型和程度

动脉血气变化是诊断呼吸衰竭的主要根据。在海平面大气压、安静状态、呼吸室内空气，且无左心衰竭和心内及大血管之间异常分流的情况下，PaO_2<60mmHg，伴有或不伴

$PaCO_2 \geqslant 50mmHg$，即为呼吸衰竭。若 PaO_2 降低，$PaCO_2$ 正常或 $<35mmHg$，为 I 型呼吸衰竭或换气（氧合）衰竭；而 $PaCO_2$ 升高（$>50mmHg$），则为 II 型呼吸衰竭或通气衰竭。如静息状态下动脉血气分析指标正常，但在某种体力劳动后出现血气异常，则称之为呼吸功能不全。

呼吸衰竭的严重程度与低氧血症、CO_2 潴留程度、呼吸衰竭发生速度以及机体代偿适应能力等有一定关系。一般轻度低氧血症只有脑力活动减弱。若 $PaCO_2$ 升高，可因颅内压增高而引起头痛、昏睡、神志恍惚、精神错乱，甚至昏迷。呼吸衰竭患者病情分度见表 23-13。

表 23-13　呼吸衰竭病情分度

分度	PaO_2（mmHg）	$PaCO_2$（mmHg）	SaO_2（%）	意识状态	发绀
轻度	<60	>50	>80	清楚	无
中度	<50	>70	80~40	嗜睡、谵妄等	+~++
重度	<40	>90	<40	昏迷	+++

（二）判断酸碱平衡失调的类型和程度

机体通过调节体内酸碱物质的含量及其比例变化，维持血液 pH 值在正常范围内的过程，称为酸碱平衡。体内无论是酸性物质还是碱性物质过多，超出了机体的代偿能力，或肺和肾脏功能障碍使调节酸碱平衡的功能发生障碍，均可使血浆 HCO_3^- 与 H_2CO_3 的浓度及其比值发生变化，导致酸碱平衡失调。

动脉血 pH 值 <7.35 称为酸血症，pH 值 >7.45 称为碱血症。酸血症和碱血症是酸碱平衡失调所致血液 pH 值变化的最终结果。有酸血症或碱血症必定有酸中毒或碱中毒，但有酸中毒或碱中毒不一定有酸血症或碱血症。也就是说只有在单纯性酸碱平衡失调时，酸中毒导致酸血症，碱中毒导致碱血症。但在混合性酸碱失调（两种或两种以上的酸碱失调同时存在）时，动脉血 pH 值取决于各种酸碱平衡失调相互平衡后的结果。

因此，判断酸碱平衡失调主要依据是 pH 值、$PaCO_2$、HCO_3^- 指标的变化，根据 pH 值、$PaCO_2$ 所制成的酸碱平衡诊断卡（图 23-9）和预计代偿公式（表 23-14）判断结果，但仅凭血气分析指标变化尚不能做出准确的诊断，特别是对混合性酸碱失衡，必须结合临床资料、电解质检查，才可得出正确结论。

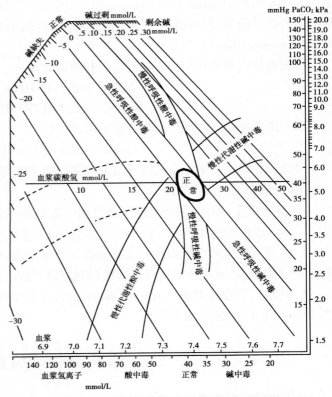

图 23-9　西加德 - 安德森（Siggaard-Andersen）酸碱平衡诊断卡

表 23-14　常用单纯性酸碱失衡的预计代偿公式

原发失衡	原发改变	代偿反应	预计代偿公式	代偿时限	代偿极限
呼吸性酸中毒	$PaCO_2$ ↑	HCO_3^- ↑	急性△ HCO_3^- = △ $PaCO_2$ × 0.07 ± 1.5	数分钟	30mmol/L
			慢性△ HCO_3^- = △ $PaCO_2$ × 0.35 ± 5.58	3~5 天	45mmol/L
呼吸性碱中毒	$PaCO_2$ ↓	HCO_3^- ↓	急性△ HCO_3^- = △ $PaCO_2$ × 0.2 ± 2.5	数分钟	18mmol/L
			慢性△ HCO_3^- = △ $PaCO_2$ × 0.5 ± 2.5	3~5 天	12mmol/L
代谢性酸中毒	HCO_3^- ↓	$PaCO_2$ ↓	$PaCO_2$=HCO_3^- × 1.5+8 ± 2	12~24 小时	10mmHg
代谢性碱中毒	HCO_3^- ↑	$PaCO_2$ ↑	△ $PaCO_2$= △ HCO_3^- × 0.9 ± 5	12~24 小时	55mmHg

注:①有△者为变化值,无△者为实测值;②代偿时限:指机体达最大代偿反应的时间;③代偿极限:代偿调节所能达到的最大值或最小值

1. **核实结果的准确性**　血气分析中的 pH 值、$PaCO_2$、HCO_3^- 的变化要符合 Henderson 公式（$[H^+]=24 \times PaCO_2 / [HCO_3^-]$）。如果检查结果不符合此规律,提示检查结果可能有误。

2. **判断原发性与继发性变化**　根据 $pH = pK + \log \dfrac{HCO_3^-}{\alpha \cdot PaCO_2}$ 的变化关系,可以发现:pH 值的变化取决于 HCO_3^- 与 $PaCO_2$ 的比值,任何一个因素的原发改变均可使另一个因素发生继发性的变化,使 pH 值趋于正常(但不能恢复到原来正常水平)。因此,原发性变化决定了 pH 值偏酸还是偏碱。

酸中毒或碱中毒是指机体内以 HCO_3^-、$PaCO_2$ 为原发改变引起 pH 值变化的病理生理过程。以 HCO_3^- 下降为原发性改变称为代谢性酸中毒,以 HCO_3^- 升高为原发性改变称为代谢性碱中毒;以 $PaCO_2$ 升高为原发性改变称为呼吸性酸中毒;以 $PaCO_2$ 下降为原发性改变称为呼吸性碱中毒。

单纯性酸碱平衡失调时机体必须发挥调节机制的作用,以恢复 $[HCO_3^-]$/$[H_2CO_3]$ 比值达到正常水平,这种过程即为代偿过程。代偿后,如果 $[HCO_3^-]$/$[H_2CO_3]$ 比值恢复到 20:1,血浆 pH 值则可维持在正常范围,称为代偿性酸碱平衡失调;若代偿后 $[HCO_3^-]$/$[H_2CO_3]$ 比值不能达到 20:1,则称为失代偿性酸碱平衡失调。

3. **分析单纯性与混合性变化**　HCO_3^- 与 $PaCO_2$ 的反向变化必定有混合性酸碱平衡紊乱,如 $PaCO_2$ 升高伴有 HCO_3^- 下降为呼吸性酸中毒伴代谢性酸中毒,$PaCO_2$ 下降伴有 HCO_3^- 升高为呼吸性碱中毒伴代谢性碱中毒;HCO_3^- 与 $PaCO_2$ 明显异常伴 pH 值正常,也可能存在混合性酸碱平衡紊乱。

常见酸碱平衡失调的血气分析指标变化见表 23-15。

表 23-15　常见酸碱平衡失调的血气分析指标变化

类型	pH	$PaCO_2$	HCO_3^-	BE	AG	CO_2-CP
代酸	减低 / 正常	正常 / 降低	降低	负值增大	正常 / 增大	下降
代碱	正常 / 升高	正常 / 升高	升高	正值增大		升高
急性呼酸	减低	升高	正常 / 升高	正常		
慢性呼酸	正常 / 减低	升高	升高	正值增大		
呼酸合并代碱	正常 / 减低 / 升高	升高	升高	正值增大		升高

续表

类型	pH	PaCO$_2$	HCO$_3^-$	BE	AG	CO$_2$-CP
呼酸合并代酸	明显减低	升高 / 减低 / 正常	降低 / 正常 / 升高	负值增大	升高	
呼碱	正常 / 升高	减低	减低	负值增大		
呼碱合并代碱	明显升高	减低	升高	正值增大		
呼碱合并代酸	升高 / 正常	减低	减低	负值增大	升高	
混合型代酸	减低	减低	减低	负值增大		
呼酸型 TABD	减低 / 正常	升高	升高	正值增大	升高	
呼碱型 TABD	升高 / 减低 / 正常	减低	减低 / 正常		升高	

（刘成玉）

本章小结

　　肺功能检查是胸部、肺疾病和呼吸生理的重要检查内容,对肺功能检查结果的评价,必须结合病史、体格检查及其他诊断性检查资料综合,才能发挥其积极作用。本章主要介绍了肺容量、通气功能、换气功能、血气分析检查的内容与临床意义。通过学习肺功能检查,使同学们初步掌握肺功能检查的指标选择与临床意义,对胸部疾病诊断提供可靠的依据。

复习题

1. 简述肺活量减低的临床意义。
2. 简述肺总量变化的临床意义。
3. 简述上气道梗阻(UAO)的类型与肺功能变化的特点。
4. 简述肺弥散功能(D$_L$CO)减低的临床意义。
5. 简述肺泡 - 动脉血氧分压差[P$_{(A-a)}$O$_2$]变化的临床意义。

第二十四章

内 镜 检 查

学习目标 ▶▶

1. 知识与技能
   (1) 熟悉消化道内镜检查内容与临床意义；
   (2) 熟悉消化道疾病的内镜表现；
   (3) 熟悉支气管镜检查的内容与临床意义；
   (4) 熟悉支气管肺泡灌洗液检查的内容与临床意义。
2. 过程与方法　通过临床见习,提高对内镜检查的认识,及其在诊断疾病中的作用。
3. 职业价值、态度、行为和伦理　敬业精神和伦理道德行为是医疗实践的核心。通过学习内镜检查,医学生应充分认识学习医学职业基本要素的重要性,并树立正确的职业价值观。

第一节　上消化道内镜检查

上消化道内镜检查包括食管、胃、十二指肠的检查,是应用最早、进展最快的内镜检查,通常亦称胃镜检查。

一、适应证与禁忌证

1. 适应证　上消化道内镜检查的适应证比较广泛,一般来说,凡是食管、胃、十二指肠疾病诊断不明者,均可进行此项检查。

(1) 吞咽梗阻,胸骨后疼痛、烧灼,上腹疼痛、饱胀、食欲下降等上消化道不适症状,且原因不明者。

(2) 上消化道出血原因未明者。对急性上消化道出血,早期检查有助于病因诊断,而且还可同时进行止血治疗。

(3) X线钡餐检查不能确诊或不能解释的上消化道病变,特别是黏膜病变和疑有肿瘤者。

(4) 需要随访观察的病变,如溃疡病、萎缩性胃炎、术后残胃、反流性食管炎、Barrett食管等。

(5) 药物治疗前后对比观察或手术后的随访。

(6) 需要内镜治疗的患者,如异物取出、镜下止血、食道静脉曲张的硬化剂注射与结扎、食管狭窄的扩张治疗、上消化道息肉摘除等。

2. 禁忌证　随着器械的改良及技术的进步,禁忌证较过去明显减少。

(1) 严重心肺疾病,如严重心律失常、心力衰竭、心肌梗死活动期、严重呼吸功能不全及哮喘发作期等。轻度心肺功能不全不属禁忌,必要时酌情在监护条件下进行,以保安全。

(2) 休克、昏迷等危重状态。

(3) 神志不清,精神失常不能配合检查者。

(4) 食管、胃、十二指肠穿孔急性期。

(5) 严重咽喉部疾病、腐蚀性食管炎和胃炎、巨大食管憩室、主动脉瘤及严重颈胸段脊柱畸形等。

(6) 急性传染性肝炎或胃肠道传染病一般暂缓检查;慢性乙型肝炎、丙型肝炎或病毒携带者、AIDS 患者应备有特殊的消毒措施。

二、检 查 方 法

1. 检查前准备

(1) 患者准备:检查前禁食 8 小时。胃排空延缓者,需禁食更长时间。有幽门梗阻者,应事先洗胃。

(2) 掌握患者状况:阅读申请单,简要询问病史,做必要的体格检查,了解检查的指征、有无危险性及禁忌证。做好解释工作,消除患者恐惧心理,说明检查的必要性、安全性和检查方法,以取得患者的合作。

(3) 麻醉:检查前 5~10 分钟,用 2% 利多卡因喷雾咽部 2~3 次或吞服 1% 丁卡因糊剂约10ml,后者兼具麻醉及润滑作用。

(4) 使用镇静剂:一般无需使用镇静剂,过分紧张者可用地西泮 5~10mg 肌注或静脉注射。

(5) 口服去泡剂:可用二甲硅油去除胃黏液表面泡沫,使视野更加清晰。此项不作为必须要求。

(6) 检查胃镜及配件:注意光源、送水、送气开关及吸引装置,操纵部旋钮控制的角度等,对胃镜性能及质量做到心中有数。检查电子胃镜的线路、电源开关,保证监视器屏幕影像清晰。此外,内镜室应备有监护设备、氧气及急救药品。

2. 检查要点

(1) 患者取左侧卧位,颈部放松,垫一枕头,松开领口及腰带。

(2) 口边置弯盘,嘱患者咬紧牙垫。

(3) 医生左手持胃镜操纵部,右手持先端约 20cm 处,直视下将胃镜经咬口入口腔,缓缓沿舌背、咽后壁插入食管。嘱患者做深呼吸,配合吞咽动作将减少恶心,有助于插镜。注意动作轻柔,避免暴力,勿误入气管。

(4) 胃镜先端缓缓插入贲门后,在胃底部略向左、向上可见胃体腔,推进至幽门前区时,伺机进入十二指肠球部,再将先端右旋上翘各 90°,同时向右旋转镜身(顺时针),调整胃镜深度,即可见十二指肠降段及乳头部。由此退镜观察,逐段扫描,配合注气及抽吸,可逐一检查十二指肠、胃及食道各段。

观察时注意胃肠腔的大小形态、胃肠壁及皱襞情况、黏膜、黏膜下血管、分泌物性状及胃蠕动情况。在胃窦部注意观察胃角及其附近，退镜时注意观察贲门及其附近病变。逐段仔细观察，应无盲区，注意勿遗漏胃角上部、胃体垂直部、后壁及贲门下病变。

（5）对有诊断价值或肉眼难以判断性质的部位，可摄像、染色、局部放大、活检、刷取细胞涂片及抽取胃液检查助诊。

（6）术毕尽量抽气，以防腹胀。2 小时后患者可进温的流质或半流质饮食。

三、并 发 症

1. 一般并发症 可发生喉头痉挛、下颌关节脱臼、咽喉部感染、脓肿、腮腺肿大、食管黏膜撕裂等。

2. 严重并发症

（1）心搏骤停、心肌梗死、心绞痛：是由于插镜时刺激迷走神经及低氧血症所致。一旦发生应立即停止检查，积极抢救。

（2）食管、胃肠穿孔：多由于操作粗暴，盲目插镜所致。如发生食管穿孔，患者会立即出现胸背上部剧烈疼痛，纵隔颈部皮下气肿，X 线摄片可确诊，应立即手术治疗。

（3）感染：可发生吸入性肺炎，食管静脉曲张注射硬化剂、激光、扩张等治疗可发生伤口继发感染，可在术后采用抗生素治疗 3 天。为防止乙型、丙型病毒性肝炎传播，要求患者在胃镜检查前应检测乙型、丙型肝炎病毒标志物，对阳性者用专门胃镜，并对内镜活检钳和管道充分消毒。

（4）低氧血症：是由于内镜压迫呼吸道引起通气障碍，加之因患者紧张憋气所致，停止检查，吸氧一般都能好转。

四、常见上消化道疾病的内镜表现

自内镜使用以来，上消化道疾病诊断率明显提高。内镜检查对浅表性黏膜病变、早期肿瘤和上消化道出血病因等有极高的诊断价值。

1. 慢性胃炎 2006 年，我国达成的中国慢性胃炎共识意见中采纳了国际上新悉尼系统的分类方法，根据病理组织学改变和病变在胃内的分布，结合可能的病因，将慢性胃炎分为非萎缩性（浅表性）、萎缩性和特殊类型三大类。其胃镜下均可有糜烂（平坦或隆起）、出血和胆汁反流。慢性胃炎的分类及其内镜下特点见表 24-1。

表 24-1 慢性胃炎的分类及其内镜下特点

分类	内镜下特点
慢性非萎缩性胃炎	① 不伴有胃黏膜萎缩性改变，可见以淋巴细胞和浆细胞为主的慢性炎症细胞浸润
	② 可分为胃窦胃炎、胃体胃炎和全胃炎
	③ 主要表现为红斑（点、片状或条状）、黏膜粗糙不平、出血点（斑）、黏膜水肿、渗出等
慢性萎缩性胃炎	① 黏膜已经发生了萎缩性改变，根据不同病因分为多灶萎缩性胃炎和自身免疫性胃炎

分类	内镜下特点
特殊类型胃炎	② 单纯萎缩性胃炎:主要表现为黏膜红白相间,白相为主、血管显露、色泽灰暗、皱襞变平甚至消失 ③ 萎缩性胃炎伴增生:主要表现为黏膜呈颗粒状或结节状 包括感染性胃炎、化学性胃炎、Ménétrier 病、嗜酸细胞性胃炎、淋巴细胞性胃炎、非感染性肉芽肿性胃炎(如胃 Crohn 病、结节病)、放射性胃炎、充血性胃病等

2. 溃疡 溃疡可位于食管、胃、十二指肠等部位。内镜下分为活动期、愈合期和瘢痕期,消化性溃疡各期的内镜下特点见表 24-2。

表 24-2 溃疡各期的内镜下特点

分期	内镜下特点
活动期	可见圆形或椭圆形凹陷,直径多在 0.5~1.5cm,底部覆以白苔、血痂或血凝块,周围黏膜充血、水肿,呈堤状隆起
愈合期	溃疡缩小、变浅、表面薄白苔,边缘光滑整齐,周边水肿消失,再生上皮明显呈红色栅状,溃疡边缘可见黏膜皱襞向中央集中
瘢痕期	溃疡消失,为再生上皮覆盖,黏膜发红,呈栅状,向心性呈放射状排列

3. 肿瘤 胃镜是胃癌、食管癌的最佳检查方法,尤其对发现早期胃癌更为重要。根据癌组织在胃壁的浸润深度,将胃癌分为进展期胃癌和早期胃癌两类。进展期胃癌分四型,即包曼 I 型:肿块型或隆起型;包曼 II 型:溃疡型;包曼 III 型:浸润溃疡型;包曼 IV 型:弥漫浸润型。

溃疡型癌主要发生在胃窦,一般较良性溃疡大而不规则,周边不整齐,底部不平,触之质硬,黏膜脆易出血。

浸润型癌有或无溃疡,胃壁僵硬、增厚、扩张受限,缺乏蠕动,形成皮革胃。易漏诊,应仔细观察,多处活检,行病理检查确诊。

第二节 下消化道内镜检查

下消化道内镜检查包括结肠镜、小肠镜检查。结肠镜检查可分为乙状结肠镜及全结肠镜检查,前者检查自肛门至乙状结肠 60cm 范围的病变,而全结肠镜则可到达回盲部甚至末段回肠,从而了解部分小肠及全结肠病变,以协助下消化道疾病的诊断。

一、适应证与禁忌证

1. 适应证
(1) 不明原因的便血、大便习惯改变;有腹痛、腹块、消瘦、贫血等征象,或怀疑有结肠、直肠及末端回肠病变者。
(2) 钡剂灌肠或乙状结肠镜检查结肠有狭窄、溃疡、息肉、癌肿、憩室等病变,需进一步确诊者。

(3) 转移性腺癌、CEA、CA19-9 等肿瘤标志物升高,需寻找原发病灶者。

(4) 炎症性肠病的诊断与随诊。

(5) 结肠癌术前确诊,术后随访,息肉摘除术后随访。

(6) 进行镜下止血、息肉切除、整复肠套叠和肠扭转、扩张肠狭窄及放置支架解除肠梗阻等治疗。

2. 禁忌证

(1) 肛门、直肠严重狭窄。

(2) 急性重度结肠炎,如急性细菌性痢疾、急性重度溃疡性结肠炎及憩室炎等。

(3) 急性弥漫性腹膜炎、腹腔脏器穿孔、多次腹腔手术、腹内广泛粘连及大量腹水者。

(4) 妊娠期妇女。

(5) 严重心肺功能衰竭、精神失常及昏迷患者。

二、检 查 方 法

1. 检查前准备

(1) 肠道准备

1) 饮食:检查前 1 天进流质饮食,当天晨禁食。

2) 肠道清洁:肠道清洁有多种方法,可于检查前 3 小时嘱患者饮用主要含氯化钠的平衡电解质液 3000~4000ml,或主要含磷酸缓冲液的清肠液,饮水总量不足 1000ml,可达到同样清肠效果。也可用 20% 甘露醇 500ml 和 5% 葡萄糖生理盐水 1000ml 混合液于检查前 1 天傍晚口服,导致渗透性腹泻,但应注意甘露醇可在大肠内被细菌分解产生可燃气体“氢”,如行高频电凝术有引起爆炸的危险。

(2) 掌握患者状况:阅读结肠镜申请单,简要询问病史,作必要体格检查,了解检查的适应证,有无禁忌证,做好解释工作,说明检查的必要性及安全性,消除恐惧心理,争取主动配合。

(3) 术前用药:术前 5~10 分钟用阿托品 0.5mg 或山莨菪碱 10mg 肌注,以减少肠蠕动,但对青光眼、前列腺肥大或近期发生尿潴留者禁用。对情绪紧张者可肌注地西泮 5~10mg、哌替啶 50mg,但使用上述药品可使痛阈增高,降低结肠穿孔反应信号,应特别警惕。

(4) 配备抢救物品:检查室最好有监护设备及抢救药物,以备不时之需。

(5) 检查结肠镜及配件:如同胃镜前准备,以确保结肠镜性能及质量。

2. 检查要点

(1) 多采用双人操作检查,亦可单人操作。检查难度较胃镜为大,需要术者与助手默契配合,共同完成。

(2) 嘱患者穿上带孔洞的检查裤,取左侧卧位,双腿屈曲。

(3) 术者先做直肠指检,了解有无肿瘤、狭窄、痔疮、肛裂等。此后助手将肠镜前端涂上润滑剂(一般用硅油,不可用液状石蜡,可损坏肠镜前部橡胶外皮)后,嘱患者张口呼吸,放松肛门括约肌,以右手示指按压镜头,使镜头滑入肛门,此后按术者指令循腔进镜。

(4) 遵照循腔进镜原则,少量注气,适当钩拉,去弯取直,防袢、解袢。助手随时用沾有硅油的纱布润滑镜身,逐段缓慢插入肠镜。特别注意抽吸气体使肠管缩短,在脾曲、肝曲处适当钩拉、旋镜,并配合患者呼吸及体位进镜,以减少转弯处的角度,缩短检查距离。

(5) 助手按检查要求以适当的手法按压腹部,以减少乙状结肠、横结肠结袢,对检查特别有帮助。

(6) 到达回盲部的标志为内侧壁皱襞夹角处可见圆形、椭圆形漏斗状的阑尾开口,Y 字形(画盘状)的盲尖皱襞及鱼口样的回盲瓣。部分患者在右下腹体表可见到集中的光团。在回盲瓣口尽可能调整结肠镜前端角度,伺机插入或挤入回盲瓣,观察末端回肠 15~30cm 范围的肠腔与黏膜。

(7) 退镜时,操纵上下左右旋钮,灵活旋转前端,环视肠壁,适量注气、抽气,逐段仔细观察,注意肠腔大小、肠壁及袋囊情况。对转弯部位或未见到结肠全周的肠段,调整角度钮及进镜深度,甚至适当更换体位,重复观察。

(8) 对有价值的部位摄像、取活检及细胞学等检查以助诊。

(9) 行息肉切除及止血治疗者,应用抗生素数天,半流食和适当休息 3~4 天。

三、并 发 症

1. 肠穿孔 可发生剧烈腹痛、腹胀,有急性弥漫性腹膜炎体征,X 线腹部透视可见膈下游离气体。一经确诊应立即手术治疗。

2. 肠出血 多由于插镜损伤、活检过度、电凝止血不足等引起。

3. 肠系膜裂伤 罕见于操作粗暴,如有腹腔粘连时易造成肠系膜裂伤,少量出血可保守治疗,大量出血致血压下降时,应剖腹探查作相应处理。

4. 心脑血管意外 由于检查时过度牵拉刺激迷走神经引起反射性心律失常,甚至心搏骤停。高血压患者检查时情绪紧张可加重高血压,引起脑血管意外,应立即拔出镜子,进行抢救。

5. 气体爆炸 口服 20% 甘露醇作肠道准备后,再行息肉电切时可引起肠道气体爆炸。故行息肉电切时应避免使用甘露醇,或使用 6.7% 低浓度甘露醇(即 20% 甘露醇 500ml 加 5% 葡萄糖生理盐水 1000ml)作肠道准备,在息肉电切前反复注气,吸气 2~3 次,有助于降低肠道内可燃性气体浓度,避免发生爆炸。

四、结肠疾病的内镜表现

结肠疾病的基本病变是炎症、溃疡及肿瘤,与上消化道疾病有相似之处。结肠黏膜炎症可由多种原因引起,形态改变必须结合病原学、病因学、病理学及临床表现才能做出诊断。

1. 溃疡性结肠炎 镜下见黏膜广泛充血、水肿、糜烂或表浅溃疡,表面有脓苔和渗出物,形态多样,并伴炎性息肉形成。

2. Crohn 病 镜下可见跳跃式分布的纵形或匐行性深溃疡,附近常有多发大小不等炎性息肉,周围黏膜正常或鹅卵石样增生,肠壁明显增厚,肠腔明显狭窄。

3. 结肠良性肿瘤 以腺瘤、息肉多见,其大小、形态、有无蒂对判断类型及预后甚为重要。

4. 大肠恶性肿瘤 近年来有增多之势,好发于直肠、乙状结肠。早期癌以息肉隆起型居多,可有蒂、无蒂或亚蒂,表面发红,凹凸不平,多有糜烂或溃疡。进展期大肠癌可分为息肉隆起型癌、溃疡型癌、浸润溃疡型癌和浸润性癌,可累及部分肠壁及肠壁全周,经内镜下活组织学检查是诊断大肠肿瘤的必要手段。

（芮新明）

第三节 纤维支气管镜检查及支气管肺泡灌洗

一、纤维支气管镜检查

纤维支气管镜（纤支镜）检查是一项内镜技术，虽然操作不大，但可使许多气管、支气管及肺内深部病变得到诊断及治疗。由于其光导纤维柔软可曲、检查视野大、图像清晰、操作简单易行、患者痛苦小、安全性大，被广泛应用于临床。纤支镜适用于气管、肺叶、段及亚段等支气管病变的检查，在直视下观察病变、进行活检或刷检、钳取异物、吸引或清除阻塞物。纤支镜检查已成为支气管、肺和胸腔疾病诊断、治疗不可缺少的手段。

（一）适应证

纤支镜检查的适应证见表 24-3。

表 24-3 纤支镜检查的适应证

分类	适 应 证
用于诊断	① 原因不明咯血，需明确出血部位和原因者
	② 性质不明的弥漫性肺病变、肺内孤立结节或肿块，需作活检者
	③ 吸收缓慢或在同一部位反复发生肺炎
	④ 难以解释的持续性咳嗽或局限性喘鸣音，原因不明的肺不张或胸腔积液
	⑤ 原因不明的喉返神经麻痹、膈神经麻痹或上腔静脉阻塞
	⑥ X 线胸片无异常，而痰中找到肿瘤细胞（隐性肺癌）
	⑦ X 线胸片显示块状阴影、肺不张、阻塞性肺炎，怀疑肺癌者
	⑧ 为避免口腔污染，需用双套管吸取或刷取肺深部细支气管分泌物作病原学检查
用于治疗	① 病因和病变部位虽已明确，但内科治疗无效或反复大咯血，而又不能进行急诊外科手术，需予以局部止血治疗者
	② 支气管胸膜瘘瘘口的闭合
	③ 紧急情况下以纤支镜引导行气管插管，施行机械通气
	④ 肺脓肿、呼吸道烧伤者需直视下吸除脓痰、脓栓、坏死物，以解除气道阻塞
	⑤ 严重哮喘施行机械通气或有细支气管黏液栓塞需行支气管镜检吸取痰栓，以缓解哮喘发作
	⑥ 肺癌局部瘤体注药、冷冻、激光治疗等
	⑦ 钳取气道异物

（二）禁忌证

1. 严重心脏病、心功能不全、严重心律失常、频发心绞痛、新近发生心肌梗死；
2. 严重肺功能不全；
3. 主动脉瘤有破裂危险；

4. 影响纤支镜检查的颈椎畸形；

5. 活动性肺结核未经治疗者；

6. 有难以控制的出血倾向者；

7. 对麻醉药过敏、极度衰弱不能耐受检查；

8. 急性上呼吸道感染、高热、哮喘发作、大咯血者暂缓检查。

（三）检查方法

1. 术前准备　术前向患者说明检查目的、检查过程和配合的方法，以消除患者的顾虑，使检查顺利进行。术前禁食 4 小时，术前 30 分钟肌肉注射阿托品 0.5mg 和地西泮 10mg。

2. 局部麻醉　常用 2% 利多卡因溶液，可在镜管插入气管后滴入或经环甲膜穿刺注入。

3. 操作步骤

（1）患者一般取平卧位，不能平卧者可取坐位。术者用左手或右手持纤支镜的操纵部，拨动角度调节环和钮，持纤支镜经鼻或口腔插入，找到会厌与声门，观察声门活动情况。

（2）当声门张开时，将纤支镜快速送入气管，在直视下边向前推进边观察气管内腔，达到隆突后观察隆突形态。

（3）看清两侧主支气管开口后，先进入健侧再进入患侧，依据各支气管的位置，拨动操纵部调节钮，依次插入各段支气管。

（4）观察支气管黏膜是否光滑、色泽是否正常，有无充血水肿、渗出、出血、糜烂、溃疡、增生、结节与新生物，间嵴是否增宽、管壁有无受压、管腔有无狭窄等。

（5）对直视下的可见病变，先取标本活检，再用毛刷刷取涂片，或用 10ml 无菌生理盐水注入病变部位进行支气管灌洗，作细胞学或病原学检查。对某些肺部疾病尚需行支气管肺泡灌洗。

（四）临床应用

1. 协助疾病诊断

（1）肺癌的诊断：纤支镜检查可明显提高肺癌的确诊率，尤其是对于管内增殖型及管壁浸润型，可以通过钳检技术获取诊断。但在钳检时特别要注意第 1 次活检的钳夹，要求部位准确、钳夹肿瘤的基部，若表面附有坏死样物质需要反复吸引或钳出后再取肿瘤组织。为提高诊断阳性率可通过多种采样方法，如针吸、钳检、刷检和冲洗等。

（2）肺不张的诊断：肺不张常见的原因有肿瘤、炎症、结核和某些特殊病因（如血块、异物、外伤和术后等），而纤支镜的检查对于肺不张病因的鉴别有非常重要的意义。

（3）对胸片正常的咯血患者的诊断：通过纤支镜检查可明确有无肺癌、出血的部位，同时可以清除血块、局部止血。但是对于大咯血患者的纤支镜检查时机问题存在争议，多数人认为有少量咯血时进行纤支镜检查的效果最好。

（4）肺部感染的诊断：通过纤支镜冲洗液的细菌培养，为肺部感染性疾病提供病原学诊断，尤其是不典型肺结核和支气管内膜结核的诊断。

（5）弥漫性肺部间质性疾病的诊断：可通过经纤支镜肺活检或肺泡灌洗液来进行诊断。

（6）胸膜疾病的诊断：胸腔积液的细胞学检查和胸膜活检的结果对诊断胸膜疾病的效果不佳。纤支镜代替胸腔镜检查可提高诊断率，对伴有咯血或肺部病变者的诊断价值优于胸膜活检。

2. 协助疾病治疗

（1）用于呼吸衰竭的救治：各种原因所致的呼吸衰竭，可因分泌物黏稠而阻塞气道，利用纤支镜通过气管插管的内径口，或气管切开的气管套管口或直接插镜进行床边吸痰，常可取得良好效果。

（2）胸外伤及胸腹手术后并发症的治疗：由于胸外伤、胸腹手术后限制了患者的咳嗽，使血液或痰液滞留而导致肺不张或肺部感染等并发症。通过纤支镜吸引可避免或减少并发症的发生。

（3）摘取异物：由于纤支镜摘取异物的视野大、患者痛苦小，已被广泛应用于临床。但对于异物留置时间长、异物周围被肉芽组织包绕，摘取异物时需要慎重（此时易出血）。

（4）肺部感染性疾病的治疗：对于有大量分泌物的肺脓肿、支气管扩张等，可通过纤支镜吸引分泌物以及局部给药治疗。

（5）用于大气道狭窄的介入治疗。

（五）并发症

纤支镜检查已经广泛应用于临床，在实施过程中可发生并发症。其发生与病例选择、术者的技术水平有关。主要并发症有出血、气胸、发热、喉痉挛、麻醉药反应等，偶见心搏骤停。

1. 喉痉挛　多为麻醉药所致的严重并发症，亦可发生于支气管哮喘或 COPD 患者进行纤支镜检查时。除了喉痉挛以外，还可出现抽搐、呼吸抑制，甚至心搏骤停。为防止喉痉挛发生，术前一定要详细询问药物过敏史以及基础疾病史。对有基础疾病者最好给予氧气吸入。

2. 低氧血症　一般认为纤支镜检查时约 80% 的患者 PaO_2 下降，其下降幅度在 10mmHg 左右，操作时间越长，下降幅度越大。低氧血症可诱发心律失常、心肌梗死，甚至心搏骤停。

3. 出血　凡施行了组织活检者均有不同程度出血，亦有因细胞刷检后局部黏膜刷破出血，或因插管中剧烈咳嗽而诱发出血。少量出血，可自行止血或经局部注入止血药后停止。大出血时除经纤支镜及时负压吸引外，还需局部注入稀释的肾上腺素或稀释的凝血酶。不易经纤支镜吸出时应及时换气管插管或金属硬质直管支气管镜吸引，并及时采取全身的止血药物治疗。

4. 气胸　主要是由肺活检引起。发生率为 1%~6%，也有少数发生在气管腔内直视下活检。

5. 术后发热　发生率约 6%。继发肺部细菌感染、菌血症，甚至术后偶发致死性败血症。

（六）注意事项

1. 作好术前准备　术前应详细采集病史和体格检查，对拟经插管的鼻腔作鼻内镜检查；若经口插入，有义齿者应摘下义齿。

2. 确定病变部位　仔细阅读患者的近期胸片（包括正侧位片，必要时有断层片或胸部 CT 片），以确定病变位置。

3. 做好各项功能监测　有出血倾向者需做出血、凝血功能检查等。对年老体弱、心肺功能不全者进行心电图和肺功能检查。

4. 器械准备　术前必须仔细检查器械，管道、吸引管是否通畅，调节弯曲角度是否灵活，插入部是否光滑，塑料软管有无破损，活检钳是否灵活、锐利，毛刷有无折断，透镜接上冷光源后视野是否清晰。

5. 注意吸氧　有呼吸困难、低氧表现，且 $PaO_2<70mmHg$ 者，纤支镜检查时应给予氧气吸入。

6. 充分休息　为防误吸，纤支镜检查术后应禁食水 2 小时，待麻醉作用消失后方可进食，并尽量少说话，使声带得到休息。

7. 注意肺部感染　术后 24~48 小时注意观察患者体温、肺部啰音变化，对已有肺部感染者，术前应给予抗生素治疗。

二、支气管肺泡灌洗

支气管肺泡灌洗(bronchoalveolar lavage,BAL)是一种从呼吸道表面获取样本的安全技术,其并发症的发生率很低。BAL 适用于:①评价间质性肺疾病(interstitial lung disease,ILD)的炎症反应程度(分期)。②诊断肺部疾病,鉴别病原菌、确定感染的复发或持续的病程。③治疗性灌洗。BAL 检查的适应证与相对禁忌证见表 24-4。

表 24-4　BAL 检查的适应证与相对禁忌证

适 应 证	相对禁忌证
① 评价已确诊的肺间质疾病的炎症反应程度(分期)	① 患者不合作
② 诊断肺部感染性疾病和某些肺间质疾病	② $FEV_1<1000ml$
③ 为肺部感染性疾病和肺间质性疾病的鉴别诊断和确定治疗方案收集更多的资料	③ 支气管哮喘伴气道阻塞,高碳酸血症,难以纠正的低氧血症
④ 治疗性灌洗:肺泡蛋白沉着症、伴有黏液栓塞的支气管哮喘	④ 最近 6 周内发生心肌梗死,难以纠正的出血因素和凝血障碍

根据灌洗范围和应用的不同,将 BAL 方法分为全肺灌洗和肺段或亚段灌洗。

(一)全肺灌洗

全肺灌洗主要用于肺泡蛋白沉着症、严重哮喘发作、肺尘埃沉着症、肺泡微石症、黏液黏稠病(囊性肺纤维化)、重症或难治性下呼吸道感染的治疗。

1. 操作方法　以肺泡蛋白沉着症为例简要说明其操作过程。在手术室全麻下进行为宜,先经纤支镜引导下 Carlen 双腔管,吸纯氧 10~15 分钟后,然后吸出或任其自行流出或虹吸回收,回收的流失量不超过 200ml。应反复进行灌洗,直至洗出液完全清亮,总量一般在 3~10L(个别可高达 18L)。先灌洗一侧,隔 2~3 天再灌另一侧。全肺灌洗技术操作较复杂,有一定风险。因此,应根据患者具体情况,可采用小液量选择性肺叶灌洗,每次 50~100ml,反复灌洗和吸出,一侧肺灌洗总量 200~2000ml,每 3~7 天进行 1 次,两肺交替进行。

2. 灌洗效果

(1) 肺泡蛋白沉着症:在采用 BAL 治疗前,仅有 1/4 的患者可全消退,死亡率高达 32.4%。采用灌洗治疗后,约 3/4 患者症状可获缓解,有效者于灌洗后 1~2 天症状即见改善,胸部 X 线表现的改善则较慢,一般需数天 ~ 数周。

(2) 严重哮喘:哮喘发作时进行灌洗,可于灌洗液中加溶痰剂,如乙酰半胱氨酸以增加黏液廓清作用。根据病情需要,可在局麻下进行小容量(250ml)灌洗,效果良好,且并发症和死亡率很低。

(3) 肺尘埃沉着症:灌洗后症状普遍好转,通过灌洗清除 SiO_2,患者的肺通气功能、$P_{(A-a)}O_2$ 均有明显好转。虽然对已经发生的纤维化改变不能逆转,但对阻止病变继续进展、改善患者长期预后有益。

(二)肺段灌洗

肺段灌洗主要用于弥漫性间质性肺炎 - 肺纤维化、石棉沉着病、结节病、弥漫性肺泡癌和卡氏肺囊虫肺炎的诊断和疗效的判定,探讨弥漫性肺间质纤维化的发病机制。当支气管、肺感染严重,尤其是支气管结构异常,如支气管扩张症、肺囊肿、囊性纤维化等继发感染时,引流不畅、全身用药难以奏效,可通过 BAL 反复灌洗、注药进行治疗。

1. 术前准备 术前准备与纤支镜检查相同。

2. 操作方法 在常规纤支镜检查气道后,于活检和刷检前进行 BAL。弥漫性间质性肺疾病常选右肺中叶或左肺舌叶支气管,局限性病变则在相应支气管肺段进行 BAL。嵌入后,经纤支镜活检孔注入 2% 利多卡因,做灌洗肺段的局部麻醉,从活检孔快速注入 37℃无菌生理盐水 100ml 后,在 80~100mmHg(10.6~13.3kPa)负压下吸引回收灌洗液,并及时送检。要求回收率 >40%。如选择下叶或其他肺叶肺段,要求回收率 >30%,其中红细胞 <10%、上皮细胞 <3%,认为是合格标本。

3. 灌洗液成分

(1)细胞成分:正常人细胞总数(5~10)× 10^6/L,肺泡巨噬细胞 85%、淋巴细胞 <12%、中性粒细胞 <2%、嗜酸性粒细胞 <1%。淋巴细胞中 T 细胞约占 2/3,T 淋巴细胞亚群 CD_4^+/CD_8^+ <1.7。吸烟者的细胞总数、巨噬细胞和中性粒细胞均明显增高,淋巴细胞与非吸烟者之间无明显差别,但 CD_8^+ 明显增高,CD_4^+/CD_8^+ 显著降低。

(2)其他成分:除了细胞成分变化外,清蛋白、球蛋白(IgG、IgM、IgA、IgE、α_2- 巨球蛋白)、补体、癌胚抗原(CEA)、纤维连结蛋白(FN)、Ⅲ 型前胶原(PC-Ⅲ)、透明质酸(HA)、酶学(α- 抗胰蛋白酶、胶原酶、弹性蛋白酶、血管紧张素转换酶)和细胞因子(IL-1、IL-6、TNFα、NCF、TGFβ、FGFs)等也有变化。

(三)临床应用

支气管肺泡灌洗液(bronchoalveolar lavage fluid,BALF)的细胞学、化学、酶学和免疫学等检查结果,可作为探讨肺部疾病的病因、发病机制、诊断、评价疗效和判断预后的重要依据。BALF 检查对诊断和治疗有价值的疾病见表 24-5。

表 24-5 BALF 检查对诊断和治疗有价值的疾病

分类	性质	疾　　病
可提供诊断和治疗帮助	非感染性	结节病、特发性肺纤维化、累及肺的系统疾病、过敏性肺炎、嗜酸性肺炎、特发性肺含铁血黄素沉着症(Ceelen 病)、石棉沉着病
	感染性	病毒感染(单纯疱疹病毒、巨细胞病毒)、细菌感染、非典型分枝杆菌感染、曲霉菌病、肺念珠菌病、肺隐球菌病
可诊断	非感染性	肺泡蛋白沉着症(PAP)、肺组织细胞增多症 X(PHX)、铍中毒
	感染性	卡氏肺孢子虫病、弓形虫病、军团菌病、肺组织胞浆菌病、结核病、非典型病原菌感染、分枝杆菌感染、肺炎衣原体肺炎、肺炎支原体肺炎、流感病毒和呼吸道合胞体病毒感染

1. 肺部感染的病原学诊断 BAL 收集了大范围肺实质的灌洗液,可进行原虫、病毒、细菌学检查等。BALF 对免疫功能低下合并肺部感染的诊断也有价值。卡氏肺囊虫肺炎是免疫功能显著低下或缺陷者的肺部机会性感染疾病,常见于 AIDS、造血系统恶性肿瘤或脏器移植术后,被认为是 AIDS 的肺部标志性疾病。确诊有赖于病原体检查,因病变集中于肺泡,痰液检查阳性率极低,开胸或经纤支镜穿刺肺活检是确诊主要手段。通过对 BALF 进行吉姆萨染色或

特殊染色检查可见囊虫或滋养体,诊断阳性率可达 88.9%。

2. 非感染性疾病的诊断　主要用于间质性肺疾病的诊断、疗效评价和预后评估。弥漫性间质性肺疾病中特发性肺间质纤维化、外源性过敏性肺泡炎和结节病、结缔组织病伴肺纤维化时,细胞总数均增高,细胞分类与 T 细胞亚群变化各有特点(表 24-6)。一般将中性粒细胞 ≥10%、T 淋巴细胞 ≥28%,称为高密度肺泡炎,如特发性肺间质纤维化时的肺泡病变;中性粒细胞 <10%、T 淋巴细胞 <28%,称为低密度肺泡炎,如结节病时的肺泡病变。

表 24-6　间质性肺疾病 BALF 成分变化

疾病	细胞总数	淋巴细胞	中性粒细胞	T 淋巴细胞亚群			IgG/ 清蛋白
				CD_4^+	CD_8^+	CD_4^+/CD_8^+	
特发性肺纤维化	↑	—	↑	—	—	↓	
外源性过敏性肺泡炎	↑	↑	—	↓	↑	↓	>1
结节病	↑	↑	—	↑	↓	↑	<1

　　非感染性疾病 BALF 的特征性变化见表 24-7,非感染性疾病 BALF 检查结果与评价见表 24-8。

表 24-7　非感染性疾病 BALF 的特征性变化

疾　病	特征性变化
肺泡蛋白沉着症	PAS 染色阳性,肺泡巨噬细胞内有板层小体,无细胞颗粒
肺组织细胞增多症 X	CD_1^+ 细胞 >4%,电镜发现 X 小体(胞质包涵体)或 Birbeck 颗粒(棒状、网球拍状小体)
铍中毒	淋巴细胞转换试验阳性(吸烟者可假阳性),CD_4^+/CD_8^+>4.0,肺泡巨噬细胞增高

表 24-8　非感染性疾病 BALF 检查结果与评价

疾　病	检查结果与评价
结节病	特征性表现为肺泡炎,淋巴细胞 >18%,CD_4^+/CD_8^+>4.0(4% 的患者 <1.0),肺泡巨噬细胞增高
特发性肺纤维化	肺泡炎,伴有中性粒细胞、嗜酸性粒细胞(治疗后的反应)和淋巴细胞增高,淋巴细胞减低预后不良
累及肺的系统性疾病	多为外源性肺泡炎,有向特发性肺纤维化过渡的倾向
过敏性肺炎	急性期可见中性粒细胞性肺炎,亚急性期和慢性期为弥漫性淋巴细胞性肺炎(淋巴细胞 >80%),伴有 CD_4^+/CD_8^+ 降低、HLA-DR 表达增高和细胞毒性细胞增多
嗜酸性粒细胞性肺炎	嗜酸性粒细胞 >60%(可不伴有外周血嗜酸性粒细胞增高),伴有中性粒细胞轻微升高
特发性肺含铁血黄素沉着症	肺泡巨噬细胞中典型的铁颗粒。若检查时仍有急性出血,则灌洗液为红色
石棉沉着病	灌洗液中的石棉纤维数量与肺实质中的石棉纤维数量有关(每毫升灌洗液中超过 1 根石棉纤维相当于每克干燥肺中含有超过 1000 根的石棉纤维),可伴有相应的中性粒细胞性肺炎和淋巴细胞性肺炎

　　3. 恶性肿瘤的检查　BALF 检查可发现原发性或继发性恶性肿瘤,其中以腺癌和肺泡癌

的检出率较高。

（刘成玉）

本章小结

本章主要介绍了消化道内镜和支气管镜检查的内容与临床意义。通过学习内镜检查，使同学们初步掌握内镜检查的适应证、并发症和临床意义，为消化系统疾病和呼吸系统疾病的诊断提供可靠的依据。

复习题

1. 简述消化道内镜检查的适应证和禁忌证。
2. 简述慢性胃炎和消化性溃疡的内镜表现。
3. 简述消化道内镜检查的并发症。
4. 简述结肠疾病的内镜表现。
5. 简述支气管镜检查的适应证及临床应用。
6. 简述支气管肺泡灌洗液检查的临床意义。

第二十五章

诊 断 方 法

学习目标 ▐▌▌

1. 知识与技能
(1) 掌握诊断疾病的思维方法;
(2) 掌握临床诊断的基本原则;
(3) 熟悉疾病诊断的步骤;
(4) 初步了解如何诊断疾病及如何提高诊断疾病的准确性。
2. 过程与方法 通过临床见习,提高对诊断方法的认识,及其在诊断疾病中的作用。
3. 职业价值、态度、行为和伦理 敬业精神和伦理道德行为是医疗实践的核心。通过学
   习诊断方法,医学生应充分认识学习医学职业基本要素的重要性,并树立正确的职业
   价值观。

诊断是医生把收集到的各种临床资料经过分析、评价、整理后,对患者所患疾病提出的一种符合临床思维逻辑的判断。诊断疾病是医生最重要也是最基本的临床实践活动之一。诊断疾病的过程是一个逻辑思维过程,也是医生认识疾病及其客观发展规律的过程,只有正确的诊断,才可能有准确的治疗。能否正确及时地诊断疾病,反映了医生的水平、能力和素质的高低。

第一节 诊断疾病的基本步骤

诊断疾病包括 4 个步骤:①收集临床资料。②分析、评价、整理资料。③提出初步诊断。④修正及确立诊断(图 25-1)。

(一) 收集临床资料

1. 病史 病史采集是最重要且难度最大的部分,详尽完整的病史可以得到疾病的主要资料,病史是路标,是线索。症状是病史的主体,症状的特点及其发生、发展和演变规律对提出诊断起着至关重要的作用,但症状不等于疾病,只是患者的主观异常感受,医生必须

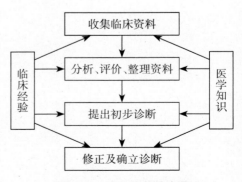

图 25-1 疾病诊断的步骤

透过症状这个主观异常感受,结合医学知识,从病理生理学、病理学的深度去认识疾病的本质。另外,要注意病史的真实性,不要先入为主或主观臆断,不能用暗示性或强迫性方法进行问诊。

2. 体格检查 体格检查是在病史采集的基础上进行的检查,一定要系统全面,但又要重点突出。规范而正确的体格检查所发现的阳性体征和阴性表现,都有可能成为诊断的重要依据。同时,在体格检查中要注意补充和核实病史资料,边查边问,边查边想,使得到的资料更完整、可靠。如考虑患者为急性白血病,除全身系统检查外,重点要注意有无贫血貌,皮肤黏膜有无出血点,胸骨有无压痛等体征。

3. 诊断性检查 在获得病史和体格检查资料的基础上,选择一些必要的诊断性检查,无疑会使临床诊断更准确、可靠。在选择诊断性检查时应注意:①检查的意义。②检查的适应证和禁忌证。③检查的时机。④检查的灵敏度和特异性。⑤检查的安全性和患者的可接受程度。⑥检查的成本与效益等。

(二) 分析、评价、整理资料

对病史、体格检查及诊断性检查所获得的各种临床资料进行分析、评价和整理,是非常重要但又常被忽视的一个环节。疾病表现是复杂多样的,患者因受性格特点、文化素养、心理状态等因素的影响,所述病史常常是琐碎的、凌乱的,或主次不分、顺序颠倒,甚至有些虚假、隐瞒或遗漏等。因此,医生必须对病史资料进行分析、评价和整理,使病史具有真实性、系统性和完整性,只有这样,才能为正确诊断提供可靠的依据。

诊断性检查结果必须与病史资料和体格检查结果联系起来进行分析,切不可单靠某项检查结果诊断疾病。由于检查时机和技术因素等影响,一两次阴性结果往往不足以排除疾病的存在。因此,在分析评价结果时必须考虑:①假阴性和假阳性问题。②误差大小。③有无影响检查结果的因素。④结果与其他临床资料是否相符等。

(三) 提出初步诊断

对各种临床资料进行综合分析、归纳比较,医生根据掌握的医学知识和临床经验,比较其与哪些疾病的临床特征相同或相近,把可能性较大的几个疾病排列出来,逐一进行鉴别,形成假设或印象,亦即初步诊断。由于受到病情发展不充分和医生认识水平的限制,初步诊断可能带有片面性、主观性,其只能为疾病进行必要的治疗提供依据,为确立或修正诊断奠定基础。

(四) 修正及确立诊断

正确诊断疾病不是一次就能完成的,初步诊断是否正确,需要通过临床实践加以验证。所以,提出初步诊断后给予必要的治疗,进一步观察病情变化,复查某些检查项目或选择一些必要的特殊检查,为确立诊断和修正诊断提供更加可靠的依据。另外,对疑难病例、特殊病例可通过查阅资料、上级医生查房等形式解决或进行病例讨论,使最初诊断被确定、被补充,也可被推翻,由修正、正确的诊断取代。

第二节 临床诊断思维的原则与方法

临床思维方法是医生在认识疾病、诊断疾病和治疗疾病等临床实践过程中所采用的一种逻辑思维方法,是将疾病的一般规律应用到判断特定个体所患疾病的思维过程。

（一）临床诊断思维的原则

在疾病诊断过程中，必须掌握诊断思维的基本原则：

1. 常见病与多发病原则 当几种诊断可能同时存在时，要首先考虑常见病、多发病。这种选择原则符合概率分布的基本原理，可以减少误诊的机会。

2. 一种病原则 尽可能用一种疾病解释患者的全部临床表现，若确实不能用一种疾病解释时，再考虑有其他疾病的可能。

3. 器质性疾病原则 在器质性疾病与功能性疾病鉴别有困难时，首先要考虑器质性疾病，如果诊断功能性疾病，一定要先排除器质性疾病。

4. 可治性疾病原则 当诊断可能有两种疾病时，如果一种疾病治疗效果好，而另一种目前尚无有效治疗办法，此时，在诊断上应首先考虑前者。这样可最大限度地减轻患者痛苦，充分体现患者生命健康权利。

5. 实事求是原则 医生在诊断疾病过程中应尊重事实，不应将临床现象牵强附会地纳入到自己理解的框架之中，以满足不切实际的所谓诊断的要求。

（二）临床诊断思维的方法

1. 推理 推理是医生获取临床资料或诊断信息之后到形成结论的中间思维过程。推理不仅是一种思维形式，也是一种认识疾病的方法和表达诊断依据的手段。

（1）演绎推理：从带有共性或普遍性的原理出发，来推论出对个别事物的认识，并导出新的结论的推理方法。结论是否正确，取决于临床资料的真实性。演绎推理所推导出的临床初步诊断常常是不全面的，因此有其局限性。

（2）归纳推理：从个别和特殊的临床表现导出一般性或普遍性结论的推理方法。医生所搜集的每个诊断依据都是个别的，根据这些诊断依据而提出的临床初步诊断，就是由个别上升到一般，由特殊性上升到普遍性的过程和结果。

（3）类比推理：根据两种或两种以上疾病在临床表现上有某些相同或相似，但也有不同之处，经过比较、鉴别、推论而确定其中一个疾病的推理方法。临床上常用类比推理来进行鉴别诊断。

2. 求证 当医生获得临床资料中有价值的诊断信息后，经过短时间分析得出一个较为可能的临床印象，根据这一印象进一步分析、评价和收集临床资料，进而获取更多的有助于证实诊断的信息，最终得出一个诊断结论。

3. 对照 对照是将获得的临床资料逐一与疾病诊断标准对照而形成临床诊断，这种诊断思维方法要求医生熟知疾病的诊断标准，过去有该疾病临床诊断实践的经验。

4. 一证定论 这种思维方法包括两种情况，一种是依据某个特异性表现确定某个疾病，如骨髓细胞中发现 Auer 小体，即可确定急性髓系白血病；另一种是根据某病不应存在的特异性表现，否定某种疾病，如同样在骨髓细胞中发现 Auer 小体，可否定急性淋巴细胞白血病，这种思维方法要求医生对这些独特的病理征象具有正确的分辨能力和高度的把握能力。

5. 经验再现 医生在临床实践过程中积累的知识和技能称为临床经验，医生再遇到同类诊断信息时，以往的经验就会在大脑中再现。在临床诊断疾病的过程中，经验再现的例子很多，但应注意"同病异症"和"同症异病"的现象。经验再现只有和其他诊断疾病的思维方法结合起来，才能更好地避免误诊。

第三节　临床诊断的种类、内容和格式

（一）临床诊断的种类

确定诊断的方法各有不同,可根据病史、体征,或通过病原学、病理学及影像学等检查建立诊断,临床诊断的方法有以下几种:

1. 直接诊断　病情简单、直观,根据病史或体征,无须诊断性检查或特殊检查即能做出诊断。如荨麻疹、外伤性血肿、急性扁桃体炎、急性胃肠炎等。

2. 排除诊断　临床症状、体征不具特异性,有多种疾病可能性,经深入检查,综合分析,发现不符之处,予以排除,留下 1~2 个可能的诊断进一步证实。

3. 鉴别诊断　主要症状、体征有多种可能性,一时难以区分,无法确定诊断,需要不断地比较和权衡,并搜集多种资料予以鉴别。

（二）临床诊断的内容和格式

诊断是临床医生制订治疗方案的依据,必须全面且重点突出。诊断内容包括:

1. 病因诊断　根据典型临床表现,明确提出致病原因。如冠心病、肺结核、溶血性贫血等。病因诊断对疾病的发展、转归、治疗和预防都有指导意义,因而是最重要的、也是最理想的临床诊断内容。

2. 病理学诊断　对病变部位、性质、组织结构变化的判断,如小细胞肺癌、弥漫大 B 细胞淋巴瘤、肾小球肾炎、MDS 等。其中有的需要组织学检查,有的也可由临床表现结合病理学知识而提出。

3. 病理生理学诊断　是疾病引起的机体功能变化,如心功能不全、肝肾功能障碍等。它不仅是机体和脏器功能判断所必需的,而且也可由此做出预后判断和劳动力鉴定。

4. 诊断的分型与分期　不少疾病有不同的分型与分期,其治疗及预后意义各不相同,诊断中亦应予以明确。如血友病可分甲、乙、丙三型;肝硬化有肝功能代偿期与失代偿期之分。对疾病进行分型、分期可以充分发挥其对治疗选择的指导作用。

5. 并发症的诊断　是指由于原发疾病的发展,导致机体脏器的进一步损害。虽然与主要疾病性质不同,但在发病机制上有密切关系。如急性白血病并发颅内出血、糖尿病并发酮症酸中毒等。

6. 伴发疾病诊断　伴发疾病是指与主要疾病同时存在但并不相关的疾病,其对机体和主要疾病可能发生影响,如急性白血病伴发龋齿等。

有些疾病一时难以明确诊断,临床上常常用主要症状或体征为主题的"待诊"作为临时诊断,如发热原因待诊、腹泻原因待诊、黄疸原因待诊、血尿原因待诊等,对于待诊患者应尽可能根据临床资料的分析和评价,提出一些诊断的可能性,按可能性大小排列,反映诊断的倾向性。如发热原因待诊:①病毒感染? ②淋巴瘤待排除;贫血原因待诊:①再生障碍性贫血? ②阵发性睡眠性血红蛋白尿? ③ MDS 待排除。对"待诊"患者提出诊断的倾向性有利于合理安排进一步检查和治疗,并应尽可能在规定时间内明确诊断。如果没有提出诊断的倾向性,仅仅一个症状的待诊等于未作诊断。

临床诊断传统上应写在病历记录末页的右下方,诊断之后要有医生签名。

临床诊断内容和格式举例如下：

诊断：1. 风湿性心瓣膜病

二尖瓣狭窄

心房颤动

心功能Ⅲ级

2. 龋齿

第四节　临床常见误诊的原因

由于各种主客观的原因，临床诊断往往与疾病本质发生偏离而造成诊断失误，表现为误诊、漏诊、病因判断错误、疾病性质判断错误以及延误诊断等。

临床上常见误诊的原因有：

1. 病史采集不完善　包括医生在病史采集过程中缺乏耐心和技巧，分析取舍不当；患者表述不清或故意隐瞒、夸大病情；家属代诉病史等，使采集的病史不能真实反映疾病个体的特征和演变规律。

2. 体格检查不细致　医生在体格检查中不认真、不规范、不全面，对已有的病变体征未能发现。

3. 过分依赖检查或检查结果不准确　任何先进检查都有其适应证和局限性，如不加分析地依赖检查结果或检查结果不可靠，都可能得出错误的结论。

4. 思维方法不当　先入为主，主观臆断，不能客观、全面地收集、分析和评价临床资料，让个案的经验或错误的印象占据了思维的主导地位，致使判断偏离了疾病的本质。

5. 医学知识和临床经验不足　未能及时有效地学习各种知识，是构成误诊的另一个常见原因，特别是一些疑难、复杂病例。

6. 其他　如病情复杂或表现不典型，诊断条件不具备以及复杂的社会因素等，均可能是导致误诊的因素。

（姜中兴）

本章小结

本章主要介绍了疾病的诊断过程，诊断疾病过程中医生进行的一系列思维活动，包括临床诊断思维的基本原则与方法，临床诊断的种类、内容和格式以及临床常见误诊原因分析。通过对本章知识的学习，使同学们初步了解诊断疾病从何入手，诊断过程中如何进行逻辑思维，需要注意哪些问题，如何写出初步诊断，诊断的种类、内容、格式如何，如何减少误诊，使同学们逐步了解在临床实践过程中如何正确地诊断疾病。

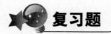 **复习题**

1. 诊断时应掌握哪些原则?

2. 诊断内容有哪些?

3. 临床常见误诊原因有哪些,如何避免?

第二十六章

病 历 书 写

学习目标 ▶▶▶

1. 知识与技能
   (1) 掌握书写病历的基本要求与方法；
   (2) 掌握病历对临床医疗、教学、科研及医疗纠纷等的重要意义；
   (3) 熟悉书写病历的种类、内容与格式；
   (4) 能独立、规范地书写病历及医疗文书。
2. 过程与方法　通过临床见习，提高对病历书写的认识，及其在诊断疾病中的作用。
3. 职业价值、态度、行为和伦理　敬业精神和伦理道德行为是医疗实践的核心。通过学习病历书写，医学生应充分认识学习医学职业基本要素的重要性，并树立正确的职业价值观。

第一节　病历书写的重要性与基本要求

病历是临床医疗工作过程的全面记录和各种检查资料的总和，它反映了患者发病、病情演变、转归和诊疗情况。病历是临床医生根据病史采集、体格检查、诊断性检查获得的资料，经过归纳、分析、整理而成的。病历书写是整个医疗工作的重要环节，书写完整、规范的病历是每个医生必须掌握的一项临床基本能力，各级医生应努力学习、刻苦训练，以高度负责的精神和实事求是的科学态度认真写好病历。

一、病历书写的重要性

1. 临床医疗工作的科学依据　病历既是确定诊断、进行治疗、落实预防措施的资料，又是医务人员诊疗水平评估的依据，也是患者再次患病时诊断与治疗的重要参考资料。通过临床病历回顾分析，可以从中汲取经验教训，改进工作，提高医疗质量。

2. 临床教学的重要资料　病历是教学的宝贵资料，是最生动的教材。通过病历的书写与阅读，可以把所学的理论知识和临床实践密切结合起来，巩固所学知识，开阔视野，培养医务人员和医学生的逻辑思维能力及严谨的医疗作风。

3. 临床科研的重要资料　病历是临床研究的主要素材。通过临床病历总结分析,寻求疾病发生与发展、治疗及转归的客观规律及内在联系,探讨临床医疗、预防措施与疾病、康复的关系,发展筛查新的医疗技术和药物,进一步提高科研水平。

4. 医院管理水平的反映　大量的病历资料分析可以客观地反映出医院工作状态、医疗质量、管理措施、医德医风等。病历中的许多素材是国家卫生统计的重要指标。因此,检查病历、分析病历并从中发现问题、解决问题,是提高医疗质量的重要手段之一,也是加强医院管理、提高医院管理水平的重要措施。

5. 预防保健的重要资料　通过对病历的分类统计和分析,可以了解临床医务人员贯彻"三级预防"的原则,防病防残措施的落实情况及各种常见病、多发病的发生与发展情况,为制定和落实预防措施提供依据。

6. 医疗纠纷的法律依据　病历是处理医疗事故、医疗纠纷、意外伤亡事故的法律依据,是具有法律效力的医疗文件。因此,病历是有效地保护患者和医务人员合法权益的重要文件。

二、病历书写的基本要求

1. 内容真实,书写及时　病历内容应客观真实地反映患者的病情及诊疗经过,应完整准确、重点突出、层次分明。不能主观臆想,更不能虚构。病历的书写应按规定时间完成,如门诊病历及时书写,急诊病历接诊同时或抢救结束后及时完成,住院病历在患者入院后24小时内完成等。各项记录应注明记录时间年、月、日,急诊和抢救记录应注明至时、分。

2. 格式规范,项目完整　病历应按规定格式书写,项目应填写齐全,各种表格栏内项目及每张记录用纸眉栏内及页码均须填写完整。度量衡单位一律采用中华人民共和国法定计量单位。各种检查报告单应按类别、日期顺序整理好归入病历。

3. 表达准确,用词恰当　书写病历要使用规范的汉语、汉字、通用的医学术语,避免使用俗语,如"腹泻"不能写成"拉肚子"等。语句精炼,通俗易懂,正确使用标点符号。

4. 文字工整,清晰可辨　病历书写工整,字迹清晰,不能出现错别字。凡做记录或上级医生修改,必须注明时间与日期,并有相关医务人员在右下角亲笔签署全名,病历书写应使用蓝黑或碳素墨水笔,门(急)诊病历和需复写的资料可用蓝或黑色油水的圆珠笔。某些医疗活动需要的"知情同意书"必须由患者或法定委托代理人亲笔签名。

5. 审阅严格,修改规范　实习医生或下级医生书写的病历应由具有执业资格的上级医生进行严格审阅、修改。病历书写中如有错字、错句,应用双横线画在错字上,不得应用刮、涂、粘等方法掩盖或去除原有字迹,对原记录应保持清晰可辨。上级医生审核签名应在署名医生的左侧并以斜线相隔。

6. 注重法律意识,尊重患者权利　在病历书写中应注重体现患者的知情权和选择权。医务人员应将治疗方案和目的、检查和治疗中可能发生的不良后果及可能出现的风险,如实告知患者或家属并在病历中详细记录,且应由患者或家属(法定代理人)签字确认。对于诊疗过程中使用的新治疗方法、输血、麻醉、手术及各种穿刺术等可能发生的不良后果,均应与患者或家属充分告知、沟通,并由患者或家属签署知情同意书。因病情危急需抢救而法定代理人无法及时签字时,可由医疗机构负责人或者被授权的负责人签字。因实施保护性医疗措施不宜向患者说明病情的,应将有关情况通知患者近亲属或法定代理人,由其近亲属或法定代理人在相关医疗文书上签字确认,并在病历中记录。医疗美容应由本人或监护人签字同意。

三、电子病历

近30年来,医学信息学一直热衷于发展电子病历(electronic medical record,EMR),科学技术的进步使得患者所有的信息(如临床文件、诊断性检查结果等)可以直接转化为电子版。电子病历就是指将传统的纸病历完全电子化并超越纸病历的管理模式,是借助计算机软件和硬件设备将患者的所有诊疗信息录入的病历。它具有数据采集、记录、加工、存储、管理和传送等功能,是医疗机构对门诊、住院患者(或保健对象)临床诊疗和指导干预的数字化医疗服务工作记录。

电子病历的基本要求:①应为操作人员提供识别手段,并设置相应权限。②设置医务人员审查修改的权限和时限。③应显示医务人员电子签名。④应为患者建立个人信息数据库。⑤应具有严格的复制管理功能。⑥应满足国家信息安全等级保护制度与标准。⑦应为医院各项管理指标提供数据支持。

但是,目前电子病历有一个愈演愈烈的"剪切粘贴"问题,就是将某一天的信息剪切下来粘贴到另一天的记录里而不是重新整理。另外,诊断性检查信息过多地被粘贴到病程记录和出院小结里。这些都不需要粘贴者仔细阅读、认真分析和思考资料,对观察患者、制定治疗计划和评价效果、判断预后极为不利。

合理、恰当地使用电子病历有利于患者的治疗,但与此同时也可能助长个别医务人员草率应付之风。因此,使用电子病历时每天要参考现存记录并保持每个日常记录的完整性,每天都要进行体格检查,及时发现体征的变化与病情进展,简要总结当天诊断性检查结果,以便做出诊断或治疗计划。

第二节 病历书写的种类、格式与内容

一、门 诊 病 历

(一) 门诊病历书写要求

1. 封面项目 填写姓名、性别、出生年月、民族、婚姻、职业、住址、工作单位、药物过敏史等。

2. 就诊医院、科别 就诊医院应在紧接上一次门诊记录下空白处盖"×× 年 ×× 月 ×× 日 ×× 医院 ×× 科门诊"蓝色章,章内空白处由接诊医生填写。

3. 就诊时间 每次就诊均应填写就诊日期(年、月、日)。急危重患者应具体到时、分,时间按 24 小时计。

4. 陪伴者情况 儿科患者、意识障碍患者、创伤患者及精神病患者就诊时,须写明陪伴者姓名及与患者的关系,必要时写明陪伴者工作单位、住址和联系电话。

5. 其他医院检查情况 患者在其他医院所作检查,应注明该医院名称、检查内容及检查日期。

6. 危重患者抢救情况　急危重患者必须记录患者体温、脉搏、呼吸、血压、意识状态、诊断和抢救措施等。对收入急诊观察室的患者应书写观察病历。抢救无效的死亡病例,要记录抢救经过,参加抢救人员姓名、职称或职务,死亡日期及时间,死亡诊断等。

7. 诊断与签名　初步诊断、诊断医生签名写于右下方。如需上级医生审核签名,则签在署名医生左侧并划斜线相隔,如 ×××/×××。所有的医生签名均为全名。

8. 疫情上报　对于法定传染病应注明疫情报告情况。

9. 填写住院证　门诊患者住院须填写住院证。

10. 笔迹要求　门诊病历、住院证可用圆珠笔书写,字迹应清晰可认。

(二) 门诊病历书写内容

1. 初诊

(1) 主诉:主要症状及持续时间。

(2) 病史:现病史要重点突出,并简要叙述与本次疾病有关的过去史、个人史及家族史。

(3) 体格检查:主要记录阳性体征及有助于鉴别诊断的阴性体征。

(4) 诊断性检查:实验室检查、特殊检查或会诊记录。

(5) 初步诊断:如暂不能明确,可在病名后用"?"。

(6) 处理措施:包括治疗方案,给药种类及时间,进一步检查,建议休假时间。

(7) 医生签全名。

2. 复诊

(1) 上次诊治后的病情变化和治疗效果,不可用"病情同前"字样。

(2) 体格检查重点记录原来阳性体征的变化和新的阳性发现。

(3) 需要补充的诊断性检查。

(4) 对 3 次不能确诊的患者,接诊医生应请上级医生会诊,上级医生应写明会诊意见及会诊日期、时间并签名。

(5) 对上次已确诊的患者,如诊断无改变,可不必再写诊断。

(6) 处理内容要求同初诊。

(7) 持通用门诊病历变更就诊医院、就诊科别或与前次不同病种的复诊患者,应视作初诊患者并按初诊病历要求书写病历。

(8) 医生签全名。

二、住院病历格式与内容

患者住院期间,医生必须书写住院病历,即患者住院时的病案记录。住院病历包括完整病历和入院记录、病程记录、会诊记录、转科记录、出院记录、死亡记录、手术记录等。要求在患者入院后 24 小时内由实习医生或住院医生书写完成。住院病历格式与内容如下:

住院病历

一般项目

姓名　　　　　　　　　　　性别

年龄　　　　　　　　　　　民族

婚姻　　　　　　　　　　　出生地

职业	身份证号码
住址	工作单位
联系电话	一般情况
入院时间	病史采集时间
病史陈述者	病史可靠性
联系人姓名	联系人电话
联系人地址	联系人与患者关系

(一) 主诉

患者就诊最主要的原因(包括症状、体征及持续时间)。主诉多于一项则按发生的先后顺序列出,并记录每个症状的持续时间。主诉要简明精炼,一般在1~2句,20字左右。对已明确诊断的疾病,主诉可用病名,如白血病入院再次化疗。一些无症状(体征)的实验室检查异常也可作为主诉,如发现白细胞增多1个月;发现血小板减少10天。

(二) 现病史

现病史是病史的主体部分,是对主诉的进一步描述,主要内容包括:

1. 起病情况　患病时间、起病缓急、前驱症状、可能的病因和诱因。

2. 主要症状的特点　应包括主要症状出现的部位、性质、持续时间、程度以及加重或缓解的因素。

3. 伴随症状　各种伴随症状出现的时间、特点,各伴随症状之间特别是与主要症状之间的相互关系。

4. 病情的发展与演变　包括主要症状的变化以及新近出现的症状,以及与鉴别诊断有关的阴性资料。

5. 诊疗经过　何时、何处就诊,作过何种检查,诊断何病,经过何种治疗,所有药物名称、剂量及效果。

6. 一般情况　发病以来食欲、大小便、精神、体力、睡眠、体重改变等情况。

(三) 既往史

既往史是指患者本次发病以前的健康及疾病情况。主要包括:

1. 既往一般健康状况。

2. 预防接种及传染病史。

3. 手术、外伤史及输血史。

4. 药物及其他过敏史。

(四) 系统回顾

呼吸系统:咳嗽、咳痰、呼吸困难、咯血等。

循环系统:心悸、气促、咯血、发绀,心前区疼痛等。

消化系统:腹胀、腹痛、嗳气、反酸、呕血、便血等。

泌尿系统:尿频、尿急、尿痛等。

造血系统:头晕、乏力,皮肤或黏膜瘀点等。

内分泌系统及代谢:畏寒、怕热、多汗、烦渴、多饮、多尿等。

神经精神系统:头痛、失眠或意识障碍、晕厥等。

肌肉骨骼系统:关节肿痛、运动障碍、肢体麻木等。

（五）个人史

1. 出生地及居留地　有无血吸虫病疫水接触史,是否到过其他地方病或传染病流行地区及其接触情况。

2. 生活习惯及嗜好　有无特殊嗜好(烟、酒、麻醉毒品)及其用量和年限。

3. 职业和工作条件　有无工业毒物、粉尘、放射性物质接触史等。

4. 冶游史　有无婚外性行为,有否患过性病等。

（六）婚姻史

1. 记录未婚或已婚,结婚年龄、配偶健康情况、是否近亲结婚等。

2. 月经史、生育史

记录格式如下：

$$初潮年龄\frac{行经期(天)}{月经周期(天)}末次月经时间(或绝经年龄)$$

并记录月经量、颜色,有无血块、痛经、白带等情况。

生育情况按下列顺序写明:足月分娩数—早产数—流产或人流数—存活数。并记录计划生育措施。

（七）家族史

1. 父母、兄弟、姐妹及子女的健康情况,有无与患者同样的疾病;如已死亡,应记录死亡原因及年龄。

2. 家族中有无结核、肝炎、性病等传染性疾病。

3. 有无家族遗传性疾病,如血友病等。

体格检查

体温(℃)　脉搏(次/分钟)　呼吸(次/分钟)　血压(mmHg)　体重(kg)

一般状况

发育(正常、异常),营养(良好、中等、不良),神志(清楚、淡漠、模糊、嗜睡、昏睡、谵妄、昏迷),面容与表情(急、慢性病容或特殊面容,表情安静,忧虑,烦躁,恐惧,痛苦),体位(自主、被动、强迫),检查是否合作。

皮肤、黏膜

颜色(正常、潮红、苍白、发绀、黄染、色素沉着)、温度、湿度、弹性,有无水肿、瘀点、瘀斑、皮疹、皮下结节、肿块、蜘蛛痣、肝掌、溃疡和瘢痕,毛发的生长及分布。

淋巴结

浅表淋巴结有无肿大(部位、大小、数量、硬度、活动度或粘连情况,局部皮肤有无红肿、波动、压痛、瘢痕、瘘管等)。

头部及其器官

头颅:大小、形状,有无肿块、压痛、瘢痕,头发(疏密、色泽、分布)。

眼:眉毛(脱落、稀疏),眼睑(水肿、闭合障碍、下垂),睫毛(倒睫),眼球(凸出、凹陷、运动、震颤、斜视、集合反射),结膜(充血、水肿、苍白、出血、滤泡),巩膜(黄染),角膜(透明、浑浊、反射),瞳孔(大小、形态、对称否、对光及调节、辐辏反射)。

耳:有无畸形、分泌物、乳突压痛、听力。

鼻:有无畸形、鼻翼扇动、分泌物、出血、阻塞,有无鼻中隔偏曲或穿孔和鼻窦压痛等。

口腔:气味,有无张口呼吸,唇(畸形、颜色、疱疹、皲裂、溃疡、色素沉着),颊黏膜(发疹、出血点、溃疡、色素沉着),牙齿(龋齿、残根、缺齿、义齿、斑釉齿),牙龈(颜色、肿胀、溃疡、溢脓、出血、铅线),舌(形态、舌质、舌苔、溃疡、运动、震颤、偏斜),咽(色泽、分泌物、反射、悬雍垂位置),扁桃体(大小、充血、分泌物、假膜),喉(发音清晰、嘶哑、喘鸣、失音)。

颈部

对称性,抵抗感,有无颈静脉怒张,肝颈静脉回流征,颈动脉异常搏动,气管位置,甲状腺(大小、硬度、压痛、结节、震颤、血管杂音)。

胸部

胸廓(对称、畸形,有无局部隆起或塌陷、压痛),胸壁有无静脉曲张、皮下气肿,乳房(大小、包块、红肿、乳头有无分泌物)。

肺

视诊　呼吸运动(两侧对比),呼吸类型、频率、节律、深度、对称及肋间隙变化。

触诊　呼吸活动度、语音震颤(两侧对比),有无胸膜摩擦感、皮下捻发感等。

叩诊　叩诊音(清音、过清音、浊音、实音、鼓音及其部位),肺下界及肺下界移动度。

听诊　呼吸音(性质、强弱,异常呼吸音及其部位),有无干、湿性啰音,胸膜摩擦音,语音传导(增强、减弱、消失)。

心脏

视诊　心前区隆起,心尖冲动或心脏搏动(位置、范围、强度)。

触诊　心尖冲动(位置、范围、强度),震颤(部位、时期),心前区其他搏动,心包摩擦感。

叩诊　心脏左右相对浊音界(列表记录如下)。

心脏相对浊音界

右界(cm)	肋间	左界(cm)
2~3	II	2~3
2~3	III	3.5~4.5
3~4	IV	5~6
	V	7~9

注:左锁骨中线距前正中线为 8~10cm

听诊　心率,心律,心音(强度、性质、分裂、A_2 与 P_2 的比较、额外心音、奔马律等),杂音(部位、时期、性质、强度、传导方向以及与运动、呼吸、体位的关系),心包摩擦音。

血管

桡动脉:脉率,节律(规则、不规则、脉搏短绌),有无奇脉和交替脉等,搏动强度,动脉壁弹性,紧张度。

周围血管征:毛细血管搏动征、水冲脉、枪击音和动脉异常搏动。

腹部

腹围(腹水或腹部包块等疾病时测量)。

视诊　外形(平坦、膨隆、凹陷、对称),呼吸运动,胃肠蠕动波,皮疹、色素、腹纹、瘢痕、静脉曲张(分布、血流方向),脐,疝和局部隆起部位,上腹部搏动。

触诊 腹壁紧张度,压痛,反跳痛,液波震颤,肿块(部位、大小、形态、硬度、压痛、移动度、表面情况、搏动)。

肝脏:大小[右叶以右锁骨中线肋缘下距离(cm)、左叶以前正中线剑突下至肝下缘距离(cm)表示],质地(软、韧、硬),表面(光滑度),边缘,有无结节、压痛和搏动等。

胆囊:大小,形态,有无压痛、Murphy征。

脾脏:大小,质地,表面,边缘,移动度,压痛,摩擦感,脾脏轻度大时只测量第Ⅰ线,巨脾以三线法表示。

肾脏:大小、形状、硬度、压痛、移动度。

输尿管:压痛点。

膀胱:膨胀。

叩诊 肝浊音界(缩小、消失),肝区叩击痛,移动性浊音,胃泡鼓音区,肾区叩击痛。

听诊 肠鸣音(正常、增强、减弱、消失),振水音,血管杂音。

肛门、直肠

视病情需要检查。有无肿块、裂隙、创面、痔、肛裂、脱肛等,直肠指诊(括约肌紧张度、狭窄、肿块、触痛、指套染血、前列腺大小、硬度、结节、压痛)。

外生殖器

根据病情需要作相应检查。

男性:包皮,阴囊,睾丸,附睾,精索,有无发育畸形、鞘膜积液。

女性:检查时必须有女医护人员在场,必要时请妇科医生检查。包括外生殖器(阴毛、大小阴唇、阴蒂、阴阜)、内生殖器(阴道、子宫、输卵管、卵巢)。

脊柱

活动度,有无畸形(侧凸、前凸、后凸)、压痛和叩击痛。

四肢

有无畸形,杵状指(趾),静脉曲张,骨折及关节红肿、疼痛、压痛、积液、脱臼,强直,水肿,肌肉萎缩,肌张力变化或肢体瘫痪,记录肌力。

神经反射

生理反射:角膜反射、腹壁反射、提睾反射、肱二头肌、肱三头肌及膝腱、跟腱反射。

病理反射:Babinski征、Oppenheim征、Gordon征、Chaddock征、Hoffmann征。

脑膜刺激征:颈项强直、Kernig征、Brudzinski征。

必要时作运动、感觉等及神经系统的其他检查。

专科情况

外科、耳鼻咽喉科、眼科、妇科、口腔科、介入放射科、神经科、精神科等需写"专科情况",主要记录与本专科有关的体征。

诊断性检查

记录与诊断有关的诊断性检查等结果,包括患者入院后24小时内应完成的血、尿、粪三大常规及其他检查结果。如系在其他医院所做的检查,应注明该医院名称及检查日期。

病历摘要

简明扼要、高度概括病史要点、体格检查、诊断性检查中的重要阳性结果和有鉴别诊断价值的阴性结果,以及提示诊断依据和基本病情。

初步诊断
医生签全名

诊断

诊断应尽可能的包括病因诊断、病理学诊断和病理生理学诊断,对一时难以确定诊断的疾病可在病名后加问号,或以某症状待诊。

1. 初步诊断　入院时的诊断一律写初步诊断。

2. 入院诊断　入院后主治医生查房所考虑的诊断。

3. 修正诊断(包含入院时遗漏的补充诊断)　指与入院诊断不符合时上级医生应做出的诊断。

三、住院期间常用医疗文件

(一) 入院记录

入院记录是住院病历的简要形式,其内容和要求原则上同住院病历,但应简明扼要,重点突出,必须在患者入院 24 小时内由住院医生完成,主诉、现病史同住院病历,其他病史和体格检查可以简明记录,免去系统回顾、摘要等。

(二) 再次住院病历(记录)

再次入院记录是指患者因同种疾病再次住入同一医疗机构同一科室时书写的记录,要求及内容基本同入院记录,主诉记录本次入院主要症状及持续时间,现病史中首先对本次住院前每次住院诊疗经过进行小结,然后再书写本次入院的现病史,相关病史中除重要者外,可写见上次住院病历,如因新发疾病再次入院则按入院记录要求书写。

(三) 24 小时内入、出院记录或 24 小时内入院死亡记录

1. 住院不足 24 小时的患者　可以书写 24 小时内入出院记录。

内容:姓名、性别、年龄、职业、入院时间、主诉、入院情况、入院诊断、诊疗经过、出院时间、出院情况、出院诊断、出院医嘱、医生签全名等。

2. 入院不足 24 小时死亡的患者　可以书写 24 小时内入院死亡记录。

内容:姓名、性别、年龄、职业、入院时间、主诉、入院情况、入院诊断、诊疗经过(抢救经过)、死亡时间、死亡原因、死亡诊断、医生签全名等。

(四) 病程记录

病程记录是指患者在住院期间病情变化和诊疗经过的全面记录。由经治医生书写,内容要真实,记录要及时,要有分析,有判断,有总结,不要记成流水账,要全面、系统,重点突出。病程记录的质量可反映出医疗水平的高低。危重患者应根据病情变化随时记录,病情轻者可 2~3 天记录一次。

1. 一般病程记录　内容可包括:①一般情况:精神、饮食、睡眠、大小便情况。②病情变化:症状、体征的改变,及各项检查结果的分析、判断和评价。③各种诊疗操作的记录:如胸腔穿刺、骨髓穿刺等。④对临床诊断的补充或修正以及修正临床诊断的依据。⑤治疗情况:用药理由及治疗反应,医嘱更改理由。⑥家属及有关人员的意见,医生向患者家属告知的重要事项。⑦记录时间及签名。

2. 特殊病程记录

(1) 首次病程记录:是患者入院后由经治医生或值班医生书写的第一次病程记录,要求在患者入院 8 小时内完成。其内容格式即病例特点、诊断和诊断依据、鉴别诊断、诊疗计划。

(2) 上级医生查房记录:主要记录上级医生对患者目前病情的分析、诊断和治疗方面的意见,及下一步诊疗意见,要求入院 48 小时内完成,注明查房医生的姓名和职称。

(3) 疑难病例讨论记录:由科主任或(副)主任医生组织有关医务人员对确诊困难或疗效不确切病例讨论的记录。记录内容包括讨论日期,主持人及参加人员姓名、职称、具体讨论意见、主持人小结意见。

(4) 会诊申请和会诊记录:是患者在住院期间需要他科医生或其他医疗机构协助诊疗时,分别由申请医生和会诊医生书写的记录,会诊申请记录应简要阐明患者病情及诊疗情况、申请会诊理由和目的、申请医生签名等。会诊记录应当有会诊意见,会诊医生所在科室或医疗机构名称,会诊时间及会诊医生签名等。

(5) 转出(入)记录:指患者住院期间需转科时,经转入科室会诊并同意接收后,由转出科室和转入科室经治医生分别书写的记录。包括转出记录和转入记录,转出记录应由转出科室经治医生在患者转出科室前书写完成(紧急情况除外)。转入记录由转入科室医生于患者转入后 24 小时内完成。转科记录内容包括患者姓名、性别、年龄、入院日期、主诉、入院情况、入院诊断、诊疗经过、目前情况、目前诊断、转科目的及注意事项或转入诊疗计划、医生签名等。

(6) 交(接)班记录:指患者经治医生发生变更时,交班医生和接班医生分别对患者病情及诊疗情况进行简要总结的记录。交班记录应当在交班前由交班医生书写完成;接班记录在接班后 24 小时内由接班医生完成。内容包括交接班日期、患者姓名、性别、年龄、入院日期、主诉、入院情况、入院诊断、诊疗经过、目前情况、目前诊断、交班注意事项或接班诊疗计划、医生签名等。

(7) 阶段小结:患者住院时间较长时由经治医生每月所作的病情及诊疗情况总结。内容包括患者姓名、性别、年龄、入院日期、小结日期、主诉、入院情况、入院诊断、诊疗经过、目前诊断、目前情况、诊疗计划、医生签名。

(8) 抢救记录:是对患者病情危重时采取的抢救措施及抢救过程所作的记录,由参加抢救的医生在抢救结束后 6 小时内据实补记。内容包括病情变化情况、抢救时间及措施、参加抢救的医务人员姓名及职称。

(9) 手术前讨论记录:指病情较重或手术难度较大时,手术前在上级医生主持下,对拟实施手术方式和术中可能出现的问题及应对措施所作的讨论记录。内容包括讨论时间、参加人员姓名和职称、术前诊断及诊断依据、术前准备情况、手术指征、手术方案、麻醉方案、可能出现的意外及防范措施、手术时间、参加手术人员及记录者签名。

(10) 术前小结:术前由经治医生对患者病情所作的总结记录。内容包括简要病情、术前诊断、诊断依据、手术指征、拟施手术名称和方式、术中术后可能出现的情况及对策、拟施麻醉方式及注意事项等。

(11) 麻醉记录:指麻醉医生在麻醉实施中书写的麻醉经过及处理措施的记录。记录内容包括患者一般情况,术前特殊情况,麻醉前用药,术前诊断,术中诊断,手术方式及日期,麻醉方式,麻醉诱导及各项操作开始及结束时间,麻醉期间用药名称、方式及剂量,麻醉期间特殊或突发情况及处理,手术起止时间,麻醉医生签名。

(12) 手术记录:指手术者书写的反映手术一般情况,手术经过,术中发现及处理等情况的特殊记录。记录内容包括患者姓名,性别,科别,病房,床位号,住院号,手术日期,术前诊断,术中诊断,手术名称,手术开始及结束时间,手术持续时间,手术者及助手姓名,麻醉方法,手术经过,术中出现的情况及处理等。

(13) 手术后病程记录:参加手术的医生在术后及时完成的记录。内容包括手术时间、术中诊断、麻醉方式、手术方式、手术简要经过、术后处理措施、术后治疗措施及特别注意观察的事项。

(14) 出(转)院记录:是指经治医生对患者住院期间诊疗情况的总结记录,在患者出(转)院前完成,内容包括入院日期、出(转)院日期、入院情况、入院诊断、诊疗经过、出院诊断、出院情况、出院医嘱及注意事项、医生签名等。

(15) 死亡记录:指经治医生对死亡患者住院期间诊疗和抢救过程的记录,应在患者死亡后24小时内完成。内容包括入院日期、死亡时间、入院情况、入院诊断、诊疗经过(重点记录病情突变、抢救经过)、死亡原因、死亡诊断等,记录死亡时间应具体到分钟。

(16) 死亡讨论记录:指患者死亡一周内,由科主任或副主任医生以上职称的医生主持,对死亡病例进行讨论、分析的记录。内容包括讨论日期,主持人及参加人员姓名及职称、讨论意见、死亡原因、死亡诊断、经验教训、记录者签名。

(五) 同意书

1. 手术同意书 是指手术前,经治医生向患者告知拟施手术的有关情况,并由患者签署同意手术的医学文书。内容包括术前诊断、手术名称、术中或术后可能出现的并发症、手术风险、患者签署意见并签名、经治医生和术者签名等。

2. 麻醉同意书 指麻醉前,麻醉医生向患者告知拟施麻醉的相关情况,并由患者签署同意麻醉的医学文书。内容包括患者姓名、性别、年龄、病案号、科别、术前诊断、拟行手术方式、拟行麻醉方式、患者基础疾病及可能对麻醉产生影响的特殊情况、麻醉中拟行的有创操作和监测,麻醉风险、可能发生的并发症及意外情况,患者签署意见并签名、麻醉医生签名并填写日期。

3. 输血同意书 指输血前经治医生向患者告知输血的相关情况,并由患者签署是否同意输血的医学文书。内容包括患者姓名、性别、年龄、病案号、科别、诊断、输血指征、拟输血成分、输血前有关检查结果、输血风险及可能产生的不良后果、患者签署意见并签名、医生签名并填写日期。

4. 特殊检查、治疗同意书 在实施特殊检查、特殊治疗前,经治医生向患者告知特殊检查、特殊治疗的相关情况,并由患者签署是否同意检查、治疗的医学文书。内容包括特殊检查、特殊治疗项目名称、目的,可能出现的并发症及风险、患者签名、医生签名等。

5. 病危通知书 指当患者病情危重时,由经治医生或值班医生向患者家属告知病情,并由患方签名的医疗文书。内容包括患者姓名、性别、年龄、科别,目前诊断及病情危重情况,患者或家属签名、医生签名并填写日期。一式两份,一份交患者或家属保存,另一份归病历中保存。

四、病历书写常见的问题

病历是规范化的医疗文书,其书写内容和格式都有严格的要求,认真写好病历是对每一个临床医生的基本要求。如果临床基本功不扎实,对病历的重要性认识不足,对病历书写的要求不熟悉,书写不认真,以及训练不刻苦等,都会出现病历书写错误。临床上病历书写比较多见的错误有以下几类。

1. 内容不真实 例如入院记录与首次病程记录的症状、时间不一致,已截肢的患者写出双下肢无异常,扁桃体已摘除患者写出双侧扁桃体无肿大,还有男性患者写出月经史,女性患者写出睾丸肿大等。出现这类错误的原因多为没有认真采集病史资料,书写病历时凭臆想所造成。

2. 内容不完整　例如漏签名,主诉无时限,漏写一些重要治疗记录,漏写药物过敏史、输血史,出院诊断中漏写次要诊断等,出现这类错误的原因多为病历资料不完整,对病历书写的内容和要求不熟悉。

3. 书写不规范　例如诊断名称、手术名称及药物名称不规范。将甲状腺腺瘤写成"甲瘤",地塞米松写成"地米",巩膜黄染写成"黄疸",发热写成"发烧"等。同一名字的签字有两种笔迹。出现这类错误的原因是临床基本技能训练不规范,对病历书写的要求不熟悉或不重视。

4. 书写记录不及时　包括入院记录、病程记录、手术记录、出院记录等。出现这类错误的主要原因是对及时完成病历书写的重要性认识不足。

5. 其他　如字迹潦草,包括病历书写和签名无法辨认,还有错别字、标点错误等。

总之,只要具有扎实的基础理论知识和临床技能,充分认识到病历的重要性,并熟练掌握病历书写的方法和要求,以认真负责的态度,加上反复训练直至养成良好的习惯,就能保证写出合格的病历。

五、病历保存

患者出院后48小时内,医生或护士应将其病历交医院病案室管理。病历的所有内容都应该被保护,未能授权的人不能阅读。病历在法律上享有特权,未经患者及家属书面同意,他人不得翻阅。

病历保存意义重大,在未来某个时刻,患者或医生可能需要查阅。病历也可能成为法律文书。因此,病历的每个条目的时间及记录者的签名都非常主要。另外,病历中不能有轻率或诽谤的言辞。

（姜中兴）

本章小结

本章主要介绍了病历书写的重要性和基本要求,书写病历的种类、内容和格式,电子病历的特点,常用医疗文书,书写病历中常见问题。通过对本章知识的学习,使同学们认识到书写病历在临床、教学、科研,尤其在医疗纠纷中的重要性,初步掌握如何规范地书写病历。电子病历在各大医院已逐步开展并推广,同学们应认识到它的利弊,正确应用电子病历并掌握在病历书写中如何减少错误发生。

复习题

1. 病历书写的基本要求有哪些?
2. 病历书写的种类有哪些? 书写过程中需要注意哪些问题?
3. 病历书写有哪些重要意义?

第二十七章

临床常用诊断技术

　　诊断技术是临床医生必须掌握的操作技术,它不仅对临床诊断有决定性意义或重要参考价值,而且有的诊断技术本身或通过操作给药的方式,能起到治疗作用。因此,从学习诊断学开始直到以后的临床实践中,每位医生都要熟练掌握常用诊断技术的适应证、禁忌证、操作方法,并通过不断实践以提高诊断技术的准确性、熟练程度。同时,诊断技术也是每位执业医生所必备的基本能力。

　　每次操作前,都应详细了解患者的病情,向患者或家属说明诊断技术的意义,取得充分理解与合作。操作应选在处置室内进行,如因病情需要也可在病室或床旁进行,但周围宜用屏风遮蔽。术前必须检查所需物品是否齐全,术者应洗手,必要时穿隔离衣,戴口罩、手套,严格遵守无菌操作规程,注意患者病情变化,并将被污染的物品进行妥善处理。

一、导 尿 术

【适应证】

1. 尿潴留(包括前列腺肥大、昏迷等多种原因引起的尿潴留)。
2. 留尿作细菌培养。
3. 留置保留导尿或观察每小时尿量变化。
4. 盆腔器官手术的术前准备,或膀胱测压、注入造影剂或探测尿道有无狭窄等。

【方法】

1. 清洁外阴　先用肥皂液清洗患者外阴；男性患者要翻开包皮清洗。

2. 消毒　患者取仰卧位，双下肢屈膝外展，臀下垫油布或中单。以 0.1% 苯扎溴铵(或 0.1% 氯己定、0.5% 碘附)棉球消毒，女性由内向外、自上而下消毒外阴，每个棉球只用 1 次。然后外阴部盖无菌洞巾，男性则用消毒巾裹住阴茎，露出尿道口。

3. 消毒尿道口

(1) 术者戴无菌手套站于患者右侧，以左手拇指、示指挟持阴茎，女性则分开小阴唇露出尿道口，再次用苯扎溴铵棉球，自上而下消毒尿道口与小阴唇。

(2) 男性自尿道口向外环形擦拭消毒数次后，将阴茎提起与腹部成 60° 角。

4. 插入导尿管

(1) 右手将涂有无菌润滑油的导尿管缓慢插入尿道，导尿管外端用止血钳夹闭，将其开口置于消毒弯盘中。男性约进入 15~20cm，女性约入 6~8cm，松开止血钳，尿液即可流出。

(2) 需作细菌培养者，留取中段尿于无菌试管中送检。

5. 拔出导尿管　术后将导尿管夹闭后再徐徐拔出，以免管内尿液流出污染衣物。

6. 留置导尿管　如需留置导尿时，则以胶布固定尿管，以防脱出。外端以止血钳夹闭，管口以无菌纱布包好，以防尿液逸出和污染；或接上无菌储尿袋，挂于床侧。

【注意事项】

1. 严格无菌操作，预防尿路感染。

2. 插入尿管时动作要轻柔，以免损伤尿道黏膜。若插入时有阻挡感可更换方向再插〔男性尿道有 2 个弯曲(耻骨前弯、耻骨下弯)和 3 个狭窄部位，应按解剖特点，变换阴茎位置，以利于插入〕，见有尿液流出时再深入 2cm，勿过深或过浅，切忌反复抽动尿管。

3. 选择导尿管的粗细要适宜，对小儿或疑有尿道狭窄者，宜选用细尿管。

4. 对膀胱过度充盈者，排尿宜缓慢，以免骤然减压引起出血或晕厥。

5. 测定残余尿液时，嘱患者先自行排尿，然后导尿。残余尿量一般为 5~10ml，如超过 100ml，提示有尿潴留。

6. 留置导尿时，应经常检查尿管固定情况，有否脱出，必要时以无菌药液每天冲洗膀胱 1 次；每隔 5~7 天更换尿管 1 次，再次插入前应让尿道松弛数小时，再重新插入。留置导尿也可采用前端带充气套囊的 Curity 乳胶导尿管，成人一般用 14 号导管，插入后经侧管注气(约 4~5ml)固定。此尿管耐腐蚀，组织相容性好，刺激性小，可留置 1 个月左右。

二、胸膜腔穿刺术及胸膜活体组织检查术

(一) 胸膜腔穿刺术

【适应证】　原因不明的积液或伴有积液症状，需进行诊断性或治疗性穿刺的患者。

【方法】

1. 体位　嘱患者取坐位(面向椅背)，两前臂置于椅背上，前额伏于前臂上。不能坐起者可取半坐位，患侧前臂上举抱于枕部。

2. 选择穿刺点　穿刺点选在胸部叩诊实音最明显部位进行，胸腔积液较多时一般选择肩胛线或腋后线第 7~8 肋间；有时也选择腋中线第 6~7 肋间或腋前线第 5 肋间为穿刺点。包裹

性积液可结合 X 线或超声检查确定穿刺方向与深度,穿刺点用蘸有甲紫(龙胆紫)的棉签在皮肤上标记。

3. 消毒与麻醉　常规消毒皮肤,术者戴无菌手套,覆盖消毒洞巾。用 2% 利多卡因在下一肋骨上缘的穿刺点,自皮肤至胸膜壁层进行局部浸润麻醉。

4. 穿刺　术者以左手示指与中指固定穿刺部位的皮肤,右手将穿刺针的三通活栓转到与胸腔关闭处,再将穿刺针在麻醉处缓缓刺入,当针锋抵抗感突然消失时,转动三通活栓使其与胸腔相通,进行抽液。助手用止血钳协助固定穿刺针,以防刺入过深损伤肺组织。注射器抽满后,转动三通活栓使其与外界相通,排出液体。

如用较粗的长穿刺针代替胸腔穿刺针时,应先将针座后连接的胶皮管用血管钳夹住,然后进行穿刺。进入胸腔后再接上注射器,松开止血钳,抽吸胸腔内积液。抽满后再次用血管钳夹闭胶管,然后取下注射器,将液体注入弯盘,记录液体量或送检。

5. 加压固定　抽液结束后拔出穿刺针,覆盖无菌纱布,稍用力压迫片刻,再用胶布固定后,嘱患者静卧休息。

【注意事项】

1. 穿刺前应向患者说明穿刺目的,以消除其顾虑。对精神紧张者,可于穿刺前 30 分钟给予地西泮 10mg,或可待因 0.03g 以镇静止痛。

2. 穿刺中应密切观察患者的反应,如有头晕、面色苍白、出汗、心悸、胸部压迫感或剧痛、昏厥等胸膜过敏反应,或出现连续性咳嗽、气短等现象时,立即停止抽液,并皮下注射 0.1% 肾上腺素 0.3~0.5ml,或进行其他对症处理。

3. 一次抽液不应过多、过快。诊断性抽液抽取 50~100ml 即可;减压抽液首次不超过 600ml,以后每次不超过 1000ml,以防一次大量迅速抽液后出现复张后肺水肿;如为脓胸,每次尽量抽尽。疑为化脓性感染时,助手用无菌试管留取标本,制备涂片行革兰染色显微镜检查、细菌培养及药敏试验。检查癌细胞时至少需 100ml 液体(提高阳性检出率),并应立即送检,以免细胞自溶。

4. 严格无菌操作,避免胸膜腔感染。

5. 穿刺时要防止空气进入胸腔,应始终保持胸腔负压。

6. 应避免在第 9 肋间以下穿刺,以免穿透膈而损伤腹腔脏器。

7. 对于恶性胸腔积液,可注射抗肿瘤药或硬化剂诱发化学性胸膜炎,促使脏层与壁层胸膜粘连,闭合胸腔,防止胸液重新积聚。具体操作:于抽液 500~1200ml 后,先用利多卡因 150mg+ 生理盐水 50mg 注入胸腔。然后将药物(如米诺环素 500mg)加生理盐水 20~30ml 稀释后注入,嘱患者卧床,并不断变换体位,使药物在胸腔内均匀涂布,24 小时后穿刺抽液。如用粗套管针穿刺安置胸液导管,则在排出适量胸液后注入上述药物,24 小时后接持续吸引装置,在 11~30mmHg 负压持续抽吸 24 小时,直至每天引流量 <150ml 为止。

(二)胸膜活体组织检查术

【适应证】　胸腔积液原因未明,疑为肿瘤转移、胸膜间皮瘤或结核等。

【禁忌证】　胸膜腔已消失、有明显出血倾向、血小板 $<60 \times 10^9$/L、极度衰竭者。

【方法】　胸膜活体组织检查术(活检术)有经胸壁胸膜活检术、经胸腔镜胸膜活检术和开胸胸膜活检术,以前者最常用。

1. 体位、消毒与麻醉　活检术前服地西泮 10mg 或可待因 30mg。患者所取的体位、局部消毒、麻醉与胸膜腔穿刺术相同。活检术可与胸膜腔穿刺术合并进行，先抽液后活检。

2. 选择部位　活检部位根据 X 线胸片、胸部 CT 和 B 超检查确定，并予以标记。

3. 穿刺　用改良的 Cope 针于穿刺点将套管针与穿刺针同时刺入胸壁，抵达胸膜腔后拔出针芯，先抽胸液，然后将套管针退至刚好不见胸液外流处，即达胸膜壁层，固定位置不动。

4. 取样　将钝头钩针插入套管并向胸腔内推入达胸膜壁层内侧，使钩针针体与胸壁成 30° 角，且钩针切口朝下。旋转钩针钩住胸壁，右手向外拉钩针，左手向相反方向旋转套管并向里推送少许，即可切取胸膜壁层组织(约 1~2mm)。此时，钩针已退至套管针体内，于抽出钩针前，再将套管针后撤至插入钝头钩针前胸膜壁层稍外的位置，以防拔出钩针后胸液外流。

5. 固定送检　可改变钩针切口方向，重复切取 2~3 次。将切取之组织块放入 10% 甲醛或 95% 乙醇中固定送检。

6. 加压固定　活检完毕，覆盖无菌纱布，稍用力压迫片刻，再用胶布固定后，嘱患者静卧休息。

【注意事项】　术后严密观察与处理并发症，如气胸、出血、感染等，与穿刺缓慢、空气进入或污染有关。但并发症的发生率极低。

三、腹膜腔穿刺术

【适应证】　新发生的腹腔积液；已有腹腔积液且有突然增多或伴有发热的患者；需进行诊断或治疗性穿刺的患者。

【禁忌证】

1. 肝性脑病先兆，放腹水可加速肝性脑病发作。

2. 结核性腹膜炎有粘连性包块者。

3. 非腹水患者，如巨大卵巢囊肿、包虫病性囊性包块等。

【方法】

1. 患者准备　穿刺前嘱患者排空尿液，以防穿刺时损伤膀胱。测量腹围、脉搏、血压，检查腹部体征，以观察病情变化。

2. 体位　嘱患者坐在靠背椅上，衰弱者可取坐位、平卧位或侧卧位等适当体位。

3. 选择穿刺点

（1）脐与左髂前上棘连线中外 1/3 交点（此处不易损伤腹壁动脉）。

（2）脐与耻骨联合连线中点上方 1.0cm，偏左或偏右 1.5cm 处（此处无重要器官且易愈合）。

（3）侧卧位，在脐水平线与腋前线或腋中线延长线相交处（此处常用于诊断性穿刺）。

（4）少量积液，尤其有包裹性分隔时，应在 B 超引导下定位穿刺。

4. 消毒与麻醉　常规消毒，术者戴无菌手套，盖消毒洞巾，自皮肤至壁腹膜以 2% 利多卡因作局部麻醉。

5. 穿刺与放液　术者左手固定穿刺部位皮肤，右手持针经麻醉处垂直刺入腹壁，待针锋抵抗感突然消失时，提示针尖已穿过壁腹膜，即可抽取腹水，并留样送检。诊断性穿刺可直接用 20ml 或 50ml 注射器及适当针头进行穿刺。大量放液时，可用 8 号或 9 号针头，并于针座处接一橡皮管，助手用消毒血管钳固定针头，并夹持胶管，以输液夹子调整速度，将腹水引入容器中记录液体量并送检。

6. 加压固定　放液后拔出穿刺针,覆盖消毒纱布,以手指压迫数分钟,再用胶布固定。大量放液后需要束以多头腹带,以防腹压骤降、内脏血管扩张引起血压下降或休克。

【注意事项】

1. 穿刺中应密切观察患者一般情况,如有头晕、心悸、恶心、气短、脉搏增快及面色苍白等,应立即停止操作,并作适当处理。

2. 放液不宜过快、过多,肝硬化患者一次放液不超过 3000ml,过多放液可诱发肝性脑病和电解质紊乱。但在维持大量静脉输入清蛋白(40~60g/L 腹水)的基础上,也可大量放液,可于 1~2 小时内排出 4000~6000ml 腹水,甚至放尽。如为血性腹水,仅留取标本送检,不宜放液。

3. 放液时若流出不畅,可将穿刺针稍作移动或稍变换体位。

4. 穿刺后嘱患者取仰卧位,并使穿刺针孔位于上方以免腹水漏出。对腹水量较多者,为防止液体漏出,在穿刺时应注意勿使自皮肤到壁腹膜的针眼位于一条直线上,当针尖通过皮肤到达皮下后,稍向周围移动一下穿刺针头,然后再向腹腔刺入。如仍有液体漏出,可用蝶形胶布或火棉胶粘贴。

5. 放液前后均应测量腹围、脉搏、血压,检查腹部体征。

6. 作诊断性穿刺时,应立即进行腹水常规、生化、细菌培养和脱落细胞学等检查。

四、心包腔穿刺术

【适应证】　原因不明的大量心包积液;有心包填塞症状需进行诊断性或治疗性穿刺的患者。

【禁忌证】　以心脏扩大为主而积液少者不宜进行心包腔穿刺术。

【方法】

1. 体位　患者取坐位或半卧位,并以手术巾盖住面部。

2. 选取穿刺点　仔细叩出心浊音界,并超声检查定位以确定穿刺点、进针方向和进针的距离。通常采用的穿刺点为剑突与左肋弓缘夹角处或心尖部内侧。

3. 消毒　常规消毒局部皮肤,术者及助手均戴无菌手套、铺洞巾。自皮肤至心包壁层以 2% 利多卡因作局部麻醉。

4. 穿刺　术者持针穿刺,助手以血管钳夹持与其连接的橡皮管。在心尖部进针时,应使针自下而上,向脊柱方向缓缓刺入。剑突下进针时,应使针体与腹壁成 30°~40° 角,向上、向后并稍向左刺入心包腔后下部。待针锋抵抗感突然消失时,提示穿刺针已穿过心包壁层,同时感到心脏搏动,此时应稍退针少许,以免划伤心脏。助手立即用血管钳夹住针体并固定其深度,术者将注射器接于橡皮管上,然后放松橡皮管上的止血钳。缓慢抽吸,记录液体量,并留标本送检。

5. 加压固定　穿刺完毕拔出穿刺针后,盖消毒纱布、压迫数分钟,用胶布固定。

【注意事项】

1. 严格掌握适应证。因心包腔穿刺术有一定危险性,所以应由有经验的临床医生操作或指导,并应在心电图监护下进行穿刺,以防意外。

2. 穿刺前须进行心脏超声检查,确定液平段大小与穿刺部位,选取液平段最大、距体表最近点作为穿刺部位,或在超声指导下进行穿刺抽液更为准确、安全。

3. 穿刺前应向患者作好解释,以消除其顾虑,并嘱其在穿刺过程中切勿咳嗽或深呼吸。穿刺前 30 分钟可服地西泮 10mg 或可待因 30mg。

4. 麻醉要完全,以免因疼痛引起神经源性休克。

5. 第 1 次抽液量不宜超过 100~200ml,以后再渐增至 300~500ml。抽液速度要慢,过快、过多抽液会使大量血液回心而导致肺水肿。

6. 如抽出鲜血,应立即停止抽吸,并严密观察有无心包压塞症状。

7. 取下空针前夹闭橡皮管,以防空气进入。

8. 穿刺中、穿刺后密切观察呼吸、血压、脉搏等的变化。

五、肝脏穿刺活体组织检查术及肝脏穿刺抽脓术

(一)肝脏穿刺活体组织检查术

【适应证】

1. 原因不明的肝大、黄疸、肝功能异常。

2. 原因不明的发热,怀疑为恶性组织细胞病者。

3. 肝脏实质性占位性病变的鉴别。

4. 代谢性肝病,如脂肪肝、淀粉样变性、血色病等的诊断。

【禁忌证】 有明显出血倾向、大量腹水、肝外胆汁淤积性黄疸,或疑为肝包虫病、肝血管瘤者。

【方法】 肝组织活检的穿刺方法有多种,如一般肝脏穿刺术、套管针穿刺术、分叶针切取术、快速肝穿刺术等。前 3 种易造成肝损伤或出血;最后一种属于抽吸式活检法,较安全,多为临床所采用。

1. 体位 患者取仰卧位,身体右侧靠床沿,并将右手置于枕后。

2. 选择穿刺点 穿刺点一般取右侧腋中线第 8、9 肋间的肝实音处穿刺。疑诊肝癌者,宜选较突出的结节处在超声定位下穿刺。有肺气肿者应进行 X 线胸片检查,并行超声定位,决定穿刺方向和深度。

3. 消毒 常规消毒局部皮肤,用 2% 利多卡因由皮肤至肝被膜进行局部麻醉。

4. 准备穿刺针 备好快速穿刺套针(针长 7.0cm、针径 1.2mm 或 1.6mm),套针内装有长约 2~3cm 钢针芯活塞,空气和水可通过,但可阻止吸进套针内之肝组织进入注射器。以橡皮管将穿刺针连接于 10ml 注射器上,吸入无菌生理盐水 3~5ml。

5. 穿刺 先用穿刺锥在穿刺点的皮肤上刺孔,由此孔将穿刺针靠肋骨上缘与胸壁呈垂直方向刺入 0.5~1.0cm。然后将注射器内生理盐水推出 0.5~1.0ml,以冲出针内可能存留的皮肤与皮下组织,以防堵塞针头。

6. 取样 在穿入肝脏前将注射器抽成负压并予以保持,同时嘱患者先吸气,然后于深呼气末屏住呼吸(穿刺前应让患者练习呼吸),继而术者将穿刺针迅速刺入肝内并立即拔出(穿刺深度不超过 6.0cm)。

7. 加压固定 拔针后立即以无菌纱布按压创面 5~10 分钟,再以胶布固定,并以多头腹带束紧。

8. 组织固定与送检 用生理盐水从套针内冲出肝组织条于弯盘中,用针尖挑出肝组织以

95% 乙醇或 10% 甲醛固定送检。

【注意事项】

1. 穿刺前检查 PLT、BT、PT、APTT、Fg,如有异常,应肌注维生素 $K_1$10mg,每天 1 次,3 天后复查,如仍不正常,不应强行穿刺。

2. 穿刺前应测血压、脉搏,并进行胸部 X 线检查,观察有无肺气肿、胸膜肥厚。检查血型,以备必要时输血用。术前 1 小时服地西泮 10mg。

3. 穿刺后应卧床休息 24 小时,在前 4 小时内每隔 15~30 分钟测量呼吸、脉搏、血压 1 次,如有脉搏增快细弱、血压下降、烦躁不安、面色苍白、出冷汗等内出血现象,应紧急处理。

4. 穿刺后如局部疼痛,应仔细查找原因,若为一般组织创伤性疼痛,可给予止痛剂。若发生气胸、胸膜性休克或胆汁性腹膜炎,应及时处理。

5. 如疑为肝肿瘤,肿块位于腹部,不适于活检者,可用细针穿刺吸引涂片进行细胞学检查。

(二)肝脏穿刺抽脓术

【适应证】 肝脓肿的诊断和治疗。

【方法】

1. 选择穿刺点 穿刺部位同前,如有明显压痛点,应在压痛点处穿刺。如压痛点不明显或病变位置较深,则应在 B 超检查进行脓腔定位后或在超声引导下进行穿刺。

2. 消毒 常规消毒局部皮肤,铺无菌洞巾,局部麻醉要深达肝被膜。

3. 穿刺 先将连接肝穿刺针的橡皮管折起或夹住,然后将穿刺针刺入皮肤,嘱患者先吸气,并在呼气末屏住呼吸;此时将针头刺入肝内并继续缓慢前进,如有抵抗感突然消失,提示已进入脓腔。

4. 抽液 将 50ml 注射器接于长穿刺针尾的橡皮管上,松开钳夹的橡皮管进行抽吸。如抽不出脓液,可在注射器保持一定负压情况下再前进或后退少许,如仍无脓液,则提示未达脓腔。此时应将针头退至皮下,改变方向后重新穿刺抽脓。抽脓过程中,不需要用血管钳固定穿刺针头,可让穿刺针随呼吸摆动,以免损伤肝组织。

5. 注意脓液性状 应注意抽出脓液的颜色与气味,并尽可能抽尽,如脓液黏稠则用无菌生理盐水稀释后再抽。如抽出脓液量与估计不符,则应变换针头方向,以便抽尽脓腔深部或底部的脓液。

6. 加压固定 拔针后以无菌纱布按压数分钟,胶布固定,加压小砂袋,并用多头带将下胸与上腹部束紧,静卧休息并严密观察 8~12 小时。

7. 引流 如脓腔较大需要反复抽脓时,可经套管针穿刺后插入引流管,留置于脓腔内持续引流排脓。

【注意事项】

1. 术前准备与肝活体组织检查术相同。如疑为阿米巴性肝脓肿时,则应先用甲硝唑(或替硝唑)、氯喹等治疗 2~4 天,待肝充血和肿胀减轻后再行穿刺。若疑为细菌性肝脓肿,则应在充分抗生素控制下进行穿刺。

2. 有出血倾向、严重贫血和全身状况极度衰弱者,应积极处理后慎重穿刺。

3. 穿刺时要抑制咳嗽与深呼吸,以免针头摆动划伤肝组织引起出血。

4. 穿刺后局部疼痛可服止痛剂,如右肩部剧痛伴气促,则多为膈损伤,除给镇痛剂止痛外,密切观察病情变化。

六、肾穿刺活体组织检查术

【适应证】

1. 原因不明的无症状性血尿和蛋白尿。
2. 急性肾炎治疗 2~3 个月病情无好转者。
3. 疑诊急进性肾炎需确定是否需要强化治疗者。
4. 原发性肾病综合征需要确定病理类型及治疗方案者。
5. 继发性或遗传性肾炎。
6. 移植肾出现原因不明的肾功能减退或严重排斥反应,需要确定是否必须切除移植肾者。

【禁忌证】

1. 绝对禁忌证　有明确出血倾向、严重高血压、精神障碍、不合作或孤立肾、固缩肾患者。
2. 相对禁忌证　活动性肾盂肾炎、肾结核、肾盂积水或积脓、肾脓肿或肾周围脓肿、肾肿瘤或肾动脉瘤、多囊肾、重度腹水、心力衰竭、妊娠、老年人、过度肥胖、大量腹水等。

【方法】

1. 选择穿刺针　多用 Menghini 型穿刺针和 Tru-cut 型穿刺针等,前者为负压吸引穿刺针。另有手动、半自动和自动穿刺针等,一人操作。
2. 体位　患者取俯卧位,腹部肾区相应位置垫 10~16cm 长布垫,使肾脏紧贴腹壁,避免穿刺时肾脏滑动移位。
3. 选择穿刺点　多选择右肾下极外侧缘,第 12 肋下 2cm 与正中线旁开 6~8cm 交角处。少数患者右肾下极高于第 12 肋,而左肾下极位于 12 肋下,此时可选择左肾下极。经 B 超检查定位或在 B 超引导下进行操作。
4. 消毒　先铺腹带,患者取俯卧位,腹下垫 10cm 厚硬枕,以将肾顶推向背侧。以定位穿刺点为中心常规以 2% 碘酊、75% 乙醇消毒,术者戴手套、口罩,铺无菌孔巾或手术单。
5. 麻醉　以 2% 利多卡因局部麻醉,然后换接长 9.0cm 细腰穿针作探针,垂直于皮面刺入,一边注射麻醉剂一边向深部推进约 3.0cm。若有 B 超监视,则按超声所测皮肤至肾被膜深度及探头所示方向进针,然后嘱患者于深吸气或平静呼吸时屏气后继续推进,刺入肾周围脂肪囊时有落空感,再稍进针当接近肾被膜时感到针尖有顶触感,且针尾随呼吸同步摆动,然后拔出针芯,注入 2% 利多卡因 1.0ml 以麻醉肾被膜。记下针刺深度、拔针。
6. 穿刺　用手术刀尖扩大皮肤穿刺针眼,按探针探查深度将活检针刺入肾周脂肪囊抵近肾被膜,核实活检针随呼吸摆动后,再嘱患者屏气将针刺入肾内并取材。在有活检 B 超探头条件下,先将穿刺针刺入皮下,然后固定于探头上的针槽内,再按针槽方向及探头所示深度进针至肾被膜,此时无需观察穿刺针是否随呼吸摆动。
7. 送检　将标本分别用 10% 甲醛、2.5% 戊二醛固定并送检。免疫荧光检查则须将标本放于小瓶内生理盐水纱布上,−20℃冻存待检(72 小时内)。
8. 加压固定　拔针后局部压迫止血 3~5 分钟,以碘酊消毒,敷无菌纱布固定,捆绑腹带,卧床 24 小时。密切观察血压、脉搏的变化,并嘱多饮水,每次排尿均留标本送检。继续肌注维生素 K_1 3 天,并给予抗生素预防感染。

【注意事项】

1. 穿刺前准备

(1) 指导患者练习深吸气后或平静呼吸时作屏气动作,卧床排尿。

(2) 检查血型、PLT、BT、PT、APTT、Fg、Cr、BUN,B 超检测肾脏大小及活动度。

(3) 术前 3 天肌注维生素 K_1,停用抗凝剂。

(4) 严重肾衰竭者应于穿刺前透析数次,穿刺前 24 小时停止透析。

(5) 有严重高血压时先控制血压。

2. 术后观察处理

(1) 砂袋压迫,腹带包扎腰腹部。

(2) 卧床制动 24 小时,密切观察血压、脉搏及尿液改变。

(3) 有肉眼血尿时,延长卧床时间。一般在 24~72 小时内肉眼血尿可消失,持续严重肉眼血尿时可用垂体后叶素处理。若尿液中有大量血块,注意患者有可能出现失血性休克,给予卧床、用止血药、输血等处理。如仍出血不止,可采用动脉造影寻找出血部位,选择性栓塞治疗,或采用外科手术方法止血。

(4) 及时处理并发症,如感染、损伤其他脏器、肾撕裂伤、动静脉瘘形成和大出血、休克等。

七、骨髓穿刺术及骨髓活体组织检查术

(一) 骨髓穿刺术

【适应证】

1. 原因不明的肝、脾、淋巴结大。

2. 原因不明的发热、恶病质。

3. 原因不明的骨痛、骨质破坏和紫癜。

4. 外周血液血细胞一系、二系或三系增多(或减少),外周血出现幼稚细胞。

5. 造血系统疾病定期复查、化疗后疗效观察。

【禁忌证】

1. 血友病和有明显出血倾向等患者。

2. 外周血液检查能确诊者。

3. 妊娠中晚期孕妇做骨髓穿刺应慎重。

【方法】

1. 选择穿刺部位

(1) 髂前上棘穿刺点:髂前上棘后 1~2cm 处,该处骨面平坦,易于固定,操作方便,危险性极小。

(2) 髂后上棘穿刺点:骶椎两侧、臀部上方突出的部位。

(3) 胸骨穿刺点:胸骨柄、胸骨体相当于第 1、2 肋间隙的部位。此处胸骨较薄,且其后有大血管和心房,穿刺时务必小心,以防穿透胸骨而发生意外。但由于胸骨的骨髓液丰富,当其他部位穿刺失败时,仍需要进行胸骨穿刺。

(4) 腰椎棘突穿刺点:腰椎棘突突出的部位。

2. 体位 采用髂前上棘和胸骨穿刺时,患者取仰卧位;采用髂后上棘穿刺时,患者取侧卧位;采用腰椎棘突穿刺时,患者取坐位或侧卧位。

3. 麻醉 常规消毒局部皮肤,术者戴无菌手套,铺无菌洞巾。然后用 2% 利多卡因做局部皮肤、皮下和骨膜麻醉。

4. 固定穿刺针长度 将骨髓穿刺针的固定器固定在适当的长度上。髂骨穿刺约 1.5cm,胸骨穿刺约 1.0cm。

5. 穿刺 术者左手拇指和示指固定穿刺部位,右手持骨髓穿刺针与骨面垂直刺入,若为胸骨穿刺则应与骨面成 30°~40° 角刺入。当穿刺针针尖接触骨质后,沿穿刺针的针体长轴左右旋转穿刺针,并向前推进,缓缓刺入骨质。当突然感到穿刺阻力消失,且穿刺针已固定在骨内时,表明穿刺针已进入骨髓腔。如果穿刺针尚未固定,则应继续刺入少许以达到固定为止。

6. 抽取骨髓液 拔出穿刺针针芯,接上干燥的注射器(10ml 或 20ml),用适当的力量抽取骨髓液。当穿刺针在骨髓腔时,抽吸时患者感到有尖锐酸痛,随即便有红色骨髓液进入注射器。抽取的骨髓液一般为 0.1~0.2ml,若用力过猛或抽吸过多,会使骨髓液稀释。如果需要做骨髓液细菌培养,应在留取骨髓液计数和涂片标本后,再抽取 1~2ml,以用于细菌培养。

若未能抽取骨髓液,则可能是针腔被组织块堵塞或"干抽"(dry tap),此时应重新插上针芯,稍加旋转穿刺针或再刺入少许。拔出针芯,如果针芯带有血迹,再次抽取即可取得红色骨髓液。

7. 涂片 将骨髓液滴在载玻片上,立即做有核细胞计数和制备骨髓液涂片数张。

8. 加压固定 骨髓液抽取完毕,重新插入针芯。左手取无菌纱布置于穿刺处,右手将穿刺针拔出,并将无菌纱布敷于针孔上,按压 1~2 分钟后,再用胶布加压固定。

【注意事项】

1. 骨髓穿刺前应检查出血时间和凝血时间,有出血倾向者应特别注意,血友病患者禁止骨髓穿刺检查。

2. 骨髓穿刺针和注射器必须干燥,以免发生溶血。

3. 穿刺针针头进入骨质后要避免过大摆动,以免折断穿刺针。胸骨穿刺时不可用力过猛、穿刺过深,以防穿透内侧骨板而发生意外。

4. 穿刺过程中,如果感到骨质坚硬,难以进入骨髓腔时,不可强行进针,以免断针。应考虑为大理石骨病的可能,及时行骨骼 X 线检查,以明确诊断。

5. 做骨髓细胞形态学检查时,抽取的骨髓液不可过多,以免影响骨髓增生程度的判断、细胞计数和分类结果。

6. 行骨髓液细菌培养时,需要在骨髓液涂片后,再抽取 1~2ml 骨髓液用于培养。

7. 由于骨髓液中含有大量的幼稚细胞,极易发生凝固。因此,穿刺抽取骨髓液后立即涂片。

8. 送检骨髓液涂片时,应同时加送 2~3 张血涂片。

9. 麻醉前需做利多卡因皮试。

(二)骨髓活组织检查术

【适应证】 MDS、原发性或继发性骨髓纤维化症、增生低下型白血病、骨髓转移癌、再生障碍性贫血、多发性骨髓瘤等。

【方法】

1. 选择检查部位 骨髓活组织检查多选择髂前上棘或髂后上棘。

2. 体位 采用髂前上棘检查时,患者取仰卧位。采用髂后上棘检查时,患者取侧卧位。

3. 麻醉 常规消毒局部皮肤,术者戴无菌手套,铺无菌洞巾,然后行皮肤、皮下和骨膜麻醉。

4. 穿刺 将骨髓活组织检查穿刺针的针管套在手柄上。术者左手拇指和示指将穿刺部位皮肤压紧固定,右手持穿刺针手柄以顺时针方向进针至骨质一定的深度后,拔出针芯,在针座后端连接上接柱(接柱可为 1.5cm 或 2.0cm),再插入针芯,继续按顺时针方向进针,其深度达 1.0cm 左右,再转动针管360°,针管前端的沟槽即可将骨髓组织离断。

5. 取材 按顺时针方向退出穿刺针,取出骨髓组织,立即置于95% 乙醇或 10% 甲醛中固定,并及时送检。

6. 加压固定 以 2% 碘酊棉球涂布轻压穿刺部位后,再用干棉球压迫创口,敷以消毒纱布并固定。

【注意事项】

1. 开始进针不要太深,否则不易取得骨髓组织。

2. 由于骨髓活组织检查穿刺针的内径较大,抽取骨髓液的量不易控制。因此,一般不用于吸取骨髓液做涂片检查。

3. 穿刺前应检查出血时间和凝血时间。有出血倾向者穿刺时应特别注意,血友病患者禁止骨髓活组织检查。

八、淋巴结穿刺术及活体组织检查术

(一)淋巴结穿刺术

【适应证】 感染、造血系统肿瘤、转移癌等协助诊断。

【方法】

1. 选择穿刺部位 选择适于穿刺、并且明显肿大的淋巴结。

2. 消毒 常规消毒局部皮肤和操作者的手指。

3. 穿刺 术者以左手拇指和示指固定淋巴结,右手持10ml 干燥注射器(针头为 18~19 号),沿淋巴结长轴刺入淋巴结内(刺入的深度因淋巴结的大小而定),然后边拔针边用力抽吸,利用负压吸出淋巴结内的液体和细胞成分。

4. 涂片 固定注射器的内栓,拔出针头后,将注射器取下充气后,再将针头内的抽取液喷射到载玻片上,并及时制备涂片。

5. 包扎固定 穿刺完毕,穿刺部位敷以无菌纱布,并用胶布固定。

【注意事项】

1. 要选择易于固定、不宜过小和远离大血管的淋巴结。

2. 穿刺时,若未能获得抽取液,可将穿刺针由原穿刺点刺入,并在不同方向连续穿刺,抽取数次,直到获得抽取液为止(但注意不要发生出血)。

3. 制备涂片前要注意抽取液的外观和性状。炎性抽取液为淡黄色,结核性病变的抽取液为黄绿色或污灰色黏稠样液体,可见干酪样物质。

4. 最好于餐前穿刺,以免抽取液中脂质过多,影响检查结果。

(二)淋巴结活组织检查术

【适应证】 怀疑有白血病、淋巴瘤、免疫母细胞淋巴结病、结核、肿瘤转移或结节病,而淋巴结穿刺检查不能明确诊断者。

【方法】

1. 选择活检部位 一般选择明显增大、操作方便的淋巴结。对全身浅表淋巴结肿大者,尽量少选择腹股沟淋巴结。疑有恶性肿瘤转移者,应按淋巴结引流方向选择相应组群淋巴结,如胸腔恶性肿瘤者多选择右锁骨上淋巴结;腹腔恶性肿瘤者多选择左锁骨上淋巴结;盆腔及外阴恶性肿瘤者多选择腹股沟淋巴结。

2. 麻醉 常规消毒局部皮肤,术者戴无菌手套,铺无菌洞巾,然后做局部麻醉。

3. 取材 常规方法摘取淋巴结。

4. 送检 摘取淋巴结后,立即置于 10% 甲醛或 95% 乙醇中固定,并及时送检。

5. 包扎固定 根据切口大小适当缝合数针后,以 2% 碘酊棉球消毒后,敷以无菌纱布,并用胶布固定。

【注意事项】

1. 操作时应仔细,避免伤及大血管。

2. 如果临床诊断需要,可在淋巴结固定前,用锋利刀片切开淋巴结,将其剖面贴印在载玻片上,染色后显微镜检查。

九、腰椎穿刺术

【适应证】

1. 有脑膜刺激征者。

2. 可疑颅内出血、脑膜白血病、肿瘤颅内转移者。

3. 原因不明的剧烈头痛、昏迷、抽搐或瘫痪者。

4. 脱髓鞘疾病者。

5. CNS 疾病需要椎管内给药治疗、麻醉和椎管造影者。

【禁忌证】

1. 颅内高压者、颅后窝占位性病变者。

2. 处于休克、全身衰竭状态者。

3. 穿刺局部有化脓性感染者。

【方法】

1. 体位 患者侧卧于硬板床上,背部与床面垂直,头向前胸屈曲,两手抱膝紧贴腹部,使躯干呈弓形;或由助手在术者对面用一手挽患者头部,另手挽双腘窝处并用力抱紧,使脊柱尽量后凸以增宽椎间隙,便于进针。特殊情况下亦可取坐位进行穿刺,患者前躬,双臂交叉置于椅背上,使脊柱明显后突。

2. 选择穿刺点 以髂后上棘连线与后正中线的交会处为穿刺点,此处相当于第 3~4 腰椎棘突间隙,有时也可在上一或下一腰椎棘突间隙进行。

3. 消毒与麻醉 常规消毒皮肤后,术者戴无菌手套、盖洞巾,用 2% 利多卡因自皮肤到椎间韧带作局部麻醉。

4. 穿刺 术者用左手示指和拇指固定穿刺点皮肤,右手持穿刺针以垂直背部的方向缓慢刺入,针尖稍斜向头部、针体偏向臀部,成人进针深度约 4~6cm,儿童约 2~4cm。当针头穿过韧带与硬脑膜时,有阻力突然消失的落空感。此时可将针芯慢慢(以防脑脊液迅速流出,造成脑疝)抽出,即可见脑脊液流出。

5. 测量脑脊液压力　放液前先接上测压管测量压力。正常侧卧位脑脊液压力为70~180mmH$_2$O。

6. Queckenstedt试验　用于了解蛛网膜下腔有无阻塞。即在测量初压后,由助手先压迫一侧颈静脉约10秒,再压另一侧,最后同时按压双侧颈静脉。正常时压迫颈静脉后,脑脊液压力立即迅速升高1倍左右,解除压迫后10~20秒,迅速降至原来水平,称为梗阻试验阴性,提示蛛网膜下腔通畅。若压迫颈静脉后,不能使脑脊液压升高,则为梗阻试验阳性,提示蛛网膜下腔完全阻塞。若施压后压力缓慢上升,放松后又缓慢下降,提示有不完全阻塞。凡有颅内压增高者,禁作此试验。

7. 留取标本　撤去测压管,收集脑脊液2~5ml送检。如需作培养时,应用无菌操作法留标本。

8. 包扎固定　穿刺完毕,将针芯插入后一起拔出穿刺针,覆盖消毒纱布,用胶布固定。去枕平卧4~6小时,多饮盐开水,以免引起术后低颅压性头痛。

【注意事项】

1. 严格无菌操作,穿刺时避免微血管损伤。

2. 严格掌握禁忌证,凡疑有颅内压升高者必须先做眼底检查,如有明显视神经盘水肿或有脑疝先兆者,禁忌穿刺。凡患者处于休克、衰竭或濒危状态,以及局部皮肤有炎症、颅后窝有占位性病变者均列为禁忌。在后两种情况,又必须进行脑脊液检查时,可行小脑延髓池穿刺。

3. 穿刺时患者如出现呼吸、脉搏、面色异常等症状时,应立即停止操作,并作相应处理。

4. 鞘内给药时,应先放出等量脑脊液,然后再等量注入药液。

十、膝关节腔穿刺术

【适应证】

1. 原因不明的关节腔积液伴肿痛。

2. 关节炎伴过多的关节腔积液,影响关节功能。

3. 关节镜检查、滑膜活检或切除。

4. 关节造影检查、关节腔内注射药物进行治疗。

【方法】

1. 体位　患者仰卧于床或操作台上,双下肢伸直。

2. 消毒麻醉　穿刺部位按常规进行皮肤消毒,术者戴无菌手套,铺消毒洞巾,用2%利多卡因作局部麻醉。

3. 穿刺　用7~9号注射针头,一般于髌骨上方、股四头肌腱外侧向内下刺入关节囊;或于髌骨下方、髌韧带旁向后穿刺达关节囊。

4. 取样　抽液完毕后,如需注入药物,则应另换无菌注射器。

5. 包扎固定　穿刺后用消毒纱布覆盖穿刺部位,再用胶布固定。

【注意事项】

1. 穿刺器械要严格消毒,手术操作需严格无菌操作,以防无菌的关节腔渗液继发感染。

2. 动作要轻柔,避免损伤关节软骨。

3. 如关节腔积液过多,于抽吸后应适当加压固定。

十一、前列腺按摩术

【适应证】 疑有前列腺增生等;疑有慢性前列腺炎、性传播性疾病者。

【禁忌证】 疑有急性炎症、结核、脓肿、肿瘤者。

【方法】

1. 体位 患者多取膝胸位或截石位,若患者病情严重或衰弱,也可取侧卧位。

2. 检查前列腺 术者戴手套或指套,指端涂凡士林或液体石蜡。在患者取膝胸位时,左手扶持患者左肩或臀部,以右手示指先在肛门口处轻轻按摩,使患者适应,以免肛门括约肌骤然紧张。然后将手指徐徐插入肛门,当指端进入距肛门口约 5cm 直肠前壁处即可触及前列腺,注意前列腺的形状、大小及改变。

3. 按摩前列腺 以手指末节作向内、向下徐徐按摩,每侧约 4~5 次,然后再将手移至腺体的上部,沿正中沟向下挤压,前列腺液即可由尿道排出,留取标本送检。

【注意事项】

1. 前列腺按摩指征要明确,一般用于慢性前列腺炎症,如怀疑结核、脓肿或肿瘤则禁忌按摩。

2. 按摩时用力要均匀适当,太轻时不能使前列腺液驱出,太重则会引起疼痛。

3. 按摩时要按一定方向进行,不应往返按摩。不合理的手法可造成检查失败。

4. 一次按摩失败或检查阴性,如有临床指征,需隔 3~5 天再重复进行。

5. 如发现前列腺压痛明显或质地坚硬、出现硬结等,应作进一步检查。

十二、中心静脉压测定

【适应证】 急性循环功能不全、大量输液或心脏病患者输液时、危重患者或体外循环手术时。

【方法】

1. 体位与消毒 患者取仰卧位,选好插管部位,常规消毒皮肤,铺无菌洞巾。

2. 插管 局部麻醉后进行静脉插管。一般认为上腔静脉压较下腔静脉压更精确,下腔静脉压易受腹内压的影响而不稳定。

(1) 经皮穿刺法:较常采用,经锁骨下静脉或头静脉插管至上腔静脉;或经股静脉插管至下腔静脉。

(2) 静脉剖开法:现仅用于经大隐静脉插管至下腔静脉。插入深度经锁骨下静脉者约 12~15cm,余约 35~45cm。

3. 测压 将测压计的零点调到右心房水平,如体位有变动则随时调整。先把 1 处夹子扭紧,2、3 处夹子放松,使输液瓶内液体充满测压管到高于预计的静脉压之上。再把 2 处夹子扭紧,放松 1 处夹子,使测压管与静脉导管相通,则测压管内的液体迅速下降,到一定水平不再下降时,观察液面在量尺上的相应刻度数,即中心静脉压的高度。

不测压时,夹紧 3,放松 1、2 处,使输液瓶与静脉导管相通,继续滴注。每次测压倒流入测压管内的血液需冲洗干净,以保持静脉导管的通畅。

【注意事项】

1. 如测压过程中发现静脉压突然出现显著波动性升高时,提示导管尖端进入右心室,因心室收缩时压力明显升高所致,立即退出一小段后再测。

2. 如导管阻塞无血液流出,应用输液瓶中液体冲洗导管或变动其位置。为防止血栓形成,应定时用肝素稀释液冲洗导管。

3. 测压管留置时间,一般不超过 5 天;时间过长易发生静脉炎或血栓性静脉炎。留置 3 天以上时,需用抗凝剂冲洗,以防血栓形成。

十三、皮肤过敏试验

(一) 青霉素皮肤过敏试验

凡 3 天内未用过青霉素、而拟用青霉素进行治疗者,用前均须进行皮试。对正在使用过程中拟改用不同批号制剂者,亦须用相同批号的青霉素重新皮试。

【方法】

1. 皮试液配制

(1) 青霉素 80 万单位,加生理盐水 4.0ml,使之溶解,使成每毫升含青霉素 20 万单位药液。

(2) 用 1.0ml 注射器抽取 0.1ml 药液,加生理盐水至 1.0ml,则每毫升含有青霉素 2 万单位。

(3) 弃去 0.9ml,余 0.1ml 仍加生理盐水至 1.0ml,则每毫升含青霉素 2000 单位。

(4) 再弃去 0.9ml,将余 0.1ml 再加生理盐水至 1.0ml,则成为每毫升含 200 单位青霉素的皮试液。

2. 皮内注射　取皮试液 0.1ml(含 20 单位)于前臂下 1/3 屈侧(经 75% 乙醇消毒后)皮内注射,使成为 5mm 直径的皮丘,勿挤压,20 分钟后于自然光线明亮处判读结果。

3. 结果判断

(1) 阴性:皮丘无改变,周围不肿,无红晕,且无自觉症状。

(2) 阳性:局部皮丘增大,出现红晕,直径 >10mm,周围有伪足,局部有痒感。如出现水疱,或有头晕、胸闷、心慌、气短、冷汗、恶心、烦躁则为强阳性,重者可发生过敏性休克。

【注意事项】

1. 皮试前应仔细询问病史,如有青霉素过敏史则不应再试。有过敏性鼻炎、过敏性哮喘、其他药物或食品有过敏反应的高敏体质者,皮试亦应慎重。

2. 皮试阳性,不仅要记录在案,而且要告知患者或其家属,今后不宜使用同类药物。

3. 对已发生过敏性休克或有可疑迹象者,应立即抢救。让患者立即平卧,迅速皮下注射 0.1% 肾上腺素 0.5~1.0ml,吸氧,必要时可直接静脉推注地塞米松 10mg。

4. 皮试阴性者,在用药过程中个别也还有出现过敏反应的可能,故于注射药物后,仍应观察 20 分钟为宜。

(二) 链霉素皮肤过敏试验

【方法】

1. 皮试液配制

(1) 取硫酸链霉素粉剂 1.0g(100 万单位),注入生理盐水 3.5ml,溶解后溶液体积变为 4.0ml,

则每毫升含链霉素 250mg(25 万单位)。

（2）用 1.0ml 注射器抽取上液 0.1ml,加生理盐水至 1.0ml,则每毫升含 2 5mg(2.5 万单位)链霉素。

（3）弃去 0.9ml,余 0.1ml,再加生理盐水至 1.0ml,则为每毫升含 2.5mg(2500 单位)链霉素的皮试液。

2. 皮内注射　取皮试液 0.1ml(含 250 单位)作皮内注射。

3. 判断结果　判断结果的方法与结果判读标准与青霉素皮试相同。

【注意事项】

1. 如需同时进行青霉素、链霉素皮试,一般左前臂注射青霉素、右前臂注射链霉素,并于局部作上标记,便于识别。

2. 一旦发生过敏性休克、处理方法同青霉素过敏性休克,因链霉素可与钙离子络合,故于抢救时可静注 10% 葡萄糖酸钙 10~20ml。

3. 链霉素皮试阳性率低,但临床上注射链霉素后发生过敏反应的符合率不高,故对其皮试结果应加分析,不应过于信赖。

（三）头孢菌素皮肤过敏试验

头孢菌素与青霉素之间存在不完全交叉过敏反应,一般对青霉素过敏者中约有 10%~30% 对头孢菌素也过敏,但过敏反应程度较轻。相反,对头孢菌素过敏者中绝大多数对青霉素过敏。一般此种皮试仅用于对青霉素过敏或有过敏体质表现拟用头孢菌素者。

以先锋霉素Ⅵ为例,皮试药液浓度配制成 500μg/ml,取 0.1ml(含 50μg)进行皮试,方法和结果判读与青霉素皮试相同。

（四）普鲁卡因皮肤过敏试验

普鲁卡因又称奴佛卡因(novocaine),为一常用局部麻醉药,偶有轻重不一的过敏反应发生,故用前须作皮试。

皮试液浓度 0.25% 普鲁卡因 0.1ml,方法与结果判读与青霉素皮试相同。

（五）碘过敏试验

目前常用碘造影剂如泛影葡胺(angiografin)、胆影葡胺(chlolografin)、碘海醇(iohexol)、碘曲仑(iotrolan)等,过敏反应为常见的不良反应,重者可出现过敏性休克和惊厥,用前进行过敏试验。

皮内试验:取碘造影剂 0.1ml 于前臂屈侧作皮内注射,20 分钟后观察结果,判读同青霉素皮试。

碘过敏试验除了皮内试验外,还有点眼试验和静脉注射试验。

（1）点眼试验:取碘造影剂 1~2 滴滴入一侧眼内,10 分钟后观察结果。如结膜充血、水肿即为阳性。

（2）静脉注射试验:临床上最常使用。取 30% 泛影葡胺 1.0ml,局部消毒后缓慢静脉注射,观察 15 分钟,如有恶心、呕吐、手足麻木或出现荨麻疹即为阳性。

（六）破伤风抗毒血清皮肤过敏试验

破伤风抗毒血清(TAT)为用破伤风毒素免疫马血清制品,主要用于有发生破伤风潜在危险的有创外伤患者的预防和破伤风患者的救治。TAT 为一种异种蛋白,具抗原性,用后可引起过敏反应,偶见过敏性休克,用前须作皮试。

【方法】

1. 配制皮试液 用 1.0ml 注射器自 TAT（每支含 1500 单位 /ml）中抽取 0.1ml，加生理盐水稀释至 1.0ml 即可。

2. 皮内注射 取上述皮试液 0.1ml（含 15 单位），于前臂屈侧皮肤局部消毒后作皮内注射，20 分钟后判断结果。

3. 阳性反应 皮丘红肿、硬肿直径 >15mm，或红晕范围直径 >40mm，有伪足、痒感。若伴鼻痒、喷嚏、荨麻疹等周身症状为强阳性。

【注意事项】

1. 若为阴性，预防性用药则皮下或肌肉注射 1500~3000 单位。

2. 若为阳性，而根据病情又必须注射 TAT 时，则需行脱敏注射法。按表 27-1 所列，每隔 20 分钟皮下注射 1 次，如无异常反应按计划注射至完成总量（1500 单位）。

表 27-1 破伤风抗毒素脱敏注射法

次数	TAT 量（ml）	加入生理盐水（ml）	次数	TAT 量（ml）	加入生理盐水（ml）
1	0.1	0.9	3	0.3	0.7
2	0.2	0.8	4	余量	稀释至 1.0

十四、结核菌素试验

结核菌素试验是用结核菌素进行的皮肤Ⅳ型过敏变态反应试验，用于判断机体是否受到结核分枝杆菌感染、进行结核病流行病学调查、发现患者、协助诊断和鉴别诊断、选择卡介苗（BCG）接种对象并考核其接种效果，借以判断机体细胞免疫状态的一种常用试验。

【抗原】 有两种，即旧结核菌素简称旧结素（old tuberculin，OT）和结核菌纯蛋白衍化物（purified protein derivative，PPD）。

OT 为人型结核分枝杆菌培养 2 个月后，加热杀死结核分枝杆菌，将滤去死菌后含菌体自溶及培养基成分的剩余部分浓缩至原量 1/10 的棕色透明液体，1952 年 WHO 将其标准化，每毫升含 1000mg 相当 10 万 TU（结素单位）。

PPD 是用化学方法从结核分枝杆菌培养液中提取的结核分枝杆菌蛋白，较 OT 更精纯，用后特异性反应强，诊断价值大。国家 PPD-C（80-1）已完全取代 OT，广泛用于临床（表 27-2）。

表 27-2 OT 与 PPD 相应效价（单位）和含量

TU	OT［mg/0.1ml（稀释度）］	PPD（mg/0.1ml）	TU	OT［mg/0.1ml（稀释度）］	PPD（mg/0.1ml）
1	0.01（1∶10000）	0.00002	10	0.10（1∶1000）	0.0002
5	0.05（1∶2000）	0.0001	100	1.00（1∶100）	0.005

【方法】 有皮上、皮肤划痕或点刺与皮内注射法，以后者应用最为广泛，效果准确。

1. 选择部位 选取左前臂屈侧中部皮肤无瘢痕部位，如近期（2 周内）已作过试验，则第 2 次皮试应选在第 1 次注射部位斜上方 3~4cm 处，或取右前臂，以免产生复强效应（推助效应）。

2. 皮内注射 局部用 75% 乙醇消毒，用 1.0ml 注射器、4.5 号针头（针头斜面不宜太长），吸取稀释液 0.1ml(5TU)皮内注射,使成 6~8mm 大小圆形橘皮样皮丘。

3. 观察结果 注射后 48 小时观察 1 次,72 小时判读结果。测量注射局部红肿处的硬结横径与纵径(一般红晕与硬结一致,结果易于判定),取其均值为硬结直径。结核菌素试验结果判断见表 27-3。

表 27-3 结核菌素试验结果判断

反 应	结果判断
硬结直径 <5mm	阴性(-)
硬结直径 5~9mm	弱阳性或一般阳性(+)
硬结直径 10~19mm	阳性或中度阳性(++)
硬结直径≥20mm 或局部出现水疱、坏死或有淋巴管炎	强阳性(+++)或(++++)

【临床意义】

1. 阳性

(1) 提示机体受到结核分枝杆菌感染,且已产生变态反应。

(2) 城市居民,成人绝大多数为阳性,一般意义不大。

(3) 如新近转阳,亦有患病可能,应密切观察。

(4) 3 岁以下儿童,未接种卡介苗(BCG)者,无论有无临床症状,体内均可能有活动性结核(即便 X 线胸片正常)。

如为强阳性:①成人:提示体内可能有活动性结核,应详细检查。②儿童:有诊断意义,此组人群结核病检出率约 20%,故应用药治疗。

2. 阴性

(1) 提示机体未受到结核分枝杆菌感染,或虽已感染但机体变态反应尚未建立(4~8 周内);如 1 周后,再用 5TU 重新皮试,利用结核菌素的复强效应,若仍为阴性,则可除外结核分枝杆菌感染。

(2) 高龄者阴性率明显增加,80 岁以上可达 50%(OT 试验)。

(3) 儿童患麻疹、百日咳后,变态反应被抑制,大约 3 周后可逐渐恢复。

(4) 重症结核病(即使活动性肺结核,亦有 5% 阴性),当经过治疗随着病情的好转,结核菌素反应可变阳性。

(5) 结节病(阳性率仅 10%,且多为弱阳性)、淋巴瘤与其他恶性肿瘤患者。

(6) 接受糖皮质激素或免疫抑制剂治疗者。

(7) 营养不良和 AIDS 患者。

【注意事项】

1. 试剂避光、4℃保存。

2. 皮试前若前臂内侧皮肤有损伤或恰遇假期时间,则需重新安排皮试时间。

3. 玻璃及塑料对结核菌素有明显吸附作用,试剂稀释配制后避免振荡,务于 2 小时内用完,否则效价降低影响结果。

4. 应使用专用 1ml 注射器,每人 1 个针头,勿与 BCG 注射器混用,用前抽取已稀释的 PPD 湿润,以免吸附降低效价。

5. 结核菌素试验后可能会出现一些异常反应,应予妥善处理。

(1) 局部反应:出现水疱、溃疡,应保持清洁,涂2%甲紫,必要时可用注射器将水疱液抽除。

(2) 全身反应

1) 发热:多与器具消毒不严有关,一般于数小时内可恢复。

2) 晕厥与休克:多与精神紧张、恐惧有关,可嘱其平卧、保温,必要时皮下注射0.1%肾上腺素0.5~1.0ml。

3) 病灶反应:注射后数小时肺部病灶周围毛细血管扩张,通透性增加,浸润渗出,形成变态反应性病灶周围炎,一般不必特殊处理,2~5天可自行消退。

6. 老年人对PPD的反应较年轻人慢,可能需要72小时后才能检查到反应结果。

7. 约20%的活动性肺结核患者可呈假阴性,建议初次注射1~3周后重复PPD试验,可由于复强效应呈现阳性反应。

8. 暂不宜作结核菌素试验的情况有以下几种:

(1) 发热(体温37.5℃以上)。

(2) 传染病恢复期,器质性心脏病、肝肾疾病、精神病、癫痫、细胞免疫功能缺陷、丙种球蛋白缺乏和月经期。

（王元松）

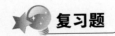 本章小结

　　本章主要介绍了常用诊断技术的适应证和禁忌证、操作方法和注意事项等。通过学习常用诊断技术的知识,使同学们认识到常用诊断技术在诊断疾病中的作用,初步了解和熟悉各种诊断技术的适应证、禁忌证和操作要点等,为诊断疾病提供良好的检查方法。

复习题

1. 简述各种诊断技术的适应证和禁忌证。

2. 简述结核菌素试验的结果判断。

3. 简述结核菌素试验的注意事项。

中英名词索引

参考文献

1. McPherson RA，Pincus MR. Henry's Clinical diagnosis and Management by laboratory method. 21st ed．Philadelphia：Saunders，2007.
2. 王鸿利．实验诊断学．第 2 版．北京：人民卫生出版社，2010.
3. 陈文彬，潘祥林．诊断学．第 7 版．北京：人民卫生出版社，2008.
4. Laposata M.Laboratory Medicine：The Diagnosis of Disease in the Clinical Laboratory.New York：McGraw-Hill Companies，Inc.，2010.
5. 王建中．实验诊断学．第 2 版．北京：北京大学医学出版社，2010.
6. 欧阳钦．临床诊断学．第 2 版．北京：人民卫生出版社，2011.
7. 吴江．神经病学．第 2 版．北京：人民卫生出版社，2011.
8. 刘泽霖，贺石林，李家增．血栓性疾病的诊断与治疗．北京：人民卫生出版社，2006.
9. 朱蕾．临床肺功能．北京：人民卫生出版社，2004.
10. Richard F. LeBlond，Denald D. Brown，Richard L.DeGowin. 临床诊断学．第 9 版．潘祥林，许伟华，主译．北京：人民军医出版社，2012.